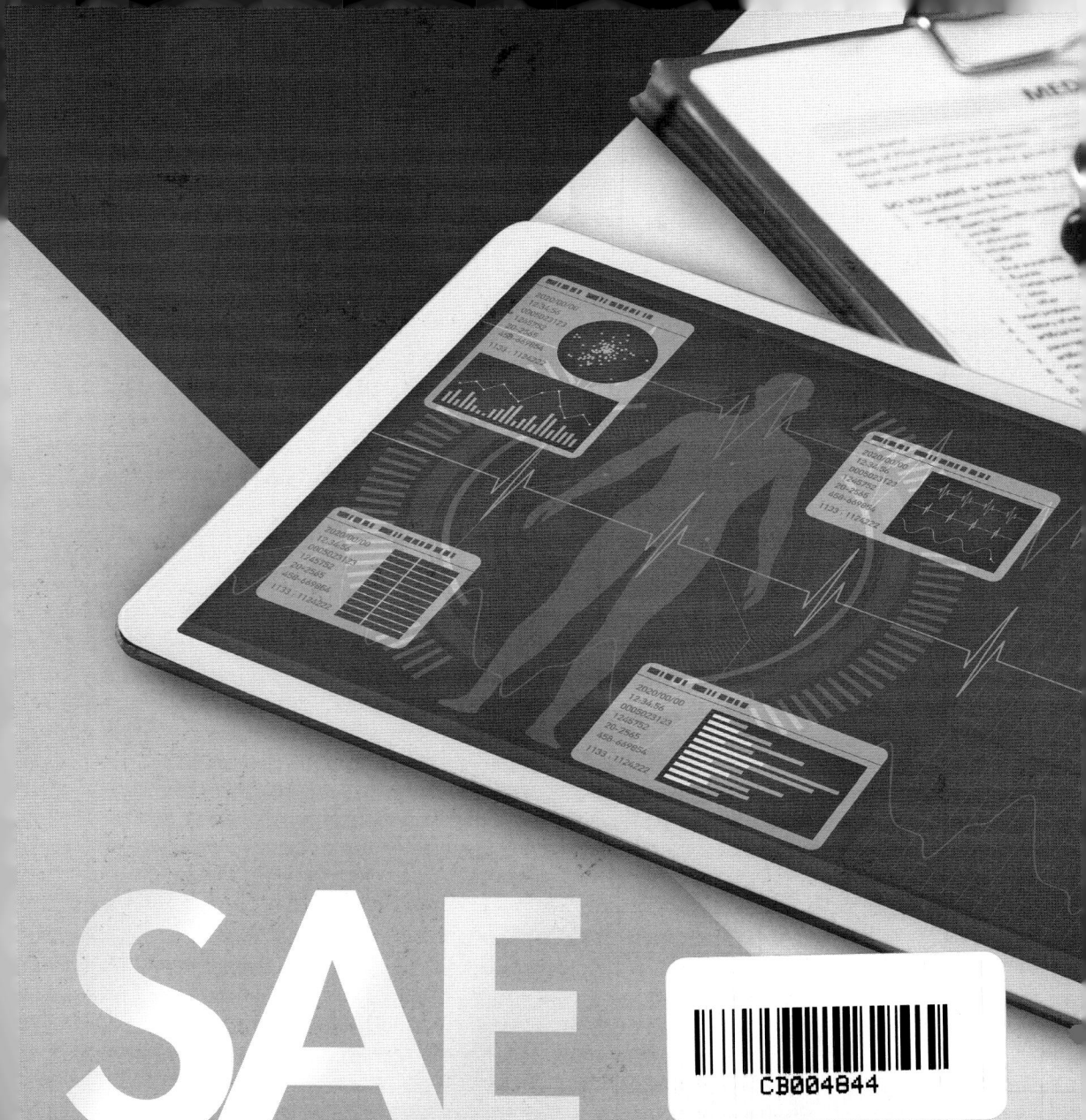

SAE

Sistematização da Assistência de Enfermagem

G U I A   P R Á T I C O

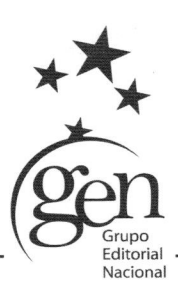

Grupo
Editorial
Nacional

O GEN | Grupo Editorial Nacional – maior plataforma editorial brasileira no segmento científico, técnico e profissional – publica conteúdos nas áreas de ciências da saúde, exatas, humanas, jurídicas e sociais aplicadas, além de prover serviços direcionados à educação continuada e à preparação para concursos.

As editoras que integram o GEN, das mais respeitadas no mercado editorial, construíram catálogos inigualáveis, com obras decisivas para a formação acadêmica e o aperfeiçoamento de várias gerações de profissionais e estudantes, tendo se tornado sinônimo de qualidade e seriedade.

A missão do GEN e dos núcleos de conteúdo que o compõem é prover a melhor informação científica e distribuí-la de maneira flexível e conveniente, a preços justos, gerando benefícios e servindo a autores, docentes, livreiros, funcionários, colaboradores e acionistas.

Nosso comportamento ético incondicional e nossa responsabilidade social e ambiental são reforçados pela natureza educacional de nossa atividade e dão sustentabilidade ao crescimento contínuo e à rentabilidade do grupo.

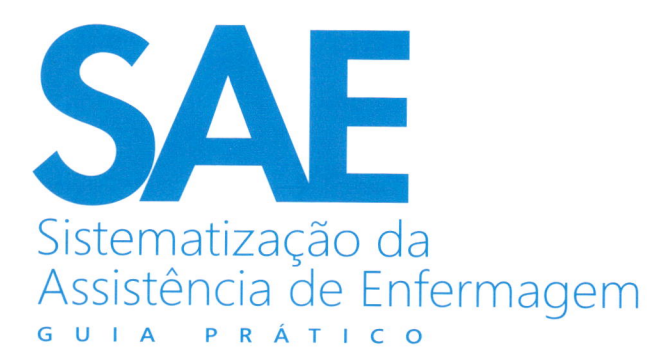

SAE
Sistematização da Assistência de Enfermagem
GUIA PRÁTICO

Meire Chucre Tannure Martins[*]

Enfermeira. Doutora em Enfermagem pela Escola de Enfermagem da Universidade Federal de Minas Gerais (UFMG). Mestre em Enfermagem pela Escola de Enfermagem da UFMG. Especialista em Enfermagem em Terapia Intensiva pelo Instituto de Educação Continuada da Pontifícia Universidade Católica de Minas Gerais (IEC-PUC Minas). Pós-doutorado em Enfermagem pela Escola de Enfermagem da UFMG. Professora Adjunta IV do Departamento de Enfermagem da PUC Minas, *campus* Coração Eucarístico. Titular das disciplinas de Semiologia, Sistematização da Assistência de Enfermagem, Saúde do Adulto em Situações Clínicas e Enfermagem na Saúde do Idoso. Gestora de Contratos na Diretoria de Regulação de Alta e Média Complexidade em Saúde da Secretaria Municipal de Saúde de Belo Horizonte. Membro do Comitê de Informática da NANDA-Internacional (NANDA-I). Tem experiência na área de Enfermagem, com ênfase em terapia intensiva de adultos, atuando principalmente nos seguintes temas: teoria de enfermagem, processo de enfermagem, diagnóstico de enfermagem, unidades de terapia intensiva, informática em enfermagem, gestão em saúde, segurança do paciente, prática baseada em evidências científicas e saúde do adulto e do idoso.
*O sobrenome Martins foi adquirido após o casamento. Para fins de indexação e de referenciamento bibliográfico, o sobrenome adotado nas publicações da autora é Tannure.

Ana Maria Pinheiro

Enfermeira. Mestre em Enfermagem pela Escola de Enfermagem da Universidade Federal de Minas Gerais (UFMG). Especialista em Enfermagem em Terapia Intensiva pelo Instituto de Educação Continuada da Pontifícia Universidade Católica de Minas Gerais (IEC-PUC Minas). Coordenadora do Curso de Graduação em Enfermagem da Faculdade Pitágoras de Belo Horizonte e dos cursos de Pós-graduação em Enfermagem em Terapia Intensiva, Urgência e Emergência e Trauma; Enfermagem em Oncologia; Enfermagem em Nefrologia; e Enfermagem em Terapia Intensiva Neonato Pediátrico da Faculdade Pitágoras de Belo Horizonte. Professora Titular das disciplinas Sistematização da Assistência de Enfermagem e Semiologia dos cursos de Graduação e Pós-graduação da Faculdade Pitágoras de Belo Horizonte. Tem experiência na área de Enfermagem, com ênfase em terapia intensiva de adultos, atuando principalmente nos seguintes temas: teoria de enfermagem, processo de enfermagem, diagnóstico de enfermagem, unidades de terapia intensiva, clínica médico-cirúrgica, urgência e emergência, prática baseada em evidências científicas, segurança do paciente, sistemas de aprendizagem em saúde, gestão em saúde, gestão de pessoas, metodologias ativas em educação, *flipped classroom* e *problem based learning*.

3ª edição

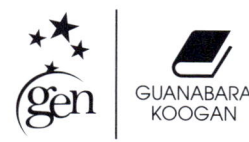

gen | GUANABARA KOOGAN

T173s
3. ed.

   Tannure, Meire Chucre

   SAE : sistematização da assistência de enfermagem : guia prático / Meire Chucre Tannure, Ana Maria Pinheiro. - 3. ed. - [Reimpr.]. - Rio de Janeiro : Guanabara Koogan, 2023.

   340 p. ; 24 cm.

Inclui índice
ISBN 9788527734912

   1. Enfermagem - Prática. 2. Enfermagem - Classificação. 3. Diagnóstico em enfermagem. I. Pinheiro, Ana Maria. II. Título.

18-54429 CDD: 610.73

  CDU: 616-083

Meri Gleice Rodrigues de Souza - Bibliotecária CRB-7/6439

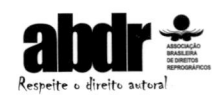

Ao Matheus, ao Gabriel e à Isabella, vida de nossas vidas!

Colaboradores

Aline Patrícia Rodrigues da Silva

Enfermeira. Especialista em Enfermagem em Terapia Intensiva pela Pontifícia Universidade Católica de Minas Gerais (PUC Minas) e em Estomoterapia pela Escola de Enfermagem da Universidade Federal de Minas Gerais (UFMG). Professora Titular do curso de Graduação em Enfermagem da Faculdade Pitágoras de Belo Horizonte (FAP-BH). Professora do curso de Pós-graduação em Enfermagem em Urgência, Emergência, Trauma e Terapia Intensiva; Enfermagem em Oncologia; Enfermagem em Terapia Intensiva Neonatal; e Enfermagem em Nefrologia da FAP-BH. Enfermeira do Centro de Terapia Intensiva do Hospital João XXIII.

Adelaide De Mattia

Enfermeira. Especialista em Enfermagem do Trabalho pela Universidade de Ribeirão Preto (UNAERP). Mestre em Enfermagem pela UFMG. Doutora em Enfermagem pela Universidade de São Paulo (USP). Professora Associada aposentada da UFMG.

Ana Carolina Lima Ramos Cardoso

Enfermeira. Especialista em Enfermagem Oncológica pelo Instituto Nacional do Câncer (INCA) e pela Sociedade Brasileira de Enfermagem Oncológica (SBEO) e em Acupuntura pelo INCISA-IMAM. Mestre em Enfermagem pela Escola de Enfermagem da UFMG. Doutoranda em Enfermagem pela Escola de Enfermagem da UFMG. Responsável-técnica da Hope Oncologia.

Ana Paula Souza Lima

Enfermeira. Especialista em Emergências, Trauma e Terapia Intensiva pela Faculdade de Ciências Médicas de Minas Gerais (FCMMG) e em Terapia Intensiva pela Associação Brasileira de Enfermagem em Terapia Intensiva/Associação de Medicina Intensiva Brasileira (ABENTI/AMIB). Mestre em Ciências da Saúde pela UFMG. Professora Assistente do curso de Pós-graduação em Enfermagem em Terapia Intensiva e Enfermagem em Urgência, Emergência e Trauma do Instituto de Educação Continuada da Pontifícia Universidade Católica de Minas Gerais (IEC-PUC Minas). Enfermeira Intensivista do Centro de Tratamento Intensivo do Hospital da Polícia Militar de Minas Gerais.

Camila Adriana Barbosa Costa

Enfermeira. Especialista em Trauma, Emergência e Terapia Intensiva para Enfermeiros pela Faculdade de Ciências Médicas de Minas Gerais (FCMMG). Mestre em Promoção da Saúde, Prevenção e Controle de Agravos pela Escola de Enfermagem da UFMG. Professora do Núcleo de Extensão e Pós-graduação em Enfermagem em Terapia Intensiva do Adulto e Enfermagem em Urgência e Emergência da Santa Casa BH. Coordenadora de Enfermagem da Agência Transfusional do Grupo Santa Casa de BH.

Cristiane Chaves de Souza

Enfermeira. Especialista em Trauma, Emergência e Terapia Intensiva pela FCMMG. Mestre e Doutora em Enfermagem pela Escola de Enfermagem da UFMG. Professora Adjunta II do Departamento de Medicina e Enfermagem da Universidade Federal de Viçosa (UFV).

Diego Dias de Araújo

Enfermeiro. Especialista em Saúde do Idoso pelo Hospital das Clínicas da Universidade Federal de Minas Gerais (HC-UFMG). Mestre e Doutor em Enfermagem pela Escola de Enfermagem da UFMG. Professor Efetivo do Departamento de Enfermagem da Universidade Estadual de Montes Claros (Unimontes).

Fernanda Savoi Mendes

Enfermeira. Especialista em Terapia Intensiva Adulto pelo IEC-PUC Minas. Mestre em Educação em Diabetes pela Santa Casa BH. Professora do curso de Enfermagem da FAP-BH e da Pós-graduação em Enfermagem em Terapia Intensiva Adulto, Urgência e Emergência e Trauma; Enfermagem em Oncologia; Enfermagem em Terapia Intensiva Neonato-pediátrica e Enfermagem em Nefrologia da FAP-BH.

Hemériton Tácio S. Carvalho

Enfermeiro. Especialista em Terapia Intensiva Adulto e Terapia Intensiva Neonatal/Pediátrica pelo IEC-PUC

Minas e em Enfermagem em Cardiologia pela FCMMG. Doutor em Educação pela Universidad Nacional de Rosario, Argentina. Professor do Departamento de Pós-graduação em Enfermagem da Universidade do Vale do Paraíba (UNIVAP).

Jaqueline Marques Lara Barata

Enfermeira. Especialista em Administração Hospitalar pelo Centro Universitário São Camilo. Mestre em Enfermagem pela UFMG. Professora Assistente IV do Departamento de Enfermagem da PUC Minas. Coordenadora do Setor de Humanização do Hospital Governador Israel Pinheiro (HGIP).

Katiucia Martins Barros

Enfermeira. Especialista em Terapia Intensiva no Adulto pelo IEC-PUC Minas. Mestre em Enfermagem pela UFMG. Professora do Centro Universitário UNA e da Faculdade de Minas (FAMINAS).

Leonardo Tadeu de Andrade

Enfermeiro. Mestre e Doutor em Enfermagem pela Escola de Enfermagem da UFMG.

Luciana Regina Ferreira da Mata

Enfermeira. Especialista em Formação Pedagógica em Educação Profissional pela Escola de Enfermagem da UFMG. Mestre em Enfermagem pela Universidade Federal de São Carlos (UFSCar). Doutora em Enfermagem pela EERP-USP. Professora Adjunta III do Departamento de Enfermagem Básica da Escola de Enfermagem da UFMG.

Natália Gherardi Almeida

Enfermeira. Especialista em Gestão de Saúde pela Fundação Getulio Vargas (FGV). Mestranda em Enfermagem pela Escola de Enfermagem da UFMG.

Patrícia de Oliveira Salgado

Enfermeira. Especialista em Enfermagem Hospitalar pela Escola de Enfermagem da UFMG. Mestre e Doutora em Enfermagem pela Escola de Enfermagem da UFMG. Professora Adjunta II do Departamento de Medicina e Enfermagem da UFV.

Rogério Campice da Silva

Enfermeiro. Especialista em Terapia Intensiva pelo IEC-PUC Minas. Mestre em Enfermagem pela UFMG. Professor Assistente III do Departamento de Enfermagem da PUC Minas. Professor Coordenador dos cursos de Pós-graduação em Enfermagem em Unidade de Terapia Intensiva e Urgência, Emergência e Trauma do IEC PUC Minas. Professor do curso de Especialização em Trauma, Emergências e Terapia Intensiva da FCMMG. Enfermeiro Intensivista no Centro de Terapia Intensiva do Hospital Metropolitano Doutor Célio de Castro, Belo Horizonte.

Tânia Couto Machado Chianca

Enfermeira. Especialista em Metodologia Universidade de Mogi das Cruzes (UMC). Mestre em Enfermagem pela EERP-USP. Doutora em Enfermagem pela EERP-USP. Pós-doutorado University of Iowa, EUA. Professora Titular do Departamento de Enfermagem Básica da Escola de Enfermagem da UFMG.

Telma Ribeiro Garcia

Enfermeira. Especialista em Enfermagem Obstétrica pela Universidade Federal de São Paulo (Unifesp). Mestre em Enfermagem Obstétrica e Neonatal pela USP. Doutora em Enfermagem pela USP. Professora Adjunta IV (aposentada) do Departamento de Enfermagem em Saúde Coletiva da Universidade Federal da Paraíba (UFPB).

Valéria Alvarenga Medeiros

Enfermeira, odontóloga e gestora de serviços de saúde. Especialista em Gestão Hospitalar pelo Centro São Camilo de Desenvolvimento em Administração da Saúde (CEDAS) e em Sistematização da Assistência de Enfermagem pela Escola de Enfermagem da UFMG. Mestre em Enfermagem pela Escola de Enfermagem da UFMG. Doutoranda em Odontologia pela PUC Minas. Docente da Pós-graduação à Distância (EAD) em Cuidados Paliativos e do MBA em Gestão de Serviços de Saúde do IEC-PUC Minas.

Agradecimentos

Ao nosso bom e amado Deus, por ser a razão da nossa existência e por ter nos dado a vida e o maravilhoso e nobre dom de cuidar de pessoas.

À Nossa Senhora, nossa doce mãe, que intercede por nós com tamanha ternura e que nos ensina com seu exemplo que "milagres são reais quando se crê".

Aos nossos queridos pais, nossos guerreiros, maiores exemplos de vida! Obrigada por sempre nos apoiarem e por nos ensinarem o caminho da verdade, da justiça e do amor.

Aos nossos irmãos, pela presença constante. Obrigada por serem nossos amigos nas horas incertas. Vocês são bênçãos de Deus em nossas vidas!

Ao Gui, por sempre nos encorajar, nos ajudar e nos impulsionar.

Aos nossos sobrinhos, pedrinhas preciosas que Deus nos deu de presente.

Aos nossos parentes e amigos, pelo estímulo e carinho diários.

Aos colaboradores deste livro, por sonharem esse sonho conosco e compartilharem seus ensinamentos com tamanha presteza. Recebam nossa eterna gratidão!

Aos enfermeiros e professores, por se empenharem na construção de uma enfermagem embasada em princípios científicos e humanísticos.

À equipe que trabalha conosco na Pontifícia Universidade Católica de Minas Gerais, na Faculdade Pitágoras de Belo Horizonte e na Secretaria de Saúde de Belo Horizonte, pela torcida e pelo auxílio de sempre.

Aos pacientes e alunos, por iluminarem nossas vidas. Nossa missão (cuidar e ensinar) só faz sentido com vocês!

Meire Chucre Tannure
Ana Maria Pinheiro

Prefácio

A publicação desta terceira edição foi motivada pela necessidade de compartilharmos atualizações e estratégias utilizadas para a implantação da Sistematização da Assistência de Enfermagem (SAE) e do Processo de Enfermagem (PE) na prática profissional.

Após a publicação da 1ª e da 2ª edição, novas discussões e atualizações relacionadas à SAE e ao PE surgiram, e seu devido compartilhamento é imprescindível. Por isso, nos empenhamos em trazer para vocês uma terceira edição com novos capítulos e atualizações, sempre visando a auxiliar enfermeiros e acadêmicos de enfermagem a compreender como tornar a Teoria de Enfermagem e as etapas do PE partes integrantes e essenciais a todas as atividades que envolvam a assistência de enfermagem.

Estamos compartilhando nesta terceira edição como é possível obter indicadores de resultados a partir do aplicação do PE; utilizar a Prática Baseada em Evidências (PBE) no PE; bem como utilizar o PE como a base científica para a segurança dos pacientes.

Apresentamos novos casos clínicos, e todos continuam baseados em teorias de Enfermagem amplamente discutidas e aplicadas na prática clínica, teorias estas também trabalhadas nesta nova edição.

Nos empenhamos para ajudá-los a compreender como validar diagnósticos, resultados e intervenções de Enfermagem, o que é fundamental para o avanço contínuo da nossa profissão.

Também trouxemos para o livro a experiência de desenvolver um sistema de informação com as etapas do PE direcionadas por uma Teoria de Enfermagem – sistema este agraciado com o Prêmio CAPES de Tese, na categoria Enfermagem, em 2013. Consideramos esse aspecto fundamental, uma vez que, para a implantação da SAE na prática clínica ocorrer de fato, todas as ferramentas utilizadas para organizar a assistência de Enfermagem (sistemas de informação, normas, rotinas, protocolos, procedimentos operacionais padrão e sistêmicos e as etapas do PE) precisam estar alinhadas com a Teoria de Enfermagem selecionada para nortear as ações realizadas pelos enfermeiros.

Os capítulos sobre as etapas do PE, gestão e educação permanente e Classificação Internacional para a Prática de Enfermagem foram revisados e atualizados, visto que compreendem temas constantemente discutidos e apresentam novas publicações a respeito.

Queremos destacar que tivemos o apoio de enfermeiros de excelência, referência nos assuntos em questão, que muito colaboraram com esta terceira edição e a quem somos eternamente gratas pelo apoio e pela presteza em replicar seus conhecimentos.

Que possamos avançar cada vez mais conciliando a ciência, a humanização e o amor em nossa trajetória profissional e continuar crescendo junto com nossos leitores – que muito nos honram –, contribuindo para seu aprimoramento profissional.

Boa leitura a todos!

Meire Chucre Tannure
Ana Maria Pinheiro

Material Suplementar

Esta obra conta com o seguinte material suplementar:

 Imagens coloridas da interface do SIPETi, *software* do Sistema de Informação com o Processo de Enfermagem em Terapia Intensiva.

 Tutorial em vídeo para uso do SIPETi.

- O acesso ao material suplementar é gratuito. Basta que o leitor se cadastre e faça seu *login* em nosso *site* (www.grupogen.com.br), clicando em Ambiente de aprendizagem, no *menu* superior do lado direito.

- *O acesso ao material suplementar online fica disponível até seis meses após a edição do livro ser retirada do mercado.*

- Caso haja alguma mudança no sistema ou dificuldade de acesso, entre em contato conosco (gendigital@grupogen.com.br).

Sumário

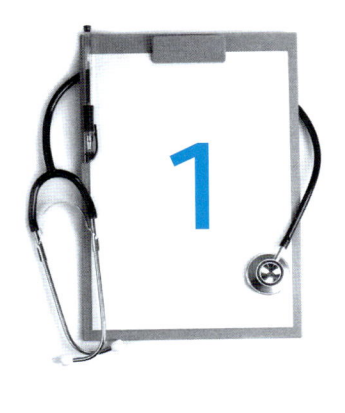

1 Sistematização da Assistência de Enfermagem | Alinhando Conceitos

Meire Chucre Tannure • Ana Maria Pinheiro

A sistematização da assistência de enfermagem promove coerência entre as atividades realizadas pela equipe de enfermagem, as quais precisam ser norteadas por teorias próprias (teorias de enfermagem), capazes de direcionar o olhar desses profissionais para as necessidades biológicas, psíquicas, sociais e espirituais dos pacientes, de seus familiares e dos membros da comunidade onde vivem.
Meire Chucre Tannure e Ana Maria Pinheiro

ALINHANDO CONCEITOS

A sistematização da assistência de enfermagem (SAE) é a metodologia de trabalho da qual o profissional enfermeiro dispõe para aplicar seus conhecimentos técnicos, científicos e humanísticos na assistência aos pacientes.[1-3]

E, uma vez que por "metodologia" compreende-se o caminho percorrido para se concretizar os objetivos propostos, os profissionais que compõem a equipe de enfermagem precisam reconhecer que sem a SAE não há clareza sobre seu fazer e sua contribuição para a melhoria da condição de saúde da população.

A SAE promove coerência entre as atividades realizadas pela equipe de enfermagem, as quais precisam ser norteadas por teorias próprias [as teorias de enfermagem (TE)], capazes de direcionar o olhar desses profissionais para as necessidades biológicas, psíquicas, sociais e espirituais de pacientes, familiares e membros da comunidade.

Ao favorecer a organização das atividades realizadas pela equipe de enfermagem, a SAE contribui com a melhora na qualidade da assistência prestada[4] e permite a caracterização do corpo de conhecimentos da profissão[5], o que, por sua vez, traz implicações positivas para todos os envolvidos[6], bem como para os serviços de saúde.

Além disso, por requerer que as ações realizadas por esses profissionais sejam respaldadas cientificamente, essa metodologia confere maior segurança aos pacientes e contribui para o aumento da credibilidade da enfermagem, maior visibilidade, autonomia e satisfação profissional (Figura 1.1).[7,8]

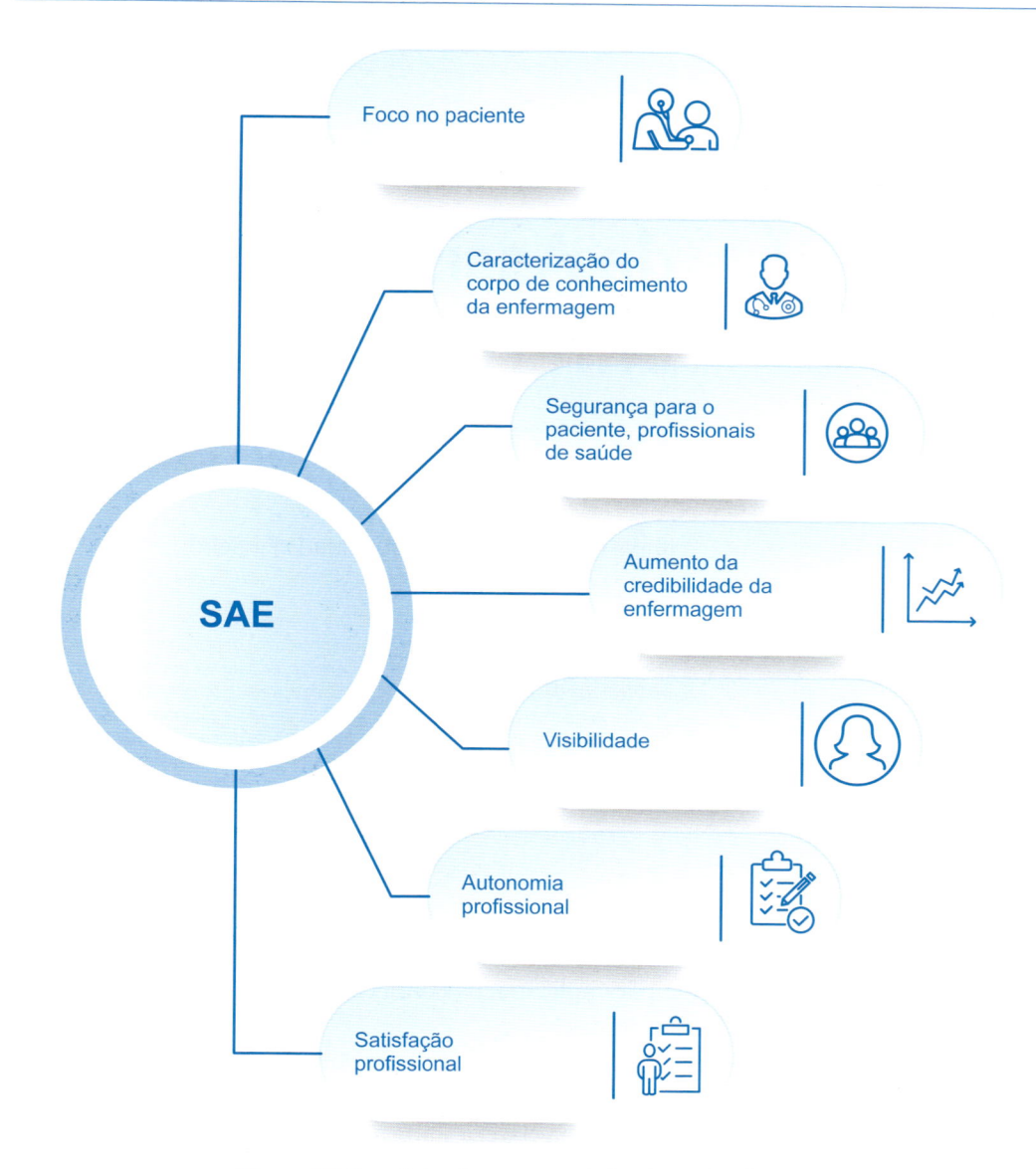

Figura 1.1 Benefícios decorrentes da implantação da SAE.

Cabe destacar que a adoção de normas, rotinas, protocolos, procedimentos operacionais (POP) e sistêmicos (PRS) favorece a sistematização, ou seja, a organização do cuidado; porém, nenhum desses instrumentos é exclusivo da enfermagem. Aquele que é específico e permite a verificação do raciocínio clínico, bem como das ações implementadas por essa categoria profissional, é o processo de enfermagem (PE), atividade privativa do enfermeiro, profissional a quem se incumbe liderança na execução e na avaliação desse método científico.[9]

O Conselho Federal de Enfermagem (COFEN), por meio da Resolução COFEN 358/2009, normatiza que a SAE seja implementada em toda instituição de saúde, pública ou privada, onde ocorra o cuidado profissional de enfermagem. A Resolução trata, ainda, da implementação do PE, método necessário para a sistematização efetiva da assistência.[9]

O PE é considerado o principal instrumento para o desempenho sistemático da prática profissional de enfermagem e um recurso tecnológico destinado a organizar as condições necessárias à realização da assistência prestada por esses profissionais.[10,11] Por se tratar de um método científico de solução de problemas, organizado de modo a auxiliar a equipe de enfermagem a abordar, de forma lógica, necessidades apresentadas pelos pacientes[12], a sua aplicação possibilita determinar e monitorar problemas de responsabilidade dos enfermeiros.[13] Atualmente, o método é composto por cinco fases que se inter-relacionam dinamicamente: investigação, diagnósticos de enfermagem (DE), planejamento, implementação e avaliação da assistência de enfermagem (ver Capítulo 6).[9,14] Uma vez que o registro de todas as fases é importante para dar continuidade ao cuidado e avaliar a qualidade da assistência[15,16], torna-se necessário descrever todas elas no prontuário dos pacientes[9] para que as necessidades identificadas possam ser mais bem compreendidas, compartilhadas com os demais membros da equipe de saúde e monitoradas, a fim de avaliar se os resultados esperados estão sendo ou não alcançados após a implantação dos cuidados de enfermagem. O registro das etapas do PE evidencia o raciocínio crítico desenvolvido pelos enfermeiros durante o planejamento e a execução dos cuidados; integra, organiza e garante a continuidade da assistência e a avaliação da efetividade das ações realizadas com os pacientes.[17]

O raciocínio crítico na enfermagem é um processo voltado às habilidades intelectuais e tem como objetivos analisar, argumentar e obter resultados apropriados.[18]

Os enfermeiros precisam ter conhecimento e experiência para, de maneira precisa e segura, detectar problemas de saúde precocemente e controlar alterações clínicas dos pacientes[19], bem como inteligência e competência no raciocínio crítico[20] para oferecer um cuidado de qualidade, que deve nortear todas as ações de enfermagem durante o contato entre enfermeiros e pacientes.[21]

Destaca-se ainda que, com o registro das etapas do PE, é possível obter indicadores de resultado capazes de apontar o quanto a equipe de enfermagem contribui para o atendimento das necessidades apresentadas por aqueles que demandam seus cuidados. Esses indicadores devem ser utilizados para avaliar a assistência prestada.[22]

O PE estabelece fases para a realização do cuidado de enfermagem de maneira organizada. Contudo, a fim de evitar que seja reduzido a um meio metodológico de agrupar informações desvinculadas da subjetividade dos sujeitos, torna-se necessário que seja fundamentado por uma TE.[23]

As TE podem ser definidas como um conjunto de afirmações sistemáticas, relacionadas com questões importantes de determinada profissão, comunicadas de modo coerente pelos conceitos que as compõem.[24] Elas têm auxiliado na orientação da prática da enfermagem e possibilitado aos profissionais descreverem e explicarem aspectos da realidade assistencial.[25] A ausência do norte de uma TE favorece a aplicação do PE pautado no modelo biomédico; o que, por sua vez, pode fazer com que demandas apresentadas pelos pacientes não sejam supridas em sua totalidade.[26]

A concepção de que a enfermagem é uma ciência pautada em uma estrutura teórica, aplicada à prática por meio do PE, vem sendo amplamente divulgada por pesquisadores, educadores e enfermeiros; porém, é necessário que todas as atividades realizadas por esses profissionais, tanto assistenciais quanto gerenciais, sejam guiadas por TE[27-29], uma vez que são o eixo condutor de todas as atividades realizadas pela equipe de enfermagem.

Logo, os enfermeiros precisam ter clareza sobre seus conceitos e revisitar as normas, as rotinas, os POP e os PRS, bem como as etapas do PE implementadas na unidade, e verificar se há coerência entre o que é preconizado na TE e o que está sendo determinado e executado na prática assistencial (Figura 1.2); caso contrário, o serviço não será de fato sistematizado.

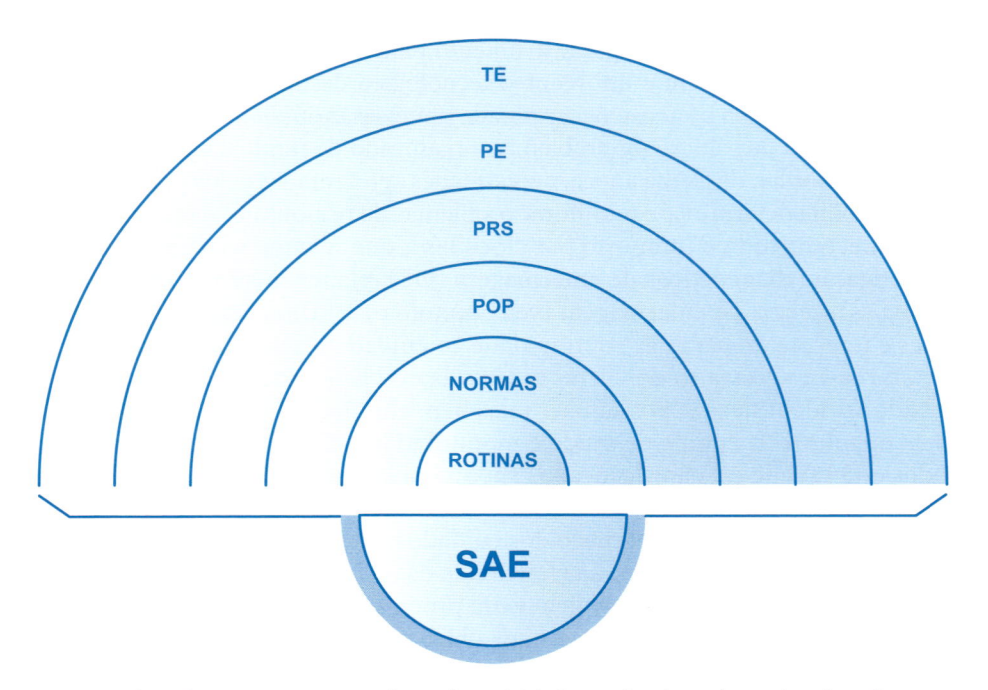

Figura 1.2 Teorias de enfermagem: eixo condutor das atividades realizadas pela equipe de enfermagem.

O alinhamento das atividades assistenciais e gerenciais, a partir dos pressupostos de uma TE, confere maior coerência, determina a finalidade da assistência de enfermagem e possibilita a implementação de cuidados efetivos, eficientes, com foco no paciente e seguros.

O cuidado efetivo é aquele para o qual existem evidências científicas de que os benefícios decorrentes excedem os riscos de possíveis danos.[30,31] A assistência eficiente é aquela em que se garante a melhoria na condição de saúde sem desperdício associado ao uso dos recursos utilizados.[31] A atenção prestada com foco no paciente refere-se ao cuidado respeitoso e responsivo às preferências, às necessidades e aos valores individuais dos seres humanos[31], enquanto o cuidado seguro é aquele capaz de identificar, evitar ou minimizar riscos decorrentes das intervenções realizadas com os pacientes.[30,31]

Apesar de ainda serem encontrados serviços em que a enfermagem não trabalha pautada por uma teoria própria, não registra todas as etapas do PE ou não tem seus instrumentos de gestão alinhados com os pressupostos da teoria, é notório que há realidades nas quais a SAE e o PE são, de fato, implantados e que diversas pesquisas e publicações têm favorecido a melhor compreensão e incorporação da SAE, das TE e do PE no ensino, na pesquisa, na extensão e na prática profissional.

E, como a prática profissional também é influenciada pela formação adquirida, é importante destacar que as instituições de ensino superior têm grande responsabilidade em propiciar aos acadêmicos o desenvolvimento de habilidades para que a execução da SAE[32] e a implementação do PE ocorram de maneira adequada.

QUESTÕES PARA FIXAÇÃO DO CONTEÚDO

1. Conceitue SAE.
2. Por que a implantação da SAE confere maior coerência entre as atividades realizadas pela equipe de enfermagem?
3. Cite benefícios decorrentes da implantação da SAE.
4. Qual a resolução vigente do COFEN que normatiza a SAE?
5. Entre as ferramentas utilizadas pelos enfermeiros para organizar a assistência prestada nos serviços de saúde, qual é a exclusiva da sua categoria profissional?
6. Defina PE.
7. Defina TE.
8. Por que deve existir uma coerência entre os pressupostos da TE e as atividades assistenciais e gerenciais realizadas pela equipe de enfermagem?

REFERÊNCIAS BIBLIOGRÁFICAS

1. BITTAR, D.B.; PEREIRA, L.V.; LEMOS, R.C.A. Sistematização da assistência de enfermagem ao paciente crítico: proposta de instrumento de coleta de dados. *Texto & Contexto Enfermagem*, v. 15, n. 4, p. 617-628, 2006.
2. DALRI, M.C.B.; CARVALHO, E.C. Planejamento da assistência de enfermagem a pacientes portadores de queimaduras utilizando-se um software: aplicação em quatro pacientes. *Revista Latino-americana de Enfermagem*, v. 10, n. 6, p. 787-793, 2002.
3. SPERANDIO, D. J.; ÉVORA, Y.D.M. Planejamento da assistência de enfermagem: proposta de um software protótipo. *Revista Latino-americana de Enfermagem,* v. 13, n. 6, p. 937-943, 2005.
4. MARQUES, L.V.P., CARVALHO, D.V. Sistematização da assistência de enfermagem em centro de tratamento intensivo: percepção das enfermeiras. *Revista Mineira de Enfermagem*, v. 9, n. 3, p. 199-205, 2005.
5. JESUS, C.A.C. Sistematização da assistência de enfermagem: evolução histórica e situação atual. *In*: FÓRUM MINEIRO DE ENFERMAGEM, 2002, Uberlândia. *Anais*[...]. Uberlândia: UFU, 2002. p. 14-20.
6. MENDES, M.A.; BASTOS, M.A.R. Processo de enfermagem: sequências no cuidar, fazem a diferença. *Revista Brasileira de Enfermagem*, v. 56, n. 3, p. 271-276, 2003.
7. CARRARO, T.E.; KLETEMBERG, D.F.; GONÇALVES, L.M. O ensino da metodologia da assistência de enfermagem no Paraná. *Revista Brasileira de Enfermagem*, v. 56, n. 5, p. 499-501, 2003.
8. GONÇALVES, A.M.P. *Perfil diagnóstico de enfermagem admissional de pacientes com síndrome coronariana aguda*. 2004. 119 f. Dissertação (Mestrado em Enfermagem) – Escola de Enfermagem, Universidade Federal de Minas Gerais, Belo Horizonte, 2004.
9. LIMA, M.T; BUCHER, J.S.N.F.; LIMA, J.W.O. A hipertensão arterial sobre o olhar de uma população carente: estudo exploratório a partir dos conhecimentos, atitudes e práticas. *Caderno de Saúde Pública*, v. 20, n. 4, p. 1079-1087, 2004.
10. ALMEIDA, M.A.; LUCENA A.F. O processo de enfermagem e as classificações NANDA-I, NIC e NOC. *In*: ALMEIDA, M.A. *et al. Processo de enfermagem na prática clínica*: estudos clínicos realizados no Hospital das Clínicas de Porto Alegre. Porto Alegre: Artmed, 2011. p. 21-40.
11. GARCIA, T.R.; NÓBREGA, M.M.L. Processo de enfermagem: da teoria à prática assistencial e de pesquisa. *Escola Anna Nery Revista de Enfermagem*, v. 13, n. 1, p. 188-193, 2009.
12. CARPENITO-MOYET, L.J. *Diagnósticos de enfermagem*. 11. ed. Porto Alegre: Artmed, 2009. 1039 p.
13. CARVALHO, E.C.; GARCIA, T.R. Obstáculos para a implantação do processo de enfermagem no Brasil. *Revista de Enfermagem UFPE On Line*, v. 1, n. 1, p. 95-99, 2007.
14. TANNURE, M.C.; PINHEIRO, A.M. *SAE – Sistematização da Assistência de Enfermagem*: guia prático. 2. ed. Rio de Janeiro: Guanabara Koogan, 2010. 298 p.
15. DURAN, E.C.M; TOLEDO, V.P. Análise da produção do conhecimento em processo de enfermagem: estudo exploratório-descritivo. *Revista Gaúcha de Enfermagem*, v. 32, n. 2, p. 234-240, 2011.
16. FONTES, C.M.B; CRUZ, D.A.L.M. Diagnósticos de enfermagem documentados para pacientes de clínica médica. *Revista da Escola de Enfermagem da USP*, v. 41, n. 3, p. 395-402, 2007.

17. DAL SASSO, G.T.M *et al.* Processo de enfermagem informatizado: metodologia para associação da avaliação clínica, diagnósticos, intervenções e resultados. *Revista da Escola de Enfermagem da USP*, v. 47, n.1, p. 242-249, 2013.

18. ALFARO-LEFEVRE, R. *Aplicação do processo de enfermagem*: uma ferramenta para o pensamento crítico. 7. ed. Porto Alegre: Artmed, 2010. 303 p.

19. JEVON, P.; EWENS. B. *Monitoramento do paciente crítico*. 2. ed. Porto Alegre: Artmed, 2009. 309 p.

20. LUNEY, M. *Pensamento crítico para o alcance de resultados positivos em saúde*: análises e estudos de caso em enfermagem. Porto Alegre: Artmed, 2011. 353 p.

21. CRUZ, D.A.L.M. Processo de enfermagem e classificações. *In*: GAIDZINSKI, R. *et al. Diagnóstico de enfermagem na prática clínica*. Porto Alegre: Artmed, 2008. 368 p.

22. LIMA, A.P.S; CHIANCA, T.C.M; TANNURE, M.C. Avaliação da assistência de enfermagem utilizando indicadores gerados por um software. *Revista Latino-americana de Enfermagem*, v. 23, n. 2, p. 234-241, 2015.

23. SILVA, E.; OLIVEIRA, V.; NEVES, G.; GUIMARÃES, T. O conhecimento do enfermeiro sobre a Sistematização da Assistência de Enfermagem: da teoria à prática. *Revista da Escola de Enfermagem da USP*, São Paulo, v. 45, n. 6, p. 1380-1386, 2011.

24. MELEIS, A.I. *Theorical nursing*. Development & progress. 4th ed. Philadelphia: Lippincott Williams & Wilkins, 2007. 807 p.

25. SCHAURICH, D.; CROSSETTI, M.G.O. Produção do conhecimento sobre teorias de enfermagem: análise de periódicos da área, 1997-2007. *Escola Anna Nery Revista de Enfermagem*, v. 14, n. 1, p. 182-188, 2010.

26. NETO, J.M.R.; FONTES, W.D.; NÓBREGA, M.M.L. Instrumento de coleta de dados de enfermagem em Unidade de Terapia Intensiva Geral. *Revista Brasileira de Enfermagem*, v. 66, n. 4, p. 535-42, 2013.

27. ALMEIDA, M.A. Sistematização da assistência de enfermagem na formação do enfermeiro. *In*: SIMPÓSIO NACIONAL DE DIAGNÓSTICOS DE ENFERMAGEM, 7, 2004, Belo Horizonte. *Anais*[...]. Belo Horizonte: ABEn, 2004. p. 88-97.

28. FARIAS, M.C.A.D.; NÓBREGA, M.M.L. Diagnósticos de enfermagem numa gestante de alto risco baseados na teoria do autocuidado de Orem: estudo de caso. *Revista Latino-americana de Enfermagem*, v. 8, n. 6, p. 59-67, 2000.

29. TANNURE, M.C.; CHIANCA, T.C.M. A seleção do referencial teórico de Orem para a Sistematização da Assistência de Enfermagem. *Revista Nursing*, v. 100, n. 8, p. 1004-1009, 2006.

30. BICK, D.; CHANG, Y. Implementação de evidências na prática: complexa, com múltiplas facetas e múltiplas camadas. *Revista da Escola de Enfermagem da USP*, v. 48, n. 4, p. 578-583, 2014.

31. TRAVASSOS, C; CALDAS, B. A qualidade do cuidado e a segurança do paciente: histórico e conceitos. *In*: BRASIL. Ministério da Saúde. *Assistência segura*: uma reflexão teórica aplicada à prática. Brasília, DF: Agência Nacional de Vigilância Sanitária, 2013. p. 19-27.

32. SILVA, J.P.; GARANHAN, M.L; GUARIENTE, M.H.D.M. Sistematização da assistência de enfermagem e o pensamento complexo na formação do enfermeiro: análise documental. *Revista Gaúcha de Enfermagem*, v. 35, n. 2, p. 128-134, 2014.

2 Teorias de Enfermagem

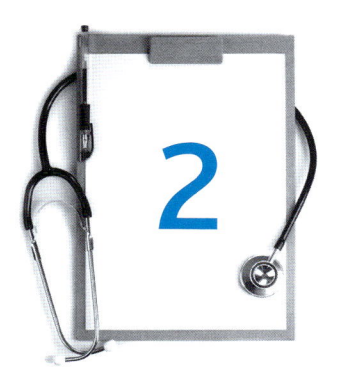

Meire Chucre Tannure • Ana Maria Pinheiro

As teorias são um conjunto de afirmações sistemáticas, relacionadas com questões importantes de uma disciplina, comunicadas de modo coerente. Compostas por conceitos que se relacionam entre si, nelas estão contidos aspectos da realidade, comunicados com a finalidade de descrever fenômenos, explicar as relações entre os fenômenos, prever as consequências e prescrever cuidados de enfermagem.
Afaf I. Meleis

UM POUCO DA HISTÓRIA

A preocupação da enfermagem com a questão teórica nasceu com Florence Nightingale, que afirmava que a mesma requeria conhecimentos distintos dos da medicina. Ela definiu as premissas em que a profissão deveria se basear, estabelecendo um conhecimento de enfermagem direcionado à pessoa, às condições nas quais esta vivia e em como o ambiente poderia atuar, positivamente ou não, sobre a sua saúde.[1,2]

Florence Nightingale idealizou uma profissão embasada em reflexões e questionamentos, tendo por objetivo edificá-la sob um arcabouço de conhecimentos científicos diferentes daqueles do modelo biomédico.[3] Ela ensinou a importância da justificativa para as ações realizadas pelos enfermeiros, destacando o significado dos poderes da observação e da reflexão.[4] Pelo conhecimento que adquiriu e produziu com seus estudos, credita-se a ela o título de primeira teórica de enfermagem.[5,6]

A partir dos estudos de Nightingale, começou a ser discutida a necessidade de um aprofundamento sobre o conhecimento específico da profissão, a fim de estabelecer seu papel funcional, organizar e sistematizar o cuidado.[6] Todavia, apesar de sua forte influência, a enfermagem acabou por assumir uma orientação profissional dirigida para o imediatismo, baseando-se em ações práticas, de modo intuitivo e não sistematizado: alguns enfermeiros acostumaram-se a exercer a profissão sob a mesma perspectiva de profissionais médicos, centralizando suas ações mais na doença do que no paciente. Desse modo, com a enfermagem centrada no modelo biomédico, a profissão quase estagnou, fato que perdurou por muitas décadas.[7]

Por isso, a enfermagem habituou-se a depender de conhecimentos e conceitos preexistentes que lhe ditassem *o quê* e *como fazer*, sem refletir, na maioria das vezes, sobre *por que e quando fazer*.[3]

Contudo, sob influência de vários fatores, como guerras mundiais, movimentos de reivindicações femininos, desenvolvimento das ciências e da educação, modificações socioeconômicas e políticas, os enfermeiros começaram a perceber a necessidade de condições menos servis para a profissão e passaram a questionar o *status quo* da sua prática profissional.[7]

Dessa forma, surgiu a consciência da necessidade de os enfermeiros serem mais bem preparados por meio do aprimoramento da educação em enfermagem, de modo a alcançarem a melhoria da qualidade do cuidado prestado à população.[7] Esse movimento aconteceu apesar de forças, dentro e fora da profissão, fazerem pressão contrária, por não atribuírem prioridade a esta atividade. A crença de alguns de que não havia fenômenos específicos a serem estudados na enfermagem, não justificando, portanto, esforços para o desenvolvimento de teorias de enfermagem (TE), favoreceu o desenvolvimento de um clima antiacadêmico e anti-intelectual na profissão.[8]

Ao se perceber que a enfermagem requeria conhecimentos distintos dos da medicina, surgiu a necessidade de desenvolver um corpo específico e organizado de conhecimentos sobre a área, difundindo-se a preocupação com seu significado e papel social.[3]

Em 1940, com a introdução dos estudos psicossociais nos currículos, começou-se a enfatizar o cuidado de enfermagem como um processo interpessoal.[9] Em 1950, o foco passou a ser a enfermagem na assistência holística.

A visão dominante quanto ao cuidado vinculado apenas aos sistemas biológicos foi enriquecida com um enfoque novo: o ser humano. Surgiu, então, a ênfase no cuidado de enfermagem como um processo interpessoal, centralizando a assistência de enfermagem não mais na patologia, mas na pessoa e na promoção da sua integridade, percebendo o doente como alguém com necessidades a serem atendidas por esses profissionais.

As transformações causadas pela Segunda Guerra Mundial fizeram os enfermeiros norte-americanos se organizarem em associações e iniciarem discussões sobre as necessidades e as dificuldades relativas à profissão. Este foi um período caracterizado por intensa busca de identidade profissional, uma vez que despertou os enfermeiros para a necessidade de desenvolvimento de um corpo de conhecimentos específicos e organizados para a enfermagem.

Nesse mesmo período, os programas de educação em enfermagem começaram a fazer parte das universidades e iniciaram-se os programas de pós-graduação. Dá-se ênfase, então, à produção científica dos professores universitários de enfermagem e emergem os núcleos de ensino e pós-graduação. As necessidades apresentadas pelos pacientes tornam-se o ponto principal do ensino e a finalidade da assistência de enfermagem.[7]

Com os progressos no campo da educação, surge a consciência da necessidade de investigar os propósitos do ensino, as estratégias administrativas e os campos de atuação. Iniciam-se as pesquisas na enfermagem e passam a surgir novos teóricos, como Hildegard E. Peplau (1952), primeira enfermeira após Florence a publicar uma teoria que tratava das relações interpessoais na enfermagem.[7]

Também nos anos 1950, Virginia Henderson e Faye Glenn Abdellan enfocaram o papel dos enfermeiros quanto às necessidades dos doentes; naquela época, já se sugeria que os diagnósticos de enfermagem deveriam ser diferentes dos diagnósticos médicos.[7]

Na década de 1960, as TE procuravam relacionar fatos e estabelecer as bases para uma ciência de enfermagem, constituindo uma nova fase da evolução histórica da profissão. Nos EUA, ocorreu a liberação de verbas federais para estudos em doutorado em enfermagem, o que aumentou os esforços para o desenvolvimento de conhecimento da profissão.[7,8] Discussões sobre a enfermagem vista como ciência e a forma de desenvolver teorias tornaram-se uma constante nos encontros e publicações da área.[7]

O objetivo das teóricas da época, representadas por Ida Jean Orlando, Virginia Henderson e Myra Estrin Levine, tornou-se mais amplo, uma vez que enfatizava o relacionamento entre enfermeiros e pacientes. Nessas teorias, o receptor de cuidados de enfermagem é visto como um ser único com características próprias, dentro de um enfoque holístico. Apesar de a situação da doença ainda ser o foco, percebe-se uma tendência de fugir do modelo biomédico. Virginia Henderson começou, inclusive, a tratar da função da enfermagem junto ao indivíduo sadio.[7]

O desenvolvimento dos diversos modelos conceituais decorreu da motivação intrínseca de cada teórica, além do valor que seus trabalhos trariam à profissão como ciência.[10] Esses modelos teóricos de enfermagem foram elaborados para retratar conceitos, descrever, explicar, prever fenômenos e determinar o campo de domínio da profissão. Passou-se a buscar respostas para questões acerca de quem era o enfermeiro, quem era a pessoa-alvo do cuidado, quais conceitos deveriam orientar o modelo da assistência de enfermagem e como seria possível torná-los conhecidos para os profissionais, de modo a guiar a prática clínica mantendo a consonância com as políticas das instituições de saúde.[7,9]

Na segunda metade dos anos 1960, Wanda de Aguiar Horta, primeira enfermeira brasileira a falar de teoria no campo profissional, embasou-se na teoria da motivação humana de Abraham Maslow e na teoria de João Mohana para elaborar a teoria das necessidades humanas básicas (NHB). Ela propôs aos enfermeiros brasileiros uma assistência de enfermagem sistematizada, que fez surgir no país uma nova visão de enfermagem.[11,12]

Nos anos 1970, a literatura sobre as teorias teve grande impulso, ensejando uma maior reflexão sobre o assunto. Houve aumento do esforço para a expansão do papel dos enfermeiros e dos programas de pós-doutorado e ampliou-se o aprendizado sobre o processo científico e a habilidade necessária para a reflexão crítica.[7] Foram publicadas as teorias de Dorothea Elizabeth Orem (1971), Imogene King (1971), Callista Roy (1976) e Madaleine Leiniger (1978). Deu-se ênfase ao paciente como indivíduo integrado e holístico, e a enfermagem passou a ser concebida como um processo interpessoal de ação, com características próprias dentro de cada modelo.[7]

Nesse período, desenvolveu-se um consenso relacionado aos elementos comuns da enfermagem: a natureza da enfermagem (papéis/ações), o receptor do cuidado, o contexto das interações (ambiente) e a saúde.[13]

Nos anos 1980 e 1990, aumentaram ainda mais as pesquisas que expandiram o conhecimento em enfermagem, e muitas teorias começaram a subsidiar a assistência prestada por esses profissionais em instituições de saúde. Cabe destacar que as teorias passaram a caracterizar o papel da enfermagem pelo que ela é, e não apenas pelo que faz, o que a conduziu a uma posição de independência.[14]

Atualmente, em virtude de mudanças no comportamento dos enfermeiros, que estão cada vez mais assistindo os pacientes com foco não apenas na esfera biológica, mas também nas dimensões sociais, psíquicas e espirituais, as teorias vêm sendo mais implementadas na prática, aumentando a possibilidade de melhoria na qualidade da assistência.

É preciso enfatizar que as teorias são tão importantes para a assistência profissional quanto para a técnica, uma vez que servem de guia para todas as ações realizadas pela equipe de enfermagem.[15,16]

Esta busca focada no fortalecimento da ciência e da prática de enfermagem tem motivado enfermeiros a estudarem e a desenvolverem teorias como uma maneira de sistematizar a assistência prestada à população, otimizando, desse modo, as relações humanas.[17] Isso causa um amadurecimento profissional e faz a enfermagem se consolidar cada vez mais como ciência.[18]

O uso de teorias oferece estrutura e organização ao conhecimento de enfermagem, proporciona um meio sistemático de coletar dados para descrever, explicar e prever a prática, promove a prática racional e sistemática, torna-a determinada com metas e resultados, define a finalidade da prática de enfermagem e promove um cuidado coordenado e menos fragmentado.[13]

ESTRUTURAÇÃO DAS TEORIAS DE ENFERMAGEM

Há muitas definições de teoria, o que dificulta uma aceitação unânime de uma delas. Todavia, optou-se por trabalhar com o conceito proposto por Afaf I. Meleis, que a define como um conjunto de afirmações sistemáticas, relacionadas com questões importantes de uma disciplina, comunicadas de modo coerente. Compostas por conceitos que se relacionam entre si, nelas estão contidos aspectos da realidade comunicados com a finalidade de descrever fenômenos, explicar as relações entre eles, prever as consequências e prescrever cuidados de enfermagem.[13]

As teorias favorecem a qualidade da assistência de enfermagem por direcionarem o cuidado para as demandas apresentadas e identificadas tanto no indivíduo como na família e em membros da comunidade.[19] Elas têm sido propostas para explicitar a complexidade e a multiplicidade de fenômenos presentes no campo da saúde e também para servir como referencial teórico aos enfermeiros que se dedicam à construção de conhecimentos, ao desenvolvimento de investigações e à assistência no âmbito da profissão.[20] Ademais, fornecem ferramentas para a intervenção na prática profissional, além de estabelecerem referencial para o cuidado e a organização do trabalho de enfermagem.[21]

A aplicação de teorias de enfermagem apoia os enfermeiros na definição de seus papéis, na aproximação com a realidade e na consequente adequação e qualidade do desempenho profissional, bem como na produção de conhecimento.[22] Por direcionarem suas ações, as teorias responsabilizam os enfermeiros pelos cuidados prestados aos pacientes, outrora executados de maneira empírica.[3] Elas apresentam três componentes, conforme mostra a Figura 2.1.[23]

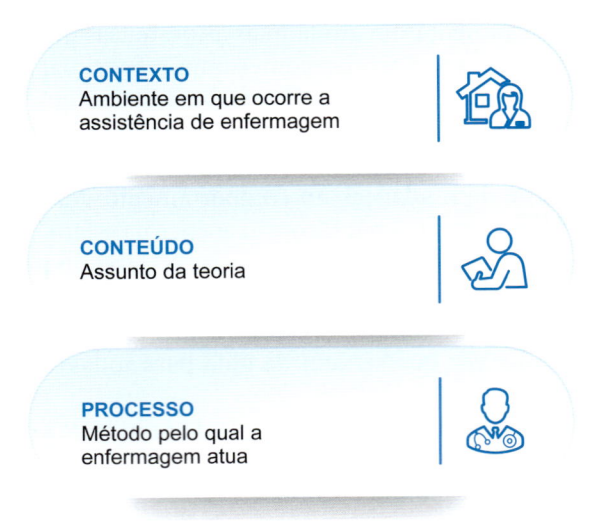

CONTEXTO
Ambiente em que ocorre a assistência de enfermagem

CONTEÚDO
Assunto da teoria

PROCESSO
Método pelo qual a enfermagem atua

Figura 2.1 Componentes das teorias de enfermagem.

Além disso, as teorias contêm quatro elementos fundamentais (Figura 2.2) que, em conjunto, representam o conteúdo nuclear dessa disciplina, denominado *metaparadigma da enfermagem*. Esse metaparadigma ilustra qual é o público receptor dos cuidados, qual a finalidade da assistência de enfermagem (saúde), em qual ambiente essa assistência é prestada e como ela deve ser executada (papel do enfermeiro).[3]

Para compreender as teorias, é de suma importância entender seus princípios e pressupostos, bem como o metaparadigma que as compõe, a fim de analisar se eles se adéquam à população atendida pelo enfermeiro que irá adotar esses princípios e pressupostos e sistematizar as ações realizadas pela equipe de enfermagem.

Para implementar de fato o que é preconizado pela teoria, deve-se compreendê-la para direcionar a descrição dos fenômenos de enfermagem, explicar a relação existente entre eles, predizer o que pode ocorrer caso o cuidado não seja estabelecido de maneira segura e também para determinar quais ações são capazes de evitar problemas, quais podem fazer com que problemas já existentes sejam resolvidos ou minimizados e, ainda, quais atividades devem ser implementadas para a manutenção das condições de bem-estar.

NÍVEIS DE TEORIAS

De acordo com a finalidade, as teorias são classificadas em quatro níveis:[9,24]

- Nível I – isolamento dos fatores: descritivo por natureza, a denominação ou a classificação dos fatos e/ou eventos. Exemplo: o enfermeiro descreve o aparecimento de uma hiperemia na região sacral do paciente
- Nível II – relacionamento de fatores: exige a correlação ou a associação de fatores de tal maneira que representem significativamente uma situação maior. Exemplo: o enfermeiro associa a hiperemia reativa ao fato de o paciente estar acamado, ser obeso e usar

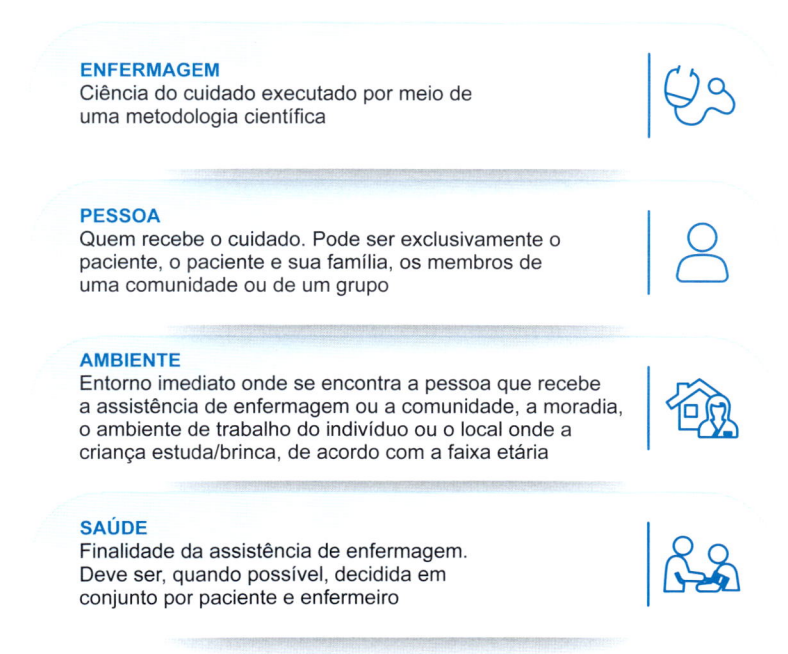

ENFERMAGEM
Ciência do cuidado executado por meio de uma metodologia científica

PESSOA
Quem recebe o cuidado. Pode ser exclusivamente o paciente, o paciente e sua família, os membros de uma comunidade ou de um grupo

AMBIENTE
Entorno imediato onde se encontra a pessoa que recebe a assistência de enfermagem ou a comunidade, a moradia, o ambiente de trabalho do indivíduo ou o local onde a criança estuda/brinca, de acordo com a faixa etária

SAÚDE
Finalidade da assistência de enfermagem. Deve ser, quando possível, decidida em conjunto por paciente e enfermeiro

Figura 2.2 Metaparadigma da enfermagem.

medicamentos vasoativos, entre outras condições que sabidamente podem predispor a ocorrência de lesão por pressão

- Nível III – relacionamento de situações (preditivas): explica e prevê como as situações estão relacionadas. Exemplo: o enfermeiro prevê que é necessária uma intervenção rápida para que haja a regressão dessa hiperemia reativa; caso contrário, sua evolução poderá ser prejudicial ao paciente
- Nível IV – produtora de situações (prescritiva): controla ou faz mais do que descrever, explicar ou prever. Exemplo: o enfermeiro atua prescrevendo ações para minimizar a evolução dessa lesão, como realizar mudanças de decúbito a cada 2 h, usar colchão pneumático, manter a pele hidratada, entre outras.

Escolha de uma teoria

Para escolher uma TE com o intuito de fundamentar a sua prática profissional, o enfermeiro precisa conhecer a realidade do setor em que trabalha, o perfil dos demais colegas da unidade, bem como da clientela atendida, uma vez que essa caracterização deverá estar de acordo com os conceitos da teoria selecionada.[3]

Por exemplo, um enfermeiro que atua em um Programa de Saúde da Família (PSF) deve sistematizar a assistência de enfermagem utilizando como marco conceitual uma teoria que aborde a pessoa como indivíduo, bem como sua família e/ou comunidade; que conceitue ambiente de modo a englobar a comunidade em que essa pessoa vive; que defina saúde de acordo com as diretrizes do programa de saúde da família e que compreenda o enfermeiro como agente de promoção da saúde.[3]

Espera-se que os enfermeiros estudem as TE avaliando e compreendendo os conceitos estabelecidos por quem as desenvolveu e a congruência deles com seu cotidiano de trabalho.

Desse modo, torna-se necessário, portanto, compreender se a acepção de pessoa condiz com a clientela do serviço em questão, se o conceito que representa saúde para a teoria atenderá a demanda dos pacientes, se o ambiente em que atua o profissional enfermeiro está ajustado ao ambiente exposto na teoria e se as características e a filosofia da instituição em que a teoria será aplicada estão em harmonia com os pressupostos do modelo teórico.[3]

Após fazer essas considerações e diante da articulação dos conceitos de saúde, pessoa, ambiente e enfermagem, a equipe de enfermagem poderá selecionar a teoria que melhor fundamentará o seu processo de cuidar. Importante registrar que essa equipe deverá estar disposta e capacitada a realizar as atividades propostas pelo modelo teórico escolhido.[3]

Contudo, cabe ressaltar que não basta selecionar uma teoria de enfermagem para fundamentar a implantação da sistematização da assistência de enfermagem (SAE). É necessário que o enfermeiro estude a fundo a teoria selecionada e adote um comportamento condizente com o preconizado pelo arcabouço teórico eleito como fundamentação científica para a prestação da assistência de enfermagem.[3]

Também é preciso destacar que tudo o que é preconizado nos instrumentos utilizados para normatizar e orientar atividades de enfermagem no serviço deve estar coerente com a teoria selecionada, sendo necessário revisitar normas, rotinas, protocolos, procedimentos operacionais e sistêmicos a fim de que as orientações neles contidas sejam condizentes com os pressupostos da teoria.

Para obter informações referentes ao conceito de pessoa, saúde, enfermagem e ser humano e saber se a equipe já tem conhecimento relacionado a alguma das teorias de enfermagem, pode-se convidar todos os membros que compõem a equipe de enfermagem a responderem um questionário referente aos tópicos anteriormente apresentados (Figura 2.3). A seguir, deve-se consolidar os dados e, a partir do perfil diagnóstico referente ao metaparadigma, identificar, entre as teorias de enfermagem estudadas, aquela cujos conceitos são coerentes com as respostas apresentadas.

Olá. Sua participação é fundamental para selecionarmos uma teoria de enfermagem para nosso serviço. Contamos com a sua ajuda e desde já agradecemos. Para cada questão apresentada, marque apenas uma opção.

1. Identificação

Nome:

Idade: ☐ 20 a 29 anos ☐ 30 a 39 anos ☐ 40 a 49 anos ☐ 50 a 59 anos ☐ acima de 60 anos

Cargo: | Unidade onde trabalha:

Trabalha neste serviço há: ☐ menos de 1 ano ☐ 1 a 5 anos ☐ mais de 5 e menos de 10 anos ☐ mais de 10 anos

2. Percepção da equipe sobre o conceito de pessoa

As pessoas que demandam os cuidados de enfermagem deste serviço são:
- ☐ Paciente
- ☐ Paciente e seus familiares
- ☐ Paciente, seus familiares e as pessoas que vêm acompanhá-lo

3. Percepção da equipe sobre o conceito de saúde

Para promover a saúde dos pacientes atendidos por este serviço, você se preocupa com:
- ☐ Bem-estar físico (biológico) do paciente
- ☐ Bem-estar psicobiológico do paciente
- ☐ Bem-estar psicobiológico e social do paciente
- ☐ Bem-estar psicobiológico, social e espiritual do paciente

4. Percepção da equipe sobre o conceito de enfermagem

Para você, o foco da assistência de enfermagem prestada nesse serviço é:
- ☐ Prevenção de agravos e promoção da saúde dos pacientes
- ☐ Recuperação da saúde dos pacientes
- ☐ Prevenção de agravos, promoção e recuperação da saúde dos pacientes
- ☐ Prevenção de agravos, promoção e recuperação da saúde e reabilitação dos pacientes

5. Percepção da equipe sobre o conceito de ambiente

No que se refere ao ambiente do paciente, você se preocupa com:
- ☐ Espaço físico que circunda o paciente na unidade
- ☐ Espaço físico que circunda o paciente na unidade e onde ele reside
- ☐ Espaço físico que circunda o paciente na unidade, onde ele reside e trabalha/estuda/brinca (de acordo com a faixa etária)

6. Você conhece alguma teoria de enfermagem?
- ☐ Não
- ☐ Sim. Cite qual(is):

7. Hoje, quando você presta assistência de enfermagem, preocupa-se principalmente em:
- ☐ Suprir as necessidades apresentadas pelos pacientes/familiares
- ☐ Promover o autocuidado por parte do paciente/familiares
- ☐ Adaptar o paciente/familiares a sua nova condição de vida
- ☐ Preservar a energia do paciente para que seja utilizada para o processo de cura

---

Figura 2.3 Modelo de questionário utilizado para a seleção de uma teoria de enfermagem.

Por que escolher uma teoria?

A teoria funciona como um alicerce estrutural para a implantação da SAE, visto que para sistematizar a assistência de enfermagem é necessário haver um marco conceitual que fundamente o nível de organização que o serviço almeja alcançar.

Uma vez que "sistematizar é tornar coerente com determinada linha de pensamento"[25], propõe-se que as teorias de enfermagem sejam utilizadas como tal linha de pensamento, visto que foram escritas a partir de vivências da prática profissional, retratando ações realizadas pelos enfermeiros e determinando como esses profissionais devem agir.[3]

A teoria auxilia nessa sistematização, haja vista que direciona e organiza as observações realizadas na prática, bem como a condução de ações, com o objetivo de alcançar os resultados esperados para os pacientes. Sem elas, a prática se torna caótica e desintegradora.[15]

Atualmente, a implantação das teorias de enfermagem na prática tem sido uma constante, sobretudo após a divulgação da Resolução do COFEN-358/2009, que determina que a implantação do PE deve ser por elas direcionada.

Com as proposições das teorias de enfermagem, passou a existir uma direção para o cuidado focado no paciente, reconhecido como um ser humano, possuidor de necessidades biológicas, sociais, psicológicas e espirituais.[26] Com o desenvolvimento e a aplicação das teorias, a enfermagem passou a refletir sobre a necessidade de considerar o ser humano um sujeito social, o que escapava dos limites da esfera reducionista do modelo biomédico centrado apenas na doença.[27]

QUESTÕES PARA FIXAÇÃO DO CONTEÚDO

1. O que levou os enfermeiros a se inquietarem quanto à necessidade de desenvolver um corpo de conhecimento específico para a enfermagem?
2. Descreva a evolução histórica das teorias de enfermagem.
3. Qual foi a primeira enfermeira brasileira a falar de teoria de enfermagem no campo profissional?
4. Defina teoria de enfermagem.
5. Quais são os componentes das teorias de enfermagem?
6. Quais são os conceitos que compõem o metaparadigma da enfermagem? Explique cada um deles.
7. Descreva uma estratégia que pode ser utilizada para a seleção de uma teoria de enfermagem para subsidiar a SAE.
8. Por que escolher uma teoria de enfermagem?

REFERÊNCIAS BIBLIOGRÁFICAS

1. NIGHTINGALE, F. *Notas sobre enfermagem*: o que é e o que não é. São Paulo: Cortez, 1989.
2. GONÇALVES, A.M.P. *Perfil diagnóstico de enfermagem admissional de pacientes com síndrome coronariana aguda*. 2004. 119 f. Dissertação (mestrado em enfermagem). Escola de Enfermagem. Universidade Federal de Minas Gerais, Belo Horizonte, 2004.
3. TANNURE, M.C.; PINHEIRO, A.M. *SAE – Sistematização da Assistência de Enfermagem*: guia prático. 2. ed. Rio de Janeiro: Guanabara Koogan, 2010. 298 p.
4. KALISH, P.A.; KALISH, B.J. The advance of american nursing. 4. ed. Philadelphia: Lippincott Williams & Wilkins, 2004.
5. MCEWEN, M.; WILLS, E.M. *Bases teóricas para enfermagem*. 2. ed. Porto Alegre: Artmed, 2009. 576 p.
6. NÓBREGA, R.V.; NÓBREGA, M.M.L.; SILVA, K.L. Diagnósticos, resultados e intervenções de enferma-

gem para crianças na clínica pediátrica de um hospital escola. *Revista Brasileira de Enfermagem*, v. 64, n. 3, p. 501-510, 2011.

7. SOUZA, M.F. O surgimento e a evolução histórica das teorias de enfermagem. *In*: SEMINÁRIO NACIONAL DE PESQUISA EM ENFERMAGEM, 3, 1984, Florianópolis. *Anais*[...]. Florianópolis: Ed. UFSC, 1984. p. 230-248.

8. OLIVEIRA, M.I.R. A formação do conhecimento e a enfermagem brasileira. *In*: SEMINÁRIO NACIONAL DE PESQUISA EM ENFERMAGEM, 3, 1984, Florianópolis. *Anais*[...]. Florianópolis: Ed. UFSC, 1984. p. 7-26.

9. HICKMAN, J.S. Introdução à teoria de enfermagem. *In*: GEORGE, J.B. *Teorias de enfermagem*: os fundamentos à prática profissional. 4. ed. Porto Alegre: ArtMed, 2010. p. 11-20.

10. CARRARO, R.E.; MADUREIRA, V.F.; RANDUZ, V. Algumas teorias de enfermagem: Florence Nightingale. *In*: LEOPARDI, M.T. *Teorias de enfermagem*: instrumentos para a prática. Florianópolis: Para livros, 1999. p. 66-171.

11. ROSSI, L.A.; CARVALHO, E.C. A coleta de dados: relação com modelos, filosofia institucional e recursos disponíveis. *In*: FÓRUM MINEIRO DE ENFERMAGEM, 3, 2002, Uberlândia. *Anais*[...]. Uberlândia: UFU, 2002. p. 21-28.

12. HORTA, W.A. *Processo de enfermagem*. São Paulo: EPU, 1979. 99 p.

13. McEWEN, M. Visão geral da teoria de enfermagem. *In*: McEWEN, M.; WILLS, E.M. *Bases teóricas para a enfermagem*. 2. ed. Porto Alegre: Artmed, 2009. p. 48-73.

14. CHINN, P.L.; KRAMER, M.K. *Theory and nursing*: a systematic approach. 3. ed. St. Louis: Mosby, 1991.

15. LEOPARDI, M.T. *Teorias em enfermagem*: instrumentos para a prática. Florianópolis: Para Livros, 1999.

16. LEOPARDI, M.T. *Teoria e método em assistência de enfermagem*. 2. ed. Florianópolis: Sol da Soft, 2006. 396 p.

17. ARAÚJO, I.M.A.; OLIVEIRA, M.V.; FERNANDES, A.F.C. Compreensão do modelo de King sobre o paradigma do interacionismo simbólico. *Revista Brasileira de Enfermagem*, v. 58, n. 6, p. 715-718, 2005.

18. MOREIRA, A.B. *et al.* Seleção do referencial teórico de Orem para a utilização em CTI adulto. *Revista Nursing*, v. 11, n. 121, p. 261-267, 2008.

19. FREITAS, N.F.; TANNURE, M.C.; CHANCA, T.C.M. Implementação do processo de enfermagem em uma unidade de terapia intensiva neonatal de Belo Horizonte. *Revista de Enfermagem UFPE On Line*, v. 4, n. especial, p. 353-359, 2010.

20. THOFEHRN, M.B.; LEOPARDI, M.T. Teorias de enfermagem, trabalho e conhecimento contemporâneo. *Texto & Contexto Enfermagem*, v. 11, n. 1, p. 86-104, 2002.

21. AMANTE, L. N. *et al.* A interface entre o ensino do processo de enfermagem e sua aplicação na prática assistencial. *Revista Eletrônica de Enfermagem*, v. 12, n. 1, p. 201-207, 2010.

22. MOURA, E.R.F. Produção científica em saúde da mulher na pós-graduação em enfermagem da Universidade Federal do Ceará, Brasil 1993-2002. *Ciencia y Enfermeria*, Concepción, v. 11, n. 2, p. 59-70, 2005.

23. BARNUM, B.J.S. *Nursing theory: analysis, application, and evaluation*. 4. ed. Philadelphia: Lippincott; 1994.

24. DICKOFF, J.; JAMES, P. A theory of theories: a position paper. *Nursing Research*, [*s.l.*], v. 17, n. 3, p. 197-203, 1968.

25. FERREIRA, A.B.H. *Novo dicionário da língua portuguesa*. Rio de Janeiro: Nova Fronteira, 1975.

26. GOMES, V.LO. *et al.* Evolução do conhecimento científico na enfermagem: do cuidado popular à construção de teorias. *Investigación y Educación en Enfermería*, v. 25, n. 2, p. 108-115, 2007.

27. OLIVEIRA, D.C. *et al.* O processo de trabalho e a clínica na enfermagem: pensando novas possibilidades. *Revista Enfermagem UERJ*, v. 17, n. 4, p. 521-526, 2009.

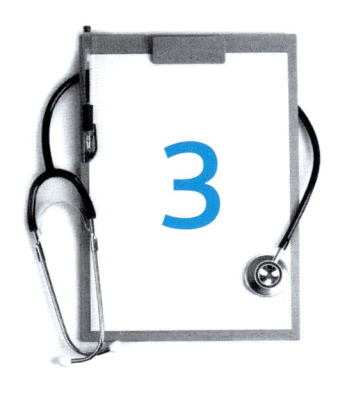

3 Teoria das Necessidades Humanas Básicas | Wanda de Aguiar Horta

Meire Chucre Tannure • Cristiane Chaves de Souza •
Patrícia de Oliveira Salgado • Tânia Couto Machado Chianca

A enfermagem deve auxiliar o ser humano, fazendo por ele o que este não consegue fazer sozinho, ajudando-o quando necessita de auxílio, orientando-o para atender às suas necessidades de forma correta, supervisionando o cumprimento das orientações fornecidas e encaminhando-o a outros profissionais quando tal conduta se fizer necessária, buscando sempre torná-lo independente da assistência por meio do ensino do autocuidado.
Wanda de Aguiar Horta

UM POUCO DA HISTÓRIA

Nascida em 1926, em Belém do Pará, Wanda de Aguiar Horta graduou-se em 1948 pela Escola de Enfermagem da Universidade de São Paulo. Em outubro de 1968, obteve o título de livre-docente da cadeira de Fundamentos de Enfermagem da Escola de Enfermagem Anna Nery (EEAN) da Universidade Federal do Rio de Janeiro (UFRJ), com a tese "A observação sistematizada na identificação dos problemas de enfermagem em seus aspectos físicos".[1-3]

O contexto em que se deu sua atuação foi o da implantação dos primeiros cursos de mestrado em enfermagem no país, como consequência da Reforma Universitária de 1968.[3,4] Na EEAN, Wanda de Aguiar Horta atuou como docente das primeiras turmas do curso de mestrado, criado em 1972; posteriormente, trabalhou no planejamento do curso de mestrado da Escola de Enfermagem da Universidade de São Paulo (EEUSP), tendo recebido as primeiras alunas em 1973 e ocupado os cargos de professora adjunta (1974) e professora titular (1977).[2-5]

Sua participação na implantação do mestrado em enfermagem favoreceu a aquisição de experiências teórico-práticas, por parte da teórica, para o desenvolvimento de uma nova metodologia de assistência.[3] Começou a discussão sobre as teorias de enfermagem em 1970, quando apresentou um trabalho intitulado "Contribuição a uma teoria de enfermagem", em São Paulo, no XXII Congresso Brasileiro de Enfermagem.[6] Seus estudos impulsionaram o ensino e a pesquisa da metodologia da assistência de enfermagem no Brasil.[7]

Procurando despertar a enfermagem brasileira para a importância do assunto, a teórica desenvolveu considerável esforço na divulgação do conhecimento das teorias, publicou, traduziu trabalhos de enfermeiros norte-americanos, ministrou cursos em diversos locais no país e lecionou, introduzindo o tema nos cursos de mestrado, em várias instituições de ensino brasileiras.[8]

Para melhor divulgar suas ideias, criou e manteve de 1975 a 1979, sem o apoio de qualquer órgão oficial, a revista *Enfermagem em Novas Dimensões*, publicação que se tornou um marco editorial da enfermagem brasileira, por ser dinâmica, de diagramação moderna, voltada para a divulgação e o estímulo à pesquisa científica na comunidade especializada.[1]

Em suas discussões, a teórica destacou que o corpo de conhecimento em enfermagem, até então, era derivado de experiências práticas, não existindo, nesse conjunto de conhecimentos, sistematização e organização.[6]

Como essa situação a incomodava, Wanda de Aguiar Horta procurou desenvolver uma teoria capaz de explicar a natureza da enfermagem, definir seu campo de ação específico e sua metodologia de trabalho. Ela considerava que enfermeiros estavam desenvolvendo teorias, sistematizando seus conhecimentos, pesquisando e tornando a enfermagem uma ciência independente e que, desse modo, a profissão estava saindo da fase empírica para a científica, tornando-se, assim, uma ciência aplicada.[9]

Assim, Horta elaborou a teoria das necessidades humanas básicas (NHB) partindo de leis gerais e globais que regem os fenômenos universais, como as leis do equilíbrio, da adaptação e do holismo.[6]

Pela lei do equilíbrio, determina-se que todo o universo se mantém por processos de equilíbrio dinâmico entre os seus seres e que o ser humano, sendo parte desse universo, está sujeito a todas as leis que o regem, no tempo e no espaço.[8]

Pela lei da adaptação, define-se que todos os seres do universo interagem com o meio externo, dando e recebendo energia, sempre em busca de formas de ajustamento para se manter em equilíbrio, uma vez que a dinâmica do universo provoca mudanças que podem acarretar tanto situações de equilíbrio quanto de desequilíbrio.[8]

A lei do holismo estabelece que o universo é um todo, o ser humano é um todo, a célula é um todo, e este todo é mais que simplesmente a soma das partes. O ser humano, desse modo, deve ser considerado um todo integrado, holístico, com necessidades de nível biopsicossocioespiritual.[8]

Horta foi influenciada pelas TE da homeostase de Wanda McDowell, da conservação de energia de Myra Estrin Levine, da adaptação de Sister Callista Roy e pelas teorias do alcance de metas de Imogene M. King e a do homem unitário de Marta E. Rogers. Para escrever a teoria das NHB, Horta também se baseou na teoria da motivação humana, desenvolvida por Abraham Harold Maslow, em 1954, intitulada *Motivation and Personality*, e na determinação dos níveis da vida psíquica, utilizada por João Mohana.[9]

Na teoria de Maslow, as NHB são apresentadas, de maneira hierarquizada, em cinco níveis de prioridades, como mostra a Figura 3.1.[10] O nível mais básico inclui as necessidades fisiológicas, como ar, água e alimento. O segundo nível inclui as necessidades de segurança e proteção, e abrange a segurança física e psicológica. O terceiro nível contém as necessidades de amor e gregária, incluindo a amizade, as relações sociais e o amor sexual. O quarto nível engloba as necessidades de autoestima, que envolvem a autoconfiança, a utilidade, o propósito e a autovalorização. O último nível é representado pela necessidade

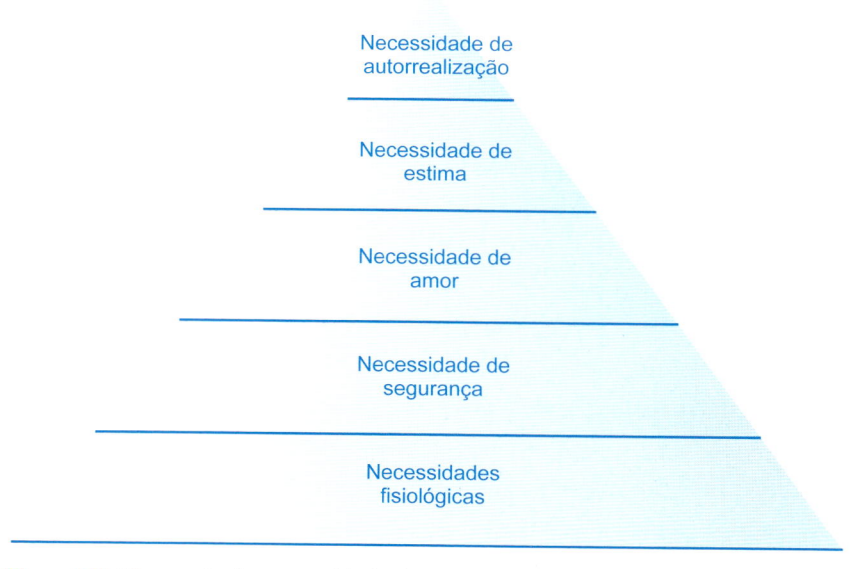

Figura 3.1 Hierarquia das necessidades humanas básicas. Adaptada de Horta, 1979.[8]

de autorrealização, estado de alcance pleno do potencial e da habilidade para resolver problemas e lidar realisticamente com as situações da vida.[8,11]

Segundo Maslow, um indivíduo apenas apresenta uma necessidade de um nível seguinte atendida após ter obtido um mínimo de satisfação das necessidades anteriores.[10] Tal fato foi discutido por João Mohana, que considerava que, se o paciente recebesse ajuda, poderia ter atendidas necessidades hierarquizadas em um nível mais elevado, mesmo que outras mais elementares não tivessem sido satisfeitas. Além disso, João Mohana estruturou suas NHB em necessidades de nível psicobiológico, psicossocial e psicoespiritual, forma como Horta optou por organizar as NHB em sua teoria.[12]

Influenciada pelas leis e teorias anteriormente descritas, Horta construiu conceitos que fundamentam a teoria das NHB e a ciência da enfermagem. Alguns desses conceitos constituem o metaparadigma da enfermagem[6] que, como descritos no Capítulo 2, são: a pessoa, a enfermagem, a saúde e o ambiente.

METAPARADIGMA DA ENFERMAGEM NA TEORIA DAS NECESSIDADES HUMANAS BÁSICAS

Pessoa

A pessoa foco do atendimento de enfermagem, na teoria das NHB, são os indivíduos, as famílias e os membros da comunidade, que, como parte integrante do universo dinâmico, estão sujeitos às leis que o regem, no tempo e no espaço. Distinguem-se dos demais seres do universo por sua capacidade de reflexão, por serem dotados do poder da imaginação e simbolização e pela habilidade em unir presente, passado e futuro.[8,13]

Para Horta, os seres humanos apresentam características próprias de unicidade, autenticidade e individualidade que devem ser atendidas.[8] Considerados agentes de mudança, eles podem ser a causa de equilíbrio e desequilíbrio em seu próprio dinamismo.[14]

Estados de desequilíbrios podem provocar no ser humano necessidades que representam "estados de insuficiência resultantes dos momentos de desequilíbrio orgânico".[14] Quando isso ocorre, as NHB vêm à tona.[8,15]

As NHB são aquelas relacionadas à sobrevivência física, psíquica e espiritual.[8,14] Quando não são atendidas, ou o são de maneira inadequada, trazem desconforto para o ser humano, que, se prolongado, pode se tornar a causa de uma doença.[8]

Desse modo, as NHB precisam ser atendidas para o próprio bem-estar do ser humano. Já que o conhecimento dos homens a respeito de suas necessidades é limitado por seu próprio saber, quando essas necessidades vêm à tona, o auxílio de profissionais habilitados, entre eles os de enfermagem, faz-se necessário.[13]

Enfermagem

Segundo Horta, enfermagem é "a ciência e a arte de assistir o ser humano no atendimento de suas NHB, de torná-lo independente desta assistência, quando possível, pelo ensino do autocuidado; de recuperar, manter e promover a saúde em colaboração com outros profissionais".[8]

A partir do conceito de enfermagem, Horta definiu que assistir, em enfermagem, é fazer pelo ser humano aquilo que ele não pode fazer por si mesmo; é ajudar ou auxiliar um indivíduo quando ele está parcialmente impossibilitado de se autocuidar; é orientar ou supervisionar e encaminhar a outros profissionais.[8]

A ciência da enfermagem, desse modo, compreende o estudo das NHB, dos fatores que alteram sua manifestação e atendimento, e da assistência a ser prestada. Ela é dispensada ao ser humano, e não à sua doença, sendo este ser o membro de uma família, de uma comunidade, e um elemento participante ativo no seu autocuidado.[12,13]

A enfermagem deve auxiliar o ser humano, fazendo por ele o que não consegue fazer sozinho, ajudando-o quando necessita de auxílio, orientando-o para que possa atender às suas necessidades de forma correta, supervisionando o cumprimento das orientações fornecidas e encaminhando-o a outros profissionais quando tal conduta se fizer necessária, buscando sempre torná-lo independente da assistência por meio do ensino do autocuidado.[8,12]

De acordo com a teoria das NHB, a enfermagem deve, portanto, manter o equilíbrio dinâmico (saúde), prevenir ou, então, reverter desequilíbrios em estado de equilíbrio, ou seja, em estado de saúde.[12,13]

Saúde

Ter saúde, de acordo com a teoria, é estar em equilíbrio dinâmico no tempo e no espaço.[8] Esse estado refere-se ao período de latência das necessidades, as quais, dependendo do desequilíbrio instalado, são afetadas em maior ou menor grau.[6]

Ambiente

Esse universo dinâmico no qual o ser humano encontra-se inserido é o que Horta define como ambiente, ou seja, o local onde o ser humano está, sujeito a todas as leis que o regem no tempo e no espaço.[8]

Para Horta, o ambiente pode ser classificado como favorável, semifavorável, difícil e desfavorável[8], devendo o enfermeiro atuar de modo a torná-lo favorável para a manutenção ou a recuperação do estado de equilíbrio (saúde).

PILARES DA TEORIA DAS NECESSIDADES HUMANAS BÁSICAS

Na teoria das NHB, o foco do trabalho da enfermagem é levar o ser humano ao estado de equilíbrio pelo atendimento de suas necessidades psicobiológicas, psicossociais e psicoespirituais, que são intimamente relacionadas, uma vez que fazem parte de um todo indivisível (Figura 3.2).[16]

As necessidades psicobiológicas (NPB) são aquelas relacionadas com o corpo do indivíduo. São forças, instintos ou energias inconscientes que brotam, sem planejamento prévio, do nível psicobiológico do homem.[6] Horta as classifica como:[8]

- Necessidade de oxigenação
- Necessidade de hidratação
- Necessidade de nutrição
- Necessidade de eliminação
- Necessidade de sono e repouso
- Necessidade de exercícios e atividades físicas
- Necessidade de sexualidade
- Necessidade de abrigo
- Necessidade de mecânica corporal e motilidade
- Necessidade de cuidado corporal
- Necessidade de integridade cutaneomucosa
- Necessidade de integridade física
- Necessidade de regulação (térmica, hormonal, neurológica, hidrossalina, eletrolítica, imunológica, do crescimento celular, vascular)
- Necessidade de locomoção
- Necessidade de percepção (olfatória, visual, auditiva, tátil, gustativa, dolorosa)
- Necessidade de ambiente
- Necessidade de terapêutica.

As necessidades psicossociais (NPS) são aquelas relacionadas com a convivência com outros seres humanos, em sua família e grupos sociais. São manifestações que ocorrem por meio de instintos do nível psicossocial, como a tendência de conversar, de conviver socialmente, de se afirmar perante si ou de se valer diante dos outros.[6] São descritas como NPS:[8]

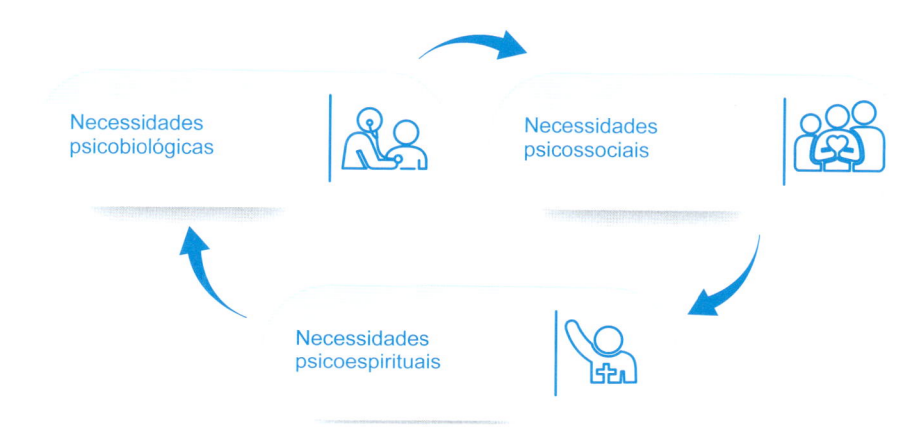

Figura 3.2 Pilares da teoria das necessidades humanas básicas.

- Necessidade de segurança
- Necessidade de amor
- Necessidade de liberdade
- Necessidade de comunicação
- Necessidade de criatividade
- Necessidade de aprendizagem
- Necessidade gregária
- Necessidade de recreação e lazer
- Necessidade de espaço
- Necessidade de orientação no tempo e no espaço
- Necessidade de aceitação
- Necessidade de autorrealização
- Necessidade de autoestima
- Necessidade de participação
- Necessidade de autoimagem
- Necessidade de atenção.

As necessidades psicoespirituais (NPE) derivam dos valores e das crenças dos indivíduos. Nelas, o homem sempre está tentando interpretar o que vivencia, embora inexplicável cientificamente, transcendendo e ultrapassando as linhas que limitam sua experiência neste mundo.[6] Classificam-se nesse grupo as necessidades religiosas ou teológicas, éticas ou de filosofia de vida.[8]

Cabe ressaltar que as NHB são influenciadas por fatores individuais, como idade, sexo, cultura, escolaridade, condição socioeconômica e ambiente, e pelo processo saúde-doença.[8] Como estão em constante mudança, Horta propõe que a enfermagem reconheça como elas são promovidas e expressadas pelo indivíduo, pela família ou pelas comunidades, produzindo os problemas de enfermagem, ou seja, situações que exigem a assistência profissional do enfermeiro.[16]

Ao avaliar as NHB do ser humano, o enfermeiro deverá traçar ações para atender as necessidades que estiverem desequilibradas.[17]

Benedet e Bub buscaram definições para as necessidades apresentadas por Horta, uma vez que esta não teve tempo hábil em vida para isso e a inexistência de definições para as necessidades acabava por dificultar a utilização da teoria na prática.[18] No entanto, é importante esclarecer que, com o objetivo de ajustar esse modelo à prática assistencial, foram realizados, por Benedet e Bub, agrupamentos e alterações no título de algumas necessidades[12], além do fato de alguns conceitos terem sido atualizados neste capítulo pelos autores (Quadro 3.1).

Para Horta, a assistência de enfermagem se dá com a aplicação do processo de enfermagem (PE), com a finalidade de prestar um conjunto de cuidados e medidas que têm como objetivo atender às NHB do ser humano.[15]

PROCESSO DE ENFERMAGEM

Já foi descrito no Capítulo 1 que o método científico específico da enfermagem utilizado para aplicar a teoria na prática profissional é o PE. Embora atualmente se trabalhe com o PE composto por cinco etapas, a teoria de Horta propõe seis (Figura 3.3):[8]

1. Histórico de enfermagem: roteiro sistematizado para o levantamento de dados do paciente/familiares, que torna possível a identificação de problemas de saúde.
2. Diagnósticos de enfermagem (DE): identificação das necessidades do paciente/familiares que requerem atendimento, bem como a determinação por parte dos enfermeiros do grau de dependência desse atendimento em natureza e extensão.
3. Plano assistencial: resultado da análise dos DE, refere-se à determinação global da assistência de enfermagem que o paciente/família deve receber diante do diagnóstico estabelecido. Nesse plano, o enfermeiro define se, para resolver/minimizar o problema diagnosticado, deverá encaminhar o paciente para outro profissional, supervisionar, orientar e ajudar o paciente a executar uma ação (nas três situações o grau de dependência varia de 1 a 3) ou se ele é quem deverá realizar a atividade pelo paciente/familiares, já que o grau de dependência apresentado para a realização daquele cuidado é total.
4. Plano de cuidados ou prescrição de enfermagem: refere-se à implementação do plano assistencial pela prescrição diária que coordena a execução das ações realizadas pelos membros que compõem a equipe de enfermagem. Deve ser redigido como um objetivo operacional com o verbo sempre no infinitivo, traduzindo a ação correspondente ao nível de dependência de enfermagem.
5. Evolução de enfermagem: trata do relatório diário das mudanças que ocorrem no paciente/familiares. Com base na evolução, é possível avaliar as respostas por eles apresentadas à assistência prestada.
6. Prognóstico de enfermagem: estimativa da capacidade do paciente/família em atender às suas necessidades básicas após a implementação do plano assistencial e das prescrições de enfermagem e à luz dos dados obtidos por meio da evolução de enfermagem. Ele indicará as condições em que o paciente se encontra no momento da alta. Um bom prognóstico é aquele que leva ao autocuidado, ou seja, à independência de enfermagem.

Quadro 3.1 Definições das necessidades humanas básicas.

Necessidade humana básica	Conceito
Segurança emocional	É a necessidade de confiar nos sentimentos e emoções dos outros em relação a si, com o objetivo de sentir-se seguro emocionalmente[18]
Amor/aceitação	É a necessidade do indivíduo de ter sentimentos e emoções em relação às pessoas em geral, com o objetivo de ser aceito e integrado aos grupos, de ter amigos e família[18]
Autorrealização	É a necessidade do indivíduo de realizar o máximo com suas capacidades física, mental, emocional e social, com o objetivo de ser o tipo de pessoa que deseja ser[18]
Autoestima, autoconfiança/autorrespeito	É a necessidade de se sentir adequado para enfrentar os desafios da vida, de ter confiança em suas próprias ideias, de ter respeito por si próprio, de se valorizar, de se reconhecer merecedor de amor e de felicidade, de não ter medo de expor suas ideias, desejos e necessidades, com o objetivo de obter controle sobre a própria vida, de sentir bem-estar psicológico e de se perceber como o centro vital da própria existência[18]
Autoimagem	É a necessidade que o indivíduo tem de ter um conjunto de ideias, conceitos, opiniões e imagens de si mesmo, bem como de saber a imagem que supõe projetar para os outros[18]

(continua)

Quadro 3.1 (*Continuação*) Definições das necessidades humanas básicas.

Necessidade humana básica	Conceito
Gregária	É a necessidade do indivíduo de viver em grupo, com o objetivo de interagir com os outros e realizar trocas sociais[18]
Atenção	É a necessidade do indivíduo de se sentir cuidado[18]
Liberdade/participação	É a necessidade que cada um tem de agir conforme a sua própria determinação, dentro de uma sociedade organizada, respeitando os limites impostos por normas (sociais, culturais, legais) definidas. Em resumo, trata-se do direito de cada um de concordar ou discordar, informar e ser informado, delimitar e ser delimitado, com o objetivo de ser livre e preservar sua autonomia[18]
Criatividade	É a necessidade do indivíduo de ter ideias e produzir novas coisas com o objetivo de realizar-se (vir a ser)[18]
Espaço	É a necessidade do indivíduo de delimitar-se no ambiente físico, ou seja, expandir-se ou retrair-se, com o objetivo de preservar a individualidade e a privacidade[18]
Regulação neurológica	É a necessidade do indivíduo de preservar e/ou restabelecer o funcionamento do sistema nervoso, visando a controlar e coordenar as funções e atividades do corpo e alguns aspectos do comportamento[18]
Comunicação	É a necessidade do indivíduo de enviar e receber mensagens, utilizando linguagem verbal (palavra falada e escrita) e não verbal (símbolos, sinais, gestos, expressões faciais), com o objetivo de interagir com os outros[18]
Percepção dos órgãos dos sentidos	É a necessidade do organismo de perceber o meio em que se encontra por estímulos nervosos, a fim de interagir com os outros e perceber o ambiente. Essa necessidade está dividida em: percepção visual, olfatória, auditiva, gustativa, tátil e dolorosa[18]
Regulação térmica	É a necessidade do organismo de manter a temperatura central média (temperatura interna)[18], quando mensurada VO entre 36,5 e 37°C, com o objetivo de obter um equilíbrio da temperatura corporal (produção e perda de energia térmica)[19]
Cuidado corporal	É a necessidade do indivíduo para, de maneira deliberada, responsável e eficaz, realizar atividades com o objetivo de preservar seu asseio corporal[18]
Sono/repouso	É a necessidade do organismo de manter, durante certo período diário, a suspensão natural, periódica e relativa da consciência; conservar corpo e mente em estado de imobilidade parcial ou completa; e as funções corporais parcialmente diminuídas, com o objetivo de obter restauração (diminuição recorrente das atividades corporais)[18]
Alimentação	É a necessidade do indivíduo de obter os alimentos necessários para nutrir o corpo e manter a vida[18]
Hidratação	É a necessidade de manter em nível ótimo os líquidos corporais, compostos essencialmente por água, com o objetivo de favorecer o metabolismo corporal[18]
Regulação eletrolítica	É a necessidade do organismo de manter a regulação apropriada entre o volume de líquidos e a composição iônica dos líquidos orgânicos[18]
Regulação hidrossalina	É a necessidade do organismo de manter a concentração de sódio sérico dentro dos parâmetros de normalidade (135 a 145 mEq/ℓ), o que é regulado com a absorção de água e a liberação da aldosterona[18]

(continua)

Quadro 3.1 (*Continuação*) Definições das necessidades humanas básicas.

Necessidade humana básica	Conceito
Regulação hormonal	É a necessidade do organismo de manter a regulação das funções metabólicas[18]
Regulação do crescimento celular	É a necessidade do organismo de manter a multiplicação celular e o crescimento tecidual dentro dos padrões da normalidade, a fim de crescer e se desenvolver[18]
Oxigenação	É a necessidade do indivíduo de obter o oxigênio por meio da ventilação; de difusão do oxigênio e dióxido de carbono entre os alvéolos e o sangue; de transporte de oxigênio para os tecidos periféricos e da remoção de dióxido de carbono; e de regulação da respiração, com os objetivos de produzir energia (ATP) e manter a vida[18]
Regulação vascular	É a necessidade do organismo de transportar e distribuir nutrientes vitais, através do sangue, para os tecidos e remover substâncias desnecessárias, com o objetivo de manter a homeostase dos líquidos corporais e a sobrevivência do organismo[18]
Eliminação	É a necessidade do organismo de eliminar substâncias indesejáveis ou presentes em quantidades excessivas, com o objetivo de manter a homeostase corporal[18]
Atividade física	É a necessidade de mover-se intencionalmente, sob determinadas circunstâncias, por meio do uso da capacidade de controle e relaxamento dos grupos musculares, para evitar lesões tissulares (vasculares, musculares, osteoarticulares), exercitar-se, trabalhar, satisfazer outras carências, realizar desejos, sentir-se bem etc.[18]
Recreação/lazer	É a necessidade do indivíduo de utilizar a criatividade para produzir e reproduzir ideias e coisas, com os objetivos de entreter-se, distrair-se e divertir-se[18]
Locomoção	É a necessidade do ser humano de se transportar de um lugar para outro[18]
Sexualidade	É a necessidade de integrar aspectos somáticos, emocionais, intelectuais e sociais do ser, a fim de obter prazer e consumar o relacionamento sexual com um parceiro ou uma parceira e procriar[18]
Integridade física	É a necessidade do organismo de manter as características de elasticidade, sensibilidade, vascularização, umidade e coloração do tecido epitelial, subcutâneo e mucoso, com o objetivo de proteger o corpo[18]
Segurança física e meio ambiente	É a necessidade de manter um meio ambiente livre de agentes agressores à vida, com o objetivo de preservar a integridade psicobiológica[18]
Terapêutica	É a necessidade do indivíduo de buscar ajuda profissional para auxiliar no cuidado à saúde, visando a promover, manter e recuperar a saúde[18]
Aprendizagem/educação para a saúde	É a necessidade do indivíduo de adquirir conhecimento e/ou habilidade para responder a uma situação nova ou já conhecida, a fim de adquirir comportamentos saudáveis e manter a saúde[18]
Espiritualidade	É uma necessidade inerente aos seres humanos, vinculada aos fatores necessários para o estabelecimento de um relacionamento dinâmico entre a pessoa e um ser ou uma entidade superior, com o objetivo de sentir bem-estar espiritiual (p. ex., ter crenças relativas ao significado da vida). Cabe ressaltar que espiritualidade não é o mesmo que religião[18]

Adaptado de Benedet e Bub, 2001[18]; Guyton e Hall, 2008.[19]

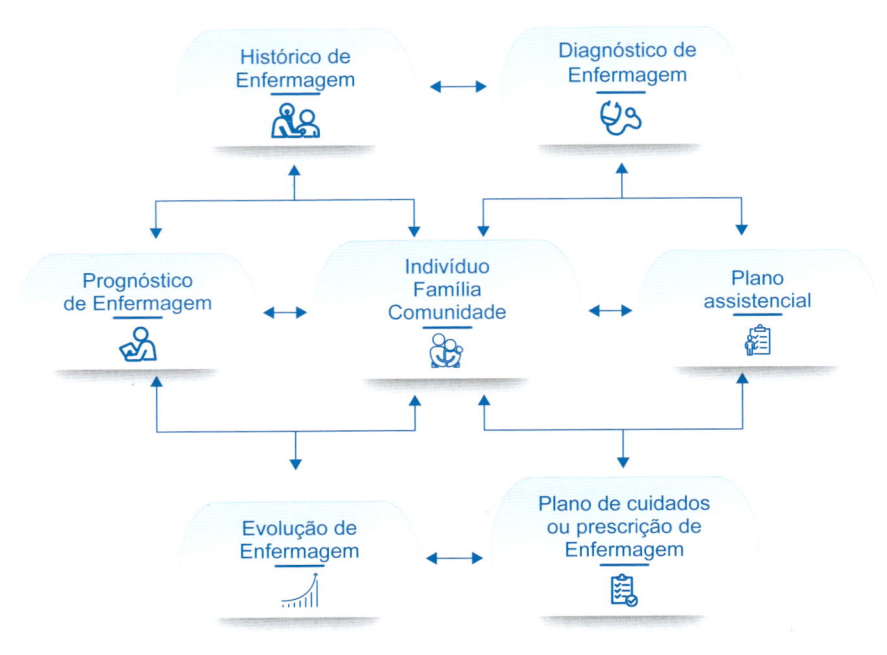

Figura 3.3 Fases do processo de enfermagem propostas por Wanda de Aguiar Horta. Adaptada de Horta, 1979.[8]

No Capítulo 7, serão apresentados instrumentos de coleta de dados e, nos Capítulos 8 a 10, casos clínicos elaborados a partir da teoria de Wanda de Aguiar Horta. O Capítulo 12 mostrará um *software* desenvolvido com base nessa teoria.

QUESTÕES PARA FIXAÇÃO DO CONTEÚDO

1. Qual o nome da TE elaborada por Wanda de Aguiar Horta?
2. Defina NHB de acordo com a teoria de Wanda de Aguiar Horta.
3. Como Wanda de Aguiar Horta categorizou as NHB? Defina cada uma delas.
4. O que deve ser investigado pelo enfermeiro em cada uma das NHB?
5. Cite e explique cada um dos conceitos do metaparadigma de enfermagem propostos por Wanda de Aguiar Horta.
6. Cite e explique cada umas das etapas do PE proposto por Wanda de Aguiar Horta.

REFERÊNCIAS BIBLIOGRÁFICAS

1. GONÇALVES, J.V. Wanda de Aguiar Horta: biografia. *Revista da Escola de Enfermagem da USP*, v. 22, n. especial, p. 3-13, 1988.
2. MARTINS A.L.; BARREIRA, I.A.; BAPTISTA S.S. Concursos de livre-docência na Escola de Enfermagem Anna Nery: estratégia de qualificação de professores. *Revista Enfermagem Atual*, v. 56, n. 10, p. 10-12, 2010.
3. LUCENA, I.C.D.; BARREIRA I.A. Revista enfermagem em novas dimensões: Wanda Horta e sua contribuição para a construção de um novo saber da enfermagem (1975-1979). *Texto & Contexto Enfermagem*, v. 20, n. 3, p. 534-540, 2011.
4. BAPTISTA S.S. *A luta por um espaço na universidade*: o caso da Escola de Enfermagem Anna Nery. 1995. Tese (Doutorado em Enfermagem) – Programa de Pós-Graduação em Enfermagem, Universidade Federal do Rio de Janeiro, Rio de Janeiro, 1995.

5. PAULA, N.S. Influência de Dra. Wanda de Aguiar Horta na USP. *Revista da Escola de Enfermagem da USP*, v. 21, n. especial, p. 3-9, 1987.

6. MARQUES, D.K.A.; MOREIRA, G.A.C.; NÓBREGA, M.M.L. Análise da teoria das necessidades humanas básicas de Horta. *Revista de Enfermagem UFPE On Line*, v. 2, n. 4, p. 410-416, 2008.

7. KLETEMBERG, D.F. *et al*. O processo de enfermagem e a lei do exercício profissional. *Revista Brasileira de Enfermagem*, v. 63, n. 1, p. 26-32, 2010.

8. HORTA, W.A. *Processo de enfermagem*. São Paulo: EPU, 1979. 99 p.

9. ALMEIDA, M.; LUCENA, A.F. O processo de enfermagem e as classificações NANDA-I, NIC e NOC. *In:* Almeida, M.A. *et al. Processo de enfermagem na prática clínica*: estudos clínicos realizados no Hospital das Clínicas de Porto Alegre. Porto Alegre: Artmed, 2011. p. 21-40.

10. MASLOW, A. H. *Motivation and personality*. 2. ed. New York: Harper e Row, 1970. 293 p.

11. NEVES, R.S.; SHIMIZU, H.E. Análise da implementação da Sistematização da Assistência de Enfermagem em uma unidade de reabilitação. *Revista Brasileira de Enfermagem*, v. 63, n. 2, p. 222-229, 2010.

12. TANNURE, M.C. *Construção e avaliação da aplicabilidade de um software com o processo de enfermagem em uma unidade de terapia intensiva de adultos*. 2012. 327 f. Tese (Doutorado) – Escola de Enfermagem, Universidade Federal de Minas Gerais, Belo Horizonte, 2012.

13. HORTA, W.A. Enfermagem: teoria, conceitos, princípios e processo. *Revista da Escola de Enfermagem da USP*, v. 8, n. 1, p. 7-15, 1974.

14. HORTA, W.A. Conceito de enfermagem. *Revista da Escola de Enfermagem da USP*, v. 2, n. 2, p. 1-5, 1968.

15. HORTA, W.A. Metodologia do processo de enfermagem. *Revista Brasileira de Enfermagem*, v. 24, n. 6, p. 81-95, 1971.

16. LEOPARDI, M.T. *Teoria e método em assistência de enfermagem*. 2. ed. Florianópolis: Sol da Soft, 2006. 396 p.

17. SILVA, K.L.; NÓBREGA; M.M.L.; SILVA, A.T.M.C., FERREIRA FILHA, M.O. Influência das necessidades psicossociais na saúde mental das crianças. *Online Brazilian Journal of Nursing*, v. 3, n. 3, p. 1-6, 2004.

18. BENEDET, S.A.; BUB, M.B.C. *Manual de diagnóstico de enfermagem*: uma abordagem baseada nas necessidades humanas básicas e na classificação diagnóstica da NANDA. 2. ed. Florianópolis: Bernúncia, 2001. 220 p.

19. GUYTON, A.; HALL, J.E. *Fisiologia humana e mecanismos das doenças*. 6. ed. Rio de Janeiro: Guanabara Koogan, 2008.

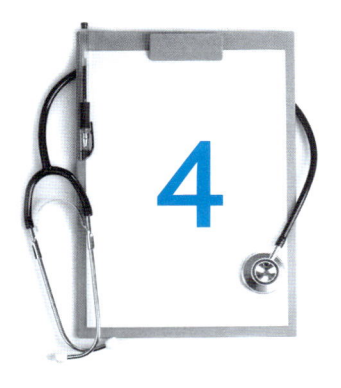

4 Teoria da Adaptação | Callista Roy

Meire Chucre Tannure • Leonardo Tadeu de Andrade

Enfermagem... aquela que tem como meta promover respostas adaptativas em situações de saúde e de doença.
Callista Roy

UM POUCO DA HISTÓRIA

Nascida em 1939, Callista Roy graduou-se em 1963 no Mount Saint Mary's College, em Los Angeles, onde também nasceu. Em 1966, obteve o título de mestre em enfermagem pela University of California (UCLA; Los Angeles). Em 1973 e 1977, concluiu, respectivamente, mestrado e doutorado em Sociologia pela UCLA e fez pós-doutorado em enfermagem na University of California, em San Francisco.[1-3]

Sua experiência na área pediátrica levou-a a observar a resiliência e a capacidade de adaptação das crianças em resposta às alterações físicas e psicológicas[4,5], o que a despertou para a temática.

Em 1964, propôs seu modelo de adaptação pela primeira vez, enquanto estudava para seu mestrado, ocasião em que Dorothy E. Johnson desafiou os alunos a desenvolverem modelos conceituais de enfermagem.[2,3] O sistema por ela proposto despertou muito interesse e respeito desde o seu lançamento e, em 1970, foi adotado pelo corpo docente do Mount Saint Mary's College (Los Angeles) como estrutura conceitual do currículo de enfermagem.[1]

O modelo de enfermagem de Johnson (modelo de sistemas comportamentais) influenciou o desenvolvimento do modelo apresentado por Roy, cujas bases científicas estão alicerçadas na teoria da adaptação de Harry Helson, na teoria geral dos sistemas de Ludwig von Bertalanffy e nas definições de sistemas propostas por Anatol Rapoport.[1,3]

Em 1981, Roy e Sharon L. Roberts escreveram o *Theory construction in nursing: an adaptation model*, com a finalidade de discutir o uso do modelo proposto por Roy na construção de uma teoria de enfermagem. Já em 1991, a teórica publicou com Heather A. Andrews o *The Roy adaptation model: the definitive statement*, que contém as experiências coletadas por docentes que adotaram o modelo da teoria da adaptação (TA) em suas disciplinas.[1] Roy também é autora e coautora de inúmeros outros trabalhos, como o *Generating middle range theory: from evidence to practice.*[6]

Ao conceber o indivíduo (receptor dos cuidados de enfermagem) como um sistema capaz de se adaptar, Roy considera que a meta da enfermagem consiste em promover respostas adaptativas positivas[7] e propõe que os enfermeiros sejam preparados não apenas para identificar os estímulos aos quais os pacientes, seus familiares e membros de uma comunidade encontram-se expostos, mas também as respostas que eles apresentam a tais estímulos, de modo que esses profissionais consigam potencializar as consideradas adequadas/apropriadas e implementar ações para uma possível solução das respostas adaptativas inefetivas.

Para melhor elucidar a tese que defendia, Roy construiu conceitos que fundamentam a teoria da adaptação. Alguns deles constituem o metaparadigma da enfermagem – pessoa, enfermagem, saúde e ambiente –, apresentado a seguir.

METAPARADIGMA DA ENFERMAGEM NA TEORIA DA ADAPTAÇÃO

Pessoa

Segundo Roy, é o receptor do cuidado de enfermagem. Pode ser o paciente, uma família ou uma comunidade (de acordo com a área na qual esses profissionais atuam). Cabe, no entanto, destacar que a pessoa é aqui tida como um sistema holístico adaptável, no qual os aspectos individuais das partes agem de maneira conjunta para formar um ser unificado.

Por sistema, compreende-se o conjunto de partes interdependentes ligadas para funcionar como um todo, a fim de alcançar determinado objetivo. Já o termo "adaptável" significa que o sistema humano tem a capacidade de se ajustar às mudanças no meio ambiente e, por sua vez, de afetá-lo.[5,7,8]

O sistema humano é confrontado constantemente por estímulos e dispõe de mecanismos de enfrentamento/controle (níveis de adaptação) que podem ser herdados ou apreendidos.[1] Diante de estímulos, os mecanismos de enfrentamento são acionados e o sistema humano apresenta respostas comportamentais[1] que servem como retroalimentação e precisam ser devidamente identificadas pelos enfermeiros (Figura 4.1).

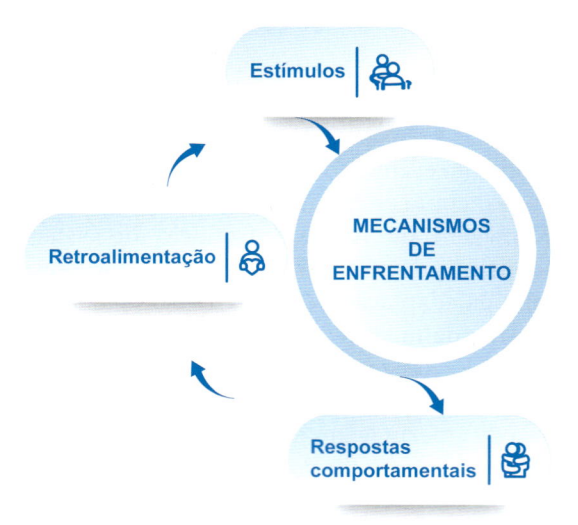

Figura 4.1 Representação da pessoa como um sistema adaptativo. Adaptada de Roy e Andrews, 2005.[5]

Enfermagem

É a ciência que tem como meta promover respostas adaptativas em situações de saúde e de doença. Promove a saúde em todos os processos de vida, inclusive no morrer com dignidade.[1]

Para promover e ajudar a pessoa (paciente, família, comunidade) a desenvolver respostas adaptativas (saúde), a enfermagem deve agir sobre os estímulos aos quais ela encontra-se submetida e fazer ajustes caso as respostas apresentadas sejam inefetivas.[1]

Pode-se conceber, desse modo, que a enfermagem, de acordo com essa teoria, deve identificar os estímulos aos quais os seres humanos encontram-se subjugados, os fatores a eles relacionados, a capacidade do paciente de se adaptar a tais estímulos de maneira efetiva e implementar ações capazes de transformar as respostas inefetivas em respostas apropriadas, de modo a demonstrar que a adaptação tornou-se adequada ou que os estímulos e respostas inapropriados passaram a ser devidamente controlados.

A enfermagem também age preparando a pessoa para mudanças antecipadas pelo fortalecimento de seus mecanismos de enfrentamento, tendo como objetivo final promover a saúde.[1]

Saúde

De acordo com a teoria, saúde é um estado e um processo de ser e tornar-se uma pessoa total e integrada, ou seja, adaptada ao seu atual momento de vida. A falta de adaptação determina um déficit de integração e representa a ausência ou a diminuição de saúde.[5,9,10]

A integração é expressa como a capacidade do ser humano de preencher as metas de sobrevivência, crescimento, reprodução e domínio. O alvo dos enfermeiros que trabalham alicerçados e direcionados pela teoria de Roy é promover a saúde de modo a possibilitar as respostas adaptativas.[1]

Ambiente

Os estímulos oriundos do interior das pessoas (ambiente interno) e aqueles presentes no ambiente externo representam o ambiente definido na teoria de Roy, ou seja, condições e circunstâncias, internas e externas, que circundam e afetam o desenvolvimento e o comportamento dos seres humanos.[2]

Tais estímulos devem ser estudados pela enfermagem, pois a sua compreensão adequada ajuda os enfermeiros a auxiliarem o paciente a desenvolver mecanismos de enfrentamento capazes de potencializar respostas adaptativas e, também, a prevenir a ocorrência de respostas inefetivas.

Para Roy, o ambiente estimula os seres humanos a criar respostas adaptáveis, uma vez que eles desenvolvem respostas às constantes mudanças. À medida que o ambiente muda, a pessoa tem a oportunidade de se desenvolver e potencializar o seu significado na vida. Para a teórica, o ambiente tem todas as condições, circunstâncias e influências que envolvem e afetam o desenvolvimento e o comportamento dos pacientes, das famílias e das comunidades.[9] Outro aspecto que precisa ser destacado refere-se à importância da família como parte do ambiente que influencia a pessoa.[9]

PILARES DA TEORIA DA ADAPTAÇÃO

Na Figura 4.1, identificou-se que o sistema humano (considerado adaptativo) é confrontado por estímulos e conta com mecanismos de controle (enfrentamento) que promovem respostas comportamentais. Os estímulos podem ter origem interna ou externa (ambiente) e são classificados na teoria de três formas: [1,5,7,9,11]

- Estímulos focais: confrontam inicialmente os indivíduos de maneira imediata, constituindo, em geral, o maior grau de mudança impactado na pessoa. Por isso, é comum que se tornem o objeto da atenção dos pacientes (famílias/membros da comunidade), que passam a gastar mais tempo e energia tentando lidar com esses estímulos[1,5,7,9,11,12]
- Estímulos contextuais: todos os estímulos presentes na situação vigente e que contribuem para o efeito do estímulo focal, influenciando, assim, a maneira como as pessoas lidam com esse estímulo[1,5,7,9,11,12]
- Estímulos residuais: definidos como aqueles que interagem com a situação, mas se mostram de maneira obscura – ou seja, os efeitos atuais não são claros; por isso, são difíceis de mensurar.[1,5,7,9,11,12]

Os seres humanos respondem aos estímulos focais, contextuais e residuais de maneira distinta, de acordo com seus mecanismos de enfrentamento.[1,5] Esses mecanismos são resumidos como:

- Herdados/genéticos (aqueles com os quais as pessoas nascem; são automáticos, portanto, as pessoas não precisam pensar sobre eles)
- Apreendidos (adquiridos/desenvolvidos por meio de processos, como a aprendizagem).[1,5,7,9]

Um exemplo de mecanismo adaptativo herdado/genético – também descrito como inato – é a ativação do sistema de defesa contra bactérias que tentam invadir o organismo humano. Já um exemplo de mecanismo de enfrentamento apreendido é o uso de antissépticos na limpeza de uma ferida.[1]

Roy categoriza os mecanismos de enfrentamento em dois subsistemas: o regulador e o cognato.[5,7] O primeiro responde automaticamente aos estímulos por meio dos sistemas endócrino, químico (eletrólitos e fluidos) e nervoso. Os estímulos atuam no sistema nervoso que, por sua vez, afeta o sistema endócrino e químico e produz respostas inconscientes e automáticas. Esse subsistema tem um importante papel na formação das percepções.[5,7,9]

O subsistema cognitivo, por sua vez, responde por meio da percepção (atenção seletiva, codificação, memória), aprendizagem (envolve imitação, reforço e visão), avaliação (compreende as atividades de resolução de problema e tomada de decisão) e emoção (defesas usadas para alívio da ansiedade).[5,7,9]

Segundo Roy, não é possível identificar diretamente o funcionamento dos subsistemas regulador e cognato, mas sim verificar, perceber e quantificar as respostas apresentadas pelos seres humanos, ou seja, o comportamento que se torna retroalimentação para a pessoa e para o meio ambiente.[1]

Por esse motivo, Roy propõe que os enfermeiros investiguem o comportamento das pessoas em relação a quatro modos adaptativos, resultantes dos mecanismos de enfrentamento:[5]

1. Modo fisiológico: apresenta a maneira como a pessoa responde com seu físico aos estímulos do ambiente. O comportamento é manifestado pelas atividades fisiológicas. Aqui, são identificados nove componentes: oxigenação, nutrição, eliminação, atividade/repouso, proteção, sentidos, fluidos/eletrólitos, função neurológica e função endócrina.[5,7,9]

2. Modo de autoconceito: expõe os aspectos psicológicos e espirituais da pessoa que busca a sua integridade psíquica, ou seja, a necessidade de saber quem ela é para poder ser e existir no sentido de unidade. O autoconceito é definido como um composto de crenças e sentimentos que a pessoa guarda sobre si mesma em determinado tempo da sua vida. Ele é formado a partir de percepções internas e advindas de outros. Esse modo tem dois componentes: o eu físico, que inclui as sensações do corpo e a sua imagem, e o eu pessoal, que engloba questões como força, ideal, moral, ética e espiritualidade.[5,7-9]
3. Modo de função do papel: retrata as relações, os papéis que os indivíduos ocupam na sociedade, sua posição, como eles se comportam em relação a outras pessoas.[5,7,9]
4. Modo de interdependência: como as necessidades afetivas são preenchidas. Identifica os padrões de valor humano, a afeição, o amor, o respeito, o valor atribuído às pessoas, quem é significativo (pessoas mais importantes para o indivíduo) e aqueles que contribuem para a sua satisfação.[1,5,7,9]

Durante a coleta de dados – primeira fase do processo de enfermagem (PE) –, o enfermeiro deve verificar o comportamento (respostas) das pessoas dentro desses quatro modos adaptativos (Figura 4.2). Assim, poderá compreender como elas estão se ajustando aos estímulos aos quais se encontram expostas. No Quadro 4.1, são apresentadas definições de informações relacionadas aos modos adaptativos da teoria de Callista Roy.

Percebe-se que os quatro modos adaptativos trabalhados na teoria de Roy favorecem a compreensão de quem é o sujeito foco do atendimento de enfermagem, de maneira holística. A informação obtida permite analisar as respostas comportamentais apresentadas (se se referem a respostas adaptativas ou inefetivas) que acabam por requerer a investigação do estímulo aos quais os pacientes/familiares e membros de uma comunidade encontram-se expostos, para posterior estabelecimento das demais etapas do PE.

PROCESSO DE ENFERMAGEM

Roy propôs em sua teoria um processo de enfermagem composto por seis fases, que podem ser atualmente condensadas nas etapas vigentes:

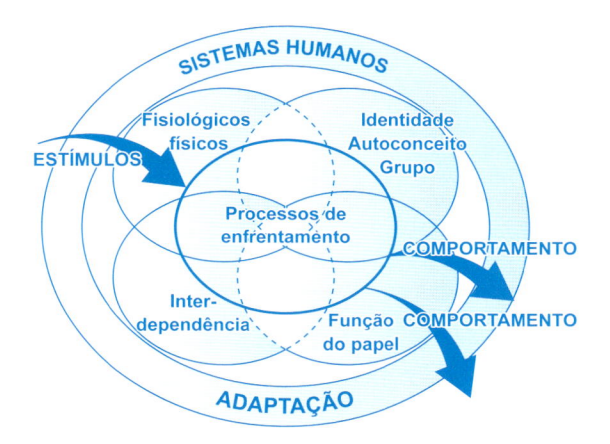

Figura 4.2 Representação dos sistemas adaptativos humanos.

1. Investigação comportamental: refere-se à coleta de dados referente às respostas ou aos comportamentos apresentados pelos pacientes, familiares ou membros de uma comunidade em relação a cada um dos quatro modos adaptativos (o que fortalece a abordagem sistêmica e holística).[1]
2. Investigação dos estímulos: corresponde à investigação e identificação das respostas apresentadas, ou seja, respostas adaptativas ou inefetivas. Sempre que houver

Quadro 4.1 Definições dos modos adaptativos e informações a serem coletadas na primeira etapa do processo de enfermagem.

Modo adaptativo	Conceito
Modo fisiológico	
Oxigenação	É a principal necessidade básica para a adaptação fisiológica da pessoa. Os conceitos da fisiologia dos sistemas respiratório e cardiovascular fornecem uma estrutura para determinar a adaptação nessa necessidade[9,13]
Nutrição	Refere-se aos padrões de uso de nutrientes para a manutenção do funcionamento humano, a promoção da saúde e a restauração do tecido lesionado[1,14]
Eliminação	Corresponde aos padrões de eliminação de produtos residuais[1,15]
Atividade/repouso	Refere-se aos padrões de atividade e de repouso[1,16]
Proteção	Refere-se às defesas básicas do organismo. Inclui estruturas do tegumento e processos de imunidade que possuem função protetora contra infecção, trauma e mudança de temperatura[9]
Sentidos	Meios pelos quais a informação sensório-perceptiva é processada[17]
Fluidos e eletrólitos	Refere-se à manutenção em equilíbrio dos fluidos e eletrólitos orgânicos[1,18]
Função neurológica	Trata-se da função neural para os mecanismos de enfrentamento regulador e cognato[1,17]
Informações que precisam ser obtidas durante a primeira etapa do PE	
Modo fisiológico	
Função endocrinológica	Refere-se aos padrões de controle endócrino e regulador que agem em conjunto com o sistema nervoso para manter o controle dos processos do corpo[1,19]
Modo de autoconceito	
Autoconceito	Refere-se aos aspectos psicológicos e espirituais da pessoa que busca a sua integridade psíquica, ou seja, a necessidade de saber quem ela é para poder ser e existir no sentido de unidade[5,7-9]
Modo de função do papel	
Função do papel	Retrata as relações, os papéis que o indivíduo ocupa na sociedade, sua posição, como ele se comporta em relação a outras pessoas[5-9]
Modo de interdependência	
Interdependência	Refere-se às necessidades afetivas. Identifica os padrões de valor humano, a afeição, o amor[1], o respeito, o valor das pessoas, os outros significativos (pessoas mais importantes para o indivíduo) e aqueles que contribuem para a sua satisfação.[5-9]

comportamentos ineficientes ou o enfermeiro identificar respostas adaptativas que precisem ser fortalecidas, deve-se também identificar quais estímulos os têm ocasionado/afetado.[1] Esse processo esclarece qual é o fator relacionado ao problema (etiologia do problema).

3. Diagnóstico de enfermagem (DE): é o julgamento do enfermeiro sobre o patamar de adaptação da pessoa, podendo indicar adaptação ou problemas adaptativos. No primeiro caso, o papel é melhorar o processo positivo promovendo a adaptação. No segundo, os problemas adaptativos são determinados como grandes áreas de interesse na reação à adaptação e descrevem os desvios dos indicadores de adaptação positiva.[12] Os dados coletados na primeira e na segunda etapas sustentarão a formulação do DE.

4. Estabelecimento de metas: constitui o comportamento final de adaptação que a pessoa deverá alcançar. As metas são registradas como comportamentos que os pacientes/seus familiares ou membros de uma comunidade devem adotar para se tornarem indicativos de resolução do problema de adaptação.[1]

5. Planos para a implementação: nessa etapa, as intervenções são planejadas com a finalidade de alterar ou controlar os estímulos e a capacidade de enfrentamento dos pacientes/famílias/membros da comunidade.[1]

6. Avaliação: é o julgamento da eficácia da intervenção de enfermagem em relação aos comportamentos previamente adotados. Permite que seja realizada a readaptação das metas e das intervenções, quando necessário.[1]

No Capítulo 7, será apresentado o instrumento de coleta de dados, e, nos Capítulos 8 e 10, casos clínicos elaborados a partir da teoria de Callista Roy.

QUESTÕES PARA FIXAÇÃO DO CONTEÚDO

1. Qual o nome da teoria de enfermagem elaborada por Callista Roy?
2. Explique o metaparadigma da enfermagem, de acordo com a teoria de Callista Roy.
3. Como Callista Roy categorizou os modos adaptativos? Defina cada um deles.
4. O que deve ser investigado pelo enfermeiro em cada um dos modos adaptativos?
5. O que são respostas adaptativas e respostas inefetivas?
6. Cite e explique cada umas das etapas do PE proposto por Callista Roy.

REFERÊNCIAS BIBLIOGRÁFICAS

1. GALBREATH, J.G. Callista Roy. *In*: George, J.B. *Teorias de enfermagem*: os fundamentos à prática profissional. 4. ed. Porto Alegre: Artmed, 2000. p. 203-224.
2. ROY, C.; ANDREWS, H.A. *The Roy adaptation model*: the definite statement. Norwalk: Appleton & Lange, 1991.
3. WILLS, E. Grandes teorias da enfermagem baseadas no processo interativo. *In*: McEWEN, M.; WILLS, E.M. *Bases teóricas para enfermagem*. 2. ed. Porto Alegre: Artmed, 2009. p. 186-224.
4. BLEVINS, C.E.; TROUTMAN, M.F. Successful aging theory and the patient with chronicrenal disease: application in the clinical setting. *Nephrology Nursing Journal*, v. 38, n. 3, p. 255-260, 2011.
5. ROY, C.; ANDREWS, H.A. *Teoria da enfermagem*: o modelo de adaptação de Roy. Lisboa: Piaget, 2005.
6. ROY, C. *Generating middle range theory*: from evidence to practice. New York: Springer Publishing Company, 2013. 402 p.
7. MEDEIROS, L.P. *et al.* Modelo de adaptação de Roy: revisão integrativa dos estudos realizados à luz da teoria. *Revista da Rede de Enfermagem do Nordeste*, v. 16, n. 1, p. 132-140, 2015.
8. COSTA T.F. *et al.* Análise do autoconceito de idosos à luz do modelo de adaptação de Roy: o "eu físico e o eu pessoal". *Revista de Enfermagem UFPE On Line*, v. 7, n. 5, p. 1421-1426, 2013.
9. ANDRADE, L.T. *Catálogo CIPE® para pacientes adultos em processo de neurorreabilitação*. 2017. Tese (Doutorado em Enfermagem) – Escola de Enfermagem, Universidade Federal de Minas Gerais, Belo Horizonte, 2017.

10. SOUZA, E.M. *et al*. Reflexões acerca da enfermagem como promotora de saúde mental a puérperas no luto. *Revista de Enfermagem UFPE On Line*, v. 8, n. 12, p. 4377-4380, 2014.

11. RODRIGUES, S.M.; VIANA, T.C.; ANDRADE, P.G. A vida da mulher após a mastectomia à luz da teoria adaptativa de Roy. *Journal of Research: Fundamental Care Online*, v. 7, n. 4, p. 3292-3304, 2015.

12. FRAZÃO, C.M.F.Q. *et al*. Componentes do modelo teórico de Roy em pacientes submetidos à hemodiálise. *Revista Gaúcha de Enfermagem*, v. 34, n. 4. p. 45-52, 2013.

13. THOMPSON, C. Oxigenation. *In*: ROY, C.; ANDREWS, H.A. *The Roy adaptation model*: the definite statement. Norwalk: Appleton & Lange, 1991. p. 67-79.

14. SERVONSKY, J. Nutrition. *In*: ROY, C.; ANDREWS, H.A. *The Roy adaptation model*: the definite statement. Norwalk: Appleton & Lange, 1991. p. 81-98.

15. SERVONSKY, J. Elimination. *In*: ROY, C.; ANDREWS, H.A. *The Roy adaptation model*: the definite statement. Norwalk: Appleton & Lange, 1991. p. 99-116.

16. ROY, C. Activity and rest. *In*: ROY, C.; Andrews, H.A. *The Roy adaptation model*: the definite statement. Norwalk: Appleton & Lange, 1991a. p. 117-147.

17. ROY, C. Neurological function. *In*: ROY, C.; ANDREWS, H.A. *The Roy adaptation model*: the definite statement. Norwalk: Appleton & Lange, 1991b. p. 205-235.

18. JENSEN, K. Fluid and electrolytes. *In*: ROY, C.; ANDREWS, H.A. *The Roy adaptation model*: the definite statement. Norwalk: Appleton & Lange, 1991. p. 191-204.

19. CHALIFOUX, Z. Endocrine function. *In*: ROY, C.; ANDREWS, H.A. *The Roy adaptation model*: the definite statement. Norwalk: Appleton & Lange, 1991. p. 237-259.

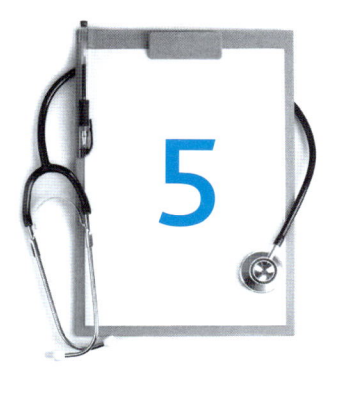

5 Teoria do Déficit do Autocuidado | Dorothea Elizabeth Orem

Meire Chucre Tannure

Quando as pessoas são incapazes de se autocuidar, a enfermagem se faz necessária.
Dorothea Elizabeth Orem

UM POUCO DA HISTÓRIA

Nascida em 1914, em Baltimore, Maryland, Dorothea Elizabeth Orem graduou-se em 1930 no Providence Hospital School of Nursing, em Washington. Em 1945, obteve o título de mestre em educação em enfermagem pela Catholic University of America (Washington).[1,2] Recebeu inúmeros doutorados honorários (doutora em Ciências pela Georgetown University, pela University of the Incarnate Word e pela University of Illinois)[1] em decorrência do reconhecimento do valor da teoria do déficit do autocuidado.[3]

Entre 1958 e 1959, Orem, como consultora do Departamento de Saúde, Educação e Bem-Estar dos EUA, participou de um projeto para a melhoria do treinamento prático de enfermagem. Esse trabalho estimulou-a a considerar a questão: "qual a condição da pessoa quando ela ou outros determinam que é necessário estar sob cuidados de enfermagem?", ideia que evoluiu posteriormente para o conceito de enfermagem de autocuidado.[1,4]

Em 1959, a autora publicou pela primeira vez o conceito de enfermagem como provisão de autocuidado. Em 1971, publicou a teoria do déficit do autocuidado, que passou por mudanças sobretudo no conceito de pessoa (inicialmente focado no indivíduo e depois passou a incluir famílias, crianças, grupos e comunidades) e nos sistemas de enfermagem.[5] As demais edições da teoria foram publicadas em 1980, 1981, 1991, 1995 e 2001.

Orem negou que qualquer tipo de construção filosófica tenha proporcionado a base para o desenvolvimento de sua teoria[5], que compreende por autocuidado o desempenho ou a prática de atividades que os indivíduos realizam em benefício próprio para manter a vida, a saúde e o bem-estar.[6-8] Quando o indivíduo não é capaz de atuar em seu próprio benefício, passa a requerer cuidados, visto que apresenta déficit para se autocuidar.[8]

A capacidade de autocuidado não é, em si mesma, um meio para manter, restabelecer ou melhorar a saúde e o bem-estar, mas antes uma potencialidade para a atividade de autocuidado como parte integrante do ser humano.[9] Ela é aprendida pela interação humana e pela comunicação. As pessoas desejam e podem se tornar aptas ao seu autocuidado, e os profissionais de enfermagem podem assumir essa tarefa quando elas não estão em condições de fazê-lo.[2]

O postulado principal da teoria do déficit do autocuidado consiste na incapacidade dos indivíduos de se autocuidarem para atingir saúde e/ou bem-estar. Esse déficit ocorre quando há um desequilíbrio entre a capacidade de autocuidado (capacidade do indivíduo de se engajar no autocuidado) e a demanda terapêutica (ações de autocuidado a serem desempenhadas por outros para preencher exigências de autocuidado).[10]

Para Orem, a condição que valida e representa uma exigência de enfermagem em um adulto refere-se à ausência da capacidade de manter a quantidade e a qualidade de autocuidado de maneira contínua. Nas crianças, a condição é a incapacidade dos pais ou responsáveis em manter a quantidade e a qualidade do cuidado terapêutico requerido por elas continuamente.[4,8]

Sempre que um indivíduo não é capaz de se autocuidar ou os pais/cuidadores não conseguem cuidar de seus filhos/familiares, surge a demanda terapêutica de autocuidado[10], momento em que a enfermagem se torna necessária.

Desse modo, o profissional de enfermagem deve identificar déficits de autocuidado no paciente ou nos pais/cuidadores, procurando desenvolver nesses indivíduos condições para retornarem à prática do autocuidado, tornando-os independentes para tomar conta de seus entes familiares.[4,11]

Logo, percebe-se que na teoria do déficit do autocuidado as ações de enfermagem objetivam capacitar os pacientes/familiares/cuidadores para realizar cuidados em relação a si ou aos seus dependentes.[8,12,13]

A ideia central da teoria do déficit do autocuidado reside no fato de que a necessidade de cuidados de enfermagem está associada à maturidade das pessoas para lidar com as limitações por elas apresentadas[14], bem como a de seus dependentes. Quando as exigências de autocuidado são maiores que a capacidade da pessoa para desenvolver esse mesmo autocuidado, determina-se a necessidade da intervenção de enfermagem.[9]

METAPARADIGMA DA ENFERMAGEM NA TEORIA DO DÉFICIT DO AUTOCUIDADO

Pessoa

As pessoas são definidas como homens, mulheres e crianças atendidas individualmente ou como unidades sociais.[5] Elas se diferenciam dos outros seres vivos por sua capacidade de refletir sobre si mesmas e seu ambiente, simbolizar o que experimentam e usar tais criações simbólicas para pensar, se comunicar e se esforçar para fazer coisas benéficas para si e para os outros.[8]

Para Orem, as pessoas dispõem de uma capacidade de aprendizagem[6,7], e a ação humana é exercida na descoberta, no desenvolvimento e na transmissão do conhecimento.[12] Para permanecerem vivas, as pessoas necessitam de insumos para si e o ambiente de forma contínua.[15]

Elas são responsáveis pelo seu autocuidado e pelo cuidado de outros membros da família incapazes de cuidar de si mesmos.[2] Por pessoa, também se compreendem grupos de seres humanos/comunidades que vivenciam alguma dificuldade de autocuidado e que podem se ajudar e ser ajudados.[16]

Orem acredita que as pessoas têm potencial para aprender e se desenvolver, mas enfatiza que existem fatores capazes de afetar o aprendizado, como idade, capacidade mental, barreiras culturais e sociais e estado emocional[1], condições que precisam ser foco da atenção dos enfermeiros.

Enfermagem

É vista como uma ciência por meio da qual o profissional de enfermagem presta assistência especializada a pessoas incapacitadas, quando é preciso mais do que uma assistência comum para satisfazer as necessidades de autocuidado.[8] Como já mencionado, a enfermagem se faz necessária quando o indivíduo adulto é incapaz de manter, continuamente, a qualidade e a quantidade de autocuidado terapêutico para a sustentação de sua vida e da saúde, enquanto, para as crianças, ela é requisitada quando os pais ou responsáveis são incapazes de preservar continuamente a quantidade e a qualidade do cuidado terapêutico do menor.

Orem define a enfermagem como uma ação humana diferenciada das outras por seu enfoque nas pessoas incapacitadas, visando a manter a provisão contínua de cuidados de saúde. A enfermagem é um serviço de ajuda deliberada, desempenhada pelos enfermeiros para outras pessoas por determinado período.[2]

Os papéis desempenhados pelos enfermeiros e pacientes são complementares e definem o comportamento esperado de cada um em uma situação de enfermagem específica. Ambos trabalham juntos para atingir a meta de autocuidado.[1,17]

De acordo com a identificação dos déficits de autocuidado da pessoa, a ajuda profissional dos enfermeiros poderá: fazer por; orientar; ensinar; proporcionar apoio físico e psicológico; e providenciar recursos de modo a manter um meio propício ao desenvolvimento pessoal.[8]

Saúde

Orem considerava que os aspectos físicos, psicológicos, interpessoais e sociais da saúde são inseparáveis no indivíduo.[18] Por isso, o funcionamento humano integrado (saúde) inclui todos esses elementos.[14] Portanto, de acordo com a teoria, saúde é muito mais que uma condição de ausência de doença ou enfermidade.[1]

Também se enfatiza, na teoria, que a saúde representa a capacidade de as pessoas agirem com independência, conseguindo exercer suas atividades sem precisar que outros a façam no seu lugar. Logo, é a condição de saúde dos indivíduos que determina quando a enfermagem se faz necessária.[19]

Cabe destacar que Orem também apresenta a saúde com base no conceito de cuidado preventivo de saúde, que inclui a promoção e manutenção da saúde/cuidado preventivo de saúde (prevenção primária), de tratamento da doença ou da enfermidade (prevenção secundária), e da prevenção de complicações (prevenção terciária).[1,12,20]

Ambiente

O conceito de ambiente proposto por Orem está centrado na sociedade; as pessoas, que formam grupos sociais, devem ser ajudadas com a finalidade de restabelecer sua condição de independência, cabendo à enfermagem o papel de auxiliar nesse processo.[18,21]

Orem reconhece o ser humano e o ambiente como uma unidade única e acredita que eles se influenciam reciprocamente. Crenças, antecedentes sociais e culturais, características pessoais e as relações existentes entre os profissionais de saúde e os pacientes, familiares e membros de uma comunidade são alguns dos fatores que influenciam os comportamentos de autocuidado.

Dessa maneira, se a enfermagem cuida da pessoa (paciente/família/membros de uma comunidade) que se encontra integrada em um contexto sociocultural (ambiente) em fase de transição[22], esse ambiente precisa ser foco da atenção dos enfermeiros, pois nele e sob sua influência emergem fatores condicionantes que impactam na capacidade das pessoas de cuidarem de si e dos outros.

PILARES DA TEORIA DO DÉFICIT DO AUTOCUIDADO

A teoria de Orem é uma teoria geral constituída por outras três inter-relacionadas: a teoria do autocuidado, a do déficit de autocuidado e a dos sistemas de enfermagem.[6,8,23]

Incorporados a essas três teorias estão seis conceitos centrais – autocuidado, ação de autocuidado, demanda terapêutica de autocuidado, déficit de autocuidado, serviço de enfermagem e sistema de enfermagem – e um conceito periférico – fatores condicionantes básicos.[1]

TEORIA DO AUTOCUIDADO

A teoria do autocuidado descreve por que e como as pessoas cuidam de si próprias (Figura 5.1).[14] Por autocuidado compreende-se desempenho ou prática de atividades que as pessoas realizam em benefício próprio para manter a vida, a saúde e o bem-estar.

Quando o autocuidado é efetivamente realizado, ajuda a manter a integridade nas funções e no desenvolvimento humano. Logo, trata-se de uma função reguladora humana, ou seja, uma ação deliberada que as pessoas desempenham por si próprias ou em prol dos outros com a finalidade de preservar a vida, a saúde, o desenvolvimento e o bem-estar.[5,14,23]

Quando o autocuidado é feito de forma consciente, controlada e intencional, configura-se como uma ação de autocuidado[14], ou seja, como uma capacidade humana ou poder de se engajar no autocuidado. No modelo de Orem, a meta é ajudar as pessoas a satisfazerem suas próprias exigências terapêuticas de autocuidado.[24] Quando o paciente necessita de auxílio para realizar o autocuidado, ele passa a apresentar demandas terapêuticas de autocuidado.[4,8,23]

Cabe destacar, no entanto, que fatores condicionantes básicos afetam a capacidade de as pessoas se engajarem no autocuidado, e que a idade, o sexo, o estado de desenvolvimento da pessoa, a condição social, a cultura na qual ela vive, a disponibilidade de recursos

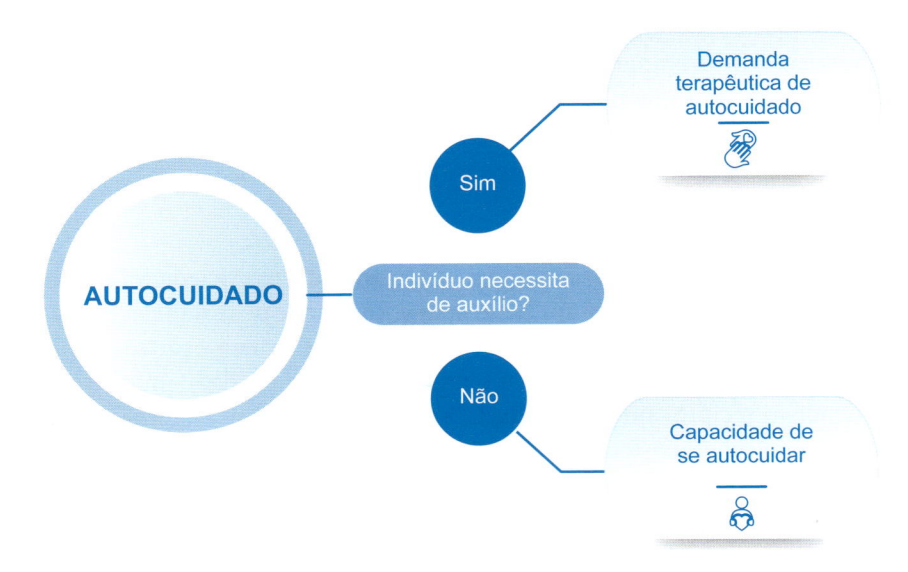

Figura 5.1 Teoria do autocuidado.

financeiros e de atendimento de saúde, os padrões de vida adotados, bem como fatores ambientais e familiares, são exemplos de condições capazes de impactar no grau de independência dos indivíduos. Por isso, esses fatores precisam ser considerados foco de atenção por parte dos enfermeiros quando coletam dados, fazem diagnósticos, planejam a assistência e implementam os cuidados de enfermagem.

TEORIA DO DÉFICIT DO AUTOCUIDADO

A teoria do déficit do autocuidado representa o centro de atenção da teoria geral de Orem.[25] Quando há déficits no autocuidado, os pacientes/familiares/membros da comunidade apresentam-se incapacitados ou têm limitações para prover autocuidado contínuo e eficaz[26], passando, dessa forma, a apresentar demandas terapêuticas de autocuidado, ou seja, precisam de ajuda profissional (Figura 5.2).

Sempre que um indivíduo não é capaz de se autocuidar, ou os pais não são capazes de cuidar de seus filhos, surge a demanda terapêutica de autocuidado, identificada a partir do levantamento dos "requisitos de autocuidado", que compreendem tudo que é necessário para a regularização do funcionamento e do desenvolvimento humano.[10] Esses requisitos são expressos na teoria de Orem em três categorias, apresentadas na Figura 5.3.[1,10,14]

Os requisitos universais têm origem naquilo que é conhecido, está validado ou em processo de validação, sobre a integridade estrutural ou funcional humana em diversos estágios do ciclo vital, ou seja, são objetivos comuns a todas as pessoas. Exemplos desse tipo de requisitos são:[1,8,14]

- Ingestão suficiente de ar, água e comida
- Equilíbrio entre a atividade e o descanso
- Processos de eliminação

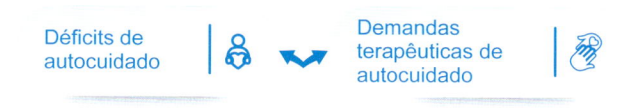

Figura 5.2 Fatores que determinam a finalidade da assistência de enfermagem.

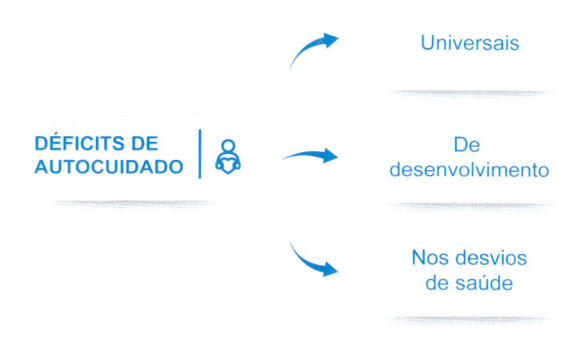

Figura 5.3 Requisitos de autocuidado.

- Equilíbrio entre a solidão e a interação humana
- Prevenção de perigos à vida humana
- Funcionamento e desenvolvimento do ser humano dentro de grupos sociais.

Os requisitos de desenvolvimento são todos aqueles que promovem os processos de vida e maturação e previnem as condições perniciosas que as possam dificultar.[14] Eles estão associados a um evento particular, como a adaptação a um novo trabalho e a uma nova fase da vida (p. ex., casamento, maternidade, envelhecimento).[1,14] Os requisitos de desvio de saúde são condições necessárias quando a pessoa está doente ou lesionada[14], a saber:[1]

- Garantia de assistência à saúde
- Conhecimento sobre efeitos e resultados das condições, dos estados patológicos, dos tratamentos e cuidados prescritos
- Aceitação do atendimento em saúde e das consequências da lesão/patologia à qual foi exposta
- Realização das ações prescritas.

Quando a habilidade da pessoa/cuidador está aquém da exigida para o preenchimento de uma demanda de autocuidado; quando os indivíduos necessitam incorporar medidas de autocuidado recentemente prescritas ou complexas, cuja realização exige conhecimento e habilidade especializados, adquiridos por treinamentos e experiências; ou quando os indivíduos necessitam de ajuda para se recuperar de uma doença/lesão ou para enfrentar os seus efeitos, surgem as demandas terapêuticas de autocuidado, situação em que a enfermagem se faz necessária[1], a fim de suprir os déficits apresentados.

O déficit de autocuidado, apesar de ser um conceito abstrato, quando expresso em termos de limitações de ação, fornece orientações para a seleção das futuras intervenções.[14]

Cabe destacar que a pessoa pode oscilar quanto às demandas apresentadas de autocuidado, às capacidades autônomas da sua satisfação e às necessidades de apoio perante situações de transição por elas vivenciadas[6] e, ao estabelecerem intervenções que devem ser implementadas para minimizar/resolver os déficits apresentados, os enfermeiros podem fazer uso de cinco métodos de ajuda:

1. Agir ou fazer para outra pessoa.
2. Guiar e orientar.
3. Proporcionar apoio físico e psicológico.
4. Proporcionar e manter um ambiente de apoio ao desenvolvimento pessoal.
5. Ensinar.

Os enfermeiros podem auxiliar os pacientes, familiares ou membros de uma comunidade usando todos esses métodos de ajuda, e as atividades que realizam podem ser utilizadas para descrever o âmbito da enfermagem.[1] O papel do enfermeiro nesse processo é fundamental, já que o autocuidado é um resultado sensível aos cuidados de enfermagem, com tradução positiva na promoção da saúde e no bem-estar pelo aumento do conhecimento da pessoa e da aquisição de habilidades sobre as quais esses profissionais têm uma intervenção decisiva.[14]

Nessa perspectiva, Orem enfatiza que os enfermeiros, diante de pessoas com déficit de autocuidado, atuam: ao iniciar e manter uma relação com o paciente, família ou grupo até a pessoa não necessitar de cuidados de enfermagem; ao determinar como e se a pessoa pode ser ajudada por meio dos cuidados de enfermagem; ao responder às necessidades da pessoa relativas à assistência do enfermeiro; ao prescrever e proporcionar ajuda direta ao sujeito e às pessoas significativas; e coordenando e integrando os cuidados de enfermagem na vida diária desses indivíduos.[8]

TEORIA DOS SISTEMAS DE ENFERMAGEM

Descreve e explica as relações que têm de ser criadas e mantidas para suprir os déficits de autocuidado[14], ou seja, os sistemas de enfermagem que são ativados quando existe a demanda terapêutica de autocuidado (Figura 5.4).[5]

De acordo com essa teoria, se houver um déficit de autocuidado, isto é, se existir um déficit entre o que o indivíduo pode fazer (ação de autocuidado) e o que precisa ser feito para manter o funcionamento ideal (exigência/demanda terapêutica de autocuidado), a enfermagem é exigida.[1,25]

Orem identificou três classificações de sistemas de enfermagem para preencher os requisitos de autocuidado apresentados pelos indivíduos: sistema totalmente compensatório, parcialmente compensatório e de apoio-educação.

- Sistema totalmente compensatório: representado pela situação em que o indivíduo é incapaz de engajar-se nas ações de autocuidado. Trata-se de pessoas totalmente dependentes de outros para que sua existência e condição de bem-estar permaneçam. Nesse caso, a enfermagem substitui o indivíduo no seu autocuidado[8,14]
- Sistema parcialmente compensatório: representado pela situação na qual as pessoas conseguem realizar algumas ações de autocuidado, mas necessitam dos enfermeiros para efetuar outras atividades, ou seja, os indivíduos precisam da enfermagem para ajudá-los somente naquilo que eles não são capazes de fazer por si sós[8,14]
- Sistema de apoio-educação: compreende a situação na qual as pessoas são capazes de desempenhar ou podem e devem aprender a desempenhar as ações de autocuidado, mas precisam de orientação para fazê-lo de forma apropriada. O papel dos enfermeiros nessa situação é tornar os indivíduos agentes de autocuidado.[8,14,15] Logo, nesse caso, pacientes/familiares/membros da comunidade são capazes de realizar o autocuidado, embora necessitem que os enfermeiros os ensinem a fazê-lo.

Percebe-se que a complexidade desses três sistemas varia de acordo com o número de desvios de saúde apresentados pelos pacientes/seus familiares ou membros de uma comunidade e que tais déficits devem ser supridos em espaços de tempo específicos[14] por um agente de autocuidado terapêutico, definido como um adulto em maturação ou um adulto que aceita e cumpre a responsabilidade de conhecer e suprir necessidades terapêuticas de autocuidado apresentadas por pessoas dependentes.[8]

Cabe destacar que um ou mais tipos desses sistemas pode ser usado em um mesmo paciente[1], que, por exemplo, pode ser admitido em uma unidade de terapia intensiva (UTI) totalmente dependente dos cuidados de enfermagem, ter alta para a unidade de internação, parcialmente dependente dos cuidados de enfermagem, e, por ter uma evolução favorável, tornar-se capaz de desempenhar as ações de autocuidado, mas necessitar de orientações sobre os cuidados no domicílio.

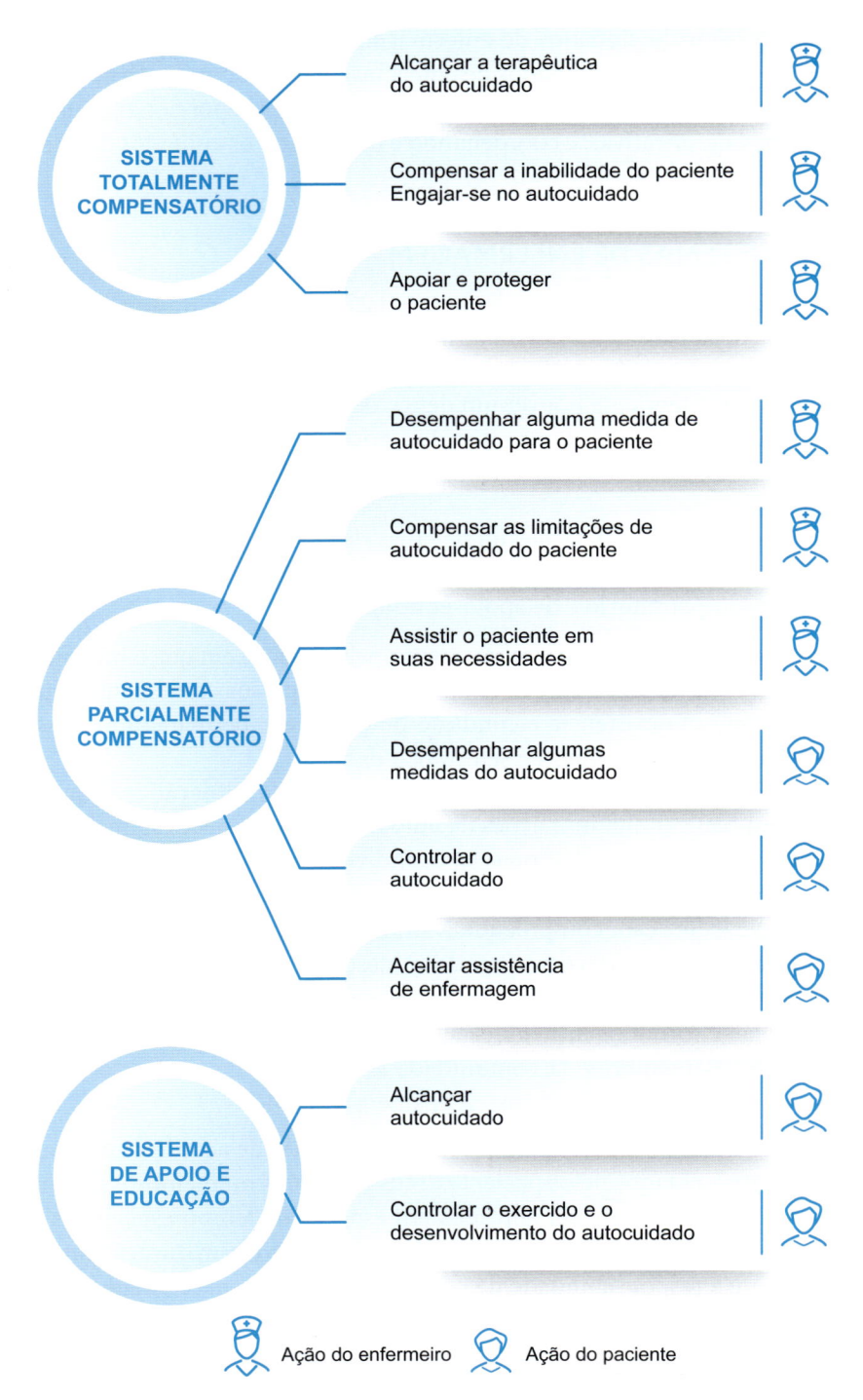

Figura 5.4 Sistemas de enfermagem. Adaptada de Orem, 1991.[4]

PROCESSO DE ENFERMAGEM FUNDAMENTADO NA TEORIA DE OREM

Na teoria do défict do autocuidado, o PE é o método para determinar as deficiências de autocuidado e, posteriormente, os papéis da pessoa e do enfermeiro para satisfazer as exigências de autocuidado.[27] Trata-se de um sistema para determinar por que a pessoa precisa de cuidados e o que deve ser planejado e implementado para suprir seus déficits.[2]

É um método, portanto, que conduz os enfermeiros a: determinar os requisitos de autocuidado apresentados pelos pacientes; estabelecer se há demandas terapêuticas de autocuidado; mobilizar competências para suprir os déficits apresentados; e planejar e implementar cuidados nos sistemas de enfermagem.[2,14]

A aplicação do PE, fundamentado na teoria do déficit do autocuidado de Orem, pressupõe a determinação da capacidade de autocuidado dos indivíduos e a identificação das demandas terapêuticas, com posterior definição dos papéis da pessoa ou do enfermeiro para satisfazer as exigências de autocuidado.[1]

Para Orem, o PE permite diagnosticar déficits de autocuidado, fazer um planejamento para minimizá-los ou resolvê-los por meio de intervenções de enfermagem.[14] O PE proposto por Orem (1980) compreende os passos a seguir.

Fase de diagnóstico de enfermagem e prescrição

Momento em que se determina se e por que a enfermagem se faz necessária.[1] Para a execução dos diagnósticos de enfermagem (DE), deve-se realizar a investigação (coleta de dados) a fim de determinar quais ações de autocuidado os indivíduos conseguem fazer sozinhos, bem como se há e quais são as demandas terapêuticas de autocuidado por eles apresentadas.

Essas demandas determinarão a necessidade de ajuda por parte dos enfermeiros que, por sua vez, nortearão as ações que precisarão ser implementadas por meio de prescrições de cuidados (meios usados para preencher as demandas terapêuticas de autocuidado).[1]

Cabe destacar que os dados coletados devem contemplar os requisitos de autocuidado (universais, de desenvolvimento e de desvio de saúde), bem como considerar o inter-relacionamento entre eles.[9]

Outro aspecto que precisa ser ressaltado reside no fato de que Orem destaca a necessidade de os enfermeiros verificarem, durante a coleta dos dados, o nível de conhecimento, habilidade, motivação e orientação das pessoas (paciente/família/membros da comunidade) para a realização das atividades de autocuidado[9] e buscarem respostas para as seguintes questões:[1]

- Qual a demanda de cuidados terapêuticos por eles apresentada?
- Eles apresentam déficits para preencher essa(s) demanda(s)? Se sim, por qual motivo?
- Eles devem ser ajudados a abster-se do autocuidado ou devem ser estimulados a proteger as capacidades já desenvolvidas de autocuidado?
- Qual o potencial apresentado para engajar-se no autocuidado no futuro?

Fase do esboço de um sistema de enfermagem e de um plano para o fornecimento do atendimento

Essa fase marca o momento em que se esboça o sistema de enfermagem no qual o paciente é categorizado e se institui um planejamento de tarefas a serem implementadas. O esboço efetivo e eficiente do sistema de enfermagem determina como o enfermeiro auxiliará pacientes/familiares/membros da comunidade.[1]

Para tal ação, deve-se estabelecer os papéis dos enfermeiros e dos indivíduos em relação às tarefas de autocuidado que serão realizadas[1] e fazer um planejamento no qual precisam constar as ações necessárias para suprir as exigências terapêuticas de autocuidado, que, por sua vez, precisam ser efetivas e eficientes para compensar ou sobrepujar os déficits de autocuidado apresentados pelos pacientes.

Cabe ressaltar que, à medida que novos déficits forem detectados, deve-se atualizar e complementar o plano de assistência.[11] Além disso, como o planejamento é feito a partir dos DE levantados, as metas planejadas (resultados esperados) devem ser compatíveis com eles.[9]

Fase de produção e controle dos sistemas de enfermagem

Essa fase refere-se à avaliação dos resultados alcançados com a implementação das ações com a finalidade de preencher as demandas terapêuticas de autocuidado. Como se trata de um processo constante, é essencial enfermeiros e pacientes/familiares/membros da comunidade avaliarem continuamente qualquer modificação que afete os déficits de autocuidado.[23]

No Capítulo 7, serão apresentados instrumentos de coleta de dados, e, nos Capítulos 8 e 10, casos clínicos elaborados a partir da teoria de Dorothea Elizabeth Orem.

QUESTÕES PARA FIXAÇÃO DO CONTEÚDO

1. Qual o nome da teoria de enfermagem elaborada por Dorothea Elisabeth Orem?
2. Explique o metaparadigma da enfermagem, de acordo com a teoria de Orem.
3. Quais as teorias que compõem a teoria geral de Orem?
4. Como Orem categorizou os requisitos de autocuidado? Explique cada um deles.
5. Explique o que determina a categorização dos pacientes em cada um dos sistemas de enfermagem propostos por Orem.
6. Explique como o PE deve ser aplicado tendo como eixo condutor a teoria de Orem.

REFERÊNCIAS BIBLIOGRÁFICAS

1. FOSTER. P.C.; BENNETT, A.M. Dorothea E. Orem. *In*: GEORGE, J.B. *Teorias de enfermagem*: os fundamentos à prática de enfermagem. 4. ed. Porto Alegre: Artes Médicas Sul, 2000. p. 81-101.
2. LEOPARDI M.T.; WOSNY A.M.; MARTINS M.L. Dorothea Orem: teoria do autocuidado. *In*: Leopardi MT. *Teorias em enfermagem*: instrumentos para a prática. Florianópolis: Papas, 1999. p. 241-252.
3. TAYLOR, S.G; Mc LAUGHLIN, K. Orem's general theory of nursing and community nursing. *Nursing Science Quarterly*, v. 4, n. 4, p. 153-160, 1991.
4. OREM, E.D. *Nursing*: concepts of practice. 4. ed. St. Louis: Mosby, 1991.
5. WILLS, E. Grandes teorias da enfermagem baseadas nas necessidades humanas. *In*: MCWEN, M.; WILLS, E.M. *Bases teóricas para a enfermagem*. 2. ed. Porto Alegre: Artmed, 2009. p. 156-185.
6. QUEIRÓS, P.J. Autocuidado, transições e bem-estar. *Revista de Investigação em Enfermagem*, n. 21, p. 5-7, 2010.
7. SANTOS B., RAMOS A., FONSECA C. Da formação à prática: importância das teorias do autocuidado no processo de enfermagem para a melhoria dos cuidados. *Journal of Aging & Innovation*, [*s.l.*], v. 6, n. 1, p. 51-54, 2017.
8. OREM, D. E. *Nursing*: concepts of practice. 6. ed. St. Louis: Mosby, 2001.
9. QUEIRÓS, P.J. P.; VIDINHA, T.S. dos S.; ALMEIDA FILHO, A. J. de. Autocuidado: o contributo teórico de Orem para a disciplina e profissão de enfermagem. *Revista de Enfermagem Referência*, série IV, n. 3, p. 157-164, nov./dez. 2014.

10. CADE N. V. A teoria do déficit de autocuidado de Orem aplicada a hipertensas. *Revista Latino-americana de Enfermagem*, v. 9, n. 3. p. 43-50, 2001.

11. REMOR, A.; BRITO, I.S. de; PETTERS, V.R.; EVANGUELIA, K.A. dos S. A teoria do auto-cuidado e sua aplicabilidade no sistema de alojamento conjunto. *Revista Brasileira de Enfermagem*, v. 39, n. 2/3, p. 6-11, abr./set. 1986.

12. OREM, D.E. *Nursing*: concepts of practice. New York: McGraw-Hill, 1985.

13. DOMINGOS, C.S. *et al*. Construção e validação de conteúdos do histórico de enfermagem guiado pelo referencial de Orem. *Revista Mineira de Enfermagem*, v. 19, n. 2, p. 176-186, 2015.

14. TOMEY, A.M.; ALLIGOOD, M.R. *Teóricas de enfermagem e a sua obra*. 5. ed. Loures: Lusociência, 2002.

15. OREM, D.E. *Nursing*: concepts of practice. New York: McGraw-Hill, 1971.

16. VITOR A.F; LOPES, M.V. de O; ARAÚJO, T.L. Teoria do déficit de autocuidado: análise da sua importância e aplicabilidade na prática de enfermagem. *Escola Anna Nery Revista de Enfermagem*, v. 14, n. 13, p. 611-616, jul-set. 2010.

17. PEREIRA, M.M.M. *et al*. A teoria do autocuidado de Orem e sua aplicabilidade como marco teórico: análise de uma pesquisa. *Revista de Enfermagem UFPE On line*, v. 5, n. 4, p. 896-900, jun. 2011.

18. SANTOS, I. dos; SARAT, C.N.F. Modalidades de aplicación de la teoría del autocuidado de Orem en comunicaciones de enfermería brasileña. *Revista Enfermagem UERJ*, v. 16, n. 3, p. 313-318, jul./set. 2008.

19. TANNURE, M.C; CHIANCA, T.C. A seleção do referencial teórico de Orem para a sistematização da assistência de enfermagem. *Revista Nursing*, v. 100, n. 8, p. 1004-1009, set. 2006.

20. CHINN, P.L.; KRAMER, M.K. *Theory and nursing*: a systematic approach. 4. ed. St. Louis: Mosby-Year Book, 1995.

21. LEOPARDI, M.T. Teoria e método em assistência de enfermagem. 2. ed. Florianópolis: Soldasoft, 2006.

22. ABREU, W.C. *Transições e contextos multiculturais*. Coimbra: Formasau, 2008.

23. OREM, D.E. *Nursing – concepts of practice*. 5. ed. St Louis: Mosby, 1995.

24. TORRES, G.V.; DAVIM, R.M.B.; NÓBREGA, M.M.L. da. Aplicação do processo de enfermagem baseado na teoria de Orem: estudo de caso com uma adolescente grávida. *Revista Latino-americana de Enfermagem*, v. 7, n. 2, p. 47-53, abr. 1999.

25. VASCONCELOS, F.M.; XAVIER, Z.D.M. O enfermeiro na assistência do cliente colostomizado baseado na teoria de Orem. *Revista Recien*, v. 5, n. 14, p. 25-37, 2015.

26. DIÓGENES, M.A.R.; PAGLIUCA, L.M.F. Teoria do autocuidado: análise crítica da utilidade na prática da enfermeira. *Revista Gaúcha de Enfermagem*, v. 24, n. 3, p. 286-293, dez. 2003.

27. FOSTER, P.C.; JANSSENS, N.P. Dorothea E. Orem. *In*: GEORGE, J.B. *et al. Teorias de Enfermagem*. Porto Alegre: Artes Médicas, 1993. p. 90-107.

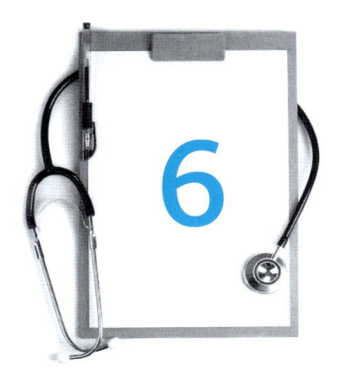

6 Processo de Enfermagem

Meire Chucre Tannure • Ana Maria Pinheiro

O processo de enfermagem é um dos instrumentos metodológicos utilizados para sistematizar a assistência de enfermagem; porém, o único que é específico e privativo dos enfermeiros. Ele auxilia a equipe de enfermagem a abordar, de forma lógica, as necessidades/respostas/déficits apresentados pelos pacientes, por seus familiares e membros de uma comunidade e representa o método que permite a verificação do raciocínio clínico, bem como o monitoramento e a avaliação das ações implementadas por essa categoria profissional.
Meire Chucre Tannure e Ana Maria Pinheiro

ALINHAMENTO DE CONCEITOS

No Capítulo 1, viu-se que a sistematização da assistência de enfermagem (SAE) é a metodologia de trabalho que o profissional enfermeiro dispõe para aplicar seus conhecimentos técnicos, científicos e humanísticos na assistência aos pacientes.[1-4]

Também se destacou que, para a devida organização do serviço de enfermagem, são elaborados e implementados normas, rotinas, protocolos, procedimentos operacionais e sistêmicos (POP e PRS) que favoreçam a organização do serviço, embora nenhum desses instrumentos seja exclusivo da enfermagem. O instrumento metodológico específico da profissão e que possibilita o raciocínio clínico e o monitoramento das ações implementadas por essa categoria profissional é o processo de enfermagem (PE), atividade cuja implementação é privativa do enfermeiro, profissional a quem se incumbe liderança na sua execução e avaliação.[5]

Aprendeu-se que todos os instrumentos utilizados para sistematizar, isto é, organizar a assistência de enfermagem, precisam ter coerência entre si e conferir maior segurança aos pacientes[6,7] e que é função dos enfermeiros diagnosticar necessidades/respostas/déficits apresentados pelos pacientes, por seus familiares e membros de uma comunidade (de acordo com sua área de atuação).

Ainda, discutiu-se que para que o olhar dos enfermeiros seja direcionado aos pacientes, e não à doença que os acomete, a assistência de enfermagem precisa ser orientada por teorias que tenham essa finalidade, ou seja, teorias de enfermagem, que precisam ser o eixo condutor das atividades realizadas e das decisões tomadas por esses profissionais.[8]

Desse modo, para sistematizar adequadamente um serviço, a equipe de enfermagem deve definir qual teoria será utilizada para sustentar suas decisões. Além disso, ela de fato precisa direcionar as ações realizadas por essa categoria.[4]

O PE é o principal instrumento utilizado para implantar uma teoria de enfermagem na prática profissional, sendo utilizado para organizar as condições necessárias à realização da assistência prestada pela enfermagem.[9,10] A ausência do norte de uma teoria de enfermagem favorece a aplicação do PE pautado no modelo biomédico, o que, por sua vez, pode ocasionar demandas de pacientes não supridas.[11]

As teorias (alicerces que sustentam a prática da enfermagem) direcionam as decisões dos enfermeiros, fazendo-os atuar de maneira reflexiva, o que proporciona satisfação tanto para os profissionais quanto para os sujeitos que recebem cuidados individualizados.[12]

Por ser o PE um método científico de solução de problemas, organizado de modo a auxiliar a equipe de enfermagem a abordar, de forma lógica, necessidades apresentadas pelos pacientes[13], a sua aplicação possibilita determinar e monitorar dificuldades de responsabilidade dos enfermeiros.[14]

A capacidade de identificar e solucionar problemas apresentados pelos pacientes, familiares ou membros de uma comunidade requer conhecimento e habilidades que possam favorecer a coleta e a interpretação dos dados, bem como a definição de quais cuidados instituir, que devem ser centrados nas necessidades individuais de cada sujeito.[15]

Desse modo, o PE favorece o pensamento crítico e a tomada de decisões, que precisam ser efetivas, eficazes, centradas nos pacientes e seguras. Por isso, trata-se do modelo a ser aprendido para pensar e se tornar um enfermeiro.[16]

UM POUCO DA HISTÓRIA

Aprendeu-se que a ciência da enfermagem está baseada em uma ampla estrutura teórica e que o PE é o método científico e instrumento exclusivo da enfermagem, por meio do qual essa estrutura é aplicada na prática da enfermagem.[4] A preocupação da enfermagem com a questão teórica nasceu com Florence Nightingale, que já afirmava, em 1850, que a profissão requeria conhecimentos distintos dos da medicina, uma vez que o foco do cuidado dos enfermeiros é o ser humano, e não a doença.[17] Todavia, ainda é necessário conhecer um pouco da história do PE.

Há registros apontando que, após Florence, as primeiras tentativas para organizar os cuidados de enfermagem sob um arcabouço de conhecimentos científicos se deram a partir de 1929, inicialmente na forma de estudos de casos que, após 1945, deram lugar aos planos de cuidados, considerados as primeiras expressões do PE.[18] Já o termo *processo* foi mencionado pela primeira vez em 1955 por Lydia Hall[19], mas foi em 1961, em uma publicação de Ida Jean Orlando, que ele passou a ser descrito como processo de enfermagem.[20]

As enfermeiras Dorothy Johnson (1959), Ida Jean Orlando (1961) e Ernestine Wiedenbach (1963) desenvolveram, cada qual, métodos distintos para o PE, que era constituído por três etapas; e em 1967, houve a descrição, pela primeira vez, de um processo de quatro fases (histórico, planejamento, implementação e avaliação), por Helen Yura e Mary B. Walsh.[21] Logo, a etapa dos diagnósticos de enfermagem (DE) foi a última a ser incorporada ao PE.

Aqui no Brasil, na segunda metade dos anos de 1960, Wanda de Aguiar Horta, apresentou um modelo de PE (ver Capítulo 3) com seis etapas: histórico de enfermagem, diagnósticos de enfermagem (DE), plano assistencial, plano de cuidados, evolução e prognóstico de enfermagem.[22]

Atualmente, contudo, o PE é composto por cinco etapas que se inter-relacionam de maneira dinâmica: investigação, DE, planejamento, implementação e avaliação da assistência de enfermagem.[5]

Por ser constituído desse modo, o método fornece uma estrutura para a tomada de decisão por parte dos enfermeiros, o que torna a assistência de enfermagem mais científica e menos intuitiva.[18] Por propiciar ordem e direção para a realização do cuidado de enfermagem, é considerado o principal instrumento para a prática dos enfermeiros[23], visto que os auxilia na tomada de decisões, cujo foco reside na resolução dos problemas que diagnosticam.[24]

ETAPAS DO PROCESSO DE ENFERMAGEM

Na Figura 6.1, são apresentadas as cinco etapas do PE, o qual, por sua vez, pode ser aplicado com os indivíduos, as famílias ou os membros de uma comunidade.[25] Cada uma dessas cinco etapas precisa ser formalmente registrada nos prontuários dos pacientes em todos os ambientes, públicos ou privados, nos quais há o cuidado profissional de enfermagem.[5] Portanto, o PE é o instrumento metodológico que estabelece as etapas que envolvem o cuidado profissional de enfermagem e a documentação do processo de trabalho dessa categoria profissional.[5,26]

Investigação

Trata-se da etapa inicial do PE. Na investigação, realiza-se a coleta de informações por meio da anamnese e do exame físico. Também são obtidos dados oriundos de exames complementares realizados pelos pacientes (Figura 6.2).

É importante destacar que os dados devem ser obtidos pelo enfermeiro e pelos demais membros da equipe de enfermagem. As informações podem ser fornecidas pelo paciente e por seus familiares/acompanhantes. Todavia, elas também podem ser complementadas com dados coletados por outros membros da equipe de saúde.[27,28]

No PE, a coleta de dados é um processo deliberado, sistemático e contínuo, e tem por finalidade obter informações sobre a pessoa, a família ou a coletividade humana e sobre suas respostas em um dado momento do processo saúde e doença[5], respostas essas que se referem a aspectos biológicos, psíquicos, sociais e espirituais (Figura 6.3). Para a devida obtenção dessas informações, a coleta deve ser direcionada por uma teoria de enfermagem[28] a fim de evitar que o PE se reduza à forma metodológica de coleta de dados, desvinculado da subjetividade dos seres humanos.[8]

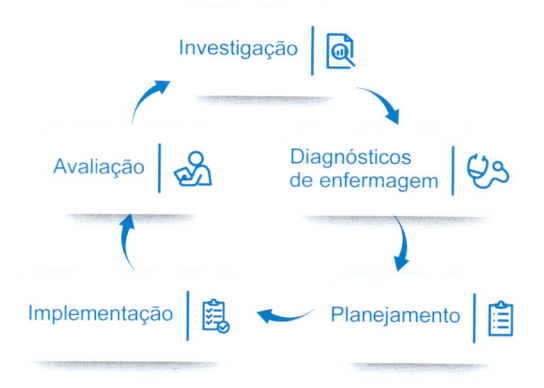

Figura 6.1 Etapas do processo de enfermagem.

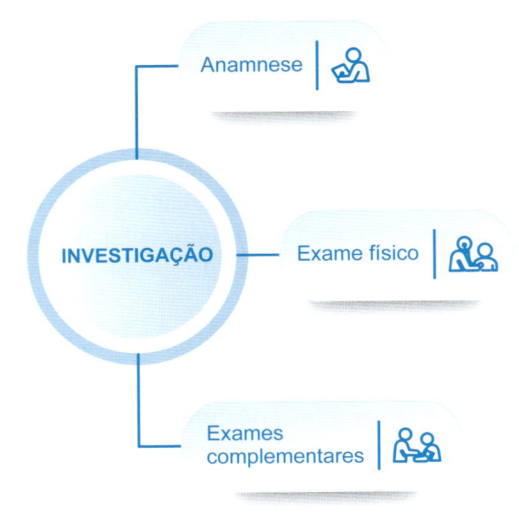

Figura 6.2 Fonte de obtenção de dados para a etapa de investigação.

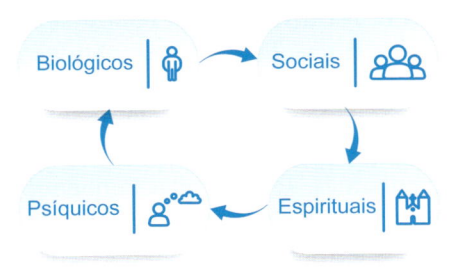

Figura 6.3 Aspectos que precisam ser foco da coleta de dados (investigação).

Para ajudar a obter essas informações, os enfermeiros podem usar um roteiro sistematizado[4,27,29,30], elaborado de acordo com a teoria selecionada para direcionar a assistência de enfermagem. No Capítulo 7, serão apresentados alguns instrumentos fundamentados nas teorias de enfermagem trabalhadas neste livro.

Diagnósticos de enfermagem

Após realizar a coleta dos dados, o enfermeiro formula um DE (segunda etapa do PE; Figura 6.4). Neste momento, ele determina e nomeia as necessidades de saúde que precisam ser foco do atendimento de enfermagem.

Nessa fase, analisam-se os dados coletados que representam as respostas apresentadas pelos pacientes, seus familiares ou membros de uma comunidade em um dado momento do processo saúde e doença.[5] Esses dados constituirão as características definidoras ou fatores de risco que sustentarão os DE, que, por sua vez, são uma maneira de retratar problemas já existentes, problemas potenciais e situações de bem-estar (Figura 6.5) referentes às condições biológicas, psíquicas, sociais e espirituais[28,31], uma vez que o foco do atendimento de enfermagem é a pessoa, e não a doença.

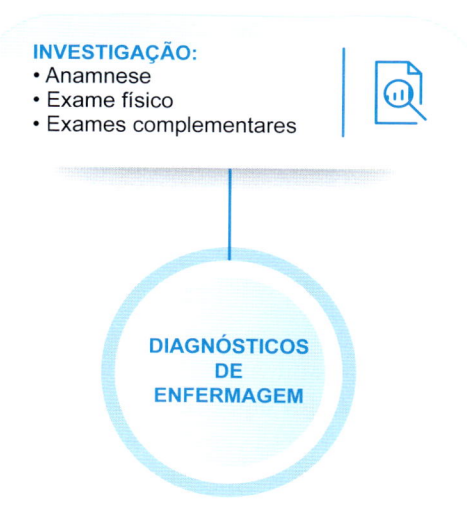

Figura 6.4 Finalidade da coleta de dados: identificar os diagnósticos de enfermagem.

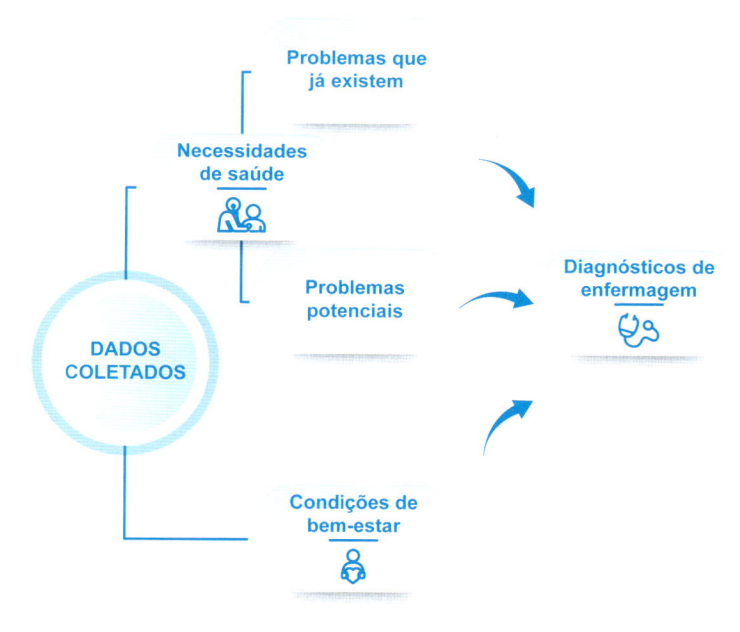

Figura 6.5 Diagnósticos de enfermagem.

No Capítulo 8, tal etapa do PE será abordada especificamente, bem como o modo como os DE são formulados usando a taxonomia NANDA-Internacional (NANDA-I). No Capítulo 17, será discutido como os DE são formulados, utilizando-se a Classificação Internacional das Práticas de Enfermagem (CIPE®).

Planejamento

Diante de um diagnóstico identificado, o enfermeiro tem o dever de fazer algo para solucioná-lo ou minimizá-lo, quando se referir a um problema potencial ou já existente, e para manter as condições de bem-estar. Para tanto, deve planejar adequadamente a assistência prestada pela equipe de enfermagem.

Por planejamento da assistência de enfermagem, compreende-se a determinação dos resultados que se espera alcançar (resultados esperados) para cada DE e das intervenções de enfermagem que serão realizadas diante dos DE previamente identificados pelos enfermeiros.[5]

No Capítulo 9, serão apresentadas possíveis estratégias para se estabelecer resultados esperados para cada DE.

Implementação

Para alcançar os resultados esperados – determinados previamente na etapa de planejamento –, é preciso que os enfermeiros implementem as ações planejadas e registrem o que deve ser feito por meio de prescrições de enfermagem.

As prescrições de enfermagem são ações determinadas e documentadas pelo enfermeiro e têm como objetivos minimizar riscos, resolver ou controlar um problema, auxiliar nas atividades da vida diária e promover a saúde.[32] Cabe aos enfermeiros avaliar se as ações prescritas estão sendo implementadas de maneira apropriada e se os resultados obtidos estão condizentes com os resultados esperados, o que se dá por meio da avaliação da assistência.

No Capítulo 10, será destacado como as prescrições devem ser elaboradas e será apresentada a Classificação de Intervenções de Enfermagem (NIC, do inglês *Nursing Interventions Classification*), que auxilia os enfermeiros a determinar cuidados que podem ser prescritos para cada DE.

Avaliação

Na avaliação (quinta etapa do PE), verifica-se se os resultados esperados foram alcançados. Cabe enfatizar que a avaliação dos resultados também leva à avaliação de todas as demais etapas do PE, visto que, nessa fase, além de observar se os resultados esperados foram atingidos, analisa-se se estes referem-se àqueles que foram definidos anteriormente, na fase de planejamento.[32]

Ao realizar a avaliação diária, o enfermeiro ainda detecta quais cuidados devem ser mantidos, os que devem ser modificados e os que já podem ser finalizados, ou seja, os que já supriram as necessidades do indivíduo, bem como se há outros que ainda não foram prescritos e que precisam ser implementados.[4]

Esse acompanhamento criterioso constitui a chave para a excelência no oferecimento de cuidados em saúde e pode fazer a diferença entre práticas de cuidados destinadas a repetir erros e práticas de cuidados seguras, eficientes e que buscam o aperfeiçoamento.[32]

Essas cinco etapas se inter-relacionam de maneira dinâmica (ver Figura 6.1) e evidenciam quais problemas foram identificados pelos enfermeiros durante a coleta de dados, qual o fator relacionado a esses problemas, o que foi planejado e realizado para solucioná-los e se as ações implementadas foram ou não eficazes.

Desse modo, percebe-se que o PE favorece a determinação de problemas e ações, que são interdependentes e interdisciplinares. E, uma vez que os enfermeiros devem utilizar linguagens padronizadas para elucidar o seu pensamento crítico e descrever o que fazem, melhora o processo de comunicação entre os membros que compõem a equipe de enfermagem (enfermeiros, técnicos e auxiliares de enfermagem) e os demais membros da equipe de saúde. Além disso, com o registro das etapas do PE, o enfermeiro consegue acompanhar, entender e dar continuidade ao planejamento realizado com e para o paciente, seus familiares e membros da comunidade, o que favorece a otimização do cuidado e confere a eles maior segurança.[33]

Por se tratar de uma atividade deliberada, lógica e racional, por meio da qual a prática de enfermagem é desempenhada sistematicamente[16], quando direcionado por uma teoria de enfermagem, o PE favorece cuidados individualizados, enfocando as respostas humanas de uma pessoa ou de grupos a problemas de saúde reais ou potenciais.[34]

QUESTÕES PARA FIXAÇÃO DO CONTEÚDO

1. Que método exclusivo da enfermagem é utilizado para implantar na prática uma teoria de enfermagem?
2. Conceitue, com suas palavras, o que é PE.
3. Descreva a evolução histórica do PE.
4. Quais são as etapas do PE? Explique cada uma delas.

REFERÊNCIAS BIBLIOGRÁFICAS

1. BITTAR, D.B.; PEREIRA, L.V.; LEMOS, R.C.A. Sistematização da assistência de enfermagem ao paciente crítico: proposta de instrumento de coleta de dados. *Texto & Contexto Enfermagem*, v. 15, n. 4, p. 617-628, 2006.
2. DALRI, M.C.B.; CARVALHO, E.C. Planejamento da assistência de enfermagem a pacientes portadores de queimaduras utilizando-se um software: aplicação em quatro pacientes. *Revista Latino-americana de Enfermagem*, v. 10, n. 6, p. 787-793, 2002.
3. SPERANDIO, D.J.; ÉVORA, Y.D.M. Planejamento da assistência de enfermagem: proposta de um software protótipo. *Revista Latino-americana de Enfermagem*, v. 13, n. 6, p. 937-943, 2005.
4. TANNURE, M.C.; PINHEIRO, A.M. *SAE – Sistematização da Assistência de Enfermagem*: guia prático. 2. ed. Rio de Janeiro: Guanabara Koogan, 2010. 298 p.
5. CONSELHO FEDERAL DE ENFERMAGEM. *Resolução nº 272/2002, de 27 de agosto de 2002*. Dispõe sobre a Sistematização da Assistência de Enfermagem nas Instituições de Saúde Brasileiras. Rio de Janeiro, 2002. Disponível em: <http://www.cofen.gov.br/resoluo-cofen-2722002-revogada-pela-resoluao-cofen-n-3582009_4309.html>. Acesso em: 03 nov. 2009.
6. CARRARO, T.E.; KLETEMBERG, D.F.; GONÇALVES, L.M. O ensino da metodologia da assistência de enfermagem no Paraná. *Revista Brasileira de Enfermagem*, v. 56, n. 5, p. 499-501, 2003.
7. GONÇALVES, A.M.P. *Perfil diagnóstico de enfermagem admissional de pacientes com síndrome coronariana aguda*. 2004. 119 f. Dissertação (Mestrado em Enfermagem) – Escola de Enfermagem, Universidade Federal de Minas Gerais, Belo Horizonte, 2004.
8. SILVA, E.; OLIVEIRA, V.; NEVES, G.; GUIMARÃES, T. O conhecimento do enfermeiro sobre a Sistematização da Assistência de Enfermagem: da teoria à prática. *Revista da Escola de Enfermagem da USP*, v. 45, n. 6, p. 1380-1386, abril 2011.
9. ALMEIDA, M. de A.; LUCENA, A. de F. O processo de enfermagem e as classificações NANDA-I, NIC e NOC. *In*: ALMEIDA, M. de A. *et al. Processo de enfermagem na prática clínica*: estudos clínicos realizados no Hospital das Clínicas de Porto Alegre. Porto Alegre: Artmed, 2011. p. 21-40.
10. GARCIA, T. R.; NÓBREGA, M. M. L. Processo de enfermagem: da teoria à prática assistencial e de pesquisa. *Escola Anna Nery Revista de Enfermagem*, v. 13, n. 1, p. 188-193, jan./mar. 2009.
11. NETO, J. M. R.; FONTES, W. D. de; NÓBREGA, M. M. L. Instrumento de coleta de dados de enfermagem em Unidade de Terapia Intensiva Geral. *Revista Brasileira de Enfermagem*, v. 66, n. 4, p. 535-542, jul./ago. 2013.
12. GONÇALVES, M.R.C.B.; SPIRI, W. C.; ORTOLAN, E.V. Sentimento dos enfermeiros de um hospital universitário quanto à prática diária do processo de enfermagem. *Revista de Enfermagem UFPE On Line*, v. 11, n. 5, p. 902-908, maio 2017.
13. CARPENITO-MOYET, L.J. *Diagnósticos de enfermagem*. 11. ed. Porto Alegre: Artmed, 2009. 1039 p.
14. CARVALHO, E.C.; GARCIA, T.R. Obstáculos para a implantação do processo de enfermagem no Brasil. *Revista de Enfermagem UFPE On Line*, v. 1, n. 1, p. 95-99, jul./set. 2007.

15. TIMBY, B.K. *Conceitos e habilidades fundamentais no atendimento de enfermagem*. Porto Alegre: Artmed, 2011. 926 p.

16. ALFARO-LEFREVE, R. *Aplicação do processo de enfermagem*: fundamentos para o raciocínio clínico. 8. ed. Porto Alegre: Artmed, 2014. 271 p.

17. NIGHTINGALE, F. *Notas sobre enfermagem*: o que é e o que não é. Tradução: Amália Correa de Carvalho. São Paulo: Cortez, 1989.

18. JESUS, C.A.C. Sistematização da assistência de enfermagem: evolução histórica e situação atual. *In*: FÓRUM MINEIRO DE ENFERMAGEM, 3., 2002, Uberlândia. *Anais* [...]. Uberlândia: UFU, 2002. p. 14-20.

19. IYER, P.W.; TAPTICH, B.J.; BERNOCCHI-LOSEY, D. *Processo e diagnóstico em enfermagem*. Porto Alegre: Artes Médicas, 1993. 325 p.

20. ORLANDO, I.J. *O relacionamento dinâmico enfermeira-paciente*. Função, processo e princípios. São Paulo: EPU: Edusp, 1978, p. 39-80.

21. CARLSON, J.H.; CRAFT, C.A.; McGUIRE, A.D. *Nursing diagnosis*. Philadelphia: W.B. Saunders, 1982. 258 p.

22. HORTA, W. de A. *Processo de enfermagem*. São Paulo: EPU, 1979. 99 p.

23. STANTON, M.; PAUL, C.; REEVES, L.S. Um resumo do processo de enfermagem. *In*: GEORGE, J. *Teorias de enfermagem*: dos fundamentos à prática profissional. 3. ed. Porto Alegre: Artes Médicas, 1993.

24. ALMEIDA, M. de A. *et al*. Aplicabilidade dos resultados de enfermagem em pacientes com déficit na autocuidado: banho/higiene. *Revista Gaúcha de Enfermagem*, v. 31, n. 1, p. 33-40, mar. 2010.

25. CARVALHO, E.C; BACHION, M.M. Processo de enfermagem e sistematização da assistência de enfermagem: intenção de uso por profissionais de enfermagem. *Revista Eletrônica de Enfermagem*, [on-line], v. 11, n. 3, p. 95-99, set. 2009. Disponível em: <http://www.fen.ufg.br/revista/v11/n3/v11n3a01.htm>. Acesso em: 10 jun. 2010.

26. DOTTO, J. I. *et al*. Sistematização da assistência de enfermagem: ordem, desordem ou (re)organização? *Revista de Enfermagem UFPE On Line*, v. 11, n. 10, p. 3821-3829, out. 2017.

27. HORTA, W. de A. Metodologia do processo de enfermagem. *Revista Brasileira de Enfermagem*, v. 24, n. 6, p. 81-95, 1971.

28. TANNURE, M.C.; PINHEIRO, A. M. *Semiologia*: bases clínicas para o processo de enfermagem. Rio de Janeiro: Guanabara Koogan, 2017. 282 p.

29. PORORSKI, S. *et al*. Processo de enfermagem: da literatura à prática: o quê de fato nós estamos fazendo? *Revista Latino-americana de Enfermagem*, v. 17, n. 3, p. 302-307, maio/jun. 2009. Disponível em: <http://www.scielo.br/pdf/rlae/v17n3/pt_04.pdf>. Acesso em: 13 nov. 2011.

30. HORTA, W. de A. Enfermagem: teoria, conceitos, princípios e processo. *Revista da Escola de Enfermagem da USP*, v. 8, n. 1, p. 7-15, 1974.

31. CARPENITO-MOYET, L. J. *Diagnósticos de enfermagem*: aplicação à prática clínica. 13. ed. Porto Alegre: Artmed, 2011. 1023 p.

32. ALFARO-LEFEVRE, R. *Aplicação do processo de enfermagem*: uma ferramenta para o pensamento crítico. 7. ed. Porto Alegre: Artmed, 2010. 303 p.

33. DEBONE M.C. *et al*. Nursing diagnosis in older adults with chronic kidney disease on hemodialysis. *Revista Brasileira de Enfermagem*, v. 70, n. 4, p. 800-805, ago. 2017. Disponível em: <http://www.scielo.br/scielo.php?script=sci_arttext&pid=S0034-71672017000400800&lng=en&nrm=iso>. Acesso em: 18 jan. 2019.

34. TANNURE, M.C. *Construção e avaliação da aplicabilidade de um* software *com o processo de enfermagem em uma unidade de terapia intensiva de adultos*. 2012. 327 f. Tese (Doutorado) – Universidade Federal de Minas Gerais, Escola de Enfermagem, Belo Horizonte, 2012.

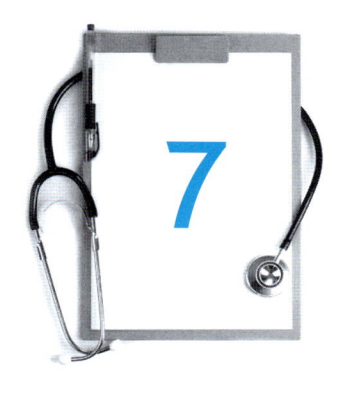

7 Primeira Etapa do PE | Investigação

Meire Chucre Tannure • Ana Maria Pinheiro •
Cristiane Chaves de Souza • Patrícia de Oliveira Salgado •
Rogério Campice da Silva

Na etapa da investigação, os enfermeiros realizam a coleta de dados, com posterior validação dos achados clínicos, e, pela aplicação do pensamento crítico, fazem inferências que os levarão a identificar e descrever (na segunda etapa) os diagnósticos de enfermagem.
Meire Chucre Tannure e Ana Maria Pinheiro

INVESTIGAÇÃO | PRIMEIRO PASSO PARA DETERMINAR O ESTADO DE SAÚDE DE PACIENTES, FAMILIARES E MEMBROS DA COMUNIDADE

Aprende-se que o processo de enfermagem (PE) é o instrumento metodológico específico da enfermagem, que possibilita verificar o raciocínio clínico e monitorar as ações implementadas única e exclusivamente pelo enfermeiro, profissional a quem é incumbida a liderança na execução e avaliação do PE.[1]

Como visto nos capítulos anteriores, esse método científico favorece a organização da assistência e precisa ser guiado por uma teoria de enfermagem[2], para que o olhar dos enfermeiros seja direcionado para os indivíduos, e não para as doenças que os acometem.[3]

Pode-se então dizer que o PE é o método exclusivo da enfermagem utilizado para organizar suas ações com base em princípios científicos.[4] Pelo fato de ser constituído por cinco etapas [investigação, diagnósticos de enfermagem (DE), planejamento, implementação e avaliação da assistência][1], demonstra a dinâmica das ações desses profissionais para identificar, descrever e solucionar/minimizar necessidades de saúde.[5,6]

A investigação é a primeira etapa do PE (Figura 7.1). Consiste na coleta de informações referentes ao estado de saúde dos indivíduos que demandam cuidados de enfermagem com o propósito de identificar problemas de saúde e reações humanas.

Na etapa da investigação, os enfermeiros coletam dados com posterior validação dos achados clínicos e, por meio do pensamento crítico, fazem inferências que os levarão a identificar e descrever os DE na segunda etapa do PE.[2] Logo, torna-se imprescindível que as informações coletadas sejam fidedignas e precisas.

Para tanto, os enfermeiros devem estabelecer um contato capaz de promover confiança mútua e empatia, bem como ter competências e habilidades para coletar e explorar os dados obtidos de maneira respeitosa, ética, primando pela privacidade dos indivíduos sob seus cuidados.

Uma vez que o formato de investigação empregado pelos enfermeiros deve ser capaz de direcionar a coleta de dados para as respostas humanas – que variam desde a condição de pele e função urinária até a saúde espiritual, além de condições sociais, psíquicas e capacidade de autocuidado dos indivíduos[7] –, ela deve ser feita de maneira completa e bem detalhada. Portanto, precisa englobar todos os aspectos da investigação e ser realizada principalmente quando do primeiro contato do enfermeiro com os pacientes. Contudo, também há a coleta de dados focada em um assunto específico, uma preocupação do paciente ou uma reavaliação, feita quando sintomas específicos têm de ser mais bem investigados.[8]

Os seis passos que podem ajudar o enfermeiro em uma investigação sistemática e ordenada são mostrados na Figura 7.2 e expostos detalhadamente a seguir.[9]

Coleta dos dados

Processo contínuo e permanente, inicia-se durante o primeiro contato entre o enfermeiro e os indivíduos sob seus cuidados e segue até a sua alta (no caso de pacientes internados).[9]

INVESTIGAÇÃO
Coleta de informações sobre o estado de saúde/reações humanas dos pacientes, de seus familiares e de membros de uma comunidade

Figura 7.1 Propósito da investigação.

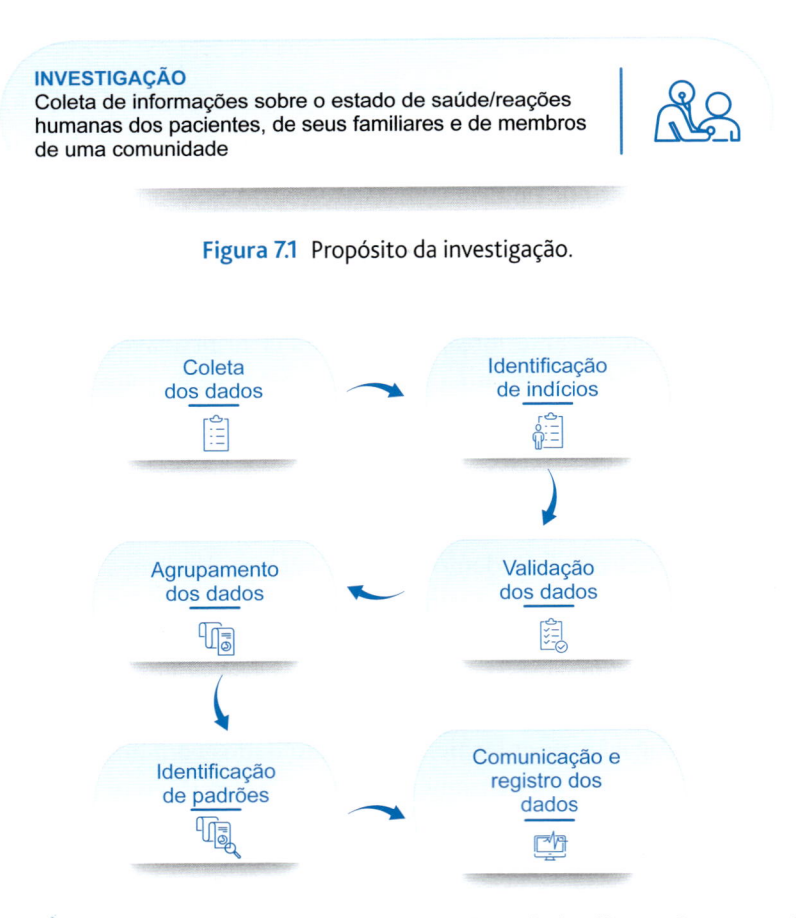

Figura 7.2 Seis passos da fase de investigação. Adaptada de Alfaro-Lefevre, 2014.[9]

Refere-se à coleta de informações sobre o estado de saúde do paciente, dos familiares e de uma comunidade de maneira direta (dados coletados diretamente do paciente) ou indireta (dados obtidos por outras fontes, como familiares ou amigos, prontuários, resultados de exames laboratoriais etc.). A investigação direta deve ser sempre considerada a principal fonte de informação.[9]

Para uma coleta de dados apropriada devem ser levados em consideração todos os recursos humanos, materiais e administrativos que podem servir como fonte de informação e registro (paciente, familiares, acompanhantes, equipe multiprofissional, prontuário, equipamentos necessários para o exame físico, entre outros).[9]

Identificação de indícios e realização de inferências

Durante a fase da coleta de dados, o enfermeiro já identifica dados significativos e tira conclusões iniciais sobre o que eles podem indicar.[9] Cabe destacar que os dados coletados podem ser objetivos ou subjetivos e que os dois servem como indícios, ou seja, proporcionam a impressão inicial dos padrões de saúde dos indivíduos sob cuidados de enfermagem.[9]

Os dados objetivos referem-se ao que é observável e os subjetivos representam o que os indivíduos afirmam. A separação das informações em dados subjetivos e objetivos auxilia o pensamento crítico (raciocínio clínico) porque um tipo complementa e esclarece o outro.[9]

- Exemplo de dado subjetivo: "estou com febre há dias, sinto-me cansado e tenho tossido muito"
- Exemplo de dado objetivo: temperatura axilar de 38°C, frequência respiratória (FR) de 32 irpm e expectoração amarelada.

Os dados objetivos oferecem suporte aos dados subjetivos, ou seja, o que é observado confirma o que o paciente diz.[9]

Validação (confirmação) dos dados

Realizada para garantir que a informação coletada seja adequada. Para tanto, o enfermeiro deve comprovar se os dados obtidos estão corretos, comparando-os com parâmetros de normalidade no intuito de evitar erros na identificação de problemas.[9]

Por exemplo, o enfermeiro pergunta ao paciente qual é a localização da dor no peito e se ela continua muito intensa. Imagine que o paciente, por medo da morte, responda: "está fraca, acho que é problema de estômago". Se esta for a única pergunta formulada pelo enfermeiro e ele não buscar mais informações (p. ex., resultados séricos de marcadores cardíacos ou eletrocardiograma), o profissional poderá agir com base no pressuposto de que não seja dor precordial, o que pode se tornar muito perigoso.

Outro exemplo, o paciente relata ter tido febre no dia anterior à consulta. O enfermeiro deve verificar se o paciente aferiu a temperatura. Se este responder que sim e que a temperatura identificada foi de 37°, o profissional pode constatar que o paciente não teve febre e que a afirmação foi equivocada.

Agrupamento dos dados

Após coletar, identificar indícios/fazer inferências e validar os dados, o passo seguinte é agrupar as informações.[9] Esse agrupamento pode ser feito, por exemplo, por necessidades humanas básicas/modos adaptativos/sistemas de enfermagem, de acordo com a teoria de enfermagem utilizada. Ele exige do enfermeiro competência clínica e favorece uma maior compreensão sobre a situação de saúde dos indivíduos.

Identificação de padrões/teste das primeiras impressões

Após o agrupamento dos dados, os enfermeiros devem decidir o que é ou não relevante (identificando padrões de normalidade e anormalidade) e inferir quais são os fatores causais para compreender melhor a situação existente.[9] Por exemplo, ao perceber que um paciente apresenta um problema respiratório, o enfermeiro deve deduzir quais são os fatores relacionados com o aparecimento das evidências dessa anormalidade.

Comunicação e registro de dados

Os dados significativos (ou anormais) devem ser comunicados, assegurando-se, com isso, que os demais membros da equipe de saúde também tenham conhecimento da situação dos indivíduos sob cuidados de enfermagem. O registro de dados mostrará o pensamento crítico de enfermeiros e favorecerá o aprofundamento do conhecimento e a continuidade da assistência.

Investigação guiada por teorias de enfermagem

Cabe ainda reforçar que, para favorecer uma investigação apropriada a fim de que as necessidades de saúde dos pacientes, familiares ou membros de uma comunidade sejam identificadas pelos enfermeiros, é importante que a investigação seja direcionada por teorias de enfermagem.[10]

Nos capítulos anteriores, viu-se que cada teoria tem uma linguagem própria, mas que tanto a teoria das necessidades humanas básicas (NHB) como a da adaptação e a do déficit de autocuidado direcionam o olhar dos enfermeiros para as pessoas de maneira holística, assegurando que as esferas biológicas, sociais, psicológicas e espirituais dos seres humanos sejam foco da sua atenção.

Conforme discutido no Capítulo 2, para ajudar os enfermeiros a incorporarem o que é preconizado pela teoria de enfermagem selecionada para o serviço, sugere-se que os instrumentos de coleta de dados, as normas, as rotinas, os protocolos, dentre outros, sejam coerentes entre si e com a teoria de enfermagem, bem como utilizem a linguagem da teoria de modo que os profissionais possam adquirir mais clareza sobre a finalidade da assistência por eles prestada.

O desenvolvimento de instrumentos de registro e sistemas de informação favorece a normatização dos dados e a organização das informações coletadas.[5,11] A organização dos dados é essencial para o processamento apto e crítico de inferências e julgamentos.[9] Dessa forma, o enfermeiro poderá estar mais bem estruturado para a próxima etapa do PE (identificar os DE). Portanto, uma avaliação insuficiente ou incorreta nessa fase poderá levar a um DE também incorreto, o que pode comprometer os indivíduos.[10]

Por exemplo, quando um enfermeiro tem clareza de quais são as NHB de Wanda de Aguiar Horta que devem ser investigadas e quando se norteia pela teoria, conseguirá formular perguntas para a anamnese e organizar os dados que devem ser coletados durante o exame físico e a evolução diária. Como resultado, estará se preparando para direcionar sua investigação para as demandas individuais de cada indivíduo, obtendo uma melhor compreensão de quem é a pessoa que demanda cuidados de enfermagem e quais são as suas necessidades. Essa organização dos dados, por sua vez, também favorecerá a análise e a formulação dos DE.

Como visto no Capítulo 3, Wanda de Aguiar Horta organizou as NHB em psicobiológicas, psicossociais e psicoespirituais.[6] No Quadro 7.1, são apresentadas, além das definições elaboradas para essas necessidades, possíveis perguntas que o enfermeiro pode fazer para obter informações sobre cada uma delas.

Quadro 7.1 Necessidades Humanas Básicas e informações a serem obtidas.

Necessidade humana básica	Conceito	Informações que precisam ser obtidas durante a primeira etapa do PE
Regulação neurológica	Necessidade do indivíduo de preservar e/ou restabelecer o funcionamento do sistema nervoso, com o objetivo de controlar e coordenar as funções e atividades do corpo e alguns aspectos do comportamento[12]	• Histórico/queixas atuais: cefaleia, tontura/vertigem, convulsões, tremores, traumatismo craniano, coordenação motora, parestesias, plegias, disfagia, afasias, alteração no comportamento, prejuízo na memória • História pregressa de acidente vascular encefálico, lesão na medula espinal, meningite ou encefalite, alcoolismo • Exame físico: avaliação do estado mental (aparência, comportamento, função cognitiva, capacidade de construção do pensamento, características da fala), avaliação do nível de consciência, força e coordenação motora, tipo de marcha, postura e atitude, reflexos, sensibilidade, rigidez de nuca, funcionamento dos pares de nervos cranianos
Comunicação	Necessidade do indivíduo de enviar e receber mensagens, utilizando linguagem verbal (palavra falada e escrita) e não verbal (símbolos, sinais, gestos, expressões faciais) com o objetivo de interagir com os outros[12]	• Avaliação da forma de comunicação adotada pelo paciente e nível de interação com outras pessoas. Atentar para alterações importantes na comunicação verbal: afasia, disartria, presença de dispositivos de cuidados ou condições ambientais que interfiram negativamente na capacidade de comunicação e interação do paciente
Segurança emocional	Necessidade de confiar nos sentimentos e emoções dos outros em relação a si, com o objetivo de se sentir seguro emocionalmente[12]	• Histórico/queixas atuais quanto à segurança emocional e os motivos desencadeantes dos desequilíbrios dessa necessidade • Exame físico: avaliação dos níveis de ansiedade, insegurança, medo, impotência, desesperança, agitação, tristeza, agressividade, bem como dos fatores atenuantes e desencadeantes desses sentimentos
Amor/aceitação	Necessidade do indivíduo de ter sentimentos e emoções em relação às pessoas em geral, com o objetivo de ser aceito e integrado aos grupos, ter amigos e família[12]	

(continua)

Quadro 7.1 (*Continuação*) Necessidades Humanas Básicas e informações a serem obtidas.

Necessidade humana básica	Conceito	Informações que precisam ser obtidas durante a primeira etapa do PE
Autorrealização	Necessidade do indivíduo de realizar o máximo com suas capacidades física, mental, emocional e social, com o objetivo de ser o tipo de pessoa que deseja[12]	• Condição atual do nível de satisfação pessoal quanto ao papel desempenhado na sociedade de acordo com os seus princípios, crenças, valores e objetivos de vida
Autoestima, autoconfiança, autorrespeito	Necessidade de se sentir adequado para enfrentar os desafios da vida, de ter confiança em suas próprias ideias, de ter respeito por si próprio, de se valorizar, de se reconhecer merecedor de amor e de felicidade, de não ter medo de expor suas ideias, desejos e necessidades, com o objetivo de obter controle sobre a própria vida, de sentir bem-estar psicológico e de se perceber como o centro vital da própria existência[12]	• Histórico e condição atual sobre distúrbios: • Distúrbios na autoestima, na imagem corporal, na identidade pessoal • Como está a aceitação de sua condição de saúde e/ou da mudança no estilo de vida • Como está a aceitação da autoimagem • Qual a importância de si para o outro • Preocupação relacionada com a visão do outro e com seu valor para os outros e para si
Autoimagem	Necessidade do indivíduo de ter um conjunto de ideias, conceitos, opiniões e imagens de si, bem como de saber a imagem que supõe projetar nos outros[12]	
Necessidade gregária	Necessidade do indivíduo de viver em grupo para interagir com os outros e realizar trocas sociais[12]	• Histórico: participação em atividades sociais, integração com a família, identificação de pessoas de maior afinidade, nível de solidão
Necessidade de atenção	Necessidade do indivíduo de se sentir cuidado[12]	• Histórico e condição do nível de satisfação do(a) paciente quanto ao cuidado recebido de seus familiares, amigos, pessoas próximas e profissionais de saúde
Percepção dos órgãos dos sentidos	Necessidade do organismo de perceber o meio por estímulos nervosos com o objetivo de interagir com os outros e perceber o ambiente[12] Divide-se em: percepção visual, olfatória, auditiva, gustativa, tátil e dolorosa	• Histórico/queixas atuais relacionadas com visão, olfato, audição, percepção gustativa, tátil e dolorosa • Exame físico de olhos, nariz, ouvidos e boca. Quando houver queixa de dor, descrever tipo, localização, intensidade, duração e evolução dos sintomas
Regulação térmica	Necessidade do organismo em manter a temperatura central média (temperatura interna)[12] quando mensurada VO entre 36,5 e 37°C, com o objetivo de obter um equilíbrio da temperatura corporal (produção e perda de energia térmica)[13]	• Histórico/queixas atuais relacionadas com temperatura, tremores, calafrios, sudorese e pele fria • Exame físico: temperatura corporal
Cuidado corporal	Necessidade do indivíduo de, deliberada, responsável e eficazmente, realizar atividades para preservar seu asseio corporal[12]	• Histórico/queixas atuais relacionadas com dificuldades para banhar-se, vestir-se ou arrumar-se

(continua)

Quadro 7.1 (*Continuação*) Necessidades Humanas Básicas e informações a serem obtidas.

Necessidade humana básica	Conceito	Informações que precisam ser obtidas durante a primeira etapa do PE
		• Exame físico feito por meio da avaliação do estado geral do(a) paciente quanto a: condições de higiene corporal, íntima e aparência física; capacidade de autocuidado/necessidade de auxílio para banhar-se, vestir-se e arrumar-se; avaliação do tipo de banho mais indicado e do nível de conforto do(a) paciente após o banho
Sono/repouso	Necessidade do organismo de manter, durante certo período diário, a suspensão natural, periódica e relativa da consciência, o corpo e a mente em estado de imobilidade parcial ou completa e as funções corporais parcialmente diminuídas, com o objetivo de obter restauração (diminuição recorrente das atividades corporais)[12]	• Histórico e queixas atuais: alterações no padrão de sono, dificuldade para dormir, número de horas de sono, fatores que facilitam e dificultam o sono, uso de medicamentos indutores ou inibidores do sono, uso de materiais ou equipamentos para tratar alterações no padrão de sono, satisfação com o número de horas dormidas ao acordar, preferência por alguma posição para dormir
Alimentação	Necessidade do indivíduo de obter os alimentos necessários com o objetivo de nutrir o corpo e manter a vida[12]	• História pregressa de doenças ou procedimentos cirúrgicos no trato gastrintestinal, alergias ou intolerâncias alimentares, preferências alimentares, tipo de alimentos ingeridos e frequência da ingesta alimentar, local habitual das refeições, quem prepara as refeições • Medidas antropométricas: peso atual e habitual, altura, índice de massa corporal (IMC), relação cintura-quadril, relação cintura-estatura • Histórico/queixas atuais: náuseas, vômitos, alterações do apetite, do olfato, do paladar, da mastigação ou da deglutição, uso de suplementos alimentares, alterações na cavidade bucal que comprometam o paladar, a mastigação e a deglutição de alimentos • Exame físico da boca: avaliação dos lábios, gengivas, mucosa oral, língua, palato, dentes, tonsilas amigdalianas. Quando usar prótese dentária, avaliar a adaptação
Hidratação	Necessidade de manter em nível ótimo os líquidos corporais, compostos essencialmente por água, com o objetivo de favorecer o metabolismo corporal[12]	• Histórico da quantidade de água ingerida no dia e de restrição hídrica, relato de polidipsia, avaliação do turgor da pele, da umidade das mucosas, de coloração, frequência e volume urinário • Exames complementares: resultados da osmolaridade sérica e urinária e da concentração de sódio
Regulação hidrossalina	Necessidade do organismo de manter a concentração de sódio sérico dentro dos parâmetros de normalidade (135 a 145 mEq/ℓ), o que é regulado com a absorção de água e com a liberação da aldosterona[12]	

(continua)

Quadro 7.1 (*Continuação*) Necessidades Humanas Básicas e informações a serem obtidas.

Necessidade humana básica	Conceito	Informações que precisam ser obtidas durante a primeira etapa do PE
Regulação hormonal	Necessidade do organismo de manter a regulação das funções metabólicas[12]	• Exames complementares: avaliação dos níveis séricos dos hormônios corporais conforme especificidade de cada clínica
Regulação: crescimento celular	Necessidade do organismo de manter a multiplicação celular e o crescimento tecidual dentro dos padrões da normalidade com o objetivo de crescer e se desenvolver[12]	• Histórico quanto a crescimento e desenvolvimento, conforme a faixa etária do indivíduo • Exame físico: medidas antropométricas relacionadas ao crescimento e desenvolvimento, conforme a faixa etária do indivíduo
Regulação eletrolítica	Necessidade do organismo de manter a regulação apropriada entre o volume de líquidos e a composição iônica dos líquidos orgânicos[12]	• Exames complementares: resultados dos níveis séricos dos eletrólitos (sódio, potássio, magnésio, cálcio e fósforo) • Histórico/queixas atuais: alterações relacionadas a variações nos níveis de sódio, como taquicardia, fadiga, cãibras, náuseas, vômito, cefaleia, convulsões, confusão mental, mudanças no peso, sensação de sede intensa, mucosas desidratadas • Histórico/exame físico: alterações relacionadas a variações nos níveis de potássio, como fraqueza muscular, flacidez ou paralisia muscular, pulso fraco e irregular, bradicardia, arritmias cardíacas, distensão abdominal, ruídos hidroaéreos diminuídos, vômito, poliúria, hiperglicemia, diarreia • Histórico/queixas atuais: alterações relacionadas a variações nos níveis de magnésio, como tetania, fraqueza generalizada, convulsões, anorexia, bradicardia e hipotensão, sonolência, pupilas fixas e midriáticas, bradipneia ou apneia • Histórico/queixas atuais: alterações relacionadas a variações nos níveis de cálcio, como fadiga, depressão, ansiedade, dormência e formigamento de extremidades, contrações musculares, cãibras, tetania, convulsões, letargia, diminuição dos reflexos, fraqueza, anorexia, náuseas, vômito, dor óssea, poliúria, desidratação, arritmias cardíacas • Histórico/queixas atuais: alterações relacionadas a variações nos níveis de fósforo, como convulsões, delírios, arritmias e insuficiência cardíaca, disfagia, fraqueza muscular

(continua)

Quadro 7.1 (*Continuação*) Necessidades Humanas Básicas e informações a serem obtidas.

Necessidade humana básica	Conceito	Informações que precisam ser obtidas durante a primeira etapa do PE
Oxigenação	Necessidade do indivíduo de obter oxigênio por meio da ventilação; de difundir oxigênio e dióxido de carbono entre os alvéolos e o sangue; de transportar oxigênio para os tecidos periféricos e remover dióxido de carbono; e de regular a respiração, com o objetivo de produzir energia (ATP) e manter a vida[12]	• Histórico/queixas atuais: tosse, dispneia, dor torácica ao respirar • História pregressa de infecção respiratória, tabagismo, alergias a mofo e outros odores • Exame físico: batimento de aletas nasais (BAN); cianose; baqueteamento digital; uso de dispositivos de oxigenoterapia (não invasiva e invasiva); frequência respiratória; saturação de oxigênio ($SatO_2$); tipo e ritmo respiratório; tipo de tórax e simetria torácica; nódulos, massas, pulsações, sensibilidade, alteração óssea ou abaulamentos na região torácica; expansibilidade torácica, frêmito toracovocal; som produzido durante a percussão pulmonar; respiratórios normais e ruídos adventícios • Exames complementares: resultados obtidos na gasometria e exames de imagem do tórax
Regulação vascular	Necessidade do organismo de transportar e distribuir nutrientes vitais, por meio do sangue, para os tecidos e remover substâncias desnecessárias para manter a homeostase dos líquidos corporais e a sobrevivência do organismo[12]	• Histórico/queixas atuais: dor precordial ou cãibras, alterações na coloração e temperatura da pele dos braços e/ou das pernas, edema, fadiga, dificuldade respiratória e tosse • História pregressa: doenças cardíacas e vasculares, hipercolesterolemia, febre reumática e anemias • Histórico familiar de doenças cardíacas e vasculares • Estilo e hábitos de vida quanto à alimentação e à prática de exercícios físicos • Exame físico do coração, dos vasos arteriais e venosos. Aferição da pressão arterial sistêmica, do pulso e da frequência e ausculta cardíaca. Verificação da presença de íctus cardíaco, abaulamentos, movimentos visuais e frêmito cardiovascular
Eliminação	Necessidade do organismo de eliminar substâncias indesejáveis ou presentes em quantidades excessivas com o objetivo de manter a homeostase corporal[12]	• Histórico/queixas atuais: dor abdominal, anal e em vias urinárias, problemas na próstata (se homem), disúria, nictúria, incontinência urinária e fecal, diarreia e constipação intestinal • História pregressa: doenças e cirurgias no trato gastrintestinal e urinário • Histórico e características atuais da urina (coloração, frequência e volume) e fezes (padrão usual de eliminação, coloração, frequência e consistência), necessidade de medicamentos para favorecer a eliminação (diuréticos, laxantes) • Exame físico do abdome e da região perianal e verificação quanto ao uso de dispositivos para eliminação urinária e fecal

(continua)

Quadro 7.1 (*Continuação*) Necessidades Humanas Básicas e informações a serem obtidas.

Necessidade humana básica	Conceito	Informações que precisam ser obtidas durante a primeira etapa do PE
Atividade física	Necessidade de se mover intencionalmente sob determinadas circunstâncias por meio do uso da capacidade de controle e relaxamento dos grupos musculares, com o objetivo de evitar lesões tissulares (vasculares, musculares, osteoarticulares), exercitar-se, trabalhar, satisfazer outras necessidades, realizar desejos, sentir-se bem etc.[12]	• Histórico ou prática atual de atividades físicas (tipo, início e frequência); fatores estimulantes e inibidores da prática de atividade física; queixas de dor ou limitações durante a prática de atividade física; acompanhamento de profissional especializado durante a prática de atividade física
Recreação/lazer	Necessidade do indivíduo de utilizar a criatividade para produzir e reproduzir ideias e coisas, com o objetivo de entreter-se, distrair-se e divertir-se[12]	• Histórico de preferências relacionadas com atividades de recreação/lazer
Locomoção	Necessidade do ser humano de se transportar de um lugar para outro[12]	• Histórico/queixas atuais: dificuldade para andar, levantar, sentar ou deitar que limitem as atividades de vida diária (AVD); uso de dispositivo para auxílio da locomoção; restrição no leito ou em cadeiras de rodas; queixa de dor nas articulações ou limitação de movimentos; queixa de fraqueza ou cãibras • História pregressa: cirurgias no aparelho locomotor • Exame físico: tipo de marcha; movimentação e flexão dos membros; avaliação de tônus, volume e força motora; das articulações e dos ossos; da necessidade de auxílio/independência para se locomover
Sexualidade	Necessidade de integrar aspectos somáticos, emocionais, intelectuais e sociais do ser, com o objetivo de obter prazer e consumar o relacionamento sexual com um parceiro ou uma parceira e procriar[12]	• Histórico/queixas atuais relacionadas com atividade sexual e doenças sexualmente transmissíveis em curso ou tratadas; relato de prurido; detecção de lesões na genitália e uso de métodos anticoncepcionais • Nas mulheres: história de gravidez, aborto, ligadura tubária; realização do exame preventivo para o câncer de colo de útero e de mama; relato de leucorreia • Nos homens: relato de priapismo (ereção dolorosa do pênis), hemospermia (sangue no esperma), corrimento uretral, ejaculação precoce, impotência, esterilidade, edema e massas no pênis, na bolsa escrotal e na região inguinal. Quando acima de 40 anos, questionar sobre realização de exame preventivo para o câncer de próstata • Exame físico: genitália, região inguinal, mamas e linfonodos regionais

(continua)

Quadro 7.1 (*Continuação*) Necessidades Humanas Básicas e informações a serem obtidas.

Necessidade humana básica	Conceito	Informações que precisam ser obtidas durante a primeira etapa do PE
Integridade física	Necessidade do organismo de manter as características de elasticidade, sensibilidade, vascularização, umidade e coloração do tecido epitelial, subcutâneo e mucoso com o objetivo de proteger o corpo [12]	• História pregressa de doenças da pele e comprometimentos em mucosas • Histórico/queixas atuais: alterações na pigmentação, na integridade e na umidade da pele, dos cabelos e das unhas; prurido; alterações na integridade, coloração e umidade das mucosas • Exame físico: avaliação da pele, dos cabelos, das unhas e das mucosas
Segurança física e meio ambiente	Necessidade de manter um meio ambiente livre de agentes agressores à vida, com o objetivo de preservar a integridade psicobiológica[12]	• Histórico e condição atual referente à exposição a fatores de risco ambientais ou ocupacionais que podem ameaçar a segurança do(a) paciente e resultar em danos físicos e psicológicos • Exame físico: identificação de meios de transmissão de patógenos e condições que podem ameaçar a segurança do(a) paciente/ familiares e membros da comunidade e ocorrência de eventos adversos
Necessidade de terapêutica	Necessidade do indivíduo de buscar ajuda profissional para auxiliar no cuidado à saúde, com o objetivo de promover, manter e recuperar a saúde[12]	• Histórico e uso de medicamentos, adesão ao regime terapêutico prescrito, identificação de fatores facilitadores e dificultadores da adesão ao regime terapêutico e do nível de compreensão e de aceitação quanto ao regime terapêutico prescrito
Liberdade/ participação	Necessidade que cada um tem de agir conforme a sua própria determinação, dentro de uma sociedade organizada, respeitando os limites impostos por normas (sociais, culturais, legais) definidas. Em resumo, é o direito que cada um tem de concordar ou discordar, informar e ser informado, delimitar e ser delimitado, com o objetivo de ser livre e preservar sua autonomia[12]	• Histórico/condição atual quanto à capacidade do(a) paciente em concordar ou discordar de ações de cuidado de saúde prescritas, bem como de questionar os profissionais de saúde acerca de seu estado de saúde e das ações de cuidado com ele realizadas ou que demandem a sua participação
Criatividade	Necessidade do indivíduo de ter ideias e produzir novas coisas, com o objetivo de realizar-se (vir a ser)[12]	• Histórico/condição atual quanto à capacidade do(a) paciente em propor alternativas e soluções capazes de favorecer seu bem-estar
Aprendizagem/ educação para a saúde	Necessidade do indivíduo de adquirir conhecimento e/ou habilidade para responder a uma situação nova ou já conhecida, com o objetivo de adquirir comportamentos saudáveis e manter a saúde[12]	• Condição atual do nível de conhecimento do(a) paciente de seus familiares/cuidadores sobre o seu processo de saúde/doença; do regime terapêutico prescrito; do nível de compreensão e capacidade de aprender/ adquirir novas informações; fatores motivadores e inibidores da aprendizagem

(continua)

Quadro 7.1 (*Continuação*) Necessidades Humanas Básicas e informações a serem obtidas.

Necessidade humana básica	Conceito	Informações que precisam ser obtidas durante a primeira etapa do PE
Espaço	Necessidade do indivíduo de delimitar-se no ambiente físico, ou seja, expandir-se ou retrair-se, com o objetivo de preservar a individualidade e a privacidade [12]	• Histórico/queixas atuais quanto à perda da individualidade e privacidade • Exame físico: identificação de procedimentos e condutas que expõe o(a) paciente e o privam de sua individualidade e privacidade
Espiritualidade	Necessidade inerente aos seres humanos, vinculada aos fatores necessários para o estabelecimento de um relacionamento dinâmico entre a pessoa e um ser ou entidade superior, com o objetivo de sentir bem-estar espiritual, (p. ex., ter crenças relativas ao significado da vida). Cabe ressaltar que espiritualidade não é o mesmo que religião[12]	• Histórico referente à prática de crença religiosa/espiritual • Queixas atuais quanto à interferência da condição atual de saúde em sua prática religiosa/espiritual • Verificar se há interferência da prática/crença religiosa na adesão ao tratamento da saúde e nos hábitos de vida

Salienta-se que alguns questionamentos se aplicam mais a determinadas faixas etárias e alguns ambientes específicos. Todavia, ter clareza sobre o que perguntar e por que perguntar ajuda os enfermeiros a terem uma compreensão mais apropriada sobre o estado de saúde dos indivíduos sob cuidados de enfermagem.

A organização dos questionamentos e dados, de acordo com os fundamentos teóricos, deve ser o eixo condutor durante o processo de elaboração de instrumentos de coleta de dados (em papel ou no formato eletrônico).

A seguir, serão apresentados instrumentos de registro manuais desenvolvidos a partir de teorias de enfermagem. A criação desses instrumentos também serve como uma etapa do desenvolvimento de sistemas de informação (ver Capítulo 12).

INSTRUMENTOS MANUAIS DE REGISTRO DIRECIONADOS POR TEORIAS DE ENFERMAGEM

Quando vai ao encontro de pacientes, familiares e membros de uma comunidade, o enfermeiro deve lançar mão de seus conhecimentos e coletar dados a partir de um referencial teórico, ou seja, após escolher a teoria de enfermagem, o profissional deve ser direcionado pelos conceitos da teoria e realizar a anamnese e o exame físico guiados pelo modelo conceitual.[10]

Contudo, podem surgir as perguntas: como fazer isso na prática? Como construir um instrumento de registro alicerçado em uma TE?

Pode-se notar no Quadro 7.1 que questionamentos e dados relevantes podem ser organizados de acordo com os pressupostos da teoria de enfermagem e, dessa mesma maneira, os instrumentos de registro manual ou eletrônico devem ser elaborados.

As Figuras 7.3 e 7.4 apresentam os instrumentos de registro desenvolvidos a partir da teoria das NHB para utilização em unidade de terapia intensiva (UTI) de adulto, que foram validados[11] e que serviram para nortear o desenvolvimento do *software* apresentado no Capítulo 12.

| Logomarca da empresa | Histórico de enfermagem UTI adulto | 1. Data da admissão: _____/_____/_____ 2. Hora: _____ : _____ **Fundamentado na Teoria das Necessidades Humanas Básicas de Wanda de Aguiar Horta** |

Identificação

3. Nome: _____ 4. Registro: _____
5. Data de Nascimento:___/___/___ 6. Idade: _____ 7. Sexo: □ M □ F
8. Escolaridade: _____ 9. Raça: _____ 10. Profissão: _____
11. Naturalidade: _____ 12. Nacionalidade: _____
13. Convênio: _____ 14. Box: _____
15. Diagnóstico clínico: _____

| 16. Procedência: □ Casa □ Outro hospital □ PS □ BC □ Hemodinâmica □ Unidade de Internação □ Outros: _____ | 17. Informante: □ Paciente □ Membro da família □ Amigo □ Profissional de saúde: _____ □ Outros: _____ |

Percepções e expectativas relacionadas à doença

18. Motivos da internação na UTI/história da moléstia atual:

19. História pregressa:

20. Dados alterados de exames complementares anteriores à internação na UTI:

21. Conhecimento do paciente e familiar sobre a doença e o tratamento:
□ Adequado □ Inadequado. Cite _____
□ Nenhum

22. Controle de saúde/hábitos de vida:
Relato de alergias: □ Não □ Sim. Cite: _____
Hábito de fazer exame médico regularmente: □ Não □ Sim Tabagismo: □ Não □ Sim
Hábito de fazer exame odontológico regularmente: □ Não □ Sim Etilismo: □ Não □ Sim
Medicamentos em uso: _____

Necessidades psicoespirituais

23. Realiza alguma prática religiosa-espiritual?   □ Não □ Sim. Qual? _____

24. Solicita algum acompanhamento religioso/espiritual?   □ Não □ Sim. Cite: _____

Necessidades psicossociais

25. Segurança/estado emocional prévio	□ Calmo □ Agitado □ Alegre □ Triste □ Ansioso □ Relato de estar com medo □ Agressivo □ Outros. Especificar: _____
26. Orientação prévia no tempo e espaço/comunicação/atenção:	Comunicação: □ Verbal oral □ Verbal escrita □ Não verbal. Cite: _____ □ Orientado □ Desorientado □ Alerta □ Sonolento □ Agitado □ Torporoso □ Comatoso □ Sedado □ Outros _____ Memória prejudicada □ Não □ Sim. Cite: _____
27. Interação social (gregária/participação/amor)	Participação em atividades □ Não □ Sim. Cite: _____ Integração com a família □ Não □ Sim. Cite: _____ Pessoas de maior afinidade: _____
28. Recreação/lazer/criatividade	□ Televisão □ Música □ Computador □ Revistas □ Livros □ Trabalhos manuais □ Jogos □ Outros. Cite: _____

Figura 7.3 Instrumento de coleta de dados – histórico de enfermagem para UTI de adulto – desenvolvido utilizando os pressupostos da teoria das necessidades humanas básicas de Wanda de Aguiar Horta. (*continua*)

29.

Aprendizagem (educação para a saúde)	☐ Não comprometida	☐ Comprometida. Cite: _____
Autoestima	☐ Não comprometida	☐ Comprometida. Cite: _____
Autoimagem	☐ Não comprometida	☐ Comprometida. Cite: _____
Autorrealização	☐ Não comprometida	☐ Comprometida. Cite: _____
Liberdade	☐ Não comprometida	☐ Comprometida. Cite: _____
Aceitação	☐ Não comprometida	☐ Comprometida. Cite: _____

Necessidades psicobiológicas

30. Percepção dos órgãos dos sentidos	Alterações ☐ Não ☐ Visual ☐ Auditiva ☐ Dolorosa ☐ Gustativa ☐ Tátil ☐ Olfativa. Cite: _____
31. Cuidado corporal	Déficit prévio no autocuidado: Higiene corporal ☐ Não ☐ Sim. Cite: _____ Déficit prévio no autocuidado: Higiene oral ☐ Não ☐ Sim. Cite: _____
32. Hábito de sono e repouso	Tem dificuldade para dormir? ☐ Não ☐ Sim. Identifique: _____ ☐ Insônia ☐ Sonambulismo ☐ Inverte dia com a noite ☐ Medo noturno ☐ Outros. Cite: _____ O que dificulta/interfere em seu hábito de sono? _____
33. Nutrição e hidratação	Apetite ☐ Preservado ☐ Diminuído. Motivo: _____ Déficit prévio no autocuidado para alimentação/hidratação? ☐ Não ☐ Sim. Qual? _____
34. Mecânica corporal/motilidade/locomoção	Déficit prévio de locomoção? ☐ Não ☐ Sim. Qual? _____ _____
35. Exercícios e atividades físicas	☐ Não realiza ☐ Realiza. Cite: _____
36. Integridade física/cutaneomucosa	Integridade física preservada? ☐ Sim ☐ Não Cite o comprometimento: _____ Integridade cutaneomucosa preservada? ☐ Sim ☐ Não Cite o comprometimento: _____
37. Eliminação urinária	Relato de: ☐ Fluxo urinário adequado ☐ Poliúria ☐ Polaciúria ☐ Nictúria ☐ Tenesmo ☐ Incontinência urinária ☐ Disúria ☐ Hematúria ☐ Colúria ☐ Outros: Déficit prévio no autocuidado ☐ Não ☐ Sim. Qual? _____
38. Eliminação intestinal	☐ Hábito regular _____ vezes/dia ☐ Hábito irregular Déficit prévio no autocuidado ☐ Não ☐ Sim. Qual? _____
39. Terapêutica	Seguia orientações prévias relacionadas à saúde? ☐ Não ☐ Sim Observações: _____
40. Sexualidade	Dados de interesse clínico ☐ Não ☐ Sim. Cite: _____
41. Ambiente e abrigo	Saneamento básico ☐ Presente ☐ Ausente Moradia ☐ Área urbana ☐ Área rural ☐ Outros: _____

42. Solicitações do paciente/familiares:

Impressão do enfermeiro sobre o paciente/familiares/outros dados relevantes:

Enfermeiro/COREN:

Figura 7.3 (*Continuação*) Instrumento de coleta de dados – histórico de enfermagem para UTI de adulto – desenvolvido utilizando os pressupostos da teoria das necessidades humanas básicas de Wanda de Aguiar Horta.

Logomarca da empresa	Exame físico UTI adulto	Identificação do paciente: (colocar etiqueta)
		Turno: ☐ Manhã ☐ Tarde ☐ Noite

Fundamentado na teoria das Necessidades Humanas Básicas de Wanda de Aguiar Horta

1. Regulação neurológica:
☐ Orientado ☐ Confuso ☐ Alerta ☐ Sonolento ☐ Agitado ☐ Calmo ☐ Torporoso
☐ Comatoso ☐ Sedado ☐ Outros: _____

Escala de Coma de Glasgow: _____ (Total)

Abertura ocular:	Resposta motora:	Resposta verbal:
4. Espontânea	6. Obedece ao comando	5. Orientado
3. Ao comando verbal	5. Localiza dor	4. Desorientado e
2. A dor	4. Flexão inespecífica	conservado
1. Ausente	3. Flexão hipertônica	3. Palavras inapropriadas
	2. Extensão hipertônica	2. Sons incompreensíveis
	1. Sem resposta	1. Sem resposta

Escala de Ramsay: _____ (total)

Paciente acordado	Paciente dormindo
Nível 1 – Ansiosos e agitado, ou inquieto ou ambos	Nível 4 – Respostas rápidas
Nível 2 – Cooperativo, orientado e tranquilo	Nível 5 – Respostas lentas
Nível 3 – Responde apenas a comandos	Nível 6 – Sem respostas

2. Segurança emocional:
☐ Calmo   ☐ Alegre   ☐ Triste   ☐ Ansioso   ☐ Depressivo   ☐ Outros: _____

3. Sono e repouso:
☐ Preservado   ☐ Inadequado

4. Regulação térmica:
☐ Afebril _____°C   ☐ Subfebril _____°C   ☐ Febril _____°C   ☐ Hipotérmico _____°C

5. Coloração e hidratação da pele e das mucosas:
☐ Anictérico   ☐ Ictérico _____ +/+4   ☐ Acianótico   ☐ Cianótico _____ +/+4
☐ Corado   ☐ Hipocorado _____ +/+4   ☐ Hidratado   ☐ Desidratado _____ +/+4

6. Cuidado corporal:
Higienização corporal: ☐ Adequada   ☐ Inadequada _____
Higienização bucal: ☐ Adequada   ☐ Inadequada _____

7. COONG (cabeça, olhos, ouvido, nariz, garganta) e região cervical:
☐ PIC:_____mmHg   ☐ PPC: _____mmHg
☐ DVE   ☐ Dreno: tipo_____
Pupilas: ☐ Isocóricas   ☐ Anisocóricas   ☐ Miose _____   ☐ Midríase _____
☐ Discóricas   Diâmetro: _____ cm
Fotorreatividade pupilar: ☐ Presente   ☐ Ausente   ☐ Lagoftalmia   ☐ Nistagmo   ☐ Ptose palpebral
☐ Amaurose _____   ☐ Edema palpebral _____
☐ Otorragia   ☐ Otorreia   ☐ Aparelho auditivo
☐ Desvio de Septo _____   ☐ Epistaxe   ☐ BAN   ☐ SNE (SOE)   ☐ SNG (SOG)   ☐ Cânula nasal
☐ TOT   ☐ TQT   ☐ Cânula de Guedel   ☐ Cânula nasal   ☐ Combitube™   ☐ Máscara laríngea
☐ Prótese dentária   ☐ Outros:_____

8. Nutrição:
Tipo: _____ Aceitação: ☐ Adequada   ☐ Inadequada _____
Via: ☐ VO   ☐ Enteral   ☐ Parenteral   Fluxo:_____mℓ/h   ☐ Restrição hídrica
Estase: ☐ Ausente   ☐ Presente: volume_____   ☐ Suspens. Motivo: _____

9. Tórax:
☐ Simétrico   ☐ Assimétrico: ☐ Tonel   ☐ Peito de pombo
☐ *Pectus* escavado   ☐ Cifoescoliose   ☐ Outro:

Figura 7.4 Instrumento de coleta de dados – exame físico para UTI de adulto – desenvolvido utilizando os pressupostos da teoria das Necessidades Humanas Básicas de Wanda de Aguiar Horta. (*continua*)

10. Oxigenação:
□ Frequência respiratória: _____ irpm SatO$_2$ _____% ETCO$_2$ _____%
□ Eupneico □ Taquipneico □ Bradipneico □ Dispneico
□ Padrão Cheynestockes □ Padrão Kusmmaul □ Padrão Biot
□ MVFs/RA □ MV ↓ à D □ MV ↓ à E
□ Roncos _____ □ Sibilos _____ □ Crepitações _____ □ Atrito pleural: _____
□ Ar ambiente
□ Dispositivos de assistência: □ Cateter nasal _____ℓ/min □ Macronebulização _____ℓ/min
□ Micronebulização _____/_____h
□ Máscara de Venturi – Concentração ____% □ Máscara com reservatório □ VNI
□ VM: Tipo: _____ VC _____ VM _____ PEEP: _____ PS: _____
FIO$_2$: _____ Puff ____/_____h
Descrição da secreção traqueal: _____

11. Regulação vascular:
Frequência cardíaca: _____ bpm □ PVC _____mmHg □ PA: _____ mmHg
□ PAP: _____ mmHg □ PPC: _____mHg □ Eucárdico □ Bradicárdico □ Taquicárdico
□ Normotenso □ Hipotenso □ Hipertenso
Pulso: □ Cheio □ Filiforme □ Rítmico □ Arrítmico
Ausculta: □ BNRNF □ B3+ □ B4+
□ Desdobramento de segunda bulha □ Sopros: Tipo: _____ grau ____/+4
Arritmias: □ FA □ TPSV □ TV □ FV □ BAV _____grau □ Outros: _____
□ Marca-passo _____

12. Regulação abdominal:
□ Normotenso □ Tenso □ Globoso □ Distendido □ Ascítico □ Outros: _____
Ruídos hidroaéreos: □ Presentes □ Diminuídos □ Hiperativos □ Ausentes
Timpanismo: □ Presente □ Diminuído □ Ausente
Abaulamentos/visceromegalias: □ Ausentes □ Presentes: local(is): _____
□ Gastrostomia □ Jejunostomia □ Ileostomia

13. Genitálias:
□ Integridade preservada □ Integridade comprometida. Cite: _____

14. Eliminação urinária:
□ Espontânea □ Estimulada □ Volume: _____ □ Medicamento : _____
□ Coletor □ Fralda □ SVD □ SVA _____/_____ h
□ Cistostomia □ Nefrostomia □ Ureterostomia
Quantidade: _____ Aspecto: □ Fisiológico □ Concentrado □ Hematúria
□ Colúria □ Piúria □ Outro:_____
Balanço hídrico: □ Positivo □ Negativo _____ Intervalo de tempo : _____ h

15. Eliminação intestinal:
□ Presente. Aspecto: □ Consistente □ Pastosa □ Líquido-pastosa □ Líquida □ Outros_____
□ Ausente. Quantos dias: _____
Conduta:_____
□ Colostomia: aspecto_____Quantidade_____mℓ

16. MMSS e MMII:
□ Paresia _____ □ Plegia _____ □ Paraplegia □ Tetraplegia
□ Parestesia □ FAV:
local_____
Edema: □ Ausente □ Presente: local_____
Perfusão capilar □ Adequada (Até 3 s) □ Diminuída: local _____
Cianose periférica □ Ausente □ Presente: local_____

Figura 7.4 (*Continuação*) Instrumento de coleta de dados – exame físico para UTI de adulto – desenvolvido utilizando os pressupostos da teoria das Necessidades Humanas Básicas de Wanda de Aguiar Horta. (*continua*)

17. Integridade física (cutaneomucosa)
☐ Preservada   ☐ Comprometida:
Local(is) da(s) lesão(ões)/características da(s) lesão(ões)/curativo(s):_____

18. Soluções em infusão

Medicamento/STP	Vazão	Alteração na vazão	Medicamento/STP	Vazão	Alteração na vazão

19. Medicamentos intermitentes:

20. ATBs – Dias de uso / Microrganismos / Procedimento:

21. Glicemia capilar:

Horário	Glicemia	Insulinoterapia	Horário	Glicemia	Insulinoterapia	Horário	Glicemia	Insulinoterapia

22. Dispositivos de assistência:

☐ TOT	Dias	☐ Cateter de Swan Ganz	Local:	Dias
☐ TQT	Dias	☐ Cateter central	Local:	Dias
☐ PIC	Dias	☐ Cateter periférico	Local:	Dias
☐ SNG	Dias	☐ PIA	Local:	Dias
☐ SNE	Dias	☐ BIA	Local:	Dias
☐ SVD	Dias	☐ Duplo lúmen	Local:	Dias
☐ DVE	Dias	☐ Outros	Local:	Dias
Dreno (tipo/local):		Volume:	Aspecto:	
Dreno (tipo/local):		Volume:	Aspecto:	

23. Dados relacionados às necessidades psicoespirituais e psicossociais:

24. Ocorrências durante o plantão:

25. Ações para o próximo turno:

Enfermeiro/COREN:

Figura 7.4 (*Continuação*) Instrumento de coleta de dados – exame físico para UTI de adulto – desenvolvido utilizando os pressupostos da teoria das Necessidades Humanas Básicas de Wanda de Aguiar Horta.

A Figura 7.5 apresenta um instrumento de registro desenvolvido para a atenção domiciliar com foco no paciente idoso, tendo como eixo norteador a teoria da adaptação (ver Capítulo 4). As Figuras 7.6 e 7.7 mostram instrumentos desenvolvidos para unidades neonatais fundamentados na teoria do déficit do autocuidado (ver Capítulo 5).

Os instrumentos de registro manuais foram por muito tempo o único dispositivo utilizado para armazenar as informações dos pacientes. Todavia, nos últimos anos, o surgimento e a proliferação de novas tecnologias vêm modificando essa realidade, tornando-se cada vez mais frequente a utilização do prontuário eletrônico dos pacientes (PEP).[14]

Logomarca da empresa	**Histórico de enfermagem** **Anamnese e exame físico** **Fundamentado na teoria da adaptação de Callista Roy**

Identificação

Nome: _____ Data de nascimento: ____/____/____   Idade: _____
Sexo: ☐ M   ☐ F   Raça: ☐ Branca   ☐ Preta   ☐ Parda   ☐ Indígena
Estado civil: ☐ Solteiro ☐ Casado   ☐ Viúvo   ☐ União estável   ☐ Separado
Alfabetizado: ☐ Não   ☐ Sim. Nível de escolaridade: _____
Profissão/ocupação/aposentadoria: _____
Naturalidade: _____ Nacionalidade: _____
Endereço: _____
Unidade Básica de Saúde à qual encontra-se vinculado: _____

Informante

☐ O próprio paciente   ☐ Outro: _____

Estímulos focais, contextuais e residuais

Condição atual/queixas/história moléstia atual

Doenças prévias (descrição/mês/ano do diagnóstico)

Internações e cirurgias anteriores (descrição/mês/ano)

Modo fisiológico

Proteção/função neurológica

1. Relato de alergias: ☐ Não   ☐ Sim. Cite: _____
2. Hábito de fazer exame médico regularmente?   ☐ Não   ☐ Sim. Última vez que foi ao médico: _____
3. Hábito de fazer exame odontológico regularmente?   ☐ Não   ☐ Sim. Última vez que foi ao dentista: _____
4. Tabagismo: ☐ Não   ☐ Sim. Há quanto tempo? _____ Quantos cigarros por dia? _____
5. Ex-tabagista: ☐ Não   ☐ Sim. Fumou por quanto tempo? _____ Parou de fumar há: _____
6. Tabagista passivo: ☐ Não   ☐ Sim: _____
7. Relata interesse em para de fumar?   ☐ Não se aplica   ☐ Não   ☐ Sim. Observação: _____
8. Etilismo: ☐ Nunca bebeu   ☐ Bebeu anteriormente e parou há: _____
   ☐ Bebe atualmente: quantos dias na semana: _____
9. Qual o tipo de bebida consumida? _____
10. Vacinação em dia?   ☐ Não sabe informar   ☐ Sim   ☐ Não. Pendências: _____
11. Consegue ajuda profissional para o cuidado em saúde?   ☐ Não   ☐ Sim. Cite: _____
12. Segue orientações prévias relacionadas à saúde?   ☐ Não. Motivo: _____
    ☐ Sim: Quais: _____
13. Conhecimento sobre doenças prévias e tratamentos: ☐ Adequado   ☐ Nenhum   ☐ Inadequado
    ☐ Outro: _____
14. Faz uso de medicamentos contínuos?   ☐ Não   ☐ Sim: _____ (medicamento/dose/horário)

Medicamento	Dose	Horário	Medicamento	Dose	Horário

15. Sabe a indicação dos medicamentos?   ☐ Sim   ☐ Não   ☐ Parcialmente. Cite: _____
16. Quem administra a medicação: ☐ O próprio paciente   ☐ Outros: _____
17. Há relato de esquecimentos relacionados à medicação? _____
18. Observações: _____

Figura 7.5 Histórico de enfermagem: anamnese e exame físico fundamentados na teoria da adaptação de Callista Roy. *(continua)*

19. Atividades instrumentais de vida diária
(escala de Lawton: 3 – sem ajuda / 2 – com ajuda parcial / 1 – com ajuda total)
Total: _____ Grau de dependência para as AIVD: _____

Usa o telefone:	Prepara suas refeições:	Passa suas roupas:
Usa meios de transporte:	Arruma a casa:	Toma seus medicamentos:
Faz compras:	Faz trabalhos domésticos:	Cuida de suas finanças:

20. Higiene corporal: ☐ Adequada ☐ Comprometida. Cite: _____

21. Déficit no autocuidado corporal: ☐ Não ☐ Sim. Cite: _____

22. Preferência de horário para o banho? ☐ Não ☐ Sim. Cite: _____

23. Higiene bucal: ☐ Adequada ☐ Comprometida. Cite: _____

24. Déficit no autocuidado para higiene oral: ☐ Não ☐ Sim. Cite: _____

25 Veste-se: ☐ Sem ajuda ☐ Com ajuda. Cite: _____

26. Observações: _____

27. Mini exame do estado mental (MEEM)
Total obtido: _____
Orientação temporal   ☐ Preservada (5 pontos)   ☐ Comprometida: ____ pontos
Orientação espacial   ☐ Preservada (5 pontos)   ☐ Comprometida: ____ pontos
Memória imediata   ☐ Preservada (3 pontos)   ☐ Comprometida: ____ pontos
Atenção e cálculo   ☐ Preservados (5 pontos) ☐ Comprometidos: ____ pontos
Memória de evocação ☐ Preservada (3 pontos)   ☐ Comprometida: ____ pontos
Linguagem
Capacidade de nomear objetos   ☐ Preservada (2 pontos)   ☐ Comprometida: ____ pontos
Capacidade de repetir uma frase   ☐ Preservada (1 pontos)   ☐ Comprometida: ____ pontos
Capacidade de comando de estágio   ☐ Preservada (3 pontos)   ☐ Comprometida: ____ pontos
Capacidade de ler e executar   ☐ Preservada (1 ponto)   ☐ Comprometida: ____ pontos
Capacidade de escrever uma frase completa ☐ Preservada (1 ponto)   ☐ Comprometida: ____ pontos
Capacidade construtiva visual   ☐ Preservada (1 ponto)   ☐ Comprometida: ____ pontos
Observações: _____

Atividade/repouso

28. Tem dificuldade para dormir?   ☐ Não   ☐ Sim. Cite: _____

29. O que dificulta/interfere em seu hábito de sono? _____

30. Acorda descansado?   ☐ Sim   ☐ Não. Motivo: _____

31. Apresenta sono durante as atividades do dia?   ☐ Não   ☐ Sim. Qual horário? _____

32. Há relato de apresentar comportamento não   ☐ Não   ☐ Sim. Qual? _____
usual durante o sono?

33. Preferência por alguma posição para dormir?   ☐ Não   ☐ Sim. Qual? _____

34. Refere satisfação com o número de horas   ☐ Sim   ☐ Não. Cite: _____
dormidas ao acordar?

35. Histórico de alterações no equilíbrio/   ☐ Não   ☐ Sim. Cite: _____
coordenação motora e marcha?

36. Histórico de alterações relacionadas com força e   ☐ Não   ☐ Sim. Cite: _____
simetria dos membros?

37. Alteração atual na força e simetria dos membros?   ☐ Não   ☐ Sim. Cite: _____

38. Deita-se/levanta-se da cama/cadeira: ☐ Sem ajuda   ☐ Com ajuda. Cite: _____

39. Locomove-se: ☐ Sem ajuda   ☐ Com ajuda. Cite: _____

40. Utiliza objetos de apoio para se locomover?   ☐ Não   ☐ Sim. Quais? _____

41. Observações: _____

Aparência geral/temperatura/exame da cabeça e pescoço e dos sentidos

☐ Anictérico   ☐ Ictérico ☐ Acianótico ☐ Cianótico: Local: _____
☐ Corado ☐ Hipocorado____+/+4   Temperatura axilar:____°C

42. Febre na última semana? ☐ Não ☐ Sim: ___°C

43. Observações: _____

Figura 7.5 (*Continuação*) Histórico de enfermagem: anamnese e exame físico fundamentados na teoria da adaptação de Callista Roy. *(continua)*

44. Relato de alterações nos órgãos dos sentidos? ☐ Não ☐ Visual ☐ Auditiva ☐ Gustativa
☐ Tátil ☐ Olfativa ☐ Outra. Descreva: _____

45. Cinestesia: ☐ Adequada ☐ Comprometida. Cite: _____

46. Identificação de objetos conhecidos: ☐ Adequada _____☐ Comprometida. Cite: _____

47. Grafestesia: ☐ Adequada ☐ Comprometida. Cite: _____

48. Localização de um ponto: ☐ Adequada _____ ☐ Comprometida. Cite: _____

49. Dor: ☐ Ausente ☐ Presente. Locais: _____
Intensidade (escala de 1 a 10). Tipo: _____

50. Exame da cabeça e pescoço:

Dados antropométricos/nutrição/hidratação/função endocrinológica

51. Peso: _____kg Altura: _____m Glicemia capilar: _____mg/dℓ

52. Capacidade de levar a comida à boca: ☐ Preservada ☐ Comprometida. Cite: _____

53. Apetite: ☐ Preservado ☐ Diminuído. Motivo: _____

54. Quantidade de refeições diárias: _____ Descreva: _____

55. Ingestão hídrica diária: _____ ℓ/dia

56. Intolerância alimentar? ☐ Não ☐ Sim. Cite: _____

57. Preferência alimentar: _____

58. Engasgo ou tosse com a alimentação/ingestão hídrica? ☐ Não ☐ Sim. Cite: _____

59. Outras observações: _____

60. Observações: _____

Oxigenação/exame do tórax

61. Padrão respiratório: ☐ Nega dispneia ☐ Dispneia aos esforços ☐ Dispneia ao mínimos esforços
☐ Dispneia em repouso ☐ Dispneia paroxística noturna ☐ Outros. Cite: _____

62. Uso de oxigenioterapia em casa? ☐ Não ☐ Sim. Cite: _____

63. Histórico de palpitações: ☐ Não ☐ Sim. Cite: _____

64. Histórico de edemas? ☐ Não ☐ Sim. Locais: _____

65. Atividade física: ☐ Não realiza ☐ Realiza. Cite qual e a frequência: _____

66. Tórax: ☐ Simétrico ☐ Assimétrico ☐ Tonel ☐ Peito de pombo
☐ *Pectus* escavado ☐ Cifótico ☐ Outro: _____

67. Íctus *cordis* perceptível? ☐ Não ☐ Sim. Descreva: _____

68. Frequência respiratória: _____irpm Saturação O_2: ___% Pulso: _____bpm PA deitado: _____mmHg

69. PA sentado: _____ mmHg

70. Pulso: ☐ Cheio ☐ Filiforme ☐ Rítmico ☐ Arrítmico

71. Uso de musculatura acessória: ☐ Não ☐ Sim. Cite: _____
☐ MVF s/ RA ☐ MV ↓ à D ☐ MV ↓ à E
☐ Roncos _____ ☐ Sibilos ___ ☐ Crepitações _____ ☐ Atrito pleural: _____ ☐ Estridor laríngeo: __
☐ Ar ambiente Dispositivos de assistência:

72. Necessidade de aspiração traqueal? ☐ Não ☐ Sim. Frequência: _____vezes ao dia. Aspecto: _____

73. Familiar/cuidador capacitado? ☐ Sim ☐ Não:

74. Ausculta cardíaca: ☐ BNRNF ☐ B3+ ☐ B4+ ☐ Desdobramento de bulha ☐ Outros: _____

75. Sopro cardíaco: ☐ Não ☐ Sim. Tipo: _____ Grau: ___/ +4

76. Outras observações: _____

Figura 7.5 (*Continuação*) Histórico de enfermagem: anamnese e exame físico fundamentados na teoria da adaptação de Callista Roy. (*continua*)

Eliminação/exame do abdome e da região geniturinária

77. Utiliza o vaso sanitário/local equivalente: ☐ Sem ajuda ☐ Com ajuda ☐ Não utiliza

78. Fluxo urinário: ☐ Adequado ☐ Poliúria ☐ Polaciúria ☐ Oligúria ☐ Nictúria ☐ Outros: _____

79. Característica da urina: _____
Incontinência urinária? ☐ Não ☐ Sim. Desde: ___/___mês/_____ano

80. Hábito intestinal: ☐ Regular. ___ vezes/dia ☐ Hábito irregular. Cite: _____

81. Característica das fezes: _____
Incontinência evacuatória? ☐ Não ☐ Sim. Desde: ___/___mês/_____ano

82. Abdome: ☐ Plano ☐ Globoso ☐ Ascítico ☐ Normotenso ☐ Tenso

83. Ruídos hidroaéreos: ☐ Presentes ☐ Diminuídos ☐ Hiperativos ☐ Ausentes

84. Timpanismo: ☐ Presentes ☐ Diminuídos ☐ Ausentes

85. Abaulamentos/visceromegalias: ☐ Ausentes ☐ Presentes. Local(is): _____

86. Genitálias: ☐ Sem comprometimentos ☐ Com comprometimentos. Cite: _____

87. Outras observações: _____

Índice de Katz

☐ Independente: realiza todas as seis funções sem auxílio

☐ Semidependente: apresenta comprometimento em uma ou mais funções influenciadas pelo aprendizado (banhar-se, vestir-se, ir ao banheiro, alimentar-se)

☐ Dependente incompleto: apresenta comprometimento em uma ou mais funções vegetativas simples (transferência e continência)

☐ Dependente completo: apresenta comprometimento em todas as seis funções

Modo de autoconceito/função do papel e interdependência

Papéis sociais e aspectos psicológicos

88. Estado emocional prévio:
☐ Calmo ☐ Agitado ☐ Alegre ☐ Triste ☐ Tranquilo ☐ Ansioso ☐ Agressivo ☐ Outro: _____

89. Estado emocional atual:
☐ Calmo ☐ Agitado ☐ Alegre ☐ Triste ☐ Tranquilo ☐ Ansioso ☐ Agressivo ☐ Outro: _____

90. Saneamento básico: ☐ Presente ☐ Ausente. Observação: _____

91. Reside em área: ☐ Urbana ☐ Rural. Observação: _____

92. Reside com: ☐ Cônjuge ☐ Filhos ☐ Outros familiares: ☐ Sozinho ☐ Cuidadores
☐ Mora em uma ILPI: _____

93. Relação familiar comprometida? ☐ Não ☐ Sim: _____

94. Sente-se cuidado pela família? ☐ Sim ☐ Não: _____

95. Pessoas de maior afinidade: _____

96. Aceita seu estado atual de saúde? ☐ Sim ☐ Não: _____

97. Participa de atividades sociais? ☐ Não ☐ Sim: _____

98. Sente-se satisfeito com o papel desempenhado atualmente na sociedade? ☐ Sim ☐ Não: _____

99. Gosta de: ☐ Assistir TV ☐ Ouvir música ☐ Realizar trabalhos manuais ☐ Ler
☐ Outros: _____

100. Dados de interesse clínico quanto à sexualidade? ☐ Não ☐ Sim. Cite: _____

101. Exames preventivos em dia? ☐ Não ☐ Sim. Quais? _____

102. Data do último exame: ___/___mês/ano

Outras observações: _____

Espiritualidade

103. Pratica alguma religião? ☐ Não ☐ Sim. Qual? _____

104. A condição atual da saúde tem dificultado a manutenção dos seus hábitos espirituais? ☐ Não ☐ Sim

105. Observações: _____

106. Análise: _____

Análise das respostas adaptativas efetivas e inefetivas

Assinatura/Coren:

Figura 7.5 (*Continuação*) Histórico de enfermagem: anamnese e exame físico fundamentados na teoria da adaptação de Callista Roy.

Logomarca da empresa	Anamnese de enfermagem UTI – neonatal Fundamentado na Teoria do Déficit do Autocuidado de Dorothea E. Orem.	Data: ____/____/____ Horário: ____:_____ Box: _____

Identificação/fatores condicionantes básicos

1. Nome da mãe:

2. Nome do RN:

3. Registro do RN:	**4.** Data do nascimento do RN:	**5.** Sexo do RN: ☐ M ☐ F
6. Idade da mãe:	**7.** Idade do pai:	**8.** Nacionalidade da mãe:
9. Nacionalidade do pai:	**10.** Naturalidade da mãe:	**11.** Naturalidade do pai:
12. Escolaridade da mãe:	**13.** Escolaridade do pai:	**14.** Convênio:
15. Grupo sanguíneo/fator RH (mãe)	**16.** Grupo sanguíneo/fator RH (pai)	**17.** Telefones para contato: Mãe: Pai: Outros:

18. Endereço dos pais:

19. Telefones para contato:

20. Procedência: ☐ Bloco obstétrico   ☐ Alojamento conjunto   ☐ Outro hospital: _____
☐ Outro: _____

21. Informante:
☐ Pai do RN   ☐ Mãe do RN   ☐ Membro da família _____
☐ Profissional de saúde _____

22. Tipo de parto, apresentação fetal, idade gestacional ao US, anormalidades observadas ao nascimento, motivos da internação do neonato na UTI

23. História materna/gestação e pré-natal atual:
Sorologias: VDRL: (_____) em____/____   Toxop: _____   HIV: (_____) em:____/____
HbsAg:_____
CMV: _____   Herpes: _____   Rubéola: _____
Número de consultas no pré-natal: _____

24. História pregressa da mãe:
Número de gestações: _____   Número de abortos/tipos: _____   Número de partos/tipos: _____
Número de filhos vivos: _____   Peso no início da gestação: _____kg
Doenças prévias: _____
Doenças/intercorrências/ problemas ocorridos durante essa gestação: _____
Problemas em gestações anteriores: _____
Medicamentos usados e em uso: _____

25. Relato de alergias dos pais:

26. Doenças incidentes na família:
☐ DM   ☐ HAS   ☐ Cardiopatias   ☐ Doenças respiratórias   ☐ Doenças renais   ☐ Neoplasias
☐ Outros. Cite: _____

27. Disponibilidade de recursos financeiros e de atendimento de saúde/condição social e cultural:

28. Padrões de vida adotados pelos pais:

Figura 7.6 Anamnese de enfermagem em UTI neonatal fundamentada na teoria do déficit do autocuidado de Dorothea Elizabeth Orem. *(continua)*

Atividades profissionais

Mãe: _____ Pai: _____
Atividades físicas (mãe): _____

Hábitos

Maternos	Paternos
Etilismo: ☐ Não ☐ Sim ____cigarros/dia Fuma há: _____	Etilismo: ☐ Não ☐ Sim ____cigarros/dia Fuma há: _____
Tabagismo: ☐ Não ☐ Sim	Tabagismo: ☐ Não ☐ Sim
Ex-tabagista: ____cigarros/dia Parou de fumar há _____ Drogas Ilícitas:_____	Ex-tabagista: ____cigarros/dia Parou de fumar há _____ Drogas Ilícitas:_____
Espiritualidade: _____ Pratica alguma religião? ☐ Não ☐ Sim: _____	Espiritualidade: _____ Pratica alguma religião? ☐ Não ☐ Sim: _____

Solicitações:

Requisitos de autocuidado

29. Adaptação à nova fase da vida
Apgar no primeiro minuto: _____
Apgar no quinto minuto: _____
Outras observações: _____

30. Ingestão de ar (neonato)
Necessitou de oxigênio suplementar ao nascer?
☐ Não ☐ Sim. Cite: _____
Motivo: _____

31. Ingestão alimentar/dados antropométricos ao nascer
Peso ao nascimento: _____kg
Altura: _____cm
Já foi amamentado? ☐ Não ☐ Sim
Sucção adequada?
☐ Não se aplica ☐ Não ☐ Sim
Observações:
Necessidade de ajuda durante o processo de amamentação (pais):
☐ Não ☐ Não se aplica ☐ Sim

32. Processos de eliminação
Eliminação urinária na sala de parto?
☐ Não ☐ Sim
Aspecto da urina:
☐ Fisiológico ☐ Outro: _____
Eliminação intestinal na sala de parto?
☐ Não ☐ Sim
Aspecto das fezes: _____

33. Estado emocional dos pais/equilíbrio entre solidão e interação/prevenção de perigos à vida humana (dos pais)
☐ Calmos ☐ Agitados ☐ Tristes
☐ Ansiosos ☐ Outros: _____
Rede de apoio? ☐ Não ☐ Sim
Há relato de episódios que colocaram em risco sua saúde e a de outros? ☐ Não ☐ Sim
Observações: _____

34. Adaptação dos pais à nova fase da vida:

35. Solicitações dos pais do neonato:

Percepção do enfermeiro

36. Ações de autocuidado:

37. Demanda terapêutica de compensatório
    37.1. Sistema totalmente compensatório: _____
    37.2. Sistema parcialmente compensatório: _____
    37.3. Sistema de apoio e educação: _____

Enfermeiro/COREN:

Figura 7.6 (*Continuação*) Anamnese de enfermagem em UTI neonatal fundamentada na teoria do déficit do autocuidado de Dorothea Elizabeth Orem.

Logomarca da empresa	**Requisitos de autocuidado/exame físico** **UTI Neonatal** Fundamentado na Teoria do Déficit do Autocuidado de Dorothea E. Orem.	Data: __/__/___ Turno: ☐ Manhã ☐ Tarde ☐ Noite

Identificação/fatores condicionantes básicos

1. Nome da mãe:

2. Nome do RN:

3. Registro do RN:	**4.** Data do nascimento do RN:	**5.** Sexo: ☐ M ☐ F
6. Raça:	**7.** Convênio	**8.** Box

Requisitos de autocuidado

9. Atividade/reatividade/reflexos primitivos do RN:
☐ Ativo ☐ Reativo ☐ Hipoativo ☐ Hiperativo ☐ Irritado ☐ Calmo ☐ Sedado ☐ Analgesiado
Reflexos primitivos: _____
Observações: _____

10. Descanso do RN/temperatura: ☐ Preservado ☐ Inadequado. Motivo: _____
☐ Incubadora ☐ Berço aquecido   ☐ Berço comum ☐ Tax: _____°C
Observações: _____

11. Aparência geral: ☐ Corado ☐ Hipocorado _____ +/+4 ☐ Anictérico ☐ Ictérico _____ zona I/IV
☐ Hidratado ☐ Desidratado_____ +/+4 ☐ Acianótico ☐ Cianótico ☐ Acrocianótico ☐ Mosqueado

12. Higienização: Corporal: ☐ Adequada ☐ Inadequada _____
                         Bucal: ☐ Adequada ☐ Inadequada _____

13. Cabeça/pescoço: ☐ Perímetro cefálico: _____cm
☐ Bossa serossanguinolenta ☐ Céfalo-hematoma ☐ Cavalgamento ☐ Diástase de sutura
☐ Outros:_____
☐ Fontanela ☐ Plana ☐ Abaulada ☐ Deprimida ☐ Normotensa ☐ Tensa
Observações: _____
☐ Face ☐ Simétrica ☐ Assimétrica. Alterações:_____
Olhos: _____
Ouvidos: _____
Nariz: _____
Boca: _____
Pescoço: _____

14. Ingestão alimentar:
Tipo: ☐ Leite materno ☐ Fórmula láctea: _____ Volume: _____
Via: ☐ VO ☐ Enteral: _____ Intervalo: _____/_____
Tolerância: ☐ Vômitos ☐ Estase: quantidade/aspecto: _____
☐ Suspensa. Por quê? _____
☐ Sucção: ☐ Coordenada ☐ Incoordenada ☐ Débil ☐ Eficiente ☐ Alteração _____
Observações: _____

15. Tórax:
Tipo: ☐ Simétrico ☐ Assimétrico
Observações: _____
Perímetro torácico: _____cm

Figura 7.7 Requisitos de autocuidado/exame físico UTI neonatal fundamentados na teoria do déficit do autocuidado de Dorothea Elizabeth Orem. *(continua)*

16. Processos respiratório/ingesta de ar:
Frequência respiratória: _____ irm ☐ Saturação O_2: _____ %
Ausculta:
☐ MVF s/RA ☐ MV ↓ à D_____ ☐ MV ↓ à E _____ ☐ Roncos. Local(is) _____
☐ Sibilos ☐ Local(is)_____ ☐ Crepitações ☐ Local(is) _____
☐ Estridor laríngeo ☐ Outros: _____
Dispositivos de assistência ventilatória:
☐ VM ☐ CPAP ☐ HOOD ☐ Cateter nasal ☐ Micronebulização __/___ ☐ *Puff*: ___/___
Parâmetros ventilatórios: _____
Observações: _____

17. Processos cardiovasculares:
☐ Frequência cardíaca: _____bpm ☐ PA: _____mmHg ☐ PVC: _____mmHg
☐ Pulso ☐ Cheio ☐ Filiforme ☐ Rítmico ☐ Arrítmico
☐ Ausculta: ☐ BNRNF ☐ Sopros_____ grau ____1 /+4
☐ Perfusão capilar: ☐ Imediata ☐ < 2 s ☐ > 3 s
☐ Arritmias: ☐ Bradicardia ☐ Fibrilação atrial ☐ Taquicardia supraventricular ☐ Taquicardia ventricular
☐ Bloqueio atrioventricular ☐ Outros: _____
Observações: _____

18. Abdome:
Perímetro abdominal: _____cm
☐ Plano ☐ Globoso ☐ Escavado
Ruídos hidroaéreos: ☐ Presentes ☐ Diminuídos ☐ Hiperativos ☐ Ausentes
Timpanismo: ☐ Presentes ☐ Diminuídos ☐ Ausentes
Tensão: ☐ Normotenso ☐ Tenso
Visceromegalia: ☐ Não palpável ☐ Palpável. Local: _____

19. Processos de eliminação/genitália e ânus
Urinária: ☐ Espontânea ☐ Estimulada. Cite: _____
　　　　　☐ Coletor ☐ Fralda ☐ SVA _____ H ☐ Outros: _____
　　　　　Volume urinário: _____ Aspecto: _____
　　　　　☐ Balanço hídrico: 12 h _____ 24 h_____
　　　　　Observações: _____
Intestinal: ☐ Fezes presentes ☐ Fezes ausentes (quantos dias: _____)
　　　　　☐ Mecônio ☐ Fezes de transição ☐ Pastosa ☐ Semilíquida ☐ Líquida ☐ Esverdeada
　　　　　☐ Amarelada
　　　　　Observações: _____
Genitália: ☐ Masculina (testículo palpável em bolsa escrotal) ☐ Sim ☐ Não (☐ D ☐ E) ☐ Feminina
　　　　　☐ Íntegra ☐ Lesada (☐ Dermatite ☐ Moniliase) ☐ Típica ☐ Atípica
　　　　　Observações: _____
　　　　　Ânus: _____

20. Membros e dorso:

21. Pele/lesões/curativos:

22. Soluções em infusão:

Medicamentos/STP	Vazão	Alt. vazão	Medicamentos/STP	Vazão	Alt. vazão	Medicamentos/STP	Vazão	Alt. vazão
		/						/
		/						/
		/						/

Figura 7.7 (*Continuação*) Requisitos de autocuidado/exame físico UTI neonatal fundamentados na teoria do déficit do autocuidado de Dorothea Elizabeth Orem. (*continua*)

23. Medicamentos intermitentes:

24. ATB/microrganismos/isolamento:

25. Dispositivos de assistência:

□ TOT	Dias	□ Cateter umbilical	Local:	Dias
□ TNT	Dias	□ Cateter percutâneo	Local:	Dias
□ SNG	Dias	□ Cateter periférico	Local:	Dias
□ SOG	Dias	□ PIA	Local:	Dias
□ SNE	Dias	□ Acesso dissecado	Local:	Dias
Dreno:	Volume: □ M □ T □ N			Aspecto:
Dreno:	Volume: □ M □ T □ N			Aspecto:

Equilíbrio entre solidão e interação humana/de apoio dos pais

26. Estado emocional da mãe:
□ Calma   □ Agitada   □ Triste   □ Ansiosa   □ Depressiva.
Outros_____
Observações: _____

27. Estado emocional do pai:
□ Calmo   □ Agitado   □ Triste   □ Ansioso   □ Depressivo.
Outros_____
Observações: _____

28. Interação social/rede de apoio

Percepção do enfermeiro

29. Ações de autocuidado (pais)

30. Demanda terapêutica de autocuidado (pais):
Sistema totalmente compensatório: _____

Sistema parcialmente compensatório: _____

Sistema de apoio e educação: _____

31. Ocorrências durante o plantão:

32. Ações para o próximo turno:

Enfermeiro/COREN:

Figura 7.7 (*Continuação*) Requisitos de autocuidado/exame físico UTI neonatal fundamentados na teoria do déficit do autocuidado de Dorothea Elizabeth Orem.

O PEP é um banco de informações sobre a história e a evolução clínica do paciente e permite o armazenamento de dados e a obtenção de indicadores de saúde que favorecem a avalição da qualidade do atendimento prestado.[14] Além disso, o uso de sistemas eletrônicos, quando comparados com o registro manual, demonstra que eles são mais precisos na execução das etapas do PE, possibilitam uma maior compreensão sobre a aplicação e a inter-relação existente entre as etapas do PE, favorecem a utilização de ferramentas que servem de alerta quando são registrados dados inválidos ou que demonstram que o paciente está apresentando variações nos parâmetros de normalidades, além da obtenção de resultados alcançados a partir da aplicação do PE na prática profissional.[15]

No entanto, é importante destacar que são três os principais fatores que podem influenciar a elaboração e o tipo de informação e que os instrumentos investigativos (manuais ou eletrônicos) devem conter: a teoria de enfermagem, as necessidades/os problemas identificados e os padrões de cuidado definidos pelos órgãos legisladores e conselhos de profissionais de enfermagem. Ressalta-se ainda que as informações exigidas pelas fontes mantenedoras dos custos médico-hospitalares (convênios de saúde) também podem fazer com que novas informações sejam necessárias.[16]

É importante esclarecer que a simples implantação dos instrumentos de coleta de dados sem a mudança de comportamento não determina que a teoria esteja sendo, de fato, adotada na unidade/serviço. Para isso ocorrer, torna-se necessária uma comunhão entre os conceitos do marco teórico e a conduta dos profissionais de enfermagem de acordo com esses fundamentos teóricos.[3]

QUESTÕES PARA FIXAÇÃO DO CONTEÚDO

1. Qual é a primeira etapa do PE? Defina-a.
2. Conceitue os seis passos que podem ajudar o enfermeiro a realizar uma coleta de dados sistematizada?
3. O que são dados diretos, indiretos, objetivos e subjetivos?
4. Como pode ser feita a validação dos dados coletados pelos enfermeiros?
5. Qual é a importância de uma comunicação efetiva dos dados coletados durante a primeira fase do PE?
6. Por que se faz necessária a organização dos dados coletados? Como ela pode ser realizada?
7. Cite uma estratégia para implantar uma teoria de enfermagem na prática.
8. Cite vantagens do registro eletrônico quando comparado com o registro manual no que se refere à implantação do processo de enfermagem.

REFERÊNCIAS BIBLIOGRÁFICAS

1. CONSELHO FEDERAL DE ENFERMAGEM. Resolução n° 358/2009, de 15 de Outubro de 2009. Dispõe sobre a Sistematização da Assistência de Enfermagem e a implementação do Processo de Enfermagem em ambientes, públicos ou privados, em que ocorre o cuidado profissional de Enfermagem, e dá outras providências. Brasília, 2009. Disponível em: http://www.portalcofen.gov.br. Acesso em: 03 nov. 2009.
2. SILVA, E.; OLIVEIRA, V.; NEVES, G.; GUIMARÃES, T. O conhecimento do enfermeiro sobre a sistematização da assistência de enfermagem: da teoria à prática. *Revista Escola Enfermagem USP*, v. 45, n. 6, p. 1380-86, 2011.
3. TANNURE, M.C.; PINHEIRO, A.M. *SAE: sistematização da assistência de enfermagem*. Guia Prático. 2. ed. Rio de Janeiro: Guanabara Koogan, 2010. 298 p.
4. NÓBREGA, M.M.L. *Diagnósticos, resultados e intervenções de enfermagem para clientes hospitalizados nas unidades clínicas do HULW/UFPB utilizando a CIPE®*. João Pessoa: Ideia, 2011.
5. TANNURE, M.C. *Construção e avaliação da aplicabilidade de um software com o processo de enfermagem em uma unidade de terapia intensiva de adultos*. 2012. 327 f. Tese (Doutorado). Universidade Federal de Minas Gerais, Escola de Enfermagem, Belo Horizonte.

6. HORTA, W.A. *Processo de enfermagem*. São Paulo: E.P.U, 1979. 99 p.

7. CARPENITO-MOYET, l.J. *Diagnósticos de Enfermagem*. 11. ed. Porto Alegre: Artmed, 2009. 1039 p.

8. VIANA, R.A.P.P.; TORRE, M. *Enfermagem em terapia intensiva práticas integrativas*. Barueri: Manole, 2017.

9. ALFARO-LEFEVRE, R. *Aplicação do processo de enfermagem:* fundamentos para o raciocínio crítico. 8. ed. Porto Alegre: Artmed, 2014.

10. TANNURE, M.C.; PINHEIRO, A.M. *Semiologia:* bases clínicas para o processo de enfermagem. Rio de Janeiro: Guanabara Koogan, 2017. 282 p.

11. TANNURE, M.C. *et al.* Validação de instrumentos de coleta de dados em unidades de tratamento intensivo de adultos. *Revista Mineira de Enfermagem Belo Horizonte*, v. 12, n. 3, jul./set. 2008.

12. BENEDET, S.A.; BUB, M.B.C. *Manual de diagnóstico de enfermagem:* uma abordagem baseada nas necessidades humanas básicas e na classificação diagnóstica da NANDA. 2. ed. Florianópolis: Bernúncia, 2001. 220 p.

13. GUYTON, A.; HALL, J.E. *Fisiologia humana e mecanismos das doenças*. 6. ed. Rio de Janeiro: Guanabara Koogan, 2008.

14. MARIN, H.F. Os componentes de enfermagem do prontuário eletrônico do paciente. In: MASSAD, E.; MARIN, H.F.; NETO, R.S.A. *O prontuário eletrônico do paciente na assistência, informação e conhecimento médico*. São Paulo: H de F Marin, 2003. Disponível em http://www.sbis.org.br/biblioteca_virtual/prontuario.pdf. Acesso em: 23 dez. 2018.

15. TANNURE, M.C. *et al.* Processo de enfermagem: comparação do registro manual versus eletrônico. *Health Inform*, v. 7, n. 3, p. 69-74, 2015.

16. CARPENITO, L.J. *Diagnóstico de Enfermagem: aplicação à prática clínica*. 15. ed. Porto Alegre: Artmed, 2018. 852 p.

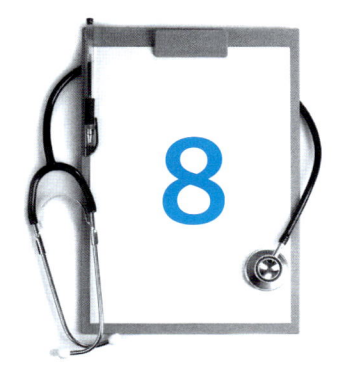

8 Segunda Etapa do PE | Diagnósticos de Enfermagem

Meire Chucre Tannure • Ana Maria Pinheiro • Hemériton Tácio S. Carvalho

Um diagnóstico de Enfermagem é um julgamento clínico sobre uma resposta humana a condições de saúde/processos de vida ou uma vulnerabilidade a essa resposta.
NANDA-Internacional

DEFINIÇÃO

No Capítulo 6, viu-se que, após realizar a coleta dos dados – primeira etapa do processo de enfermagem (PE) –, o enfermeiro formula diagnósticos de enfermagem (DE).

Na segunda etapa do PE, os dados coletados na investigação são analisados e interpretados criteriosamente pelos enfermeiros para identificar os DE (Figura 8.1).[1] O vocábulo "diagnóstico" deriva dos termos gregos *dia* (através) e *gignoskein* (conhecimento) e tem dois significados: um relativo ao processo – o ato de decidir a natureza de uma condição por exame e análise de seus atributos – e outro referente ao resultado ou ao produto – a decisão ou a opinião resultante do exame e da análise de um problema.[2]

Portanto, um DE é um julgamento clínico sobre uma resposta humana a condições de saúde/processos de vida ou uma suscetibilidade a essa resposta por um indivíduo, família,

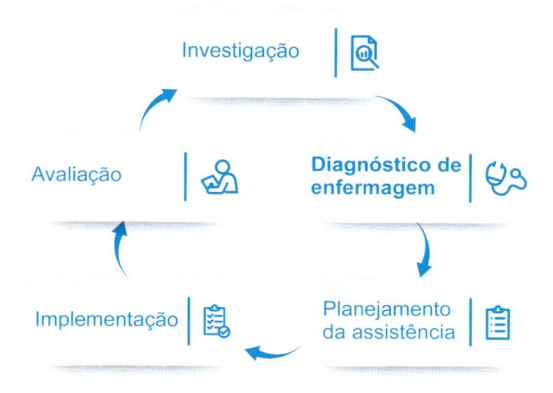

Figura 8.1 Processo de enfermagem: ênfase na segunda etapa, diagnósticos de enfermagem.

grupo ou comunidade. Base para escolher intervenções de enfermagem e alcançar os resultados de responsabilidade dos enfermeiros[3], trata-se de uma afirmativa sobre um tipo específico de problema ou resposta apresentada pelos indivíduos e identificada por enfermeiros. É um título atribuído a um achado, evento, situação ou outro aspecto de saúde, resultante da coleta de dados, e que indica aos enfermeiros e ao sujeito de cuidado o que merece atenção.[4]

Nessa etapa, o enfermeiro determina e nomeia necessidades, problemas de saúde, respostas inefetivas e déficits de autocuidado que precisam ser foco do atendimento de enfermagem. Para tanto, precisa ter julgamento clínico apropriado (Figura 8.2), capacidade de síntese e percepção para interpretar dados clínicos e laboratoriais obtidos na fase da investigação[1] e para nomear o que foi observado com o melhor conceito disponível nos sistemas de linguagens padronizadas.

Ademais, o DE pode ser compreendido tanto como um processo quanto como um produto, sendo que o processo diagnóstico inclui duas fases: análise e síntese dos dados coletados na primeira fase do PE (investigação) e estabelecimento do enunciado do diagnóstico a partir de uma taxonomia existente.

Os DE baseiam-se em problemas reais (voltados para o presente) e futuros, que podem ser sintomas de disfunções fisiológicas, comportamentais, psicossociais ou espirituais.[5] Podem, também, ser fundamentados na disposição para a promoção da saúde por meio de um julgamento clínico a respeito da motivação e do desejo que os indivíduos têm de aumentar o bem-estar e alcançar o potencial humano de saúde.[3]

Cabe ressaltar que os enfermeiros diagnosticam respostas apresentadas pelos pacientes, familiares e membros de uma comunidade em determinado momento do processo de saúde e doença[6], dados que constituirão as características definidoras ou os fatores de risco que sustentarão os DE. Estes, por sua vez, constituem uma maneira de retratar problemas já existentes, problemas potenciais e situações de bem-estar referentes às condições biológicas, psíquicas, sociais e espirituais[1,5], uma vez que o foco do atendimento de enfermagem é a pessoa, e não a doença.

Outro aspecto a enfatizar é que os DE devem ser identificados e listados em ordem de prioridade, com base no grau de ameaças no nível de bem-estar dos indivíduos sob cuidado

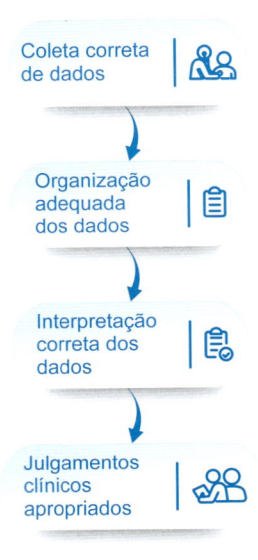

Figura 8.2 Etapas necessárias para um julgamento clínico apropriado.

de enfermagem[1], e que a diferença existente entre um DE e um diagnóstico médico reside no fato de que médicos diagnosticam doenças, enquanto enfermeiros diagnosticam respostas humanas decorrentes de problemas de saúde e processos de vida.[3] Além disso, essas respostas humanas podem se apresentar como necessidades humanas básicas desequilibradas, caso a teoria de enfermagem selecionada seja a de Wanda de Aguiar Horta; respostas adaptativas inefetivas, se a teoria utilizada for a de Callista Roy; e déficits de autocuidado, no caso da teoria de Dorothea E. Orem (ver Capítulos 3, 4 e 5, respectivamente).

UM POUCO DA HISTÓRIA

No que se refere a uma ação realizada por enfermeiros, o termo "diagnóstico" surgiu pela primeira vez na literatura em 1950, quando Louise McManus, ao descrever as funções desses profissionais, incluiu, como uma de suas atribuições, a identificação ou o diagnóstico de problemas de enfermagem.[7]

Contudo, foi Vera Fry, em 1953, que acrescentou a palavra "enfermagem" ao termo diagnóstico e propôs uma abordagem profissional, com a formulação de DE e o desenvolvimento de planos de cuidados individualizados.[8,9] Apesar das referências realizadas sobre os DE nesse período, durante os 20 anos seguintes, menções relativas a eles relativas aparecem apenas esporadicamente na literatura.[5]

Cabe, no entanto, ressaltar que, embora o termo "diagnóstico de enfermagem" tenha surgido a partir de 1953, Florence Nightingale já enfatizava, em 1859, que os enfermeiros deveriam ficar atentos às respostas apresentadas pelos pacientes em decorrência do ambiente a que estavam expostos[10] e que Hildegard Elizabeth Peplau, em 1952, também dizia que pacientes e familiares têm uma necessidade percebida, por isso procuram assistência profissional; portanto, o enfermeiro deve, junto deles, reconhecer, esclarecer e definir o problema existente.[11]

Em 1957, a enfermeira norte-americana Faye Glenn Abdellah apontou a necessidade de conscientizar os profissionais, os educadores e os estudantes para os problemas de enfermagem, de modo a fazerem o DE, e, em 1960, apresentou o primeiro sistema de classificação para a identificação de 21 problemas clínicos de pacientes sob cuidados de enfermagem.[12,13]

Esse e outros sistemas estimularam o ensino do método de resolução de problemas nas escolas de enfermagem, enfatizando a importância do rigor metodológico na coleta e na análise dos dados dos indivíduos sob cuidados de enfermagem, focando o olhar dos enfermeiros nas pessoas, e não no desenvolvimento de tarefas, como ocorria desde o início do século 20.[1,12,13]

Abdellah, em 1960, já enfatizava que o cuidado de enfermagem de qualidade exigia enfermeiros capazes de identificar as necessidades de saúde dos pacientes (problemas de enfermagem) evidentes ou encobertos.[14] Em 1966, Virginia Henderson elaborou uma lista com 14 necessidades humanas básicas, para as quais foram descritos cuidados necessários aos indivíduos e que não dependiam do diagnóstico nem do tratamento médico. Essa lista representa áreas em que os problemas reais ou potenciais podem ocorrer e nos quais a enfermagem pode atuar.[15] A teórica também reforçava que todo atendimento de enfermagem efetivo precisava ser, de alguma forma, planejado e que, ao elaborar um planejamento escrito, o enfermeiro era forçado a pensar sobre as necessidades dos indivíduos.[16]

Por criarem essas listagens, Abdellah e Henderson são consideradas precursoras dos sistemas de classificação (taxonomias) em enfermagem, mudando o foco da profissão, que passou a se preocupar com a identificação dos problemas dos indivíduos e, mais tarde, com os DE.[17,18] Portanto, o enfoque passou a ser o raciocínio diagnóstico realizado pelos enfermeiros.

No Brasil, a expressão "diagnóstico de enfermagem" foi apresentada por Wanda de Aguiar Horta na década de 1960 e constitui uma das etapas do PE proposto por essa teórica.[19] Também é importante destacar que, em 1972, Ida Jean Orlando já mencionava a enfermagem como exclusiva e que os profissionais deveriam se preocupar com as necessidades de ajuda apresentadas pelos pacientes.[20]

Portanto, diante do exposto, é possível afirmar que, mesmo que o termo DE não tenha sido descrito dessa maneira, o que ele representa (o que é) sempre esteve presente no processo científico dessa profissão, desde a concepção da enfermagem moderna, com Florence Nightingale.

Ainda assim, precisava haver um avanço na descrição dos problemas de enfermagem; por isso, em 1973, um grupo de enfermeiras norte-americanas reconheceu a necessidade de desenvolver uma terminologia para descrever os problemas de saúde diagnosticados e tratados com mais frequência por enfermeiros, o que originou a I Conferência Nacional sobre Classificação de Diagnósticos de Enfermagem, na Saint-Louis University School of Nursing.[9] Dessa conferência, surgiu o National Group for the Classification of Nursing Diagnosis, composto por enfermeiros assistenciais, educadores e pesquisadores de diferentes regiões dos EUA e do Canadá.[5]

Classificações ou taxonomias compreendem conhecimentos estruturados nos quais os elementos substantivos de uma disciplina são organizados em grupos ou classes com base em suas semelhanças.[18] Trata-se, então, de um modo de classificar ou ordenar coisas em categorias ou de um esquema de classificação hierárquica de grupos principais, subgrupos e itens.[21]

Como em 1982 já havia sido desenvolvida uma linguagem alfabética com 50 DE, surgiu então a North American Nursing Diagnosis Association (NANDA)[3], que, mais tarde, se tornou NANDA-Internacional (NANDA-I), primeira classificação de DE.[5] Desde então, o número de publicações com esse termo aumentou significativamente.

A utilização de sistemas de classificação favorece a uniformização da linguagem científica da enfermagem e possibilita classificar a avaliação diagnóstica e, consequentemente, os resultados esperados e as intervenções necessárias para alcançá-los.

No momento, a enfermagem dispõe de outros sistemas de classificação para nomear os DE; contudo, neste capítulo, será abordado exclusivamente o da NANDA-I. No Capítulo 17, será apresentada a Classificação Internacional para a Prática da Enfermagem (CIPE®).

NANDA-INTERNACIONAL

Como descrito anteriormente, em 1973, um grupo de enfermeiras norte-americanas reconheceu a necessidade de desenvolver uma terminologia para descrever os problemas de saúde diagnosticados e tratados com mais frequência por enfermeiros.[9]

A primeira listagem de diagnósticos foi desenvolvida por enfermeiros assistenciais, educadores, pesquisadores e teóricos, e os diagnósticos foram organizados em ordem alfabética e evoluíram, posteriormente, para um sistema conceitual que direcionou a sua classificação para uma taxonomia.[22,23]

As primeiras conferências foram limitadas a convidados e incluíam sessões de trabalho em que os participantes desenvolviam, revisavam e agrupavam os diagnósticos com base em sua especialidade e experiência. Em 1982, desenvolveu-se uma listagem alfabética com 50 diagnósticos, aceita para testes clínicos, e as conferências foram abertas à comunidade de enfermagem.[24] No mesmo ano, o grupo adotou um regimento interno e foi fundada a NANDA[9,25], primeira classificação de DE. Denominada taxonomia I, seus princípios de organização se basearam nos nove padrões de resposta da pessoa humana: trocar, comunicar, relacionar, valorizar, escolher, mover, perceber, conhecer e sentir. Na terceira conferência, a taxonomia começou a ser redigida, tendo sido aceita na sétima. Em 1990, houve a primeira tradução da NANDA para a língua portuguesa.[5]

Com a 14ª Conferência da NANDA, em abril de 2000, houve modificações na maneira de organizar e apresentar os DE; portanto, propôs-se a taxonomia II (vigente desde então), projetada para ser multiaxial, o que aumentou a flexibilidade da nomenclatura e possibilitou acréscimos e modificações, tornando-a mais adequada para a utilização em bancos de dados.[26] Cabe destacar que, em 2003, a classificação foi relançada como NANDA-Internacional (NANDA-I)[5] para refletir o crescente interesse internacional no campo de desenvolvimento da terminologia da enfermagem.[3] A estrutura atual da NANDA-I contém sete eixos ou dimensões da resposta humana que devem ser levados em conta no processo diagnóstico (Figura 8.3).[3]

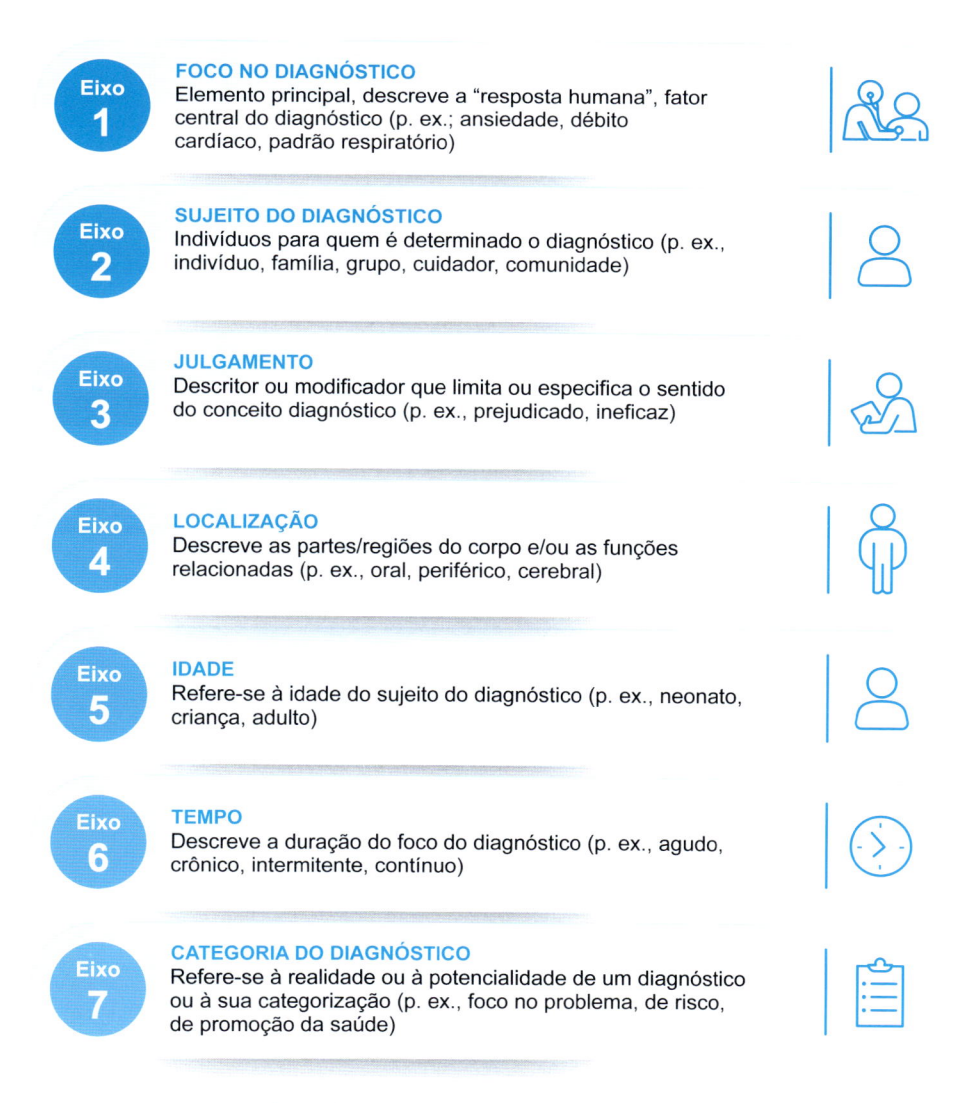

Eixo 1 — FOCO NO DIAGNÓSTICO
Elemento principal, descreve a "resposta humana", fator central do diagnóstico (p. ex.; ansiedade, débito cardíaco, padrão respiratório)

Eixo 2 — SUJEITO DO DIAGNÓSTICO
Indivíduos para quem é determinado o diagnóstico (p. ex., indivíduo, família, grupo, cuidador, comunidade)

Eixo 3 — JULGAMENTO
Descritor ou modificador que limita ou especifica o sentido do conceito diagnóstico (p. ex., prejudicado, ineficaz)

Eixo 4 — LOCALIZAÇÃO
Descreve as partes/regiões do corpo e/ou as funções relacionadas (p. ex., oral, periférico, cerebral)

Eixo 5 — IDADE
Refere-se à idade do sujeito do diagnóstico (p. ex., neonato, criança, adulto)

Eixo 6 — TEMPO
Descreve a duração do foco do diagnóstico (p. ex., agudo, crônico, intermitente, contínuo)

Eixo 7 — CATEGORIA DO DIAGNÓSTICO
Refere-se à realidade ou à potencialidade de um diagnóstico ou à sua categorização (p. ex., foco no problema, de risco, de promoção da saúde)

Figura 8.3 Eixos para o processo diagnóstico.

Os eixos estão representados nos títulos dos DE (Figura 8.4). Os componentes essenciais de um diagnóstico são o eixo 1 (foco do diagnóstico), o eixo 2 (sujeito do diagnóstico) e o eixo 3 (julgamento). Todavia, em alguns casos, o foco contém o julgamento (p. ex., obesidade) e não aparece de maneira explícita no título do diagnóstico.[3] O eixo 2 (sujeito do diagnóstico) também é essencial, podendo aparecer de forma explícita ou implícita (p. ex., padrão respiratório ineficaz; o sujeito é o paciente, mas ele aparece implicitamente).[3] A Figura 8.5 apresenta um título de DE, no qual constam os três eixos essenciais.

Logo se percebe que, apesar de existirem sete eixos, nem todos estão explícitos nos títulos dos diagnósticos ou são pertinentes a todos eles.[21]

Na taxonomia atual, são organizados e aprovados 244 DE distribuídos em 13 domínios e 47 classes. A taxonomia, portanto, está organizada em três níveis, conforme a Figura 8.6. Os domínios são áreas de interesse ou sobre as quais alguém exerce controle.[3] Assim, cada

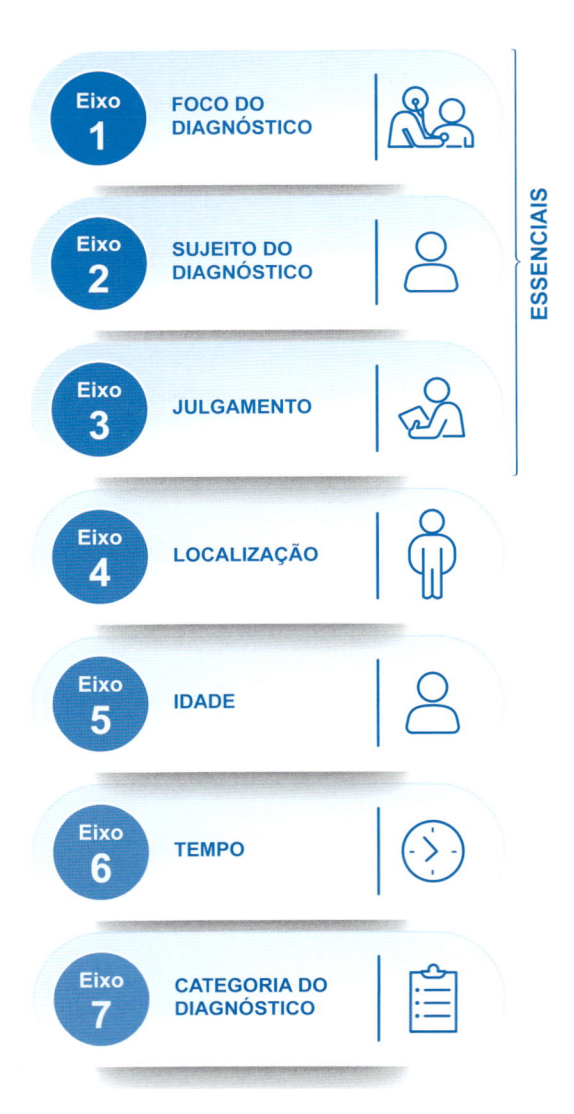

Figura 8.4 Eixos essenciais de um diagnóstico de enfermagem.

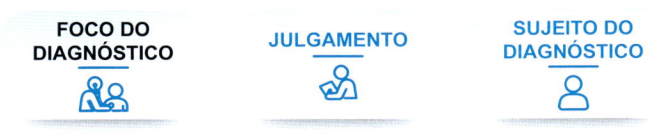

PADRÃO INEFICAZ DE ALIMENTAÇÃO DO LACTENTE

FOCO DO DIAGNÓSTICO   JULGAMENTO   SUJEITO DO DIAGNÓSTICO

Figura 8.5 Exemplo de título de diagnóstico de enfermagem com os três eixos essenciais.

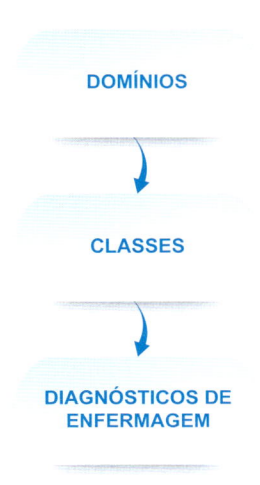

DOMÍNIOS

CLASSES

DIAGNÓSTICOS DE ENFERMAGEM

Figura 8.6 Níveis de organização da NANDA-I.

domínio refere-se a uma esfera do conhecimento de enfermagem. Já as classes referem-se aos agrupamentos com atributos em comum.[21] Na Figura 8.7, são apresentados os 13 domínios e as classes nas quais os diagnósticos de enfermagem da NANDA-I são distribuídos. Nas classes, encontram-se inseridos os títulos dos DE. No exemplo da Figura 8.8, são apresentados os títulos dos diagnósticos inseridos no domínio 2 (nutrição), classe 1 (digestão).

Para cada título diagnóstico, há um código específico com cinco dígitos atribuídos ao DE[3] e, em cada classe, existem possibilidades diagnósticas que precisarão ser avaliadas a fim de que o enfermeiro selecione a que melhor define o problema diagnosticado.

Para ajudar nessa seleção, cabe destacar que a NANDA-I apresenta a definição atribuída ao título do diagnóstico. Por exemplo, na Figura 8.8, o primeiro título diagnóstico da classe ingestão é *produção insuficiente de leite materno*. A Figura 8.9 mostra a definição para esse título diagnóstico e como ele e os DE são apresentados na classificação.

Na classificação, antes da definição, constam o ano em que o diagnóstico foi aprovado, se ele já foi revisado e quando, além do nível de evidência [*level of evidence* (LOE)] atribuído. O LOE reflete o nível de desenvolvimento do diagnóstico e o estado da ciência, em relação à enfermagem, baseada em evidências.[3] O Quadro 8.1 ilustra os critérios do nível de evidência segundo a taxonomia NANDA-I.[3]

Cabe destacar que os níveis de evidência ainda não constam em todos os diagnósticos da NANDA-I. Isso porque os critérios de LOE só começaram a ser utilizados em 2002. Contudo, todos os diagnósticos estão passando por um processo de revisão e os que

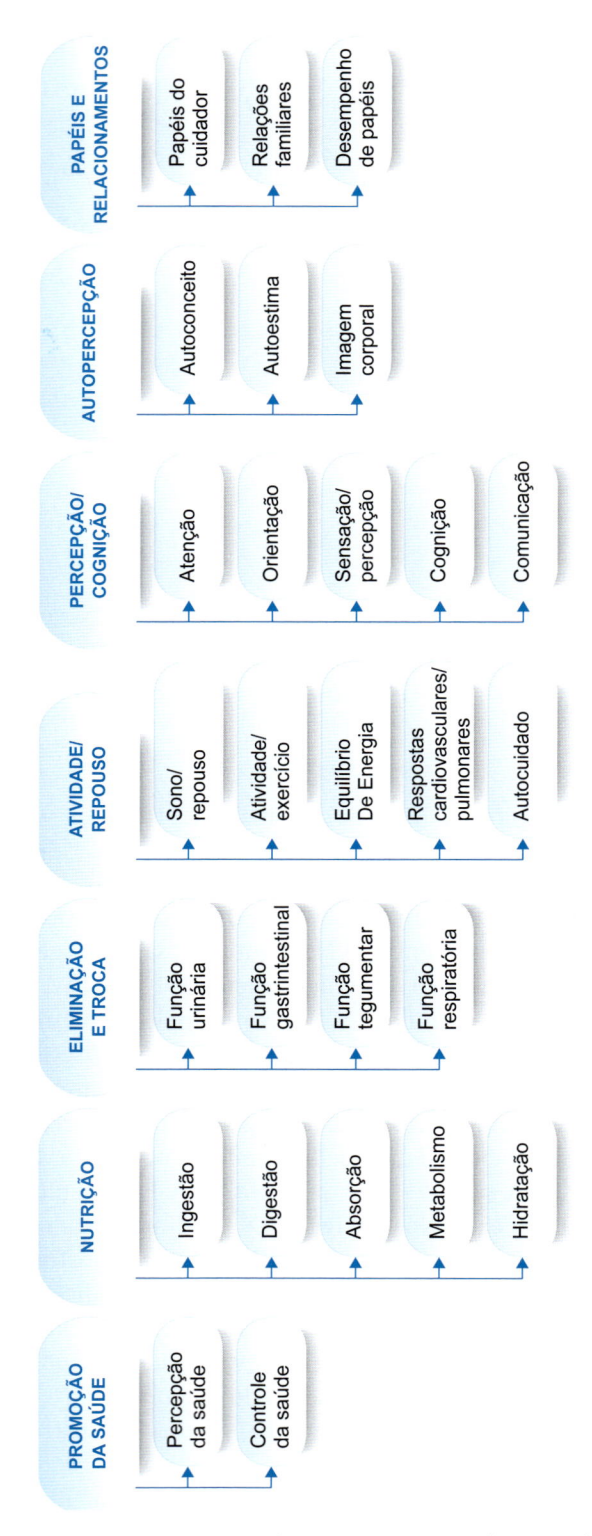

Figura 8.7 Domínios e classes da NANDA-I. *(continua)*

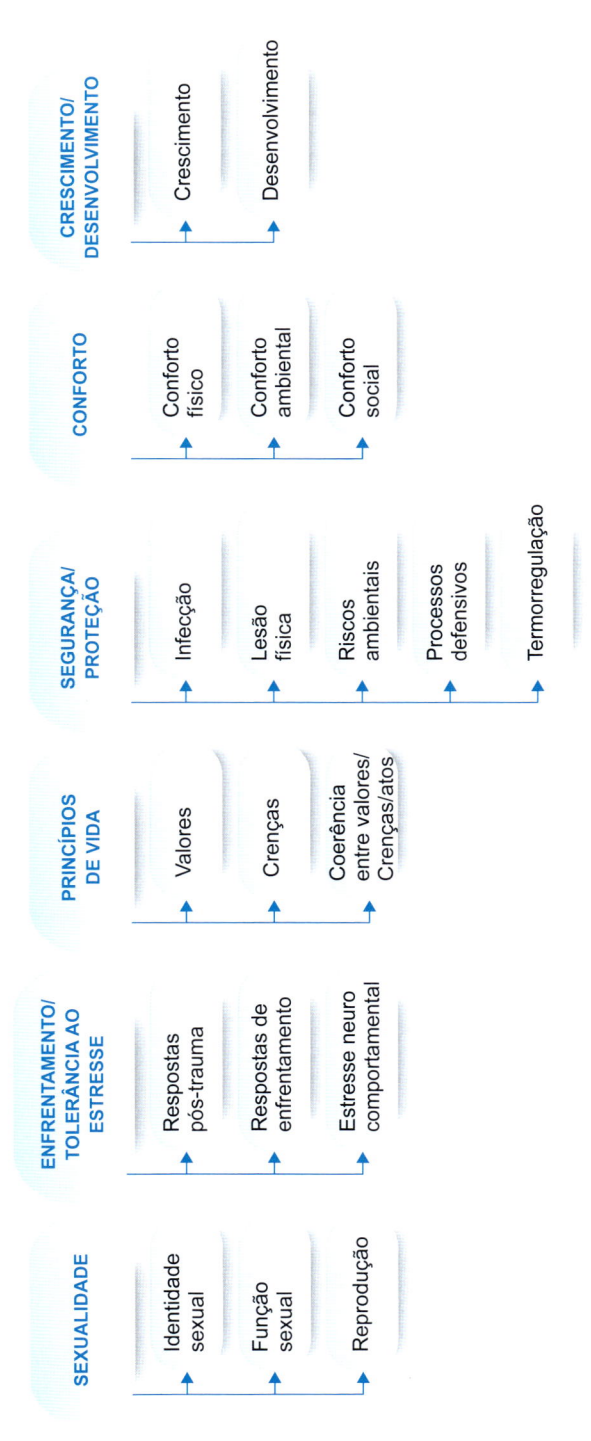

Figura 8.7 *(Continuação)* Domínios e classes da NANDA-I.

Classe 1. Ingestão		
Código	**Diagnóstico**	**Página**
00216	**Produção** insuficiente **de leite materno**	155
00104	**Amamentação** ineficaz	156
00105	**Amamentação** interrompida	157
00106	Disposição para **amamentação** melhorada	158
00103	**Deglutição** prejudicada	159
00269	**Dinâmica alimentar** ineficaz do adolescente	161
00270	**Dinâmica alimentar** ineficaz da criança	162
00271	**Dinâmica** ineficaz **de alimentação** do lactente	164
00107	**Padrão** ineficaz **de alimentação** do lactente	166
00002	**Nutrição desequilibrada:** menor do que as necessidades corporais	167
00163	Disposição para **nutrição** melhorada	168
00232	**Obesidade**	169
00233	**Sobrepeso**	170
00234	Risco de **sobrepeso**	172

Figura 8.8 Títulos diagnósticos na classe "ingestão".

não atenderem as exigências para se manterem na taxonomia serão retirados.[3] Dessa maneira, todos os diagnósticos novos e revisados a partir de 2002 já contam com o nível de evidência, demonstrando a abrangência do estudo que o validou. Além disso, como ilustrado na Figura 8.9, nos DE da NANDA-I são apresentados outros itens, além de título, código do diagnóstico, ano de aprovação/revisão, nível de evidência e definição, todos apresentados a seguir.

Componentes estruturais dos diagnósticos de enfermagem

Os componentes estruturais dos DE da NANDA-I estão listados na Figura 8.10.[3]

Título do diagnóstico

Nomeia um diagnóstico e reflete, no mínimo, seu foco (eixo 1) e o julgamento de enfermagem (eixo 3). É conciso e representa um padrão de indicadores relacionados.[3] Aponta qual o problema diagnosticado[1] e descreve um agrupamento de sinais e sintomas identificados na primeira fase do PE.[5] O título inclui a reação da pessoa avaliada durante a investigação e determina os resultados esperados quanto a prevenção, minimização ou alívio do problema de saúde do indivíduo.[27]

Cabe destacar que o título do diagnóstico é o principal elemento, a parte essencial e fundamental do enunciado diagnóstico. Descreve a resposta humana que constitui o cerne do diagnóstico, e pode consistir em um ou mais substantivos (nesse caso, cada um contribui para o significado da expressão combinada; p. ex., intolerância à atividade). No

Domínio 2 • Nutrição	
Classe 1 • Ingestão	Código do diagnóstico 00216
Produção insuficiente **de leite materno**	
Aprovado em 2010 • Revisado em 2017 • Nível de evidência 3.1	

Definição

Suprimento inadequado de leite materno para atender ao estado nutricional de um lactente ou uma criança

Características definidoras

- Ausência de produção de leite com estimulação do mamilo
- Choro frequente do lactente
- Constipação do lactente
- Ganho de peso do lactente inferior a 500 g em 1 mês
- Lactente busca sugar a mama com frequência

- Lactente elimina pequenas quantidades de urina concentrada
- Lactente se recusa a sugar a mama
- Leite materno ordenhado é inferior ao volume prescrito a um lactente
- Retardo na produção de leite
- Sucção na mama não sustentada
- Tempo de amamentação prolongado

Fatores relacionados

- Consumo de álcool pela mãe
- Desnutrição materna
- Oportunidade insuficiente de sugar a mama
- Pega ineficaz do seio materno
- Reflexo de sucção ineficaz

- Regime de tratamento materno
- Rejeição da mama
- Tabagismo materno
- Tempo de sucção na mama insuficiente
- Volume de líquidos deficiente da mãe

Condição associada

Gravidez

Figura 8.9 Apresentação dos dados na NANDA-I.

Quadro 8.1 Critérios do nível de evidência, segundo a taxonomia NANDA-I.

LOE 1: recebido para desenvolvimento (consulta à NANDA-I)	
LOE 1.1	Apenas o título: título claro e enunciado em nível básico
LOE 1.2	Título e definição: título claro e enunciado em nível básico. A definição é coerente com o título e ambos se diferem dos outros diagnósticos e definições da NANDA-I. A definição também difere das características definidoras e do título. O título e a definição têm apoio de referências bibliográficas
LOE 1.3	Nível teórico: definição, características definidoras e fatores relacionados, ou fatores de risco, apresentados e com apoio de referências bibliográficas. Diagnósticos nesse nível permitem a discussão do conceito, o teste de utilidade e a aplicabilidade clínica
LOE 2: aceito para publicação e inclusão na taxonomia da NANDA-I	
LOE 2.1	Título, definição, caraterísticas definidoras e fatores relacionados, ou fatores de risco, e literatura. Apresenta todos os componentes anteriormente descritos e a literatura é citada para a definição, bem como para cada uma das características definidoras/fator relacionado e de risco
LOE 2.2	Análise conceitual. Nesse caso, os critérios LOE 2.1 são atendidos e, além disso, uma revisão da literatura/análise conceitual apoia o título e a definição e inclui a discussão e as evidências das características definidoras e dos fatores relacionados (para diagnósticos com foco no problema), fatores de risco (para diagnósticos de risco) ou características definidoras (para diagnósticos de promoção da saúde)

(continua)

Quadro 8.1 (*Continuação*) Critérios do nível de evidência, segundo a taxonomia NANDA-I.

LOE 2.3	Estudos de consenso relacionados ao diagnóstico que utilizam especialistas. Nesse caso, os critérios LOE 2.1 são atendidos e, além disso, incluem trabalhos com opinião de especialistas, técnica Delphi e estudos similares de componentes diagnósticos, tendo enfermeiros como sujeitos
LOE 3: com apoio clínico (validação e testes)	
LOE 3.1	Síntese da literatura. Estudos que atendem aos critérios do LOE 2.2 e que apresentam a síntese na forma de uma revisão integrativa de literatura. Os descritores usados na revisão são oferecidos em apoio a futuros pesquisadores
LOE 3.2	Estudos clínicos relacionados ao diagnóstico, mas não generalizáveis à população. Referem-se a diagnósticos que atendem aos critérios do LOE 2.2 cuja pesquisa realizada utilizou métodos qualitativos por natureza ou quantitativos utilizando amostras não randômicas, mas tendo pacientes como sujeitos do estudo
LOE 3.3	Estudos clínicos bem elaborados com amostras pequenas. Referem-se a diagnósticos que atendem aos critérios do LOE 2.2 cuja pesquisa realizada utilizou amostras randômicas, mas com tamanho limitado
LOE 3.4	Estudos clínicos bem elaborados com amostra randômica de tamanho suficiente para permitir a generalização à população como um todo. Referem-se a diagnósticos que atendem aos critérios do LOE 2.2 cuja pesquisa realizada utilizou amostras randômicas com tamanho suficiente para permitir a generalização dos resultados à população como um todo

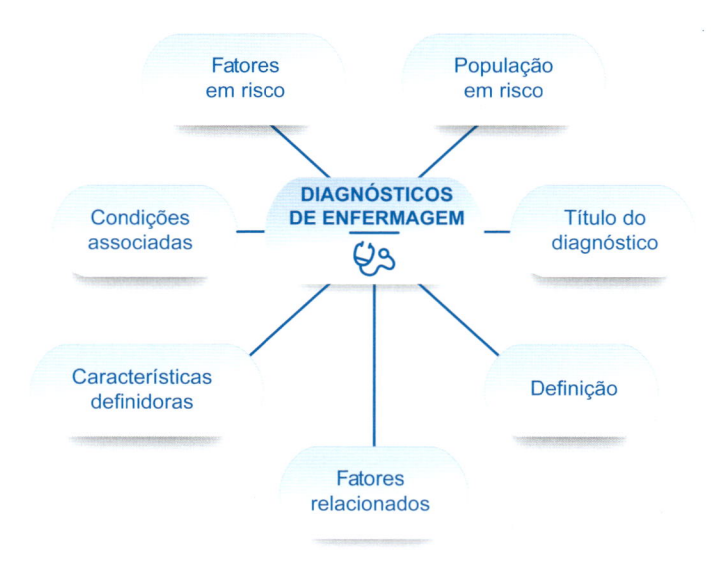

Figura 8.10 Componentes estruturais dos DE segundo a NANDA-I.

entanto, em alguns casos, o título e o diagnóstico são iguais (p. ex., dor). Isso ocorre quando o DE é utilizado em seu nível clínico mais útil e a separação do conceito diagnóstico não acrescenta nenhuma abstração significativa.[3] A seguir, exemplos de títulos de diagnósticos em destaque:

- **Produção insuficiente de leite materno** relacionada à desnutrição materna e à ingesta insuficiente de líquidos pela mãe, evidenciada por volume de leite ordenhado inferior ao prescrito para o lactente
- **Risco de tromboembolismo venoso** evidenciado por tempo de transoperatório prolongado (cirurgia de troca valvar de 2 h e 40 min), idade avançada e obesidade
- **Disposição para melhora do autocuidado** relacionada ao apoio familiar, evidenciada pelo desejo expresso de melhorar o autocuidado.

Definição

Traz uma descrição clara e precisa, delineia o significado do diagnóstico e ajuda a diferenciá-lo de outros diagnósticos similares.[3] São exemplos de definições de títulos de diagnósticos:

- **Título diagnóstico:** produção insuficiente de leite materno
  - **Conceito:** suprimento inadequado de leite materno para atender ao estado nutricional de um lactente ou uma criança[3]
- **Título diagnóstico:** risco de tromboembolismo venoso
  - **Conceito:** suscetibilidade ao desenvolvimento de coágulo sanguíneo em veia profunda, geralmente na coxa, na panturrilha ou na extremidade superior, que pode se romper ou se alojar em outro vaso e comprometer a saúde[3]
- **Título diagnóstico:** disposição para melhora do autocuidado
  - **Conceito:** padrão de atividades realizadas em si mesmo para atingir as metas relativas à saúde que pode ser melhorado.[3]

Fatores relacionados

Fatores que aparecem para mostrar algum tipo de relacionamento padronizado com o DE. Devem ser descritos como "relacionados a".[3] Constituem a etiologia do problema e podem ser de natureza fisiológica, psicológica, sociocultural, ambiental e espiritual.[27] Cabe enfatizar que as intervenções devem ser voltadas para solucioná-los/minimizá-los.[3] Retratam o porquê do título diagnóstico. De modo geral, a resposta desse questionamento refere-se ao(s) fator(es) relacionado(s).[1] A seguir, alguns exemplos em destaque:

- Produção insuficiente de leite materno relacionada à **desnutrição materna** e à **ingesta insuficiente de líquidos** pela mãe, evidenciada por volume de leite ordenhado inferior ao prescrito para o lactente
  - Produção insuficiente de leite materno. Por quê? Porque a paciente encontra-se desnutrida e ingerindo líquidos em quantidade insuficiente
- Disposição para melhora do autocuidado relacionada ao **apoio familiar**, evidenciada pelo desejo expresso de melhorar o autocuidado
  - Disposição para a melhora do autocuidado. Por quê? Porque a paciente sente-se apoiada pela família.

Características definidoras

Indicadores/inferências observáveis, que se agrupam como manifestações dos DE, com foco no problema e na promoção da saúde.[3] Trata-se das manifestações clínicas (evidências) que levaram o profissional a concluir que existe o problema ou a condição de promoção da saúde. Devem ser descritas como "evidenciada por".[1] Referem-se não apenas ao que o enfermeiro é capaz de ver, mas também ao que pode inferir por audição, tato e olfato.[3] Exemplos de características definidoras são:

- Produção insuficiente de leite materno relacionada à desnutrição materna e à ingesta insuficiente de líquidos pela mãe, evidenciada por **volume de leite ordenhado inferior ao prescrito para o lactente**
- Disposição para melhora do autocuidado relacionada ao apoio familiar, evidenciada pelo **desejo expresso de melhorar o autocuidado.**

Condições associadas

Diagnósticos, procedimentos e dispositivos médicos ou mesmo agentes farmacêuticos associados ao DE, mas que não são passíveis de intervenções de enfermagem de maneira independente.[3]

Fatores de risco

Fatores ambientais e elementos fisiológicos, psicológicos, genéticos ou químicos que aumentam a vulnerabilidade de um indivíduo, família, grupo ou comunidade a um evento não saudável. Existem apenas nos DE de risco.[3] Por exemplo:

- Risco de tromboembolismo venoso evidenciado por **tempo de transoperatório prolongado (cirurgia de troca valvar de 2 h e 40 min), idade avançada e obesidade.**

Populações em risco

Grupos de pessoas que partilham alguma característica que faz cada membro ser suscetível à determinada resposta humana.[3]

Os dados das categorias *condições associadas* e *populações em risco* são geralmente coletados durante a investigação de enfermagem e podem auxiliar o enfermeiro a analisar, inferir e confirmar o DE. Contudo, essas condições, diferentemente dos fatores relacionados e de risco, não são modificadas por intervenções de enfermagem independentes.[3]

Categorias de diagnósticos de enfermagem

Os componentes estruturais citados anteriormente são utilizados na redação dos DE, os quais têm uma composição específica de acordo com cada uma das três categorias de diagnóstico da NANDA-I, apresentadas na Figura 8.11.[3]

Diagnósticos com foco no problema

Referem-se a um problema observável e mensurável, que acomete os indivíduos sob cuidados de enfermagem (paciente, familiares/grupos ou membros de uma comunidade). São descritos como julgamentos clínicos decorrentes de uma resposta humana indesejável a uma condição de saúde/processo de vida.[3] Um DE com foco no problema apresenta três componentes estruturais (Figura 8.12). Por isso, para sua redação, uma dica é utilizar o acrônimo PES:[28]

- **P**roblema (o enunciado diagnóstico)
- Fatores **e**tiológicos (a causa do problema)
- **S**inais/sintomas e evidências identificadas nos indivíduos que levaram ao diagnóstico.

A Figura 8.13 apresenta dois exemplos de DE com foco no problema.

Diagnósticos de risco

Referem-se a um problema potencial que ainda não acometeu o paciente, ou seja, ainda não está presente.[3] Para os DE de risco, não há fatores relacionados (fatores etiológicos), uma vez que existe somente uma situação de vulnerabilidade.[3]

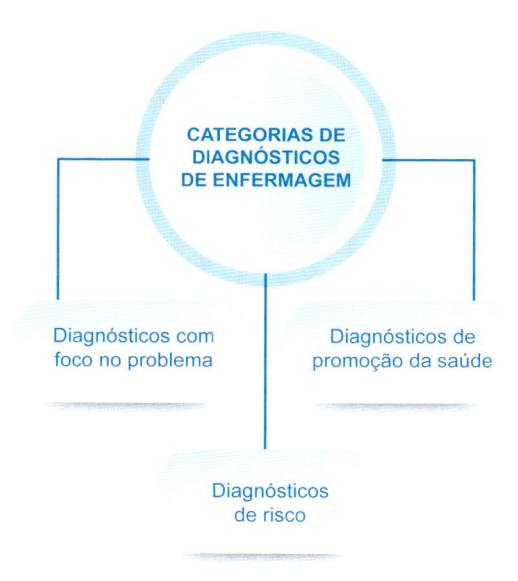

Figura 8.11 Categorias de diagnósticos de enfermagem segundo a NANDA-I.

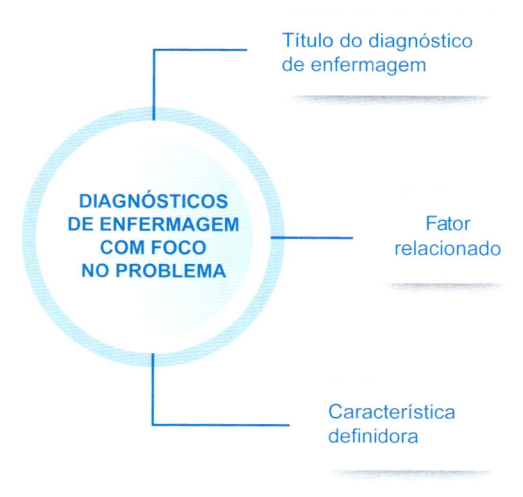

Figura 8.12 Componentes estruturais dos diagnósticos de enfermagem com foco no problema.

São sustentados por fatores de risco que contribuem para a vulnerabilidade dos pacientes, familiares e membros de uma comunidade e não contêm características definidoras, pois, do contrário, seriam problemas, e não risco potencial (Figura 8.14). Para elaborar um DE de risco, utiliza-se "evidenciado por" para ligar o título ao(s) fator(es) de risco. A Figura 8.15 mostra exemplos de DE de risco.

Diagnósticos de promoção da saúde

Referem-se a um julgamento clínico a respeito da motivação e do desejo de aumentar o bem-estar e alcançar o potencial humano de saúde.[3] As respostas apresentadas pelos pacientes, familiares ou membros de uma comunidade expressam essa disposição.[3]

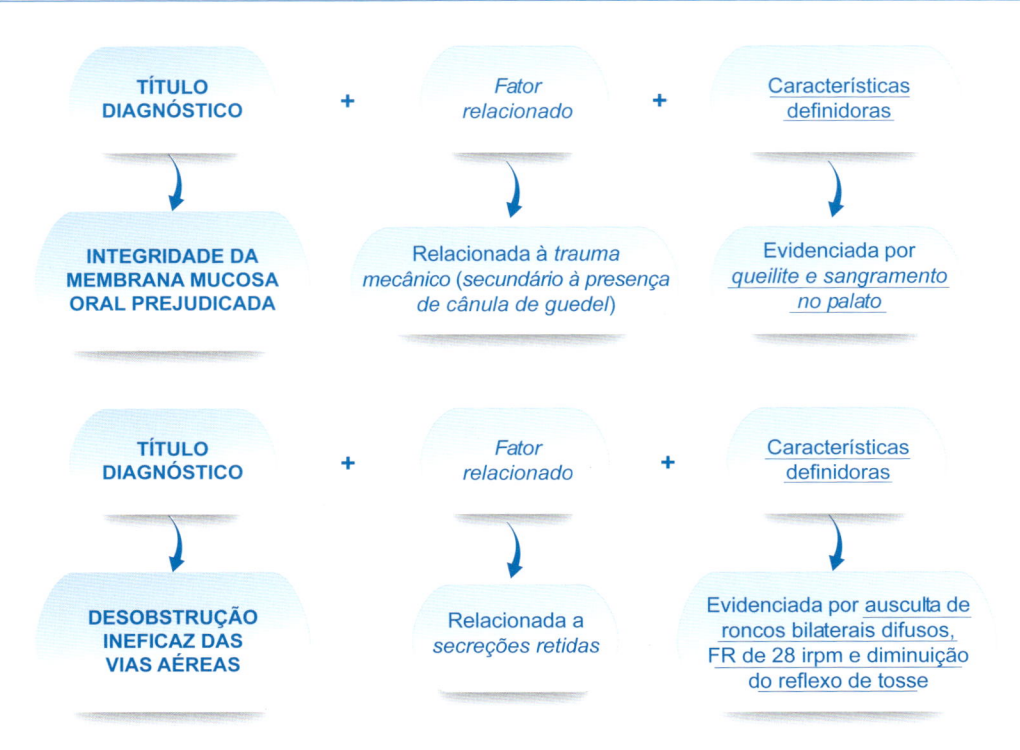

Figura 8.13 Exemplos de diagnósticos com foco no problema.

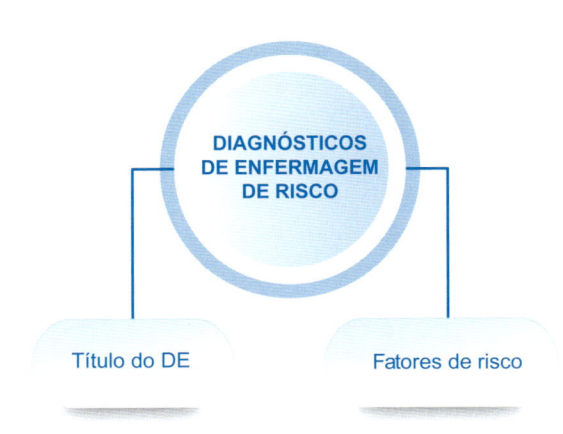

Figura 8.14 Componentes estruturais dos diagnósticos de enfermagem de risco.

Para elaborar um DE de promoção da saúde, utiliza-se "evidenciado por" para mostrar o desejo do indivíduo sob cuidado de enfermagem em melhorar seu estado de saúde atual ou o reconhecimento do enfermeiro da existência de uma oportunidade de promoção da saúde, sendo implementada uma ação para promover a saúde, em nome de um indivíduo incapacitado de fazer isso sozinho (Figura 8.16).[3] Cabe enfatizar que, embora diagnósticos de promoção da saúde não exijam um fator relacionado em sua composição[3], ele demonstra o fator responsável pela motivação apresentada pelo indivíduo/identificada pelo paciente.

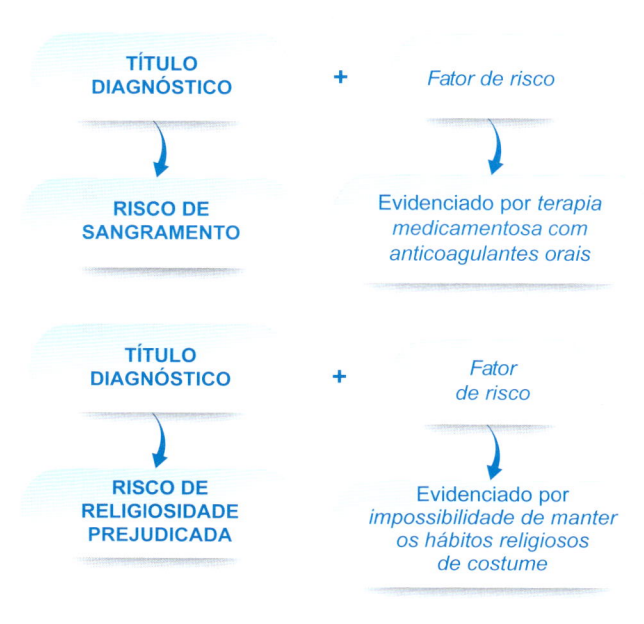

Figura 8.15 Exemplos de diagnósticos de risco.

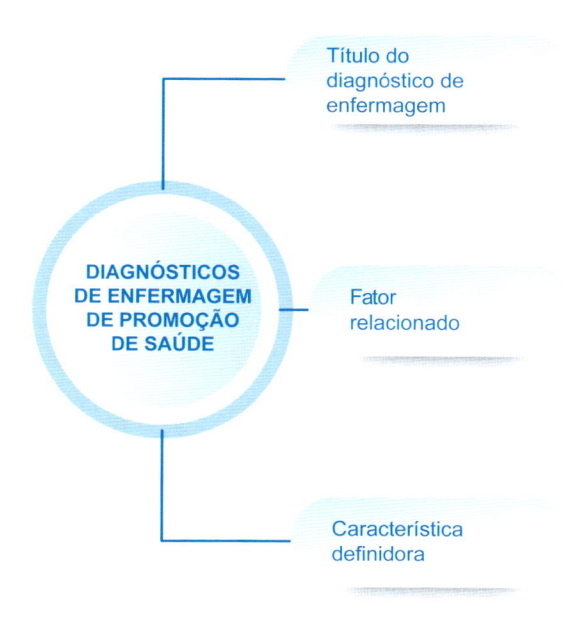

Figura 8.16 Componentes estruturais dos diagnósticos de promoção da saúde.

Portanto, nesta obra, optou-se pelo uso desse componente na sua elaboração. A Figura 8.17 apresenta exemplos de DE de promoção da saúde.

Importante ainda destacar que agrupamentos de DE, decorrentes de diagnósticos que geralmente ocorrem juntos, com foco no problema ou nos diagnósticos de risco e mais bem tratados por meio de intervenções similares, são designados na NANDA-I como diagnósticos de síndrome.

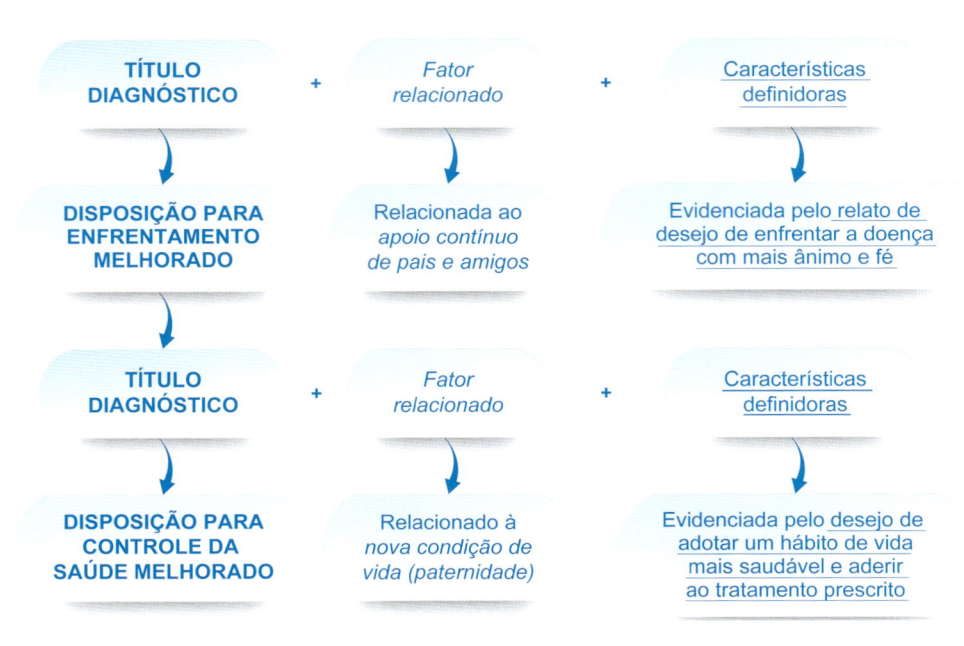

Figura 8.17 Exemplos de diagnósticos de promoção da saúde.

Dicas importantes

1. Quando se utiliza a taxonomia NANDA-I, o título do diagnóstico e a definição são fornecidos por ela. Desse modo, o título do diagnóstico sempre deve ser escrito na íntegra, conforme encontrado na taxonomia.

2. Em cada DE, só pode haver um título diagnóstico.

3. Ao selecionar o título diagnóstico a ser utilizado na redação, deve-se estar atento à definição apresentada na NANDA-I a fim de selecionar aquele apropriado às características/fatores de risco identificados.

4. É importante verificar se o indivíduo apresenta evidências de problemas que sustentem a escolha de um título diagnóstico.
   - Exemplo: Capacidade adaptativa intracraniana diminuída
   - Conceito: os mecanismos da dinâmica dos fluidos intracranianos, que normalmente compensam os aumentos nos volumes intracranianos, estão comprometidos, resultando em repetidos aumentos desproporcionais na pressão intracraniana (PIC) em resposta a uma variedade de estímulos nocivos e não nocivos[3]
   - Certo: Capacidade adaptativa intracraniana diminuída relacionada a lesões cerebrais evidenciada por PIC de 25 mmHg, pressão de perfusão cerebral (PPC) de 55 mmHg
   - Errado: Capacidade adaptativa intracraniana diminuída relacionada a lesões cerebrais evidenciada por PIC de 15 mmHg, PPC de 70 mmHg
   - Comentário: os valores de PIC e PPC mostram-se normais; logo, não há comprometimento na dinâmica dos fluidos intracranianos. Esse título diagnóstico não deve ser utilizado nesse caso.

5. Os fatores relacionados e as características definidoras serão identificados nos indivíduos por meio de anamnese, exame físico e exames complementares (laboratoriais, imagens etc.). Apesar de serem apresentados fatores relacionados e características definidoras na NANDA-I, eles não podem ser transcritos quando não há conformidade

com os achados clínicos e etiológicos obtidos anteriormente com o paciente. Caso não se identifique o fator relacionado ao problema diagnosticado ou a característica definidora do paciente na NANDA-I, deve-se usar o pensamento crítico e escrevê-los conforme o que foi detectado no paciente, mesmo que não conste na taxonomia.

- Exemplo 1: Ventilação espontânea prejudicada relacionada com a fadiga da musculatura respiratória e desequilíbrio na ventilação-perfusão evidenciado por cianose de extremidades (+3/+4), $SatO_2$ 86%, PCO_2 49 mmHg, PO_2 64 mmHg e necessidade de uso de ventilação mecânica invasiva
- Exemplo 2: Hipertermia relacionada com o processo infeccioso pulmonar evidenciada por temperatura axilar de 39,1 °C
- Comentário: as evidências descritas nos dois exemplos não estão redigidas dessa maneira na taxonomia NANDA-I.

6. No DE, pode haver mais de um fator relacionado e mais de uma característica definidora.
- Exemplo 1: Débito cardíaco diminuído relacionado à contratilidade e pós-carga diminuídas e à pré-carga aumentada, evidenciada por palidez cutânea (2+/+4), tempo de preenchimento capilar de 6 s, taquicardia (FC: 132 bpm), hipotensão (PA: 75/50 mmHg), oligúria (20 mℓ/h), ingurgitamento de jugulares e edema em MM (+4/+4)
- Comentário: neste exemplo, há mais do que um fator relacionado e mais que uma característica definidora no diagnóstico.

7. O fator relacionado deve ser a causa (a etiologia) do problema em questão (título do diagnóstico), que desencadeia as características definidoras (os sinais, os sintomas e as evidências).
- Exemplo 1: Capacidade adaptativa intracraniana diminuída relacionada à lesão cerebral evidenciada por PIC de 30 mmHg
- Comentário: esse exemplo está certo, pois a lesão cerebral é a causa da capacidade adaptativa intracraniana diminuída
- Exemplo 2: Capacidade adaptativa intracraniana diminuída relacionada à imobilização física evidenciada por PIC de 30 mmHg
- Comentário: esse exemplo está errado, pois o fator relacionado descrito (imobilização física) não é a causa da capacidade adaptativa intracraniana diminuída.

8. As evidências devem ter relação com o título diagnóstico.
- Exemplo 1: Amamentação interrompida relacionada à doença da mãe, evidenciada por separação da mãe e da criança (doença materna), mãe triste e com sentimento de culpa
- Comentário: o exemplo está errado porque mãe triste e com sentimento de culpa não são evidências do título diagnóstico "Amamentação interrompida". O conceito do título diagnóstico é "quebra na continuidade do oferecimento de leite das mamas que pode comprometer o sucesso da amamentação e/ou o estado nutricional do lactente". As evidências deverão guardar relação com essa definição. Caso não tenham, deve-se identificar outro título diagnóstico cuja definição estará em consonância com os achados clínicos. Exemplos corretos:
  - Amamentação interrompida relacionada à doença da mãe, evidenciada por separação da mãe e da criança (doença materna)
  - Sentimento de pesar disfuncional relacionado à perda da possibilidade de amamentar o bebê evidenciado por tristeza e sentimento de culpa da mãe

- Exemplo 2: Perfusão tissular periférica ineficaz relacionada à hipovolemia, evidenciada por taquipneia, PCO_2 de 50 mmHg e PO_2 de 65 mmHg.
- Comentário: o diagnóstico está errado, pois não foram descritas evidências que comprovem que a perfusão tissular periférica esteja ineficaz. O DE deve ser reescrito: perfusão tissular periférica ineficaz relacionada à hipovolemia evidenciada por mucosas hipocoradas e ressecadas, cianose nas extremidades.

9. Devem ser utilizados termos corretos para unir o título aos resultados e estes às características definidoras.
   - Exemplo: Mobilidade física prejudicada decorrente de dor intensa em fêmur esquerdo relatado por dificuldade de movimentação no leito e necessidade do auxílio de cadeira de rodas para locomover-se fora do leito
   - Comentário: o diagnóstico está errado, pois, para escrever os diagnósticos com foco no problema, o enfermeiro deve usar a expressão "relacionado a" para ligar o fator relacionado ao título, bem como "evidenciado por" para ligar a característica definidora ao fator relacionado. Exemplos corretos:
     - Mobilidade física prejudicada relacionada à dor intensa em fêmur esquerdo evidenciada por dificuldade de movimentação no leito e necessidade do auxílio de cadeira de rodas para locomover-se fora do leito

10. Deve ser usado o termo correto para unir o título do diagnóstico ao fator de risco:
    - Exemplo incorreto: Risco de baixa autoestima situacional relacionado à alteração na imagem corporal (mastectomia total da mama esquerda). O diagnóstico está errado, pois, para escrever os diagnósticos de risco, o enfermeiro deve usar a expressão "evidenciado por" para ligar o fato de risco ao título do diagnóstico
    - Exemplo correto: Risco de baixa autoestima situacional evidenciado pela alteração na imagem corporal (mastectomia total da mama esquerda).

Como encontrar os títulos dos diagnósticos na NANDA-I

É importante lembrar que, como citado anteriormente, a NANDA-I é composta por domínios divididos em classes nas quais estão inseridos os títulos dos diagnósticos. Assim, torna-se mais fácil identificar o título do diagnóstico na taxonomia, listado em ordem alfabética, dentro das classes.

De posse desse conhecimento e das ações realizadas pelos enfermeiros na primeira etapa do PE (ver Capítulo 7), são apresentados os passos para ajudar na identificação dos títulos dos DE na NANDA-I:

1. Após examinar o paciente e identificar as características definidoras e os fatores de risco, listá-los (didaticamente) por grupos de similaridades. Por exemplo: os dados coletados podem ser agrupados por necessidades humanas básicas (caso o enfermeiro trabalhe guiado pela TE de Wanda de Aguiar Horta), por modos adaptativos (TE de Callista Roy) ou por requisitos de autocuidado (TE de Dorothea Elizabeth Orem).
2. Após organizar os dados por similaridades, localizar o domínio a eles referente na taxonomia e, nesse domínio, a classe mais adequada. Em seguida, procurar o título do diagnóstico mais apropriado. Nesse momento, serão geradas hipóteses diagnósticas que deverão, impreterivelmente, ser analisadas.
3. Verificar se a definição do título diagnóstico selecionado está em consonância com os sinais, os sintomas, os fatores de risco e as evidências apontados na investigação.

Identificado o título diagnóstico mais apropriado, a definição deve ser, de fato, pertinente às evidências levantadas. Portanto, torna-se imprescindível a leitura rigorosa e atenta da definição do título diagnóstico inserido na taxonomia.

Exemplo 1

Enfermeiros de determinado serviço de saúde trabalham guiados pela teoria das necessidades humanas básicas de Wanda de Aguiar Horta. Durante a coleta de dados, um enfermeiro identifica que um paciente está com um cateter venoso periférico inserido no membro superior direito (MSD; Figura 8.18) e, portanto, tem o equilíbrio de sua necessidade psicobiológica (segurança física) ameaçado.

Ele enquadra essa informação dentro dessa necessidade e se pergunta "em qual domínio da NANDA-I deve encontrar um nome apropriado para essa condição potencial" (Figura 8.19). O enfermeiro ainda está aprendendo a usar a linguagem da taxonomia e não sabe se há um nome apropriado nem em qual domínio/classe ele pode estar categorizado.

O enfermeiro, então, procura um domínio na taxonomia no qual acredita poder encontrar um título apropriado para o problema potencial identificado e descobre que existe um, na NANDA-I, denominado "segurança/proteção" (Figura 8.20). A seguir, o enfermeiro percebe que, nesse domínio, existe a classe "infecção" (Figura 8.21). O enfermeiro procura esse domínio (domínio 11) e a classe na taxonomia (Figura 8.22).

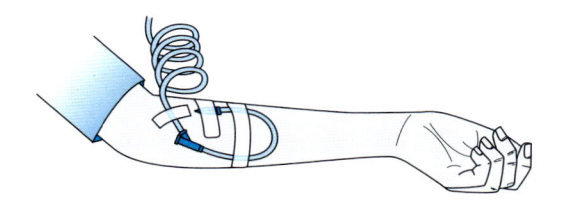

Figura 8.18 Constatação da presença de um cateter venoso periférico no MSD do paciente.

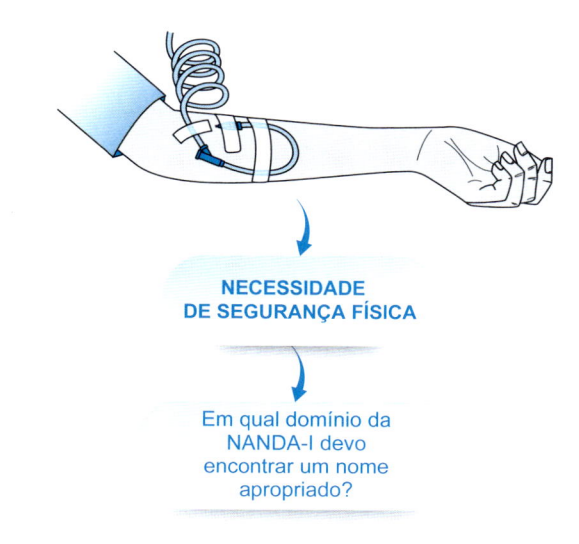

NECESSIDADE DE SEGURANÇA FÍSICA

Em qual domínio da NANDA-I devo encontrar um nome apropriado?

Figura 8.19 Processo diagnóstico: identificação e agrupamento dos dados por necessidades.

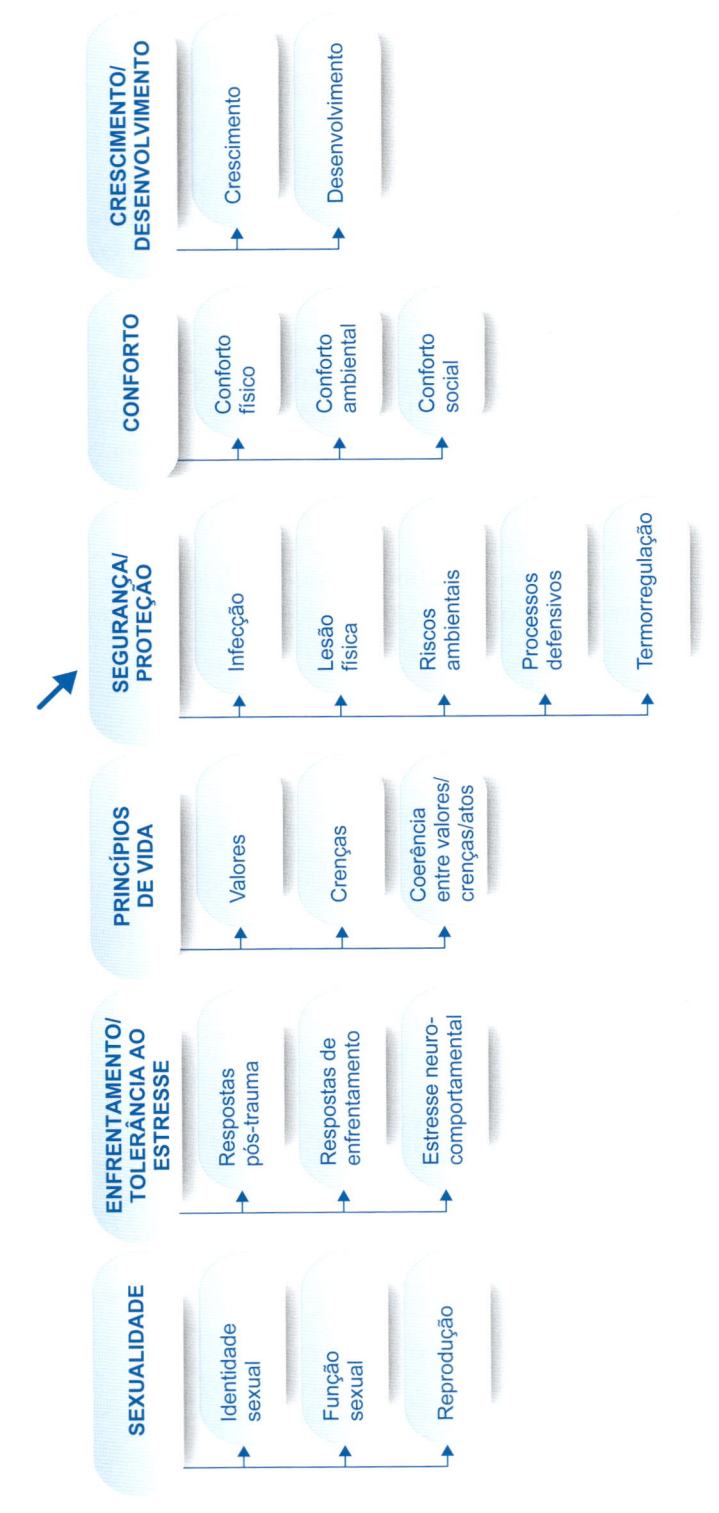

Figura 8.20 Processo diagnóstico: identificação do domínio "segurança/proteção".

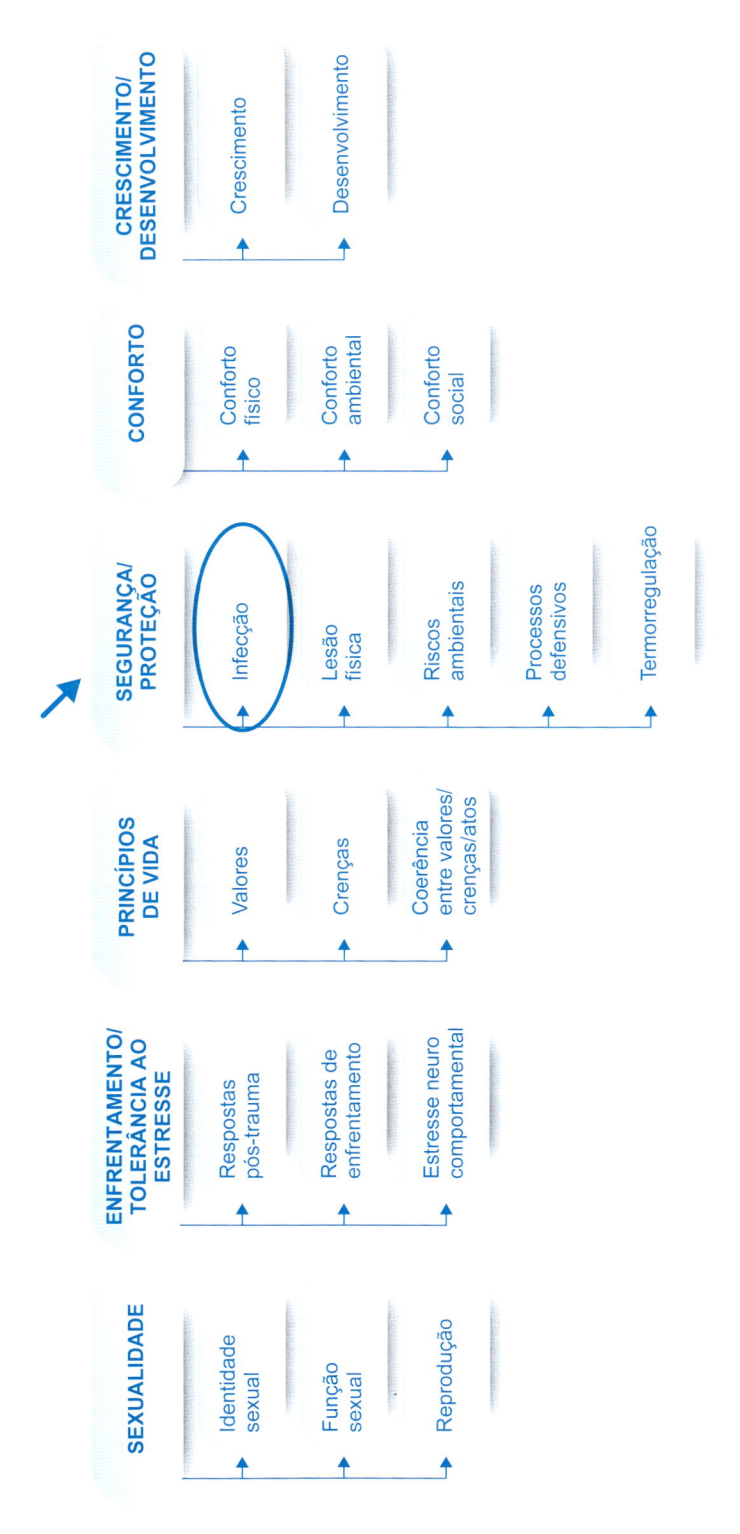

Figura 8.21 Processo diagnóstico: identificação da classe "infecção".

Classe 1. Infecção		
Código	**Diagnóstico**	**Página**
00004	Risco de **infecção**	374
00266	Risco de **infecção no sítio cirúrgico**	375
Classe 2. Lesão física		
Código	**Diagnóstico**	**Página**
00039	Risco de **aspiração**	376
00261	Risco de **boca seca**	377
00205	Risco de **choque**	378
00048	**Dentição** prejudicada	379
00031	**Desobstrução** ineficaz **das vias aéreas**	380
00086	Risco de **disfunção neurovascular periférica**	381
00045	**Integridade da membrana mucosa** oral prejudicada	382
00247	Risco de **integridade da membrana** mucosa oral prejudicada	384
00046	**Integridade da pele** prejudicada	385
00047	Risco de **integridade da pele** prejudicada	386
00044	**Integridade tissular** prejudicada	387
00248	Risco de **integridade tissular** prejudicada	388
00035	Risco de **lesão**	389
00250	Risco de **lesão** do trato urinário	390
00245	Risco de **lesão** na córnea	391
00087	Risco de **lesão por posicionamento perioperatório**	392

Figura 8.22 Processo diagnóstico: busca pelo domínio "segurança/proteção" e pela classe "infecção".

O enfermeiro identifica que existe na taxonomia o título diagnóstico "Risco de infecção" e a sua preocupação está exatamente em evitar que esse problema potencial se torne real – uma vez que o paciente precisa desse dispositivo de assistência, embora ele o exponha a uma situação de risco.

Para ter certeza de que selecionou o título apropriado, o enfermeiro vai até a página 374 (ver Figura 8.22). Feito isso, ele lê a definição constante na NANDA-I para o título diagnóstico (Figura 8.23).

O enfermeiro percebe que a definição dada está em consonância com o fator de risco identificado. Portanto, este título se adequada à situação vigente. A seguir, uma vez que o enfermeiro sabe que para compor um DE de risco ele precisa de um título diagnóstico e do fator de risco e que, para uni-los, deve usar a expressão "evidenciado por", ele redige o DE identificado para esse paciente (Figura 8.24).

Exemplo 2

Esse mesmo enfermeiro também identificou que o paciente está angustiado pela impossibilidade de ir à missa por estar hospitalizado (Figura 8.25). Ao verificar que esse paciente tem um desequilíbrio em sua necessidade psicoespiritual, então pergunta-se "em qual domínio da NANDA-I deve encontrar um nome apropriado para essa condição potencial" (Figura 8.26).

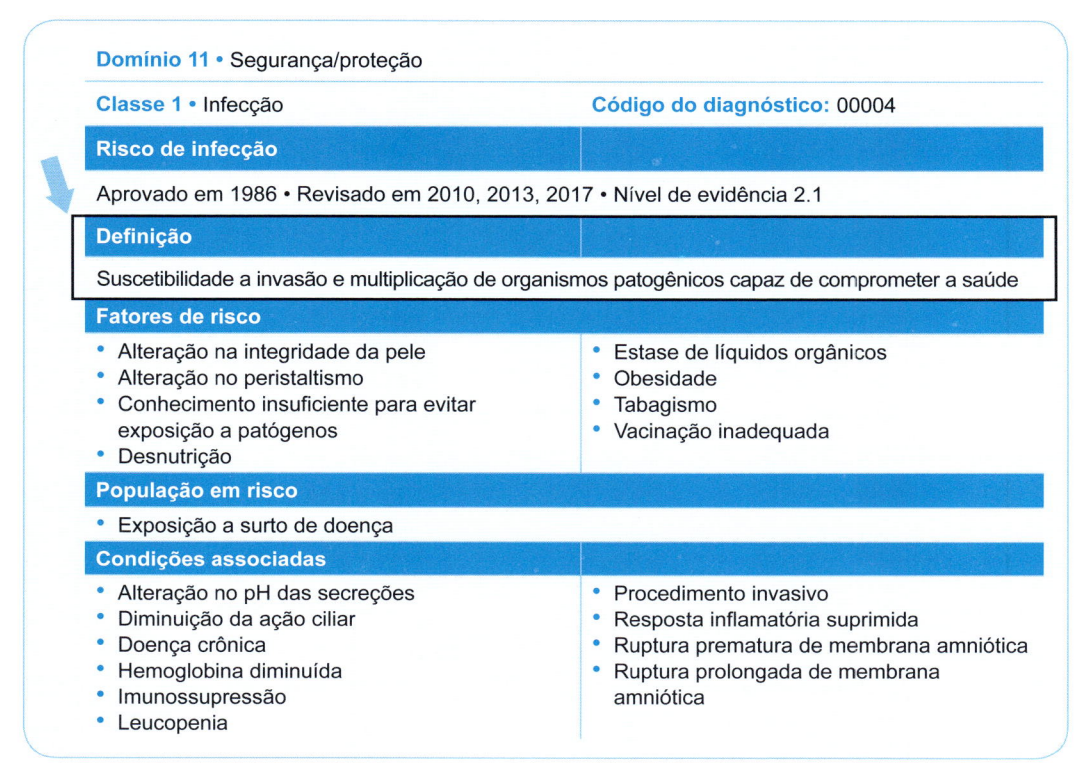

Domínio 11 • Segurança/proteção

Classe 1 • Infecção | **Código do diagnóstico:** 00004

Risco de infecção

Aprovado em 1986 • Revisado em 2010, 2013, 2017 • Nível de evidência 2.1

Definição

Suscetibilidade a invasão e multiplicação de organismos patogênicos capaz de comprometer a saúde

Fatores de risco

- Alteração na integridade da pele
- Alteração no peristaltismo
- Conhecimento insuficiente para evitar exposição a patógenos
- Desnutrição

- Estase de líquidos orgânicos
- Obesidade
- Tabagismo
- Vacinação inadequada

População em risco

- Exposição a surto de doença

Condições associadas

- Alteração no pH das secreções
- Diminuição da ação ciliar
- Doença crônica
- Hemoglobina diminuída
- Imunossupressão
- Leucopenia

- Procedimento invasivo
- Resposta inflamatória suprimida
- Ruptura prematura de membrana amniótica
- Ruptura prolongada de membrana amniótica

Figura 8.23 Processo diagnóstico: identificação da definição dada na NANDA-I para o título "Risco de infecção".

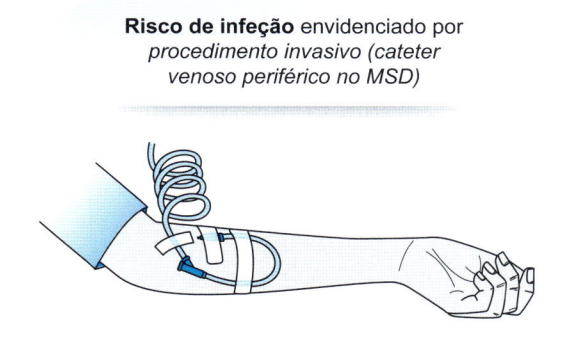

Risco de infeção envidenciado por *procedimento invasivo (cateter venoso periférico no MSD)*

Figura 8.24 Processo diagnóstico: redação do diagnóstico de enfermagem.

O enfermeiro não sabe se há um nome apropriado nem em qual domínio/classe ele pode estar categorizado. Então, procura um domínio na taxonomia no qual acredita poder encontrar um título apropriado para o problema identificado e descobre que existe um, na NANDA-I, denominado "princípios de vida" (Figura 8.27). O enfermeiro percebe que, nesse domínio, existem as classes "crenças" e "coerência entre valores, crenças e atos" (Figura 8.28). Procura, em seguida, esse domínio (domínio 10) e as classes na taxonomia.

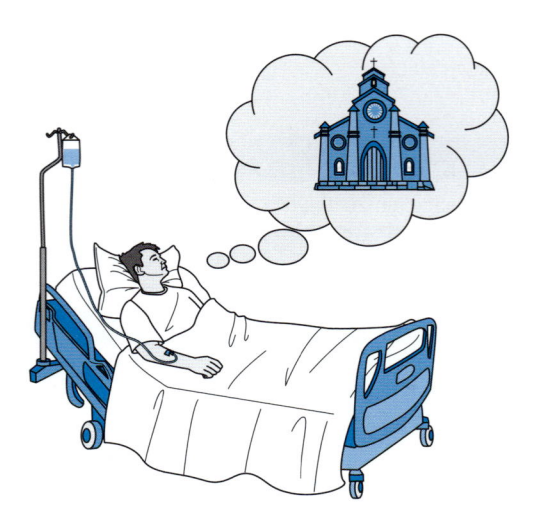

Figura 8.25 Constatação de que o paciente está angustiado pela impossibilidade de ir à missa por estar hospitalizado.

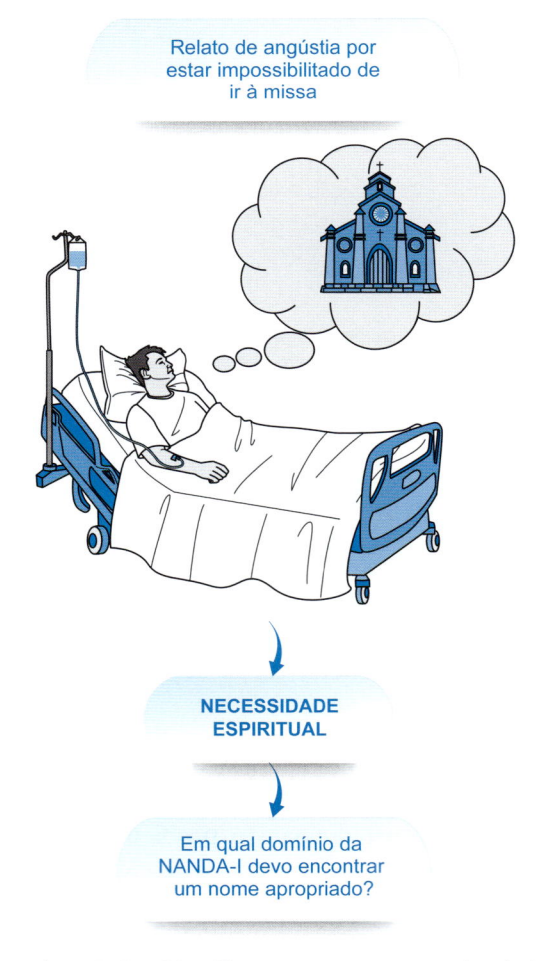

Figura 8.26 Processo diagnóstico: identificação e agrupamento dos dados por necessidades.

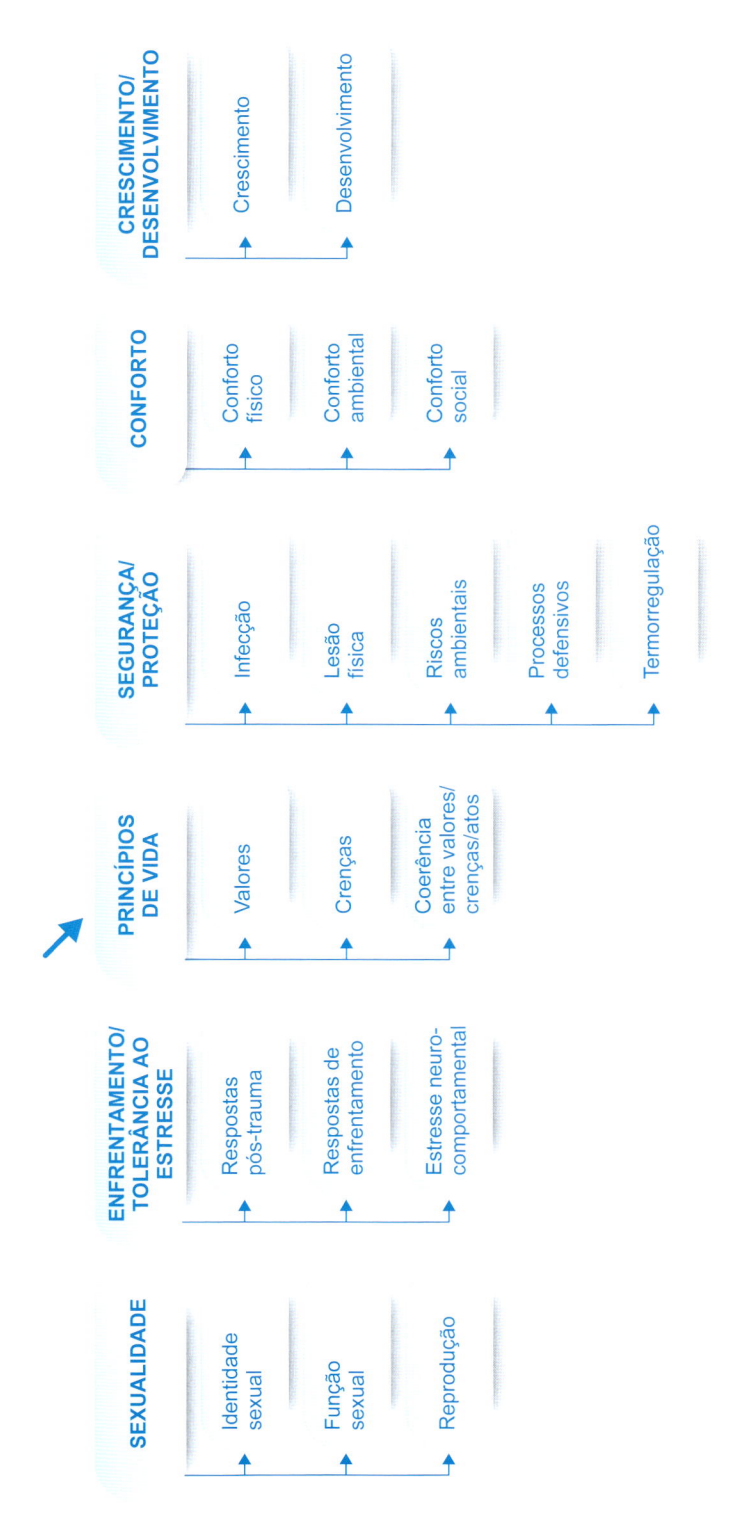

Figura 8.27 Processo diagnóstico: identificação do domínio "princípios de vida".

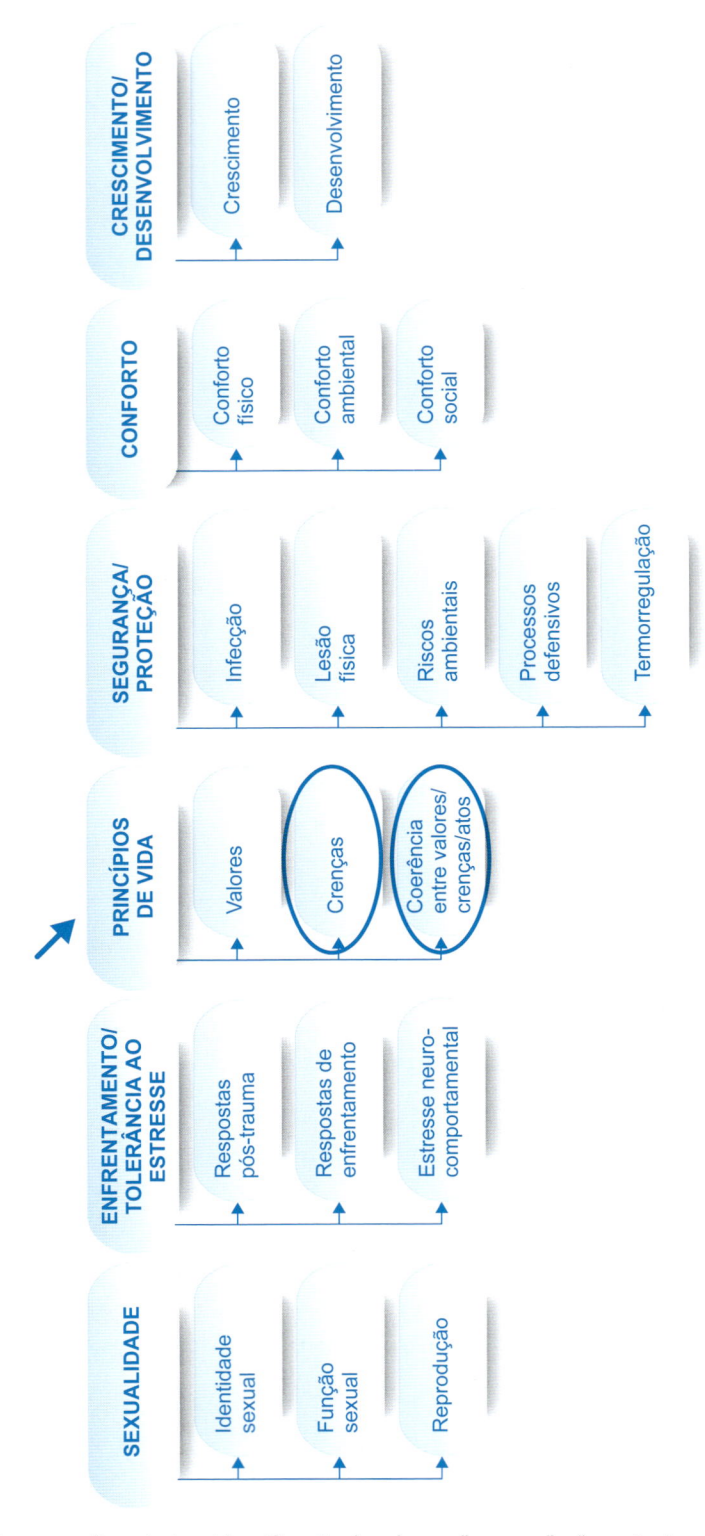

Figura 8.28 Processo diagnóstico: identificação das classes "crenças" e "coerência entre valores, crenças e atos".

O enfermeiro identifica que o título diagnóstico existente na classe "crenças" não se aplica à situação do paciente, mas percebe que, na classe "coerência entre valores, crenças e atos", há o título diagnóstico "religiosidade prejudicada". Para ter certeza de que a seleção desse título é apropriada, vai até a página 358 (Figura 8.29). Ele, então, lê a definição constante na NANDA-I para o título diagnóstico (Figura 8.30).

O enfermeiro percebe que a definição dada está em consonância com a característica definidora identificada. Portanto, este título se adequada à situação vigente. O enfermeiro sabe que, para compor um DE com foco no problema, ele precisa de um título diagnóstico, fatores relacionados e características definidoras e que, para uni-los, deve usar a expressão "relacionado a" para ligar o título do diagnóstico ao fator relacionado, bem como "evidenciado por" para unir o fator relacionado à característica definidora. Dessa maneira, ele redige o DE identificado para esse paciente (Figura 8.31).

Cabe destacar que a NANDA-I existe para desenvolver, aperfeiçoar e promover uma terminologia que reflita, com precisão, julgamentos clínicos de enfermeiros. Essa perspectiva única e baseada em evidências inclui as dimensões biológica, social, psicológica e espiritual do cuidado.[3]

A NANDA-I é, atualmente, o sistema de classificação mais utilizado no mundo. Traduzida para quase 20 idiomas diferentes, está incorporada a alguns sistemas de

Classe 1. Valores		
Código	**Diagnóstico**	**Página**
	Nenhum diagnóstico no momento	356
Classe 2. Crenças		
Código	**Diagnóstico**	**Página**
00068	Disposição para **bem-estar espiritual** melhorado	357
Domínio 3. Coerência entre valores/crenças/atos		
Código	**Diagnóstico**	**Página**
00169	**Religiosidade** prejudicada	358
00170	Risco de **religiosidade** prejudicada	359
00171	Disposição para **religiosidade** melhorada	360
00066	**Sofrimento espiritual**	361
00067	Risco de **sofrimento espiritual**	363
00175	**Sofrimento moral**	364
00083	**Conflito de decisão**	365
00184	Disposição para **tomada de decisão** melhorada	366
00242	**Tomada de decisão emancipada** prejudicada	367
00244	Risco de **tomada de decisão emancipada** prejudicada	368
00243	Disposição para **tomada de decisão emancipada** melhorada	369

Figura 8.29 Processo diagnóstico: busca pelo domínio "princípios da vida" e "crenças" e "coerências entre valores, crenças e atos".

Domínio 10 • Princípios da vida

Classe 3 • Coerência entre valores/crenças/atos	Código do diagnóstico: 00169

Religiosidade prejudicada

Aprovado em 2004 • Revisado em 2017 • Nível de evidência 2.1

Definição

Capacidade prejudicada de confiar em crenças e/ou participar de rituais de alguma fé religiosa

Características definidoras

- Angústia por separação de uma comunidade religiosa
- Desejo de reconectar-se com costumes anteriores
- Desejo de reconectar-se com padrão anterior de crença
- Dificuldade em aderir a crenças religiosas prescritas

- Dificuldade em aderir a rituais religiosos prescritos
- Questionamento de costumes religiosos
- Questionamento de padrões de crenças religiosas

Fatores relacionados

- Ansiedade
- Apoio social insuficiente
- Barreira ambiental à prática da religião
- Barreira cultural à prática da religião
- Cuidado ineficaz
- Depressão
- Dor

- Estratégias de enfrentamento ineficazes
- Insegurança
- Interação sociocultural insuficiente
- Medo da morte
- Sofrimento espiritual
- Transporte insuficiente

Populações em risco

- Crise espiritual
- Crise pessoal
- Crises do estágio final da vida
- Envelhecimento

- História de manipulação religiosa
- Hospitalização
- Transição de vida

Condição associada

- Doença

Figura 8.30 Processo diagnóstico: identificação da definição dada na NANDA-I para o título "religiosidade prejudicada".

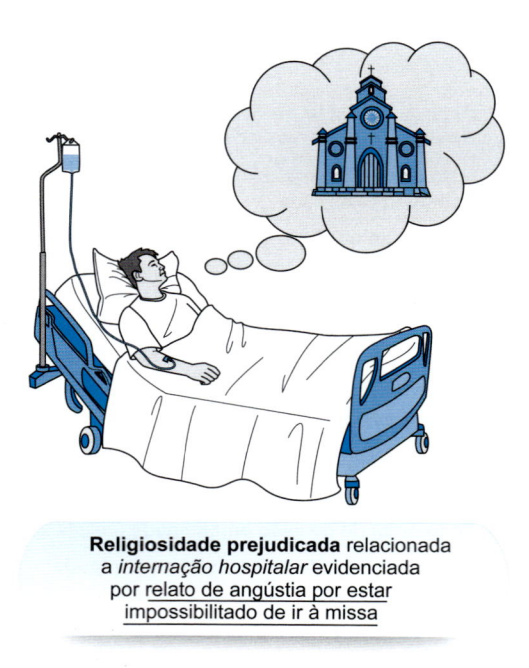

Religiosidade prejudicada relacionada a *internação hospitalar* evidenciada por relato de angústia por estar impossibilitado de ir à missa

Figura 8.31 Processo diagnóstico: redação do DE.

informática desses países.[3] Suas conferências são realizadas a cada 2 anos, em plenária geral, na qual se discutem e se aprovam novos diagnósticos e componentes que integrarão a taxonomia revista.[3]

As anotações, que começaram com palestras orais e escritas de enfermeiros em 1973, evoluíram para o desenvolvimento de um vocabulário diagnóstico formalizado, com códigos validados por meio de pesquisa, a fim de nomear os problemas de enfermagem, favorecer a comunicação, aumentar a segurança dos pacientes e possibilitar a incorporação da linguagem em prontuários eletrônicos.

A consistência da terminologia torna a comunicação oral e escrita mais eficiente. Além disso, a identificação da prática de enfermagem aumenta a responsabilidade dos enfermeiros de avaliar e registrar dados dos pacientes, familiares e membros de uma comunidade, diagnosticar problemas de enfermagem e definir quais ações devem ser implementadas para solucioná-los.[1]

Importante destacar que a etapa de DE representa um desafio para o enfermeiro, pois requer que este profissional tenha conhecimentos técnico-científicos atualizados, bem como pensamento crítico apropriado para interpretar os dados coletados na anamnese, no exame físico e nos exames complementares.[1]

O conhecimento da responsabilidade exclusiva da enfermagem estimula a aquisição de novos conhecimentos e habilidades de intervenção para a solução desses problemas, e a prática reflexiva habilita os enfermeiros a reverem seus conceitos, seus julgamentos e suas ações, levando-os a mudanças na prática clínica.[1]

CASOS CLÍNICOS

Agora que já se compreendeu o que é um DE e como usar a taxonomia NANDA-I, vamos praticar! A seguir, são apresentados casos clínicos, embasados nas teorias de enfermagem das necessidades humanas básicas (ver Capítulo 3), da adaptação (ver Capítulo 4) e do déficit do autocuidado (ver Capítulo 5), para elaborar DE utilizando a taxonomia NANDA-I.

Para tanto, deve-se ler atentamente os casos clínicos a seguir e refletir sobre os fatores de risco e a fisiopatologia das evidências que cada paciente apresenta. Para cada caso clínico, anotar os DE identificados para que esses problemas sejam solucionados e, então, comparar o exercício com o descrito no item "Resolução" (p. 118, 121 e 125).

Caso clínico 1 | Fundamentado na teoria das necessidades humanas básicas de Wanda de Aguiar Horta

Meire Chucre Tannure • Ana Maria Pinheiro

- Informante: paciente.
- Horário: 16 h.

Identificação

A.L.M., sexo masculino, 65 anos, casado, aposentado (trabalhava com comércio de tecidos), melanodermo, brasileiro, natural de Belo Horizonte.

Queixa principal

Dor no peito.

História da moléstia atual

Admitido no pronto atendimento com relato de precordialgia intensa, de início súbito, do tipo compressiva, irradiando-se para o braço esquerdo, e dispneia intensa. Paciente estava sentado no sofá de sua casa assistindo a um jogo de futebol quando sentiu a dor, que iniciou há aproximadamente 3 h (com um escore de 6/10 na escala de dor). No momento, refere escore de 9/10 pontos. A dor piora quando realiza movimentos e melhora quando fica em repouso. Relata que nunca havia sentido esse tipo de dor antes. Nega outros sintomas. No eletrocardiograma (ECG), foram constatados inversão de onda T e supradesnivelamento de ST. Também se identificou troponina elevada.

História de saúde pregressa/necessidade de terapêutica e educação para a saúde

Tabagista há 45 anos (fuma atualmente 10 cigarros/dia), bebe cerveja nos fins de semana (duas garrafas aproximadamente). É portador de hipertensão arterial sistêmica (HAS), diagnosticada há 2 anos. Não controla pressão arterial (PA) e não toma regularmente a medicação prescrita pelo cardiologista (atenolol 50 mg, 1 vez/dia). Ele mesmo administra o fármaco. Foi ao médico pela última vez há 2 anos. Nega alergias, internações e cirurgias prévias.

História familiar referente a patologias e à necessidade gregária

Positiva para acidente vascular encefálico isquêmico (ACEi – mãe) e diabetes melito (DM – pai). Relação com a família é harmoniosa. Relata ser muito amigo dos três filhos e da esposa (casados há 40 anos).

Dados relacionados às necessidades psicossociais

Relata ser muito tranquilo, mas refere estar, no momento, bastante ansioso. As atividades de lazer ocorrem nos fins de semana com esposa, amigos e filhos, incluindo ir a cinema, igreja, restaurantes e estádios de futebol.

Considera-se uma pessoa realizada na vida. Refere autoestima, autoimagem e autorrespeito preservados. Sente-se livre e feliz. Diz estar muito satisfeito com a atenção e o cuidado que recebe de seus familiares e amigos.

Dados relacionados às necessidades psicoespirituais

Católico. Tem o hábito de ir à missa 3 vezes/semana. Gosta muito de ler livros relacionados à sua espiritualidade.

Dados relacionados às necessidades psicobiológicas

Percepção dos órgãos dos sentidos: sem comprometimentos.

Cuidado corporal: adequado. Relata gostar de tomar banho à noite.

Hábito de sono e repouso: adequado. Dorme em torno de 9 h/noite, acorda descansado e diz não apresentar movimentos não usuais durante o sono. Gosta de dormir em decúbito lateral direito.

Nutrição: não usa dieta hipossódica. Nega intolerância alimentar. Faz quatro refeições ao dia (café, almoço, lanche e jantar). Prefere massas e carnes vermelhas. Não come frutos do mar. Come salada e legumes. Última refeição do dia foi às 12 h (almoço).

Hidratação: bebe em torno de 2 ℓ de líquido por dia.

Mecânica corporal/mobilidade/locomoção: sem déficits prévios. Não necessita de ajuda para as atividades de vida diária (AVD) nem para as atividades instrumentais de vida diária (AIVD).

Exercícios e atividades físicas: sedentário. Não gosta de exercícios físicos.

Integridade física/cutaneomucosa: ausência de lesões na pele e nas mucosas.

Eliminação urinária: nega disúria. Diz que a coloração da urina está amarelo-clara e que não tem percebido alteração no volume urinado. Nega odor fétido.

Eliminação intestinal: regular, 1 vez/dia. Refere fezes amarronzadas e pastosas.

Sexualidade: não há dados de interesse clínico. Último exame preventivo de câncer de próstata e reto realizado há mais de 5 anos.

Ambiente/abrigo: vive em casa própria com a esposa, com saneamento básico e coleta de lixo.

Solicitações: que a equipe autorize a esposa ficar com ele em tempo integral e que ele possa ver os filhos.

Exame físico

Regulação neurológica, necessidade de comunicação e segurança emocional: alerta, orientado no tempo e no espaço (15/15 na escala de coma de Glasgow com resposta pupilar), ansioso. Refere medo de morrer.

Estado geral e regulação térmica: hipocorado (+2/+4), mucosas hidratadas, anictérico, acianótico, 36 °C de temperatura axilar.

Cuidado corporal e integridade cutaneomucosa: higiene corporal e oral adequadas. Ausência de lesões.

Segmento cabeça e pescoço/percepção dos órgãos dos sentidos: pupilas isocóricas (4 mm) e fotorreativas. Ptose palpebral senil. Em uso de máscara facial a 8 ℓ/min, ausência de desvio de septo. Sinal de Lichtstein positivo. Usa próteses dentárias (superior e inferior). Jugulares ingurgitadas. Mobilidade do pescoço preservada. Dor precordial intensa, do tipo compressiva, irradiando-se para o braço esquerdo.

Alimentação/regulação hormonal/crescimento celular: dieta suspensa, glicemia capilar de 80 mg/dℓ, peso 90 kg, altura 1,80 m, IMC: 27,8 kg/m².

Tórax: com formato normal (2:1). *Ictus cordis* perceptível à palpação com dimensão de três polpas digitais. Ausência de abaulamentos, frêmito cardiovascular ou movimentos visuais.

Oxigenação: taquidispneico [frequência respiratória (FR) 35 irpm], tiragens intercostais e supraesternal, murmúrio vesicular fisiológico (MVF) sem ruídos adventícios (RA), oximetria de pulso: SatO$_2$ de 85%.

Regulação vascular: taquicárdico [frequência cardíaca (FC) 124 bpm], bulhas normorrítmicas e normofonéticas (BNRNF), hipotenso [pressão arterial (PA): 90 × 60 mmHg], pulsos periféricos filiformes e rítmicos.

Regulação abdominal: abdome normotenso, ruídos hidroaéreos (RHA) presentes, timpanismo presente, ausência de visceromegalias.

Eliminação urinária: urinou em casa antes de vir ao pronto atendimento. Refere urina com aspecto fisiológico.

Eliminação intestinal: ausente hoje.

Extremidades: acesso vascular periférico (AVP) em MSD, edema em membros inferiores (MMII) +1/+4. Refere já ter percebido que os pés estavam ficando inchados nos últimos 3 meses, mas que não se preocupou com essa manifestação clínica. Tempo de enchimento capilar de 6 s.

Mecânica corporal/motilidade/locomoção: restrito ao leito.

Exames complementares alterados

- Exames laboratoriais:
  - Troponina T: 0,7 ng/mℓ

- Troponina I: 0,95 ng/mℓ
- ECG: inversão de onda T e supradesnivelamento de ST
- Ecocardiograma: fração de ejeção do ventrículo esquerdo (VE) diminuída.

Outras informações importantes

Paciente relata que não imaginava que o controle inadequado da HAS e a vida sedentária aumentariam as suas chances de ter um infarto agudo do miocárdio (IAM). Diz que achava tão comum as pessoas terem HAS que nem se preocupava. Refere ainda que já tentou parar de fumar, mas que nenhuma das tentativas foi bem-sucedida e que se sente frustrado por isso. Informa ainda que se esqueceu de dar continuidade aos exames preventivos relacionados ao câncer de próstata e de reto, uma vez que vinham apresentando resultados negativos para a doença.

Resolução

A seguir, foram identificados alguns DE relacionados com o caso clínico 1. Avalie se os DE por você identificados são os mesmos listados pelas autoras.

Diagnósticos relacionados com as necessidades psicobiológicas

- DE: Dor aguda relacionada à isquemia coronariana evidenciada por relato verbal de dor (escore de 9/10 na escala de dor), tipo compressiva na região torácica, irradiando-se para o braço esquerdo.
- DE: Troca de gases prejudicada relacionada ao desequilíbrio na ventilação perfusão evidenciada por saturação de oxigênio (SatO$_2$) de 85%, taquidispneia (FR: 35 irpm) e tiragens na região supraesternal e nos espaços intercostais.
- DE: Débito cardíaco diminuído relacionado à isquemia coronariana, evidenciado por hipotensão (PA: 90 × 60 mmHg), taquicardia (124 bpm), pulsos periféricos filiformes e arrítmicos, tempo de enchimento capilar de 6 s, *ictus cordis* aumentado, hipocoloração das mucosas, ingurgitamento das jugulares.
- DE: Risco de perfusão tissular cerebral ineficaz evidenciado pela fração de ejeção de VE diminuída.
- DE: Risco de confusão aguda evidenciado pela redução na SatO$_2$ (85%).
- DE: Perfusão tissular periférica ineficaz relacionada à isquemia coronariana e redução da força de contratilidade cardíaca evidenciada por tempo de enchimento capilar de 6 s e mucosas oculares hipocoradas (+2/+4).
- DE: Risco de infecção evidenciado pela presença de procedimento invasivo (cateter venoso periférico no MSD).
- DE: Risco de trauma vascular evidenciado pela presença de procedimento invasivo (cateter venoso periférico no MSD).
- DE: Risco de glicemia instável evidenciado pela suspensão da dieta.
- DE: Risco de boca seca evidenciado pela necessidade de uso da macronebulização.
- DE: Risco de lesão por pressão evidenciado por restrição ao leito, necessidade de uso de oxigenoterapia fixada nas hélices auriculares e IMC de 28,7 kg/m^2.
- DE: Risco de ressecamento ocular evidenciado pela necessidade do uso de macronebulização.
- DE: Risco de quedas evidenciado pela idade avançada.
- DE: Sobrepeso relacionado à preferência alimentar não saudável e comportamento sedentário evidenciado pelo IMC de 28,7 kg/m^2.

- DE: Comportamento de saúde propenso a risco relacionado a conhecimento deficiente, a não adesão ao tratamento da HAS e a manutenção de estilo de vida não saudável, evidenciado por relato de sedentarismo, uso irregular dos medicamentos prescritos pelo profissional médico, não adoção de dieta hipossódica e último exame preventivo de câncer de próstata e reto ter sido feito há mais de 5 anos.

Diagnósticos relacionados com as necessidades psicossociais e psicoespirituais

- DE: Ansiedade relacionada à percepção da gravidade do comprometimento cardíaco e à possibilidade iminente de morte, evidenciada pelo relato verbal de estar ansioso e com medo de morrer.
- DE: Medo relacionado à percepção da gravidade do comprometimento cardíaco e da possibilidade iminente de morte, evidenciado pelo relato verbal de estar com medo de morrer.
- DE: Sentimento de impotência relacionado a estratégias de enfrentamento ineficazes, evidenciado pelo relato verbal de sentir-se frustrado por não conseguir abandonar o hábito de fumar.
- DE: Risco de religiosidade prejudicada evidenciado pela impossibilidade de participar das celebrações religiosas de costume.
- DE: Processos familiares interrompidos, relacionados ao comprometimento no estado de saúde de um membro da família, evidenciado por interrupção nas atividades sociais de costume e nos padrões cotidianos de relacionamento.

Caso clínico 2 | Fundamentado na teoria da adaptação de Callista Roy

Meire Chucre Tannure • Ana Maria Pinheiro

- Informantes: filha e paciente.
- Horário: 10 h.

Identificação

J.A.P., sexo masculino, 79 anos, viúvo, aposentado (trabalhava como padeiro), leucodermo, brasileiro, natural de Recife.

Estímulo focal/queixa principal

Febre, tosse e cansaço.

Estímulo contextual/história da moléstia atual

Trazido pelos familiares à unidade de pronto atendimento (UPA) com quadro febril, dispneia e tosse produtiva. Filha informa que, há 3 dias, o senhor J.A.P. começou a apresentar um quadro de coriza nasal e tosse seca e que o paciente foi levado à unidade básica de saúde (UBS).

Naquele momento, foi diagnosticado um quadro gripal e prescrito xarope antitussígeno (dropopsina) e hidratação frequente. Refere que o pai foi medicado conforme prescrito. Hoje, pela manhã, apresentou febre de 39°C e relatou cansaço durante o banho. A dispneia piora aos esforços físicos e melhora quando fica em repouso. Refere expectoração amarelada e com aspecto viscoso. Nega outros sintomas.

Estímulo residual/doenças prévias/internações e cirurgias anteriores

Nega tabagismo. Não há relato de ser fumante passivo. Não ingere bebidas alcoólicas. É portador de doença pulmonar obstrutiva crônica (DPOC) diagnosticada há 9 anos. Foi ao médico pela última vez há 3 meses para consulta de rotina. Há relato de alergia a mofo e odores fortes. Histórico de asma desde a infância. Usa sulfato de sabutamol (com orientação médica) quando apresenta crises asmáticas (última crise há 1 ano). Refere cirurgia de apendicectomia há 10 anos (ato sem intercorrências). Não há relato de internações por outros motivos. É independente para as AVD e AIVD. Protege-se de fatores de risco que sabidamente o colocam em situação de evoluir com crises asmáticas.

História familiar referente a patologias e modo de interdependência

Positiva para asma (mãe) e doença renal – rins policísticos (pai). Relação com a família é harmoniosa. Filha relata que o pai é muito comunicativo, muito amigo dos filhos (2 filhos), mora sozinho (esposa morreu há 5 anos em decorrência de câncer de mama), pois é independente para as AVD. É ele quem administra seus medicamentos quando apresenta crises asmáticas ou outras patologias e relata que o faz de maneira adequada.

Dados relacionados ao modo de autoconceito e função do papel

Relato de ser muito tranquilo. Atividades de lazer são feitas nos fins de semana com amigos e filhos, sendo elas ir a igreja, restaurantes e casa de familiares. É uma pessoa realizada na vida, com autoconceito, autoimagem e autoestima preservados. Refere nível elevado de satisfação pessoal quanto ao papel desempenhado na sociedade. Diz não se sentir insatisfeito com a atenção e o cuidado que recebe de seus familiares e amigos. Mesmo após a morte da esposa, permanece ativo e, por mais que tenha sentido a sua perda, conseguiu manter as suas atividades cotidianas e o ciclo de amizades de costume. É evangélico e tem o hábito de ir ao culto todos os dias. Gosta muito de assistir a programas relacionados à sua espiritualidade. Não há dados de interesse clínico relacionados à sexualidade (último exame preventivo de câncer de próstata e reto realizado no início do ano). Vive em casa própria, com saneamento básico e coleta de lixo.

Dados relacionados ao modo fisiológico

Órgãos dos sentidos: presbiacusia e presbiopia.
Proteção (cuidado corporal e integridade cutaneomucosa): cuidado corporal adequado. Gosta de tomar banho pela manhã quando acorda. Ausência de lesões na pele e nas mucosas.
Função atividade/repouso: hábito de sono adequado. Dorme em torno de 8 h/noite, acorda descansado e não apresenta movimentos não usuais durante o sono. Gosta de dormir em decúbito lateral esquerdo. Não mostra déficits prévios relacionados à locomoção. Não necessita de ajuda para as AVD nem para as AIVD. Caminha 50 min todos os dias da semana, no fim da tarde.
Nutrição: nega intolerância alimentar e inapetência. Faz cinco refeições/dia (café, lanche, almoço, lanche e jantar). Prefere sopas e frutos do mar. Não come carnes vermelhas. Come salada e legumes. Última refeição do dia foi às 7:00 (café); porém, alimentou-se menos que o habitual (por conta do cansaço).
Hidratação: relata beber em torno de 3 ℓ de líquido por dia.
Eliminação urinária: nega disúria. Diz que a coloração da urina está amarelo-clara, que não tem percebido alteração no volume urinado. Nega odor fétido.
Eliminação intestinal: regular, 1 vez/dia. Refere fezes amarronzadas e pastosas.
Solicitações: que a equipe autorize a filha a ficar com ele em tempo integral.

Exame físico/modo fisiológico

Função neurológica: alerta, orientando no tempo e no espaço (15/15 na escala de coma de Glasgow com resposta pupilar), apreensivo, pois terá de ser internado (não gosta de ficar em hospitais).

Aparência geral e temperatura: corado, mucosas hidratadas, anictérico, acianótico, 39 °C de temperatura axilar.

Higiene e integridade tegumentar: higiene corporal e oral adequadas. Ausência de lesões.

Cabeça e pescoço/órgãos dos sentidos: ptose e arco senil, em uso de máscara facial a 7 ℓ/min, desvio de septo à direita, batimento de aletas nasais (BAN), prótese dentária superior. Ausência de linfonodos perceptíveis e de ingurgitamento de jugulares. Mobilidade do pescoço preservada.

Nutrição/função endocrinológica: dieta suspensa. Glicemia capilar de 87 mg/dℓ. Peso 70 kg. Altura 1,80 m, IMC de 21,6 kg/m^2.

Oxigenação/tórax: taquidispneico (FR 39 irpm), taquicárdico (FC 124 bpm), bulhas normorrítmicas e normofonéticas (BNRNF), normotenso (PA 130 × 80 mmHg), tórax em tonel, *ictus cordis* perceptível à palpação com dimensão de duas polpas digitais. Ausência de abaulamentos, frêmito cardiovascular ou movimentos visuais, tiragens intercostais, subdiafragmática e supraesternal. Murmúrio vesicular diminuído na base do pulmão direito, roncos difusos no hemitórax direito e sibilos. Oximetria de pulso: SatO$_2$ de 88%.

Abdome: normotenso, RHA e timpanismo presentes. Ausência de visceromegalias. Cicatriz na região da fossa ilíaca direita.

Eliminação urinária: urinou em casa antes de vir para a UPA. Nega disúria. Diz que a coloração da urina está amarelo-clara, que não tem percebido alteração no volume urinado. Nega odor fétido.

Eliminação intestinal: evacuou hoje quando acordou. Refere fezes amarronzadas e pastosas.

Extremidades: pulsos cheios e rítmicos. Ausência de edema. Tempo de enchimento capilar de 2 s.

Mecânica corporal/motilidade/locomoção: restrito à maca.

Exames complementares:

- Exames laboratoriais alterados:
  - Leucocitose com desvio para a esquerda
  - SatO$_2$ sem a macronebulização de 77%
- Radiografia de tórax: consolidação na base do pulmão direito.

Outras informações importantes

Solicitada vaga hospitalar para a central de leitos. Paciente já cadastrado no sistema.

Resolução

A seguir, foram identificados alguns DE relacionados com o caso clínico 2. Avalie se os DE escritos são os mesmos listados pelas autoras.

Diagnósticos relacionados com o modo fisiológico

- DE: Padrão respiratório ineficaz relacionado a secreções retidas e diminuição do lúmen das vias aéreas inferiores evidenciado por taquidispneia (FR 39 irpm), presença de tiragens intercostais, subdiafragmática e supraesternal, BAN, roncos difusos no hemitórax direito e sibilos.
- DE: Troca de gases prejudicada relacionada ao prejuízo na ventilação alveolar secundário às secreções retidas e diminuição do lúmen das vias aéreas inferiores evidenciada pela SatO$_2$ sem a macronebulização de 77% e de 88% com a macronebulização.

- DE: Desobstrução ineficaz de vias aéreas relacionada a secreções retidas e diminuição do lúmen das vias aéreas inferiores evidenciada por MV diminuído na base do pulmão direito, roncos difusos no hemitórax direito, sibilos, taquidispneia (FR 39 irpm), expectoração amarelada e com aspecto viscoso.
- DE: Risco de confusão aguda evidenciado pelo nível de $SatO_2$ abaixo do parâmetro de normalidade ($SatO_2$ sem a macronebulização de 77 e de 88% com a macronebulização).
- DE: Hipertermia relacionada ao processo infeccioso na base no pulmão direito evidenciado pela temperatura axilar de 39 °C.
- DE: Risco de glicemia instável evidenciado pela suspensão da dieta.
- DE: Risco de lesão por pressão evidenciado pela restrição ao leito e necessidade de uso de oxigenoterapia fixada nas hélices auriculares.
- DE: Risco de ressecamento ocular evidenciado pela necessidade do uso de macronebulização.
- DE: Risco de integridade tissular prejudicada evidenciado pelo desvio de septo à direita.
- DE: Risco de boca seca evidenciado pela necessidade de uso da macronebulização.
- DE: Risco de quedas evidenciado pela idade avançada.

Diagnósticos relacionados com o modo de interdependência/função do papel e autoconceito

- DE: Medo relacionado à necessidade de hospitalização evidenciado pela apreensão.
- DE: Risco de solidão evidenciado pela necessidade de internação hospitalar.
- DE: Risco de sentimento de impotência evidenciado pela necessidade de internação hospitalar.
- DE: Risco de religiosidade prejudicada evidenciado pela impossibilidade de participar das celebrações religiosas de costume.
- DE: Processos familiares interrompidos relacionados ao comprometimento no estado de saúde de um membro da família evidenciado por interrupção nas atividades sociais de costume e nos padrões cotidianos de relacionamento.

Caso clínico 3 | Fundamentado na teoria do déficit do autocuidado de Dorothea E. Orem

Meire Chucre Tannure • Ana Maria Pinheiro • Aline Patrícia Rodrigues

- Informante: próprio paciente.
- Horário: 14 h.

Identificação

P. N. G., 80 anos, melanodérmico, sexo masculino, aposentado (era porteiro em uma escola), casado, dois filhos e dois netos. Brasileiro. Natural de Capelinha. Reside na região metropolitana de Belo Horizonte há 30 anos.

História da moléstia atual

Iniciou com úlceras venosas nos membros inferiores (MMII) há aproximadamente 20 anos, com recidiva das lesões, sem nunca alcançar a cicatrização. Fez vários tratamentos no decorrer de todos esses anos. Atualmente, apresenta duas lesões, uma no membro inferior esquerdo (MIE) e outra no membro inferior direito (MID). Está em tratamento ambulatorial, em uso de terapia compressiva inelástica (bota de Unna), limpeza com soro fisiológico (SF) 0,9% em jato e Prontosan® solução, além de coberturas como carvão ativado com prata, hidrogel, gaze e bandagem elástica. Refere dor frequente há anos nos MMII nas áreas lesionadas (escore 5/10 pontos).

História de saúde pregressa/desvios de saúde

É portador de HAS e insuficiência venosa. Usa atenolol 25 mg (1 vez/dia) e doxazosina 2 mg à noite. Relata varicectomia há 3 anos. Nega internações anteriores. Desconhece alergias.

Doenças incidentes na família

História familiar positiva para coronariopatia (pai), HAS e diabetes melito (mãe), ambos já falecidos.

Padrões de vida adotados pelo paciente/disponibilidade de recursos financeiros e de atendimento de saúde/condição social e cultural

Tabagista há 45 anos. Fuma aproximadamente 1 maço de cigarros a cada 2 dias. Nega etilismo. Faz acompanhamento na UBS próxima à sua residência. Segue orientações dos profissionais de saúde quanto ao uso das medicações, à dieta hipossódica e aos cuidados com os curativos, mas não consegue deixar de fumar.

Gosta de assistir à televisão, não gosta de sair de casa em virtude da dificuldade de deambulação e das feridas nos MMII. Afirma que escuta as pessoas ao seu redor alegarem sentir um odor desagradável quando ele se aproxima. Sente-se desanimado e, de certa forma, incapaz por, há tantos anos, ter de conviver com as lesões. Não faz atividades físicas. É espírita e sente falta de poder ir mais vezes ao centro espírita (não vai há cerca de 3 meses por causa do odor da ferida).

Reside com a esposa (também idosa), em perímetro urbano, em casa alugada. Recebe um salário mínimo de aposentadoria. Estudou até o ensino médio.

Requisitos de autocuidado

Solidão/interação social: é uma pessoa calma. Está triste pelas limitações impostas pela diminuição das forças nos MMII e o odor exalado pelas feridas. Conta com o apoio da esposa em casa, mas refere tentar poupá-la, pois ela já tem idade avançada.

Atividade/repouso: dorme cerca de 8 h/noite. Refere dificuldade para deambular. Usa muletas. Diz não necessitar de ajuda para se levantar, sentar ou deitar.

Ingesta alimentar/hídrica/dados antropométricos: não necessita de ajuda para comer. Usa dieta hipossódica. Prefere carnes vermelhas. Não gosta de frutos do mar. Nega intolerância alimentar. Faz quatro refeições/dia (café, almoço, lanche e jantar). Ingere 2 ℓ de líquidos por dia. Peso: 90 kg. Altura 1,84 m, IMC de 26,6 kg/m^2.

Higienização: não toma banho diariamente (diz ter muita dificuldade em fazê-lo por não poder molhar os curativos – não gosta de dar trabalho para sua esposa). Senta-se em um banquinho debaixo do chuveiro para se higienizar. Escova os dentes 1 vez/dia (antes de dormir).

Processos respiratórios/ingesta de ar: nega dispneia. Não usa nem nunca usou oxigênio suplementar.

Processos de eliminação: nega disúria. Informa que a urina está com aspecto fisiológico (amarelo-claro). Hábito intestinal regular (1 vez/dia). Hoje já evacuou. Relata fezes amarronzadas e consistentes.

Processos sexuais/exames preventivos: não há dados de interesse clínico. Último exame preventivo de câncer de próstata e reto realizado há 9 meses.

Observações: deficiência no cuidado dentário por limitação financeira. Refere também que só realiza higiene oral à noite por achar que essa intervenção 1 vez/dia é suficiente.

Solicitações do paciente: que o enfermeiro realize a troca do curativo 2 vezes/semana, pois sente-se mais confortável assim. Refere muito desconforto com o uso do curativo, pois dificulta a sua higiene corporal e apresenta exsudação de odor desagradável.

Exame físico

Processo neurológico e sentidos: alerta, orientado no tempo e no espaço (15/15 na escala de coma de Glasgow com resposta pupilar). Dor nos MMII de moderada intensidade (escore de 5/10 pontos na escala de dor).

Aparência geral/temperatura: mucosas coradas e hidratadas, anictérico e acianótico. Afebril (36,2 °C). Necessita de ajuda para colocar as vestimentas nos MMII.

Higienização: déficit no autocuidado (sistema parcialmente compensatório). Higiene corporal e oral inadequadas (sujidades e odor desagradável na superfície corporal e cavidade oral).

Cabeça e pescoço: face simétrica. Pupilas, isocóricas (3 mm), arredondadas e fotorreativas. Dentição prejudicada (dentes desgastados e maloclusão). Língua saburrosa. Ausência de rigidez de nuca, de desvio de septo nasal e de linfonodos palpáveis.

Ingesta alimentar/hídrica: alimentação e ingesta hídrica VO. Nega náuseas ou vômitos.

Tórax: formato regular (2:1), simétrico e sem comprometimentos.

Processos respiratórios/ingesta de ar: em ar ambiente, FR 22 irpm, SatO$_2$ 95%. MVF sem RA. Expansibilidade preservada bilateralmente.

Processos cardiovasculares: eucárdico (FC 88 bpm), hipertenso (PA 150 × 90 mmHg). Pulsos *ictus cordis* palpável, medindo duas polpas digitais. Ausência de abaulamento. Bulhas normorrítmicas e normofonéticas (BNRNF), sem sopros. Pulsos cheios e rítmicos.

Abdome: abdome plano, timpânico e normotenso. RHA presentes. Ausência de dor à palpação. Sem visceromegalias.

Processos de eliminação/genitália e ânus: diurese espontânea. Refere urina com aspecto fisiológico. Informa que as fezes estão consistentes e amarronzadas – evacuou hoje. Genitália e ânus: não avaliados. Paciente nega comprometimentos.

Membros e dorso: paresia, hiperemia, lipodermatoesclerose e edema (sinal de cacifo positivo) nos MMII. Tempo de enchimento capilar de 2 s. Lesão na região da panturrilha no MID [medindo 8 cm de altura e 15 cm de largura, acometendo derme e epiderme, 90% de tecido de granulação e 10% de necrose amarela (esfacelo), exsudado amarelado em grande quantidade e com odor fétido, bordas irregulares e pele periferida íntegra]. Lesão na panturrilha do MIE (medindo 6 cm de altura e 4 cm de largura, acometendo derme e epiderme, 80% de tecido de granulação e 10% de necrose amarela, exsudato amarelado em grande quantidade e com odor fétido, bordas irregulares e pele periferida íntegra). Em uso de curativo oclusivo (hidrogel, carvão ativado com prata e gaze) + terapia inelástica – bota de Unna e bandagem. Relata dor de moderada intensidade nos MMII, com alívio ao elevar os membros. Dorso sem lesões ou outras alterações.

Exames complementares

- Exames laboratoriais e glicemia capilar sem alterações: glicemia capilar pós-prandial 140 mg/dℓ; hemoglobina 14 g/dℓ; global de leucócitos 7.000/mm³; hematócrito 42% e plaquetas 250.000/mm³).

Demandas terapêuticas de autocuidado

- Sistema totalmente compensatório: necessita de ajuda para os cuidados com as feridas.
- Sistema parcialmente compensatório: necessita de ajuda para o cuidado corporal, para colocar vestimentas nos MMII, para alívio da dor nesses membros.
- Sistema de apoio e educação: necessita de orientação quanto ao cuidado bucal/realização de atividade física/ajuda para abandonar o hábito de fumar/diminuir a quantidade de cigarros que fuma por dia. Precisa de uma rede de apoio (uma vez que a esposa também já é idosa) para sua maior segurança física, convívio social e retorno às atividades espirituais. Precisa ser encaminhado ao serviço de odontologia.

Resolução

Diagnósticos de enfermagem | Sistema totalmente compensatório

- DE: Integridade da pele prejudicada relacionada ao comprometimento da circulação sanguínea secundária à insuficiência venosa, evidenciada por lesões nos MMII [panturrilha do MID: 8 cm de altura e 15 cm de largura, acometendo a derme e a epiderme, 90% de tecido de granulação e 10% de necrose amarela (esfacelo), exsudato amarelado em grande quantidade e com odor fétido; e em panturrilha do MIE: 6 cm de altura e 4 cm de largura, acometendo derme e epiderme, 80% de tecido de granulação e 10% de necrose amarela, exsudato amarelado em grande quantidade e com odor fétido].

Diagnósticos de enfermagem | Sistema parcialmente compensatório

- DE: Déficit no autocuidado para banho relacionado ao fato de não poder molhar os curativos e rede de apoio deficitária (esposa também idosa), evidenciado por sujidades e odor desagradável em superfície corpórea.
- DE: Autonegligência relacionada a rede de apoio deficitária (esposa também idosa), incapacidade de manter o controle sobre a situação evidenciada por sujidades e odor desagradável em superfície corpórea e cavidade oral (língua saburrosa, relato de tentar poupar a esposa por também ser idosa e dificuldade em abandonar o hábito de fumar).
- DE: Dor crônica relacionada à alteração na circulação periférica secundária ao comprometimento da circulação sanguínea nos MMII evidenciada pelo relato verbal de dor de moderada intensidade no leito das lesões localizadas nas panturrilhas direita e esquerda.
- DE: Déficit no autocuidado para vestir-se relacionado à fraqueza muscular evidenciado pelo relato de que tem dificuldade para colocar as vestimentas nos MMII.

Diagnósticos de enfermagem | Sistema de apoio e educação

- DE: Proteção ineficaz relacionada a extremos de idade e comprometimento na circulação sanguínea secundária à insuficiência venosa, evidenciada por lesões cutâneas de longa data (aproximadamente 20 anos) sem nunca alcançar a cicatrização.
- DE: Risco de quedas evidenciado pela idade avançada e pela dificuldade em deambular.
- DE: Dentição prejudicada relacionada a higiene oral irregular, desconhecimento e recursos financeiros deficitários evidenciada por dentes desgastados e maloclusão.
- DE: Risco de infecção evidenciado pela perda da integridade cutânea (úlceras venosas em MMII).

- DE: Risco de glicemia instável evidenciado pelo valor limítrofe na glicemia pós-prandial (140 mg/dℓ).
- DE: Tristeza crônica relacionada às limitações impostas pela persistência das feridas, evidenciada pelo relato verbal de sentir-se triste.
- DE: Baixa autoestima crônica relacionada a constrangimento e ao respeito inadequado dos outros, evidenciado pelo relato verbal de sentir vergonha das pessoas em decorrência do odor exalado pelas feridas e dos comentários que proferem quando ele se aproxima.
- DE: Interação social prejudicada relacionada ao constrangimento evidenciada pelo relato verbal de preferir não sair de casa por já ter escutado pessoas relatarem que sentem um odor desagradável quando ele se aproxima.
- DE: Religiosidade prejudicada relacionada ao constrangimento em frequentar o centro espírita evidenciada pelo relato verbal de sentir falta de manter suas atividades espirituais de costume.
- DE: Estilo de vida sedentário relacionado ao prejuízo na marcha evidenciado pela não realização de atividade física.

QUESTÕES PARA FIXAÇÃO DO CONTEÚDO

1. Qual é a segunda etapa do processo de enfermagem? Conceitue essa etapa e sua importância.
2. O que é necessário para o enfermeiro adquirir capacidade de diagnosticar?
3. Qual a importância do pensamento crítico/raciocínio diagnóstico para a prática assistencial do enfermeiro?
4. O que são taxonomias ou sistemas de classificação?
5. Quem são as enfermeiras consideradas precursoras dos sistemas de classificação em enfermagem?
6. Descreva como se deu a construção da NANDA-I desde a sua idealização até a formulação da taxonomia II.
7. Quando foi criada a NANDA-I?
8. Quais são os eixos da NANDA-I e sua abrangência?
9. Qual a importância dos domínios e das classes?
10. Quais são os componentes estruturais dos diagnósticos de enfermagem? Explique cada um deles.
11. Quais são os tipos de categorias de diagnósticos de enfermagem? Explique cada um deles.
12. Como localizar os diagnósticos de enfermagem na NANDA-I?

REFERÊNCIAS BIBLIOGRÁFICAS

1. TANNURE, M. C.; PINHEIRO, A. M. SAE: *Sistematização da Assistência de Enfermagem*: guia prático. 2. ed. Rio de Janeiro: Guanabara Koogan, 2010. 298 p.
2. WEBSTER'S OF AMERICAN ENGLISH. *New World Dictionary*. 3. ed. New York: Simon and Schuster. Inc., 1991. 1574 p.
3. NORTH AMERICAN NURSING ASSOCIATION. *Diagnósticos de Enfermagem da NANDA-I*: definições e classificações. 2018-2020. Porto Alegre: Artmed, 2018. 462 p.
4. INTERNATIONAL ORGANIZATION FOR STANDARDIZATION (ISO) 18104:2014. *Health informatics* – Categorial structures for representation of nursing diagnoses and nursing actions in terminological systems. Genebra: ISO, 2014.

5. CARPENITO-MOYET, L. J. *Diagnóstico de enfermagem*: aplicação à prática clínica. 13. ed. Porto Alegre: Artmed, 2012. 1026 p.

6. CONSELHO FEDERAL DE ENFERMAGEM (COFEN). *Resolução n. 358/2009,* de 15 de outubro de 2009. Dispõe sobre a Sistematização da Assistência de Enfermagem e a implementação do Processo de Enfermagem em ambientes, públicos ou privados, em que ocorre o cuidado profissional de Enfermagem, e dá outras providências. Brasília, 2009. Disponível em: <www.portalcofen.gov.br>. Acesso em: 03 nov. 2009.

7. PAUL, C.; REEVES, S. J. Visão geral do processo de enfermagem. In: GEORGE, J.B. *Teorias de enfermagem*: os fundamentos à prática profissional. 4. ed. Porto Alegre: Artmed, 2000. p. 21-32.

8. CARPENITO-MOYET, L. J. *Diagnósticos de enfermagem*: aplicação à prática clínica. 6. ed. Porto Alegre: Artmed, 1997. 812 p.

9. CRUZ, D. A. L. M. Diagnóstico de enfermagem: aspectos históricos e definições. *Revista Paulista de Enfermagem*, v. 13, n. 1. p. 3-7. 1994.

10. NIGHTINGALE, F. *Notes on nursing:* what it is and what it is not. New York: D. Appleton, 1959. 140 p.

11. PEPLAU, H. E. *The art and science of nursing: similarities, differences, and relations. *Nursing Science Quarterly*, v. 1, n. 1, p. 8-15, 1988.

12. FALCO, M. S.; ABDELLAH, F. G. In: GEORGE, J. B. *Teorias de enfermagem*: os fundamentos à prática profissional. 4. ed. Porto Alegre: Artmed, 2000. p. 119-30.

13. GARCIA, T. R.; NOBREGA, M. M. L. Processo de enfermagem: da teoria à prática assistencial e de pesquisa. *Escola Anna Nery Revista de Enfermagem*, v. 13, n. 1, p. 816-8, 2009.

14. ABDELLAH, F. G. *et al. Patient-centered approaches to nursing.* New York: Macmillan, 1960. 205 p.

15. FUKUKAWA, C. Y.; HOWE, J. H. Virgínia Henderson. In: GEORGE, J. B. *Teorias de enfermagem: os fundamentos à prática profissional. 4. ed. Porto Alegre: Artmed, 2000. p. 59-72.

16. HENDERSON, V. *Basic principles of nursing care.* Geneva: International Concil of Nurses, 1960. 94 p.

17. CARVALHO, E. C.; GARCIA, T. R. Processo de enfermagem: o raciocínio e julgamento clínico no estabelecimento do diagnóstico de enfermagem. In: FÓRUM MINEIRO DE ENFERMAGEM, 3, 2002, Uberlândia. *Anais...* Uberlândia: UFU, 2002. p. 29-40.

18. NOBREGA, M. M. L.; GUTIERREZ, M. G. R. *Equivalência semântica da classificação de fenômenos de enfermagem da CIPE:* versão alfa. João Pessoa: Idéia, 2000.

19. HORTA, W. de A. *Processo de enfermagem.* São Paulo: E.P.U., 1979. 99 p.

20. ORLANDO, I. J. *The discipline and teaching of nursing process.* New York: G.P. Putnam's Sons, 1972. 126 p.

21. HERDMAN, T. H. Uma introdução à taxonomia da NANDA-I. In: NORTH AMERICAN NURSING DIAGNOSIS ASSOCIATION. *Diagnósticos de enfermagem da NANDA:* definições e classificação. 2015-2017. 10. ed. Porto Alegre: Artmed, 2015. p. 51-88.

22. CARPENITO-MOYET, L. J. *Manual de diagnósticos de enfermagem.* 11. ed. Porto Alegre: Artmed, 2008. 743 p.

23. CHIANCA, T. C. M. C. As classificações da prática de enfermagem: diagnósticos, intervenções e resultados. In: FÓRUM MINEIRO DE ENFERMAGEM, 3, 2002, Uberlândia. *Anais...* Uberlândia: UFU, 2002. p. 50-66.

24. JOHNSON, M. J. *et al. Ligações entre NANDA, NOC e NIC.* Diagnósticos, resultados e intervenções de enfermagem. Porto Alegre: Artmed, 2005. 506 p.

25. JESUS, C. A. C. Sistematização da assistência de enfermagem: evolução histórica e situação atual. In: FÓRUM MINEIRO DE ENFERMAGEM, 3, 2002, Uberlândia. *Anais...* Uberlândia: UFU, 2002. p. 14-20.

26. NORTH AMERICAN NURSING ASSOCIATION. *Diagnósticos de Enfermagem da NANDA-I:* definições e classificações. 2007-2008. Porto Alegre: Artmed, 2008. 329 p.

27. IYER, P. W.; TAPTICH, B. J.; BERNOCCHI-LOSEY, D. *Processo de diagnóstico de enfermagem.* Porto Alegre: Artes Médicas, 1993, 325 p.

28. DOENGES, M. E.; MOORHOUSE, M. F.; MURR, A. C. *Diagnósticos de enfermagem.* Rio de Janeiro: Guanabara Koogan, 2009. 723 p.

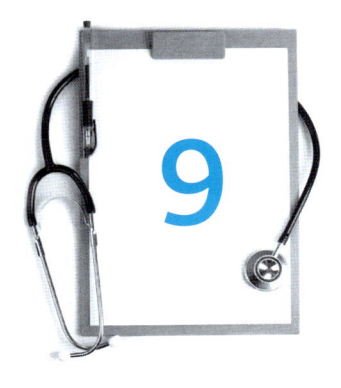

9 Terceira Etapa do PE | Planejamento da Assistência

Meire Chucre Tannure • Ana Maria Pinheiro • Katiucia Martins Barros

Por planejamento da assistência de Enfermagem compreende-se a determinação dos resultados que se espera alcançar (resultados esperados).
Conselho Federal de Enfermagem

DEFINIÇÃO E UM POUCO DA HISTÓRIA

Como visto anteriormente, o planejamento da assistência constitui a terceira etapa do processo de enfermagem (PE), método científico que evidencia o raciocínio crítico desenvolvido pelos enfermeiros durante o planejamento e a execução dos cuidados e que integra, organiza e garante a continuidade da assistência, bem como a avaliação da efetividade das ações realizadas com os pacientes.[1]

Sabe-se que, diante de um diagnóstico de enfermagem (DE), o enfermeiro tem o dever e a obrigação de fazer algo para minimizá-lo ou resolvê-lo (quando se tratar de um diagnóstico com foco no problema), evitar que um problema potencial se torne real (no caso dos DE de risco) e manter as condições de bem-estar/saúde (em DE de promoção da saúde). Para tanto, a assistência prestada pela equipe de enfermagem deve ser planejada adequadamente.

Por planejamento da assistência de enfermagem, compreende-se a determinação dos resultados que se espera alcançar (resultados esperados) e das ações ou intervenções de enfermagem que serão realizadas em face dos DE previamente identificado pelos enfermeiros.[2]

Os resultados esperados devem representar condições que podem ser alcançadas ou mantidas por ações realizadas pela equipe de enfermagem e pelos demais membros da equipe de saúde.[3]

O registro e o monitoramento dos resultados esperados (RE) possibilitam obter indicadores de saúde capazes de apontar o quanto a equipe de enfermagem contribui para o atendimento das necessidades apresentadas por aqueles que demandam seus cuidados.[4] Logo, os resultados devem ser sensíveis às intervenções de enfermagem.[5]

Mensurar o impacto das intervenções de enfermagem por meio do monitoramento de resultados evidencia a responsabilidade desses profissionais[6], bem como a sua contribuição para a promoção, o tratamento e a reabilitação das condições de saúde e a prevenção de agravos à saúde.

Os RE, para serem devidamente monitorados e alcançados, precisam ter relação com os DE e ser centrados nos pacientes, objetivos, mensuráveis e alcançáveis.[7] Além disso, o enfermeiro deve fazer uso do pensamento crítico sustentado por evidências científicas para estabelecer o tempo esperado para alcançar os resultados (Figura 9.1).[8]

Ao determinarem os resultados esperados para cada DE identificado nos pacientes, nas famílias ou nos membros de uma comunidade, os enfermeiros passam a dispor de instrumentos para avaliar a qualidade do atendimento prestado, pois a sua utilização torna possível identificar a melhora, a piora ou até mesmo a manutenção da condição avaliada.[3]

O planejamento da assistência também favorece a comunicação entre os cuidadores, direciona os cuidados e as documentações e cria registros para a avaliação do atendimento prestado que podem ser usados em pesquisas, em situações legais e para reembolso de seguros de saúde.[8]

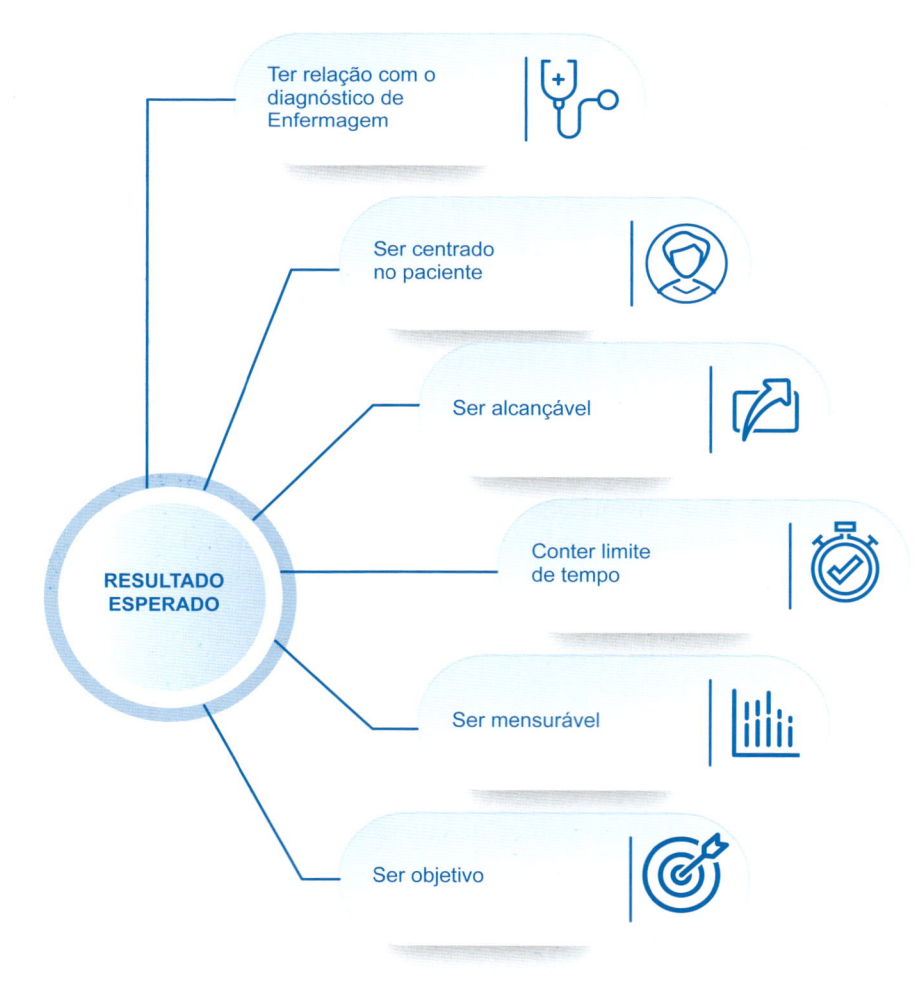

Figura 9.1 Características necessárias aos resultados esperados.

Desse modo, a terceira etapa do PE favorece a promoção da integração entre a equipe de enfermagem e os demais membros da equipe de saúde, possibilita a obtenção de informações passíveis de utilização na avaliação dos cuidados prestados, beneficia a implementação de ciclos de melhorias assistenciais, aumenta a segurança dos pacientes e favorece o progresso e a autonomia da profissão.[9-12]

Data da época de Florence Nightingale, durante a Guerra da Crimeia, a preocupação de usar os resultados obtidos com os pacientes para avaliar os cuidados prestados.[6,13-15]

No começo do século XX, Ernest Codman propôs o uso de medidas baseadas nos resultados como indicadores para avaliar a qualidade das intervenções médicas. Na década de 1960, Avedis Donabedian sugeriu um modelo de levantamento de dados sobre a qualidade da prática médica e Marie Aydellotte tomou como base as mudanças nas características físicas e no comportamento dos pacientes para avaliar a eficiência dos sistemas de prestação de atendimento de enfermagem.[13-15] Nesse período, deu-se início ao processo de monitoramento dos resultados obtidos com os pacientes na prática clínica.[6] Em consequência disso, a década de 1970 é marcada pelos trabalhos iniciais de desenvolvimento de classificações de resultados de enfermagem voltadas para os pacientes.[13-15]

Na década de 1980, estiveram em alta os interesses políticos pelos resultados dos pacientes (era da coleta de dados e de responsabilizações) e pelos custos dos cuidados de saúde. Em 1990, aumentou-se a importância depositada na eficiência desses cuidados, o que resultou em uma renovação nos esforços para identificar resultados prioritários para a avaliação da eficiência da assistência de enfermagem.[13-15]

Em 1991, um grupo de pesquisadores do Centro de Classificação da University of Iowa, EUA, começou a desenvolver a taxonomia dos resultados de enfermagem (NOC, conforme discutido adiante neste capítulo), uma entre as classificações desenvolvidas para padronizar a linguagem dos resultados de enfermagem.[13-15]

Cabe enfatizar que a necessidade de informações sobre os resultados dos pacientes influenciados pela enfermagem aumenta com os processos de reestruturação das organizações focados em melhorar a eficiência dos serviços, pois, sem esses dados, é difícil obter informações sobre a qualidade do atendimento prestado pela equipe de enfermagem, bem como embasar decisões a respeito do cálculo de pessoal e custos.[6]

Diferentes estratégias têm sido implementadas na operacionalização do planejamento da assistência de enfermagem e a consequente determinação dos resultados. A seguir, serão citadas algumas.

DETERMINAÇÃO DE RESULTADOS ESPERADOS

Como visto anteriormente, para cada DE identificado, devem ser estabelecidos RE coerentes, centrados nos pacientes, claros e concisos, que descrevam um comportamento mensurável, atingíveis[7] e que contenham um limite de tempo.[8]

Durante o processo de ensino de tomada de decisões aos estudantes de enfermagem, tem-se identificado o esforço de docentes em trabalhar com o ensino das habilidades do pensamento crítico por parte dos alunos, também durante a formulação dos RE para cada DE por eles previamente identificado.

Por pensamento crítico, compreende-se o processo voltado às habilidades intelectuais para analisar, argumentar e chegar aos resultados alcançados pelos pacientes, a partir das necessidades apresentadas por eles, pelas famílias e comunidades.[8] O processo envolve algumas habilidades e atitudes necessárias ao desenvolvimento do raciocínio clínico.[16]

O raciocínio clínico deve existir em todas as ações e decisões assistenciais tomadas pelos enfermeiros: no DE, na determinação dos RE, na escolha de intervenções apropriadas para solucioná-los e na avaliação dos resultados obtidos. A formulação diagnóstica contém as expectativas de intervenções e resultados possíveis, em um dado contexto, mas também depende das pessoas envolvidas (enfermeiros, pacientes, familiares, membros da comunidade) e dos relacionamentos estabelecidos entre eles.[16,17] Para tanto, discentes e enfermeiros precisam refletir sobre quais intervenções são necessárias para:

- Evitar que determinado DE de risco evolua para um problema atual
- Minimizar ou solucionar um DE com foco no problema
- Manter um DE de promoção da saúde.

Ao refletir sobre as intervenções que serão prescritas e implementadas e compreendendo quais os fatores relacionados ou fatores de risco referentes ao DE em questão, é possível mensurar o tempo esperado para o alcance de determinado RE.

Exemplos

DE | Risco de infecção evidenciado por dispositivo invasivo (cateter venoso periférico no membro superior direito – MSD)

Diante de um paciente submetido a um cateterismo venoso periférico, o enfermeiro tem o dever e a obrigação de evitar que este problema potencial (risco de infecção) se torne real (infecção associada ao uso de cateter venoso periférico).

Ao refletir sobre os cuidados que podem ser instituídos para evitar que essa infecção seja adquirida (lavagem das mãos antes da manipulação do dispositivo, limpeza e proteção do sítio de inserção, troca do dispositivo e equipos no tempo recomendado por evidências científicas), será possível elaborar um RE claro, objetivo e alcançável.

Para um RE centrado no paciente, sugere-se que os discentes e enfermeiros pensem nas frases:

- O paciente terá…
- O paciente irá…
- O paciente apresentará…

Uma vez que o RE deve ser relacionado com o DE, recomenda-se observar e utilizar o título diagnóstico (TD) na sua elaboração. Para que o resultado se torne mensurável e observável, deve-se estabelecer o prazo (período) em que se espera que seja alcançado.

De volta ao exemplo, considerando que, enquanto o paciente estiver com esse dispositivo haverá o risco de ele desenvolver a infecção, mas que há ações que podem ser instituídas para diminuir os fatores associados a tal risco, um RE para esse DE seria:

- DE: Risco de infecção evidenciado pela presença de um dispositivo invasivo (cateter venoso periférico no MSD).
  - RE: O paciente terá o risco de infecção minimizado durante todo o tempo de uso do dispositivo (cateter venoso periférico).

Percebe-se que o RE está centrado no paciente, deriva do TD (risco de infecção), é objetivo, claro, alcançável, visto que há ações que podem ser instituídas para esse fim, também é mensurável, uma vez que o paciente apresentará manifestações clínicas que evidenciarão se ele será ou não alcançado, e contém um limite de tempo, nesse caso, tempo de permanência do cateter.

DE | Risco de religiosidade prejudicada evidenciado pelo afastamento dos ritos espirituais de costume (impossibilidade de ir à celebração eucarística todos os dias)

O profissional deve se perguntar o que pode ser instituído para evitar que esse problema potencial se torne real. Por exemplo: autorizar a entrada no setor de uma televisão para que o paciente possa assistir à missa ou permitir que ministros da eucaristia tragam a comunhão diariamente para o paciente. Em seguida, considerando os itens necessários durante a elaboração de um RE, é possível propor algo que seja atingível e monitorado.

Levando em consideração que, enquanto o paciente estiver internado, haverá o risco de a sua religiosidade ser prejudicada e que há ações que podem ser instituídas para diminuir os fatores associados a esse risco, um RE para esse DE seria:

- DE: Risco de religiosidade prejudicada evidenciado pelo afastamento dos ritos espirituais de costume (impossibilidade de ir à celebração eucarística todos os dias).
  - RE: O paciente terá o risco de religiosidade prejudicada diminuído durante todo o período de internação hospitalar.

Percebe-se que o RE está centrado no paciente, deriva do TD (risco de religiosidade prejudicada), é objetivo, claro, alcançável, visto que há ações que podem ser instituídas para esse fim, também é mensurável, uma vez que o paciente apresentará manifestações clínicas que evidenciarão se ele será ou não alcançado, e contém um limite de tempo, nesse caso, tempo de internação hospitalar.

DE | Desobstrução ineficaz de vias aéreas relacionada a secreções retidas, evidenciada por roncos bilaterais difusos, FR de 44 irpm e tiragem supraesternal

O enfermeiro deve se perguntar o que pode ser instituído para resolver ou minimizar o problema atual. Por exemplo: aspirar secreção traqueal e elevar a cabeceira do leito. Em seguida, tendo em conta os itens necessários durante a elaboração de um RE, pode-se propor algo que seja atingível e monitorado. Considerando que se trata de um paciente que requer auxílio para a secreção traqueal ser removida e que, por já estar taquidispneico [frequência respiratória (FR) = 44 irpm com tiragem supraesternal] exige uma intervenção imediata, um RE para esse DE seria:

- DE: Desobstrução ineficaz de vias aéreas relacionada a secreções retidas, evidenciada por roncos bilaterais difusos, FR de 44 irpm e tiragem supraesternal.
  - RE: O paciente terá a desobstrução de suas vias aéreas favorecida agora.

Percebe-se que o RE está centrado no paciente, deriva do TD (desobstrução ineficaz de vias aéreas), é objetivo, claro, alcançável, visto que há ações que podem ser instituídas para esse fim, também é mensurável, uma vez que o paciente apresentará manifestações clínicas que evidenciarão se ele será ou não alcançado, e contém um limite de tempo (nesse caso, agora).

DE | Disposição para enfretamento melhorada relacionada ao apoio familiar e profissional, evidenciada pelo desejo verbal de manter o controle dos níveis glicêmicos, aceitação de que precisa evitar o consumo de doces e manutenção do programa de atividade física pactuado com a equipe de saúde

O profissional deve se perguntar o que precisa ser instituído para preservar essa condição. Por exemplo: encorajar e inserir o paciente em grupos de apoio e reforçar a importância da manutenção dos hábitos de vida saudáveis com o paciente e seus familiares. Em seguida, tendo em conta os itens necessários durante a elaboração de um RE, pode-se propor algo que seja atingível e monitorado. Visto que se trata de um DE de promoção da saúde, um RE seria:

- DE: Disposição para enfretamento melhorada relacionada ao apoio familiar e profissional, evidenciada pelo desejo verbal de manter o controle dos níveis glicêmicos, aceitação de que precisa evitar o consumo de doces e manutenção do programa de atividade física pactuado com a equipe de saúde.
  - RE: O paciente terá sua disposição para enfrentamento potencializada durante todo o período de acompanhamento pela equipe de estratégia de saúde da família (ESF).

Percebe-se que o RE está centrado no paciente, deriva do TD (disposição para enfrentamento melhorado), é objetivo, claro, alcançável, visto que há ações que podem ser instituídas para esse fim, também é mensurável, uma vez que o paciente apresentará manifestações clínicas que evidenciarão se ele será ou não alcançado, e contém um limite de tempo, nesse caso, todo o período de acompanhamento realizado pela equipe da ESF.

Como abordado anteriormente, a elaboração de RE nesse formato tem sido utilizada no processo de ensino de tomada de decisões dos estudantes de enfermagem. Contudo, enfatiza-se, cada vez mais, a necessidade de usar linguagens padronizadas (sistemas de classificação), que possam auxiliar na criação das bases de dados, de modo a sustentar os mecanismos de avaliação do cuidado.[13,18]

Determinação de resultados esperados utilizando sistemas de classificação

As ordenações de termos codificados, padronizados e com definições próprias podem melhorar a comunicação do fazer da enfermagem e facilitar a realização de pesquisas sobre os cuidados e a comparação entre as melhores práticas de enfermagem.[19] Além disso, se o vocabulário utilizado na prática for estruturado, padronizado e classificado, poderá facilitar tanto o entendimento por parte dos profissionais quanto o monitoramento da qualidade do cuidado de enfermagem prestado aos pacientes, contribuindo para a produção de estudos e pesquisas científicas.[20,21]

Por esse motivo, ressalta-se cada vez mais a necessidade de usar linguagens padronizadas para estabelecer resultados para os DE e, entre as classificações de enfermagem utilizadas para esse fim, será citada neste capítulo a Classificação dos Resultados de Enfermagem (NOC, do inglês *Nursing Outcomes Classification*).

Classificação dos resultados de enfermagem

A NOC é uma taxonomia complementar às taxonomias da NANDA-I (ver Capítulo 8) e da Classificação das Intervenções de Enfermagem (NIC, do inglês *Nursing Interventions Classification*; ver Capítulo 10). Nela, constam títulos de resultados de enfermagem para cada diagnóstico da NANDA-I, divididas em 7 domínios e 32 classes (Figura 9.2).

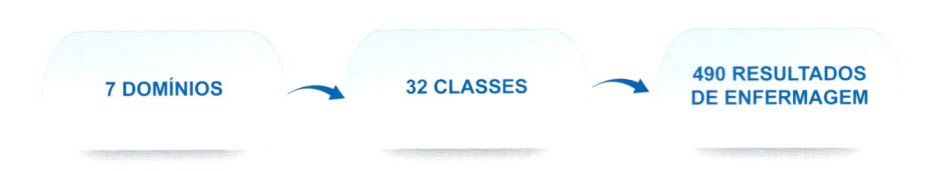

7 DOMÍNIOS → **32 CLASSES** → **490 RESULTADOS DE ENFERMAGEM**

Figura 9.2 Total de domínios, classes e resultados NOC. Adaptada de Moorhead *et al.*, 2016.[13]

Um resultado da NOC é definido como um estado, um comportamento ou uma percepção de um indivíduo, uma família, um cuidador ou uma comunidade, mensurado de modo contínuo, em resposta às intervenções de enfermagem.[13]

Esses resultados da NOC possibilitam que os enfermeiros avaliem as respostas assistenciais apresentadas pelos pacientes às intervenções implementadas, permitindo verificar melhora, piora ou manutenção da resposta clínica.[22] O detalhamento dos domínios da versão atual da NOC é apresentado na Figura 9.3. Em cada um desses domínios NOC, há classes relacionadas (Figura 9.4) nas quais estão inseridos resultados que podem ser monitorados.

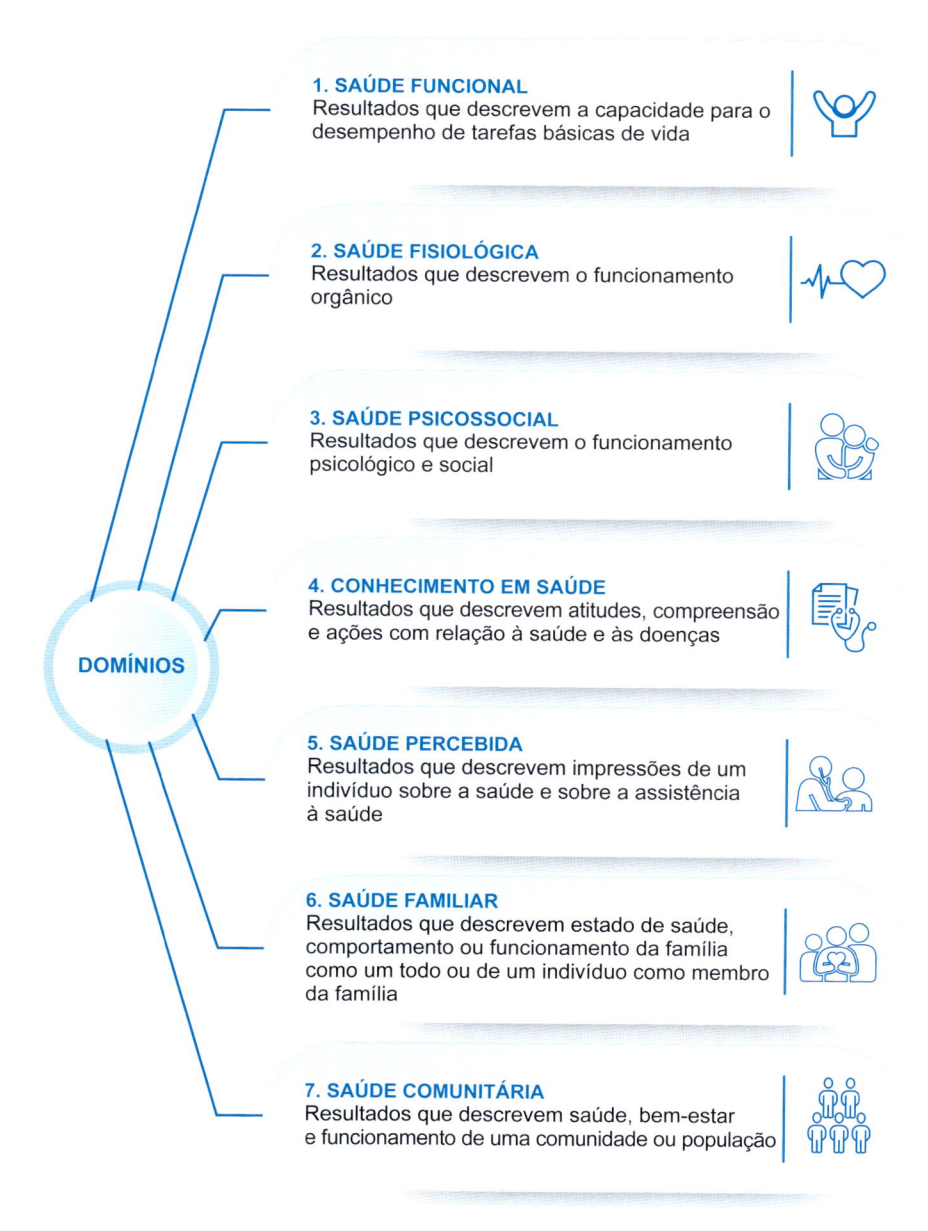

Figura 9.3 Domínios da NOC. Adaptada de Moorhead *et al.*, 2016.[13]

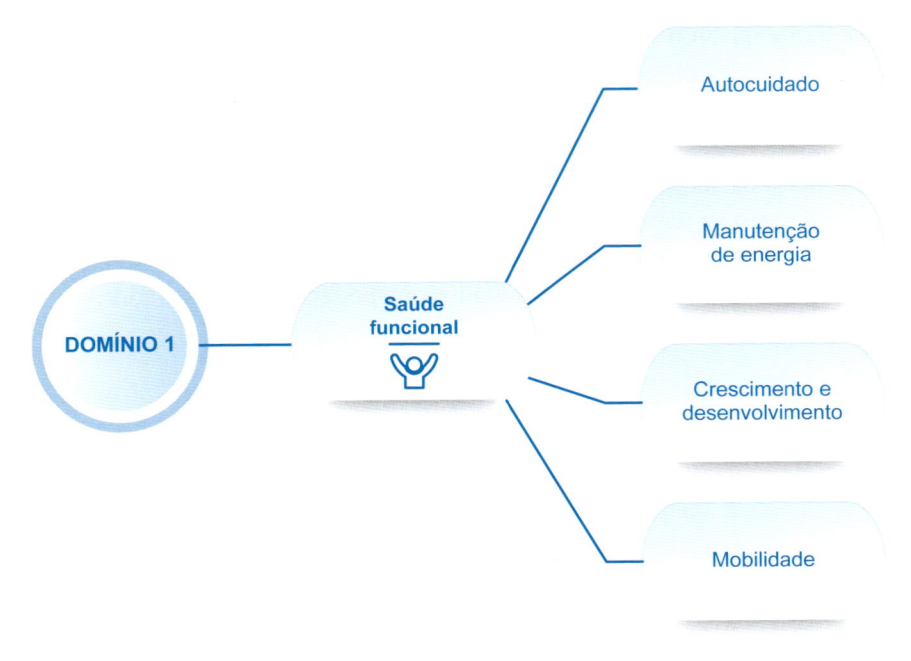

Figura 9.4 Classes dos domínios da saúde funcional. Adaptada de Moorhead *et al.*, 2016.[13]

Cada resultado constante na NOC é constituído por um nome identificador, uma definição, uma escala de medidas de cinco pontos, ou uma combinação de duas escalas, uma lista de indicadores para determinar a condição clínica em relação ao resultado avaliado, e, finalmente, uma lista com as referências bibliográficas utilizadas para desenvolver os resultados de enfermagem[13], conforme demonstrado na Figura 9.5.

Percebe-se que os resultados da NOC não são enunciados como RE, mas verificados por meio da mensuração e do acompanhamento de indicadores e valores a eles atribuídos. Os valores são determinados utilizando-se escalas de medida (apresentadas na taxonomia para cada resultado da NOC).

No resultado apresentado na Figura 9.5, há indicadores clínicos a serem mensurados com objetividade. Esses indicadores são acompanhados utilizando-se escalas de medida do tipo Likert, com uma pontuação que varia de 1 a 5, de modo que o 1 representa a pior condição do resultado, e 5, a melhor. Esses escores permitem aos enfermeiros determinar a condição de saúde ou o indicador clínico em determinado momento e, mais tarde, demonstrar, objetivamente, as alterações ocorridas no indivíduo, na família, no cuidador ou na comunidade ao longo de suas intervenções, em um período determinado.[13]

As escalas de medidas da NOC são classificadas como primárias, utilizadas para avaliar os indicadores de maneira global, e secundárias, listadas após as primárias, com o objetivo de mensurar os indicadores clínicos negativos.

Na versão atual da NOC, dos 490 resultados nela apresentados, em 92 constam duas escalas de medidas (ou seja, escalas primárias e secundárias). No Quadro 9.1, são apresentadas as escalas de medidas primárias da NOC.

Nome identificador

ESTADO RESPIRATÓRIO: PERMEABILIDADE DAS VIAS AÉREAS　　**0410**

Definição

Definição: vias traqueobrônquicas abertas e desobstruídas para a troca de ar

Classificação da meta do resultado: Manter em _____ Aumentar para _____

Escalas de medida

		Desvio grave da variação normal	Desvio substancial da variação normal	Desvio moderado da variação normal	Desvio leve da variação normal	Sem desvio da variação normal	
Classificação geral do resultado		1	2	3	4	5	
Indicadores							
041004	Frequência respiratória	1	2	3	4	5	
041005	Ritmo cardíaco	1	2	3	4	5	
041017	Profundidade de inspiração	1	2	3	4	5	**Indicadores**
041012	Capacidade de eliminar secreções	1	2	3	4	5	
		Grave	Substancial	Moderado	Leve	Nenhum	
041002	Ansiedade	1	2	3	4	5	NA
041011	Medo	1	2	3	4	5	NA
041003	Sufocação	1	2	3	4	5	NA
041007	Ruídos respiratórios adventícios	1	2	3	4	5	NA
041013	Batimento da asa do nariz	1	2	3	4	5	NA
041014	Respiração difícil	1	2	3	4	5	NA
041015	Dispneia em repouso	1	2	3	4	5	NA
041016	Dispneia com esforço leve	1	2	3	4	5	NA
041018	Uso de músculos acessórios	1	2	3	4	5	NA
041019	Tosse	1	2	3	4	5	NA
041020	Acúmulo de secreção pulmonar	1	2	3	4	5	NA
041021	Respiração agônica	1	2	3	4	5	NA

Domínio: Saúde fisiológica (II) Classe: Cardiopulmonar (E)

Figura 9.5 Resultado NOC: estado respiratório – permeabilidade de vias aéreas. Adaptada de Moorhead *et al.*, 2016.[13]

Quadro 9.1 Escalas de medida primárias da NOC.

- Gravemente comprometido até não comprometido
- Desvio grave da variação normal até sem desvio da variação normal
- Não adequado até totalmente adequado
- 10 e mais até nenhum
- Nenhum a extensivo
- Nunca positivo a constantemente positivo
- Muito fraco a muito forte
- Nunca demonstrado a consistentemente demonstrado
- Grave a nenhum
- Fraco a excelente
- Não muito satisfeito a completamente satisfeito
- Consistentemente demonstrado a nunca demonstrado
- Nenhum conhecimento a conhecimento extenso

Adaptado de Moorhead *et al.*, 2016.[13]

Cumpre destacar que, apesar de o escore 5 refletir a condição ideal em relação ao resultado, nem sempre esse escore será alcançado pelo paciente, tornando-se necessário considerar o prognóstico de recuperação da condição avaliada individualmente.

Levando em consideração o DE *desobstrução ineficaz de vias aéreas relacionada a secreções retidas, evidenciada por roncos bilaterais difusos, FR de 44 irpm e tiragem supraesternal*, foi formulado previamente o RE: *o paciente terá a desobstrução de suas vias aéreas favorecida agora.*

Pode-se trabalhar com a elaboração de resultados utilizando a taxonomia NOC, monitorando resultados por meio de escalas de medida. No entanto, como encontrar o resultado NOC para um diagnóstico da NANDA-I?

Na NOC, consta um capítulo com as ligações NOC-NANDA-I, bastando consultá-lo para ver os resultados mapeados com cada TD de NANDA-I. Por exemplo, se a busca for por um resultado para o TD *Desobstrução ineficaz de vias aéreas*, é possível obter na NOC uma lista de resultados para este DE (Figura 9.6).

A NOC apresenta, para os diagnósticos da NANDA-I, uma lista de resultados classificados nas seguintes categorias: resultados para mensurar a resolução do diagnóstico, resultados adicionais para mensurar as caraterísticas definidoras e resultados associados aos fatores relacionados ou resultados intermediários.[13]

Para os DE com foco no problema, sugerem-se resultados para mensurar a resolução do diagnóstico, resultados adicionais para mensurar as caraterísticas definidoras e resultados associados aos fatores relacionados ou resultados intermediários. E, para esses DE é recomendado selecionar pelo menos um resultado para mensurar a resolução do problema.

Para os diagnósticos de risco, sugerem-se resultados para avaliar e mensurar a real ocorrência do diagnóstico e resultados associados aos fatores de risco. Nesse caso, monitora-se se o problema potencial evoluiu para um problema real (Quadros 9.2 e 9.3).

Para os diagnósticos de promoção da saúde, indica-se a categoria de resultados adicionais para mensurar as características definidoras, ou seja, acompanham-se as características que sustentam a condição de bem-estar (Quadro 9.4).

DESOBSTRUÇÃO INEFICAZ DE VIAS AÉREAS

> Título diagnóstico da NANDA-I

Definição: incapacidade de eliminar secreções ou obstruções do trato respiratório para manter uma via aérea desobstruída

> Resultados NOC

Resultados para mensurar a resolução do diagnóstico	
Estado respiratório: permeabilidade das vias aéreas	
Resultados adicionais para mensurar as características definidoras	
Controle dos sintomas	Nível de ansiedade
Estado respiratório	Prevenção da aspiração
Estado respiratório: troca gasosa	Resposta à ventilação mecânica: adulto
Estado respiratório: ventilação	Sinais vitais
Nível de agitação	
Resultados associados aos fatores relacionados ou resultados intermediários	
Autocontrole da asma	Controle de riscos: uso de tabaco
Autocontrole da doença pulmonar obstrutiva crônica	Estado neurológico: função sensório/motora craniana
Comportamento de cessação do tabagismo	Estado neurológico: função sensório/motora espinal
Conhecimento: controle da asma	Gravidade da infecção
Conhecimento: controle da doença pulmonar obstrutiva crônica	Gravidade da infecção: recém-nascido
	Resposta alérgica: sistêmica
Conhecimento: controle da pneumonia	Resposta ao desmame da ventilação mecânica: adulto
Controle de riscos: processo infeccioso	Resposta de hipersensibilidade imune

Figura 9.6 Ligação NOC com o título diagnóstico *desobstrução ineficaz das vias aéreas.* Adaptada de Moorhead *et al.,* 2016. [13]

De volta ao DE *desobstrução ineficaz de vias aéreas relacionada a secreções retidas, evidenciada por roncos bilaterais difusos, FR de 44 irpm e tiragem supraesternal,* é possível ver que, na Figura 9.6, para mensurar a resolução do diagnóstico para este TD, há na categoria resultados:

• Estado respiratório: permeabilidade das vias aéreas.

Percebe-se que ele tem relação direta com o resultado que se espera alcançar para o DE apresentado – já que o fator a ele relacionado é retenção de secreção –, e, uma vez que é o raciocínio crítico que deve nortear o processo de tomada de decisão por parte dos enfermeiros, percebe-se que este deve ser o resultado selecionado na NOC para o exemplo em questão.

Quadro 9.2 Ligação NOC com o TD *risco de infecção*.

Risco de infecção

Definição: risco de ser invadido por organismos patogênicos

Resultados para avaliar e mensurar a real ocorrência do diagnóstico:

- Gravidade da infecção
- Gravidade da infecção: recém-nascido

Resultados associados aos fatores de risco:

- Acesso para hemodiálise
- Autocontrole da doença crônica
- Cicatrização de feridas:
  ° Primeira intenção
  ° Segunda intenção
- Cicatrização de queimadura
- Comportamento de cessação do tabagismo
- Comportamento de imunização
- Conhecimento: controle da doença aguda
- Conhecimento: controle da doença crônica
- Consequências da imobilidade: fisiológicas
- Controle de risco comunitário: doenças contagiosas
- Controle de risco: doenças sexualmente transmissíveis (DST)
- Controle de riscos: processo infeccioso
- Detecção do risco: estado imunológico
- Estado materno: intraparto
- Estado materno: pós-parto
- Estado materno: pré-parto
- Estado nutricional: ingestão alimentar
- Estado respiratório: permeabilidade das vias respiratórias
- Estado respiratório: ventilação
- Função gastrintestinal
- Gravidade da lesão física
- Integridade tissular: pele e mucosas
- Peso: massa corporal
- Recuperação cirúrgica: convalescença
- Recuperação cirúrgica: pós-operatório imediato
- Resposta ao medicamento
- Saúde oral

Adaptado de Moorhead *et al.*, 2016.[13]

Quadro 9.3 Ligação NOC com o TD *risco de religiosidade prejudicada*.

Risco de religiosidade prejudicada

Definição: risco de ter a capacidade de confiar em crenças religiosas e/ou participar de rituais de alguma fé religiosa prejudicada

Resultados para avaliar e mensurar a real ocorrência do diagnóstico:
- Estado de conforto psicoespiritual
- Saúde espiritual

Resultados associados aos fatores de risco:
- Aceitação: estado de saúde
- Adaptação à deficiência física
- Adaptação psicossocial: mudança de vida
- Apoio social
- Autonomia pessoal
- Autopercepção
- Controle de riscos

(continua)

Quadro 9.3 (*Continuação*) Ligação NOC com o TD *risco de religiosidade prejudicada.*

- Desenvolvimento: adulto na terceira idade
- Detecção do risco
- Dor: efeitos nocivos
- Enfrentamento
- Envolvimento social
- Esperança
- Gravidade da solidão
- Gravidade do sofrimento
- Mobilidade
- Nível de ansiedade
- Nível de depressão
- Nível de dor
- Nível de medo
- Participação nas decisões sobre cuidados de saúde
- Resiliência pessoal
- Resolução do pesar
- Satisfação do cliente: atendimento das necessidades culturais

Adaptado de Moorhead *et al.*, 2016.[13]

Quadro 9.4 Ligação NOC com o TD *disposição para enfrentamento melhorado.*

Disposição para enfrentamento melhorado
Definição: padrão de esforços comportamentais e cognitivos para lidar com demandas, suficiente para o bem-estar e que pode ser reforçado

Resultados para mensurar as características definidoras:

- Aceitação: estado de saúde
- Adaptação à deficiência física
- Adaptação da criança à hospitalização
- Adaptação do cuidador à institucionalização do paciente
- Adaptação psicossocial: mudança de vida
- Apoio social
- Autoestima
- Autonomia pessoal
- Autopercepção
- Bem-estar pessoal
- Comportamento de busca da saúde
- Conhecimento: controle do estresse
- Conhecimento: recursos de saúde
- Controle pessoal do tempo
- Desempenho de papel
- Enfrentamento
- Estressores do cuidador
- Habilidades de interação social
- Motivação
- Nível de estresse
- Qualidade de vida
- Resiliência familiar
- Resiliência pessoal
- Saúde emocional do cuidador
- Saúde espiritual
- Tomada de decisão

Adaptado de Moorhead *et al.*, 2016.[13]

Após identificar o resultado NOC a ser monitorado, basta procurá-lo na NOC – os resultados são inseridos na taxonomia em ordem alfabética, portanto esse resultado deverá constar na letra E.

Encontrado o resultado, o enfermeiro deve ler a definição e selecionar quais indicadores são adequados ao paciente. No exemplo em questão, o indicador selecionado deve ter relação com as características definidoras descritas no DE: roncos bilaterais difusos, FR de 44 irpm e tiragem supraesternal.

Para cada indicador selecionado, o enfermeiro confere uma pontuação para o momento da elaboração do DE, conforme apresentado na escala do Quadro 9.5 aqui estratificado.

Considere que, após reposicionar o paciente e aspirar as suas vias aéreas, o enfermeiro evidencie as seguintes alterações nas características definidoras previamente identificadas: ausência de tiragens, FR 20 irpm, roncos bibasais moderados. A seguir, ele confere a pontuação correspondente a cada um dos indicadores monitorados (Quadro 9.6).

Nota-se que houve uma mudança significativa na pontuação atribuída pelo enfermeiro nos indicadores frequência respiratória e uso de musculatura acessória (de 1 para 5 pontos) e uma melhora no indicador sons respiratórios adventícios (de 1 para 3), o que demonstra que ocorreu uma alteração na permeabilidade das vias aéreas e que ela pode ser intensificada com cuidados de enfermagem (por ele prescritos). Por isso, ele mantém a prescrição dos cuidados anteriormente selecionados (elevação da cabeceira e aspiração de secreções) e implementa uma intervenção para favorecer a fluidificação das secreções traqueais (micronebulização com soro fisiológico).

No dia seguinte, o enfermeiro avalia novamente o paciente e constata ausência de tiragens, FR 18 irpm, ausência de roncos e ocorrência de murmúrio vesicular fisiológico (MVF). A seguir, analisa os parâmetros da escala e confere a pontuação apropriada para cada um dos indicadores monitorados (Quadro 9.7).

Nota-se que o paciente manteve a melhora significativa na pontuação atribuída pelo enfermeiro nos indicadores frequência respiratória e uso de musculatura acessória (5

Quadro 9.5 Indicadores extraídos da NOC e evidenciados no exemplo do DE *desobstrução ineficaz de vias respiratórias.*

Resultado: estado respiratório – permeabilidade das vias respiratórias					
Definição: vias traqueobrônquicas abertas e desobstruídas para a troca de ar					
Escala primária	**Desvio grave da variação normal**	**Desvio substancial da variação normal**	**Desvio moderado da variação normal**	**Desvio leve da variação normal**	**Nenhum desvio da variação normal**
Frequência respiratória	(1)	2	3	4	5
Escala secundária	**Grave**	**Substancial**	**Moderado**	**Leve**	**Nenhum**
Ruídos respiratórios adventícios	(1)	2	3	4	5
Uso de músculos acessórios	(1)	2	3	4	5

Adaptado de Moorhead *et al.*, 2016.[13]

Quadro 9.6 Indicadores extraídos da NOC e evidenciados no monitoramento do DE *desobstrução ineficaz de vias respiratórias*.

Resultado: estado respiratório – permeabilidade das vias respiratórias					
Definição: vias traqueobrônquicas abertas e desobstruídas para a troca de ar					
Escala primária	Desvio grave da variação normal	Desvio substancial da variação normal	Desvio moderado da variação normal	Desvio leve da variação normal	Nenhum desvio da variação normal
Frequência respiratória	1	2	3	4	(5)
Escala secundária	**Grave**	**Substancial**	**Moderado**	**Leve**	**Nenhum**
Ruídos respiratórios adventícios	1	2	(3)	4	5
Uso de músculos acessórios	1	2	3	4	(5)

Adaptado de Moorhead *et al.*, 2016.[13]

Quadro 9.7 Indicadores extraídos da NOC e evidenciados no monitoramento do DE *desobstrução ineficaz de vias respiratórias (segundo dia)*.

Resultado: estado respiratório – permeabilidade das vias respiratórias					
Definição: vias traqueobrônquicas abertas e desobstruídas para a troca de ar					
Escala primária	Desvio grave da variação normal	Desvio substancial da variação normal	Desvio moderado da variação normal	Desvio leve da variação normal	Nenhum desvio da variação normal
Frequência respiratória	1	2	3	4	(5)
Escala secundária	**Grave**	**Substancial**	**Moderado**	**Leve**	**Nenhum**
Ruídos respiratórios adventícios	1	2	3	4	(5)
Uso de músculos acessórios	1	2	3	4	(5)

Adaptado de Moorhead *et al.*, 2016.[13]

pontos) e que apresentou uma melhora significativa no indicador sons respiratórios adventícios (de 3 para 5).

A partir desse monitoramento, percebe-se que, com as medidas instituídas, houve uma mudança na permeabilidade das vias aéreas de desvio grave da variação normal (1 ponto) para nenhum desvio (5 pontos).

É importante ressaltar que os intervalos necessários para avaliação e registro dos resultados também devem ser determinados pelo enfermeiro mediante julgamento clínico. Pode-se também considerar um intervalo apropriado conforme as rotinas e as demandas da unidade, bem como o estado de saúde avaliado. Entretanto, ressaltam-se algumas situações em que são mandatórios a avaliação e o registro dos resultados de enfermagem da NOC:

- Durante a admissão do paciente ou na primeira avaliação realizada pelo enfermeiro ao indivíduo, à família, ao cuidador ou à comunidade
- Quando o paciente recebe alta ou é transferido para outra unidade de saúde
- Quando ocorre uma alteração significativa da condição de saúde avaliada.

Cumpre destacar que os resultados da versão atual da NOC estão ligados à edição da NANDA-I de 2012, pois essas terminologias não são atualizadas na mesma época. Todavia, quando a associação não constar na taxonomia, basta buscar resultados apropriados nos domínios e classes da NOC e nas áreas de especialidades (constantes em outro capítulo da classificação).

A NOC vem sendo utilizada em inúmeros ambientes clínicos, para avaliar a prática de enfermagem, bem como em instituições de ensino, para estruturar o currículo e ensinar aos discentes como realizar a avaliação clínica.

O uso dos resultados com a nomenclatura conforme padronizado na classificação possibilita o alinhamento dos conceitos e fornece conexões entre os DE, os resultados e as intervenções. Desse modo, tem-se uma melhor articulação entre teoria, prática e pesquisa, o que constitui o corpo de conhecimentos da profissão.[13]

Além da NOC, há outros sistemas de classificação que contêm resultados de enfermagem, como o Sistema Omaha, que inclui um Esquema de Classificação de Problemas, um Esquema de Intervenções e uma Escala de Classificações de Problemas para os Resultados (PRSO). Tal escala de classificação apresenta cinco pontos ordenados para medir o progresso do paciente em relação ao conhecimento, ao comportamento e ao estado.[6,23]

Há, também, a Classificação dos Cuidados de Saúde Domiciliar (*Home Healthcare Classification*), que utiliza três medidas de estados de alta: melhorou, estabilizou e piorou. Outro sistema conhecido é o Conjunto de Dados de Cuidados do Paciente (*The Patient Care Data Set*), desenvolvido para o uso em hospitais e que contempla resultados para problemas específicos em atendimento a casos graves.[6,23]

O Conjunto de Informações de Levantamento de Resultados (OASIS, do inglês *The Outcome Assessment Information Set*) constitui outro sistema utilizado. Nele, há medidas essenciais que se aplicam a todos os grupos de pacientes e medidas específicas para grupos de pacientes com determinados problemas ou diagnósticos, de modo a definir se o paciente melhorou, piorou ou estabilizou.[6,23]

Já na Classificação Internacional para a Prática de Enfermagem (ICNP, do inglês *International Classification for Nursing Practice*; ver Capítulo 17), os resultados são formulados utilizando-se termos do foco e do julgamento, além de monitorados acompanhando-se o *status* dos DE previamente identificados nos pacientes, em seus familiares e nos membros das comunidades.[24,25] Os resultados também podem ser monitorados, fazendo-se uso das taxas de efetividade diagnóstica[4,26-28], apresentadas no Capítulo 12.

MOTIVOS PARA A PADRONIZAÇÃO DOS RESULTADOS DE ENFERMAGEM

Algumas razões apontadas para a padronização dos resultados de enfermagem são:[13]

- Para que a enfermagem se integre completamente à pesquisa de avaliação clínica e a trabalhos interdisciplinares
- Porque é essencial que cada disciplina identifique os resultados influenciados por sua prática, assegurando, dessa forma, sua inclusão na avaliação da eficiência dos cuidados de saúde

- Para que os enfermeiros trabalhem com eficiência junto a organizações, de modo a aperfeiçoar a qualidade e reduzir os custos.

Ao estabelecer e monitorar resultados, o enfermeiro poderá avaliar suas condutas, mantê-las ou modificá-las. A importância do uso de uma taxonomia de resultados justifica-se porque, havendo consenso quanto a resultados padronizados de enfermagem, os enfermeiros poderão estudar e comparar os efeitos das intervenções realizadas em suas unidades de saúde e, desse modo, buscar, a partir desses indicadores, melhorar a qualidade do cuidado prestado pela equipe de enfermagem.

CASO CLÍNICO

Agora que já se compreendeu o que é um DE e um RE e como usar a taxonomia NANDA-I e NOC, essa é a oportunidade de praticar. A seguir, apresenta-se um caso clínico embasado na teoria de enfermagem das necessidades humanas básicas (ver Capítulo 3) para elaborar DE, utilizando a taxonomia NANDA-I, e estabelecer os RE focados nos pacientes. Também são apresentados resultados NOC para cada um dos DE elaborados.

Para tanto, leia atentamente o caso clínico a seguir, reflita sobre os fatores de risco e a fisiopatologia das evidências apresentadas pelo paciente, anote os DE identificados, formule RE para cada diagnóstico elaborado e, por fim, compare seu exercício com o que está descrito no item "Resolução" (p. 147). Bom aprendizado!

Caso clínico | Fundamentado na teoria das necessidades humanas básicas de Wanda de Aguiar Horta

Meire Chucre Tannure • Ana Maria Pinheiro • Aline Patrícia Rodrigues Silva

- Informante: mãe do paciente.
- Horário: 23 h.

Identificação

L.Z.T., 22 anos, leucodérmico, sexo masculino, motoboy, trabalha como autônomo, solteiro, não possui filhos. Brasileiro. Natural de Belo Horizonte e residente nesse município.

Queixa principal

Traumatismo cranioencefálico (TCE) por ferimento causado por arma de fogo.

História da moléstia atual

Paciente vítima de TCE grave, com lesão intracraniana por ferimento causado por arma de fogo. A mãe informou que o filho estava ontem (domingo) em um bar, por volta das 17 h, quando se desentendeu (por causa do resultado de um jogo de futebol) com outro homem, que atirou contra ele. O rapaz foi socorrido pelo serviço de emergência pré-hospitalar; no local, foi encontrado inconsciente (Ao 4, RV 1, RM 2), sem fotorreatividade pupilar (escala de coma de Glasgow com avaliação pupilar 5) e apresentando perfuração por arma de fogo (PAF) com orifício de entrada em região temporal esquerda e perda de massa encefálica.

Foi entubado e encaminhado para o pronto-socorro (PS), onde chegou sedado (RASS -5), com pupilas isocóricas, fotorreativas e mióticas, enfaixamento craniano mostrando sinais de sangramento e imobilização cervical com colar. A tomografia computadorizada (TC) de crânio evidenciou edema cerebral, com desvio da linha média, sangue no interior dos ventrículos cerebrais, fragmentos ósseos e estilhaços do projétil, que ainda se encontrava alojado na calota craniana. Não havia trauma cervical. Foi encaminhado ao bloco cirúrgico, onde se implantou derivação ventricular externa (DVE) e, em seguida, para a unidade de terapia intensiva (UTI).

História de saúde pregressa/necessidade terapêutica e de educação para a saúde

Previamente hígido. Mãe nega doenças de base, uso de medicamentos, internações e cirurgias anteriores. Desconhece processos alérgicos. História vacinal em dia. O paciente é etilista social, ingere cerveja aos fins de semana com os amigos. Tabagista, fuma 20 cigarros/dia há 4 anos. A mãe nega uso de drogas ilícitas.

História familiar referente a patologias e necessidade gregária

Positiva para hipertensão arterial sistêmica (HAS), diabetes melito (mãe) e coronariopatia (pai, óbito há 3 anos). Reside com a mãe e o irmão mais novo (16 anos). Relação com a família é harmoniosa.

Dados relacionados às necessidades psicossociais

Trata-se de um rapaz extrovertido, alegre e querido por todos no bairro onde reside. Mãe informou que ele possui muitos amigos e um ótimo relacionamento com as pessoas. Gosta de sair com os amigos nos fins de semana e nas horas livres. Atualmente, trabalha como autônomo, exercendo atividade de motoboy. Estudou até o ensino médio e não quis fazer faculdade. Tem uma namorada, com quem se relaciona há 3 anos. Adora futebol. Sempre que possível, vai ao estádio.

Dados relacionados às necessidades psicoespirituais

É católico e vai à missa todos os domingos.

Dados relacionados às necessidades psicobiológicas

Percepção dos órgãos dos sentidos: sem comprometimentos prévios.

Cuidado corporal: hábitos de higiene adequados.

Hábito de sono e repouso: sem histórico de queixas. Dorme cerca de 8 h/noite.

Nutrição: não tem restrições alimentares. Prefere massas. Sem histórico de intolerância ou alergia alimentar. Peso 72 kg. Altura 1,82 m. Índice de massa corporal (IMC) 22,4.

Hidratação: ingere em torno de 4 ℓ de líquidos por dia.

Mecânica corporal/motilidade/locomoção: sem déficits prévios.

Exercícios e atividades físicas: pratica corrida aos domingos. Faz academia 3 vezes/semana (musculação). Joga futebol com os amigos todas as quintas-feiras e aos sábados.

Integridade física/cutaneomucosa: preservada até a data do acidente.

Eliminação urinária: sem relato de disúria nem de alterações no aspecto da urina.

Eliminação intestinal: regular, 1 vez/dia. Mãe não sabe informar aspecto.

Sexualidade: não há dados de interesse clínico.

Ambiente/abrigo: reside com a mãe e o irmão em perímetro urbano, em casa própria. Vive em uma comunidade considerada de risco e alta periculosidade em decorrência de tráfico de drogas.

Solicitações da mãe do paciente: gostaria de ser acompanhada durante todo o tempo da visita por um profissional de saúde, pois afirma que não consegue ver o filho nesse estado.

Observações: mãe bastante angustiada, com medo e incerteza quanto à sobrevivência do filho e a permanência de sequelas.

Exame físico

Regulação neurológica, necessidade de comunicação e segurança emocional: sedado com dormonid®, fentanila® e propofol, sem respostas (RASS -5).

Estado geral e regulação térmica: hipocorado (3+/4+), mucosas ressecadas, anictérico e acianótico. Afebril (37,4°C).

Cuidado corporal e integridade cutaneomucosa: higiene corporal adequada. Cavidade oral com sangue. Orifício PAF em região temporal esquerda com curativo oclusivo. Sem lesão por pressão.

Segmento cabeça e pescoço: lagoftalmia; pupilas isocóricas, mióticas (1 mm), arredondadas e fixas; sem desvio ocular. Cateter de DVE em região frontal, aberto para drenagem. Pressão intracraniana (PIC) de 30 mmHg; pressão de perfusão cerebral (PPC) de 57 mmHg; líquido cefalorraquidiano (LCR) sanguinolento. Sem rigidez de nuca, desvio de septo e linfonodos palpáveis. Arcada dentária completa. Dentes em bom estado.

Alimentação/regulação hormonal/crescimento celular: dieta suspensa.

Tórax: formato normal (2:1), simétrico, com expansibilidade preservada bilateralmente. Cateter venoso central (CVC) em subclávia direita (sem sinais flogísticos ou sangramentos).

Oxigenação: entubado [tubo orotraqueal (TOT) n. 8,5; pressão cuff 20 mmHg), em ventilação mecânica (VM) em modo de pressão controlada [pressão inspiratória 20 cm/H_2O; pressão positiva expiratória final (PEEP) 5 cm/H_2O; fração inspirada de oxigênio (FiO_2) 40%; tempo inspiratório (Ti) 1 s; volume corrente (VC) 550 mℓ], frequência respiratória (FR) 20 irpm, oximetria de pulso (SPO_2) 98%. Murmúrio vesicular (MV) fisiológicos. Roncos apicais/bilaterais. Secreção traqueal clara e em pequena quantidade.

Regulação vascular: taquicárdico [frequência cardíaca (FC) 116 bpm], ritmo sinusal, instabilidade pressórica necessitando de medicamento vasoativo (norepinefrina), pressão arterial média (PAM) 60 mmHg, pressão venosa central (PVC) 4 mmHg, ictus cordis palpável (medindo duas polpas digitais), sem abaulamentos e frêmito cardiovascular, bulhas normorrítmicas normofonéticas (BNRNF) em dois tempos, sem sopros. Pulsos periféricos filiformes e rítmicos.

Regulação abdominal: abdome plano, com ruídos hidroaéreos (RHA) e timpanismo, sem dor e visceromegalias à palpação.

Genitália: sem alterações.

Eliminação urinária: sonda vesical de demora (SVD) com diurese de coloração clara e em fluxo reduzido (40 mℓ).

Regulação intestinal: ausente (primeiro dia).

Extremidades: cateter de pressão intra-arterial (PIA) em radial esquerda (sem sinais flogísticos ou sangramento). Tempo de enchimento capilar de 4 s. Sem movimentos espontâneos.

Exames laboratoriais alterados

- Gasometria arterial: pressão parcial de gás carbônico no sangue arterial (PaCO_2) de 48 mmHg.
- Hemograma: hemoglobina (Hb) 6,9 g/dℓ e glicemia capilar: 60 mg/dℓ.

Resolução

Observação: para os que trabalham com a NOC, considerar o segundo RE de cada DE.

Diagnósticos de enfermagem relacionados com as necessidades psicobiológicas e resultados esperados

- DE: Capacidade adaptativa intracraniana diminuída, relacionada com lesão cerebral secundário à TCE por arma de fogo, evidenciada por PIC alta (30 mmHg), PPC baixa (57 mmHg), PaCO$_2$ de 48 mmHg, desvio da linha média e edema cerebral.
  - RE: O paciente apresentará melhora na perfusão cerebral em até 1 h; ou
  - RE: Perfusão tissular: cerebral com desvio leve da variação normal; indicador: PIC com desvio leve da variação normal
- DE: Ventilação espontânea prejudicada, relacionada com sedação instituída e lesão neurológica, evidenciada por presença de via aérea artificial e necessidade de VM.
  - RE: O paciente terá a ventilação espontânea otimizada após a normalização do valor da PIC; ou
  - RE: Resposta ao desmame da VM: adulto sem desvio da variação normal; indicador: frequência respiratória espontânea sem desvio da variação normal
- DE: Débito cardíaco diminuído, relacionado com a redução da pré-carga, evidenciado por PVC de 4 mmHg, PAM de 60 mmHg, necessidade de usar medicamento vasoativo, pulsos periféricos filiformes e volume urinário reduzido.
  - RE: O paciente apresentará melhora do débito cardíaco em até 1 h; ou
  - RE: Estado circulatório: com desvio moderado da variação normal; indicador: PAM com desvio moderado da variação normal
- DE: Desobstrução ineficaz de vias aéreas, relacionada com a presença de via aérea artificial, evidenciada por roncos apicais e de secreção traqueal clara.
  - RE: O paciente terá a permeabilidade de suas vias aéreas favorecida durante todo o período em que permanecer em ventilação mecânica; ou
  - RE: Estado respiratório: permeabilidade das vias aéreas sem desvio da variação normal; indicador: nenhum ruído respiratório adventício.
- DE: Integridade tissular prejudicada, relacionada à perfusão por PAF, evidenciada por ferimento em região temporal esquerda.
  - RE: O paciente terá a integridade tissular restabelecida em até 60 dias; ou
  - RE: Cicatrização de feridas: primeira intenção extensa; indicador: aproximação extensa da pele
- DE: Déficit no autocuidado para banho, relacionado com comprometimento neurológico e necessidade de sedativos, evidenciado pela precisão de auxílio para realizar higiene corporal.
  - RE: A equipe de enfermagem realizará a higiene oral e corporal do paciente enquanto ele depender totalmente desse cuidado; ou
  - RE: Autocuidado: higiene não comprometida; indicador: manter a higiene corporal não comprometida
- DE: Risco de infecção evidenciado por presença de dispositivos invasivos (TOT, SVD, CVC, cateter de PIA e DVE) e ferimento em região temporal esquerda.
  - RE: O paciente terá o risco de adquirir infecção diminuído durante a permanência dos dispositivos e a ausência de epitelização da ferida; ou
  - RE: Controle de riscos: processo infeccioso demonstrado consistentemente; indicador: adoção de medidas imediatas para reduzir o risco de maneira consistente
- DE: Risco de úlcera por pressão evidenciada por imobilidade e restrição ao leito.

- RE: O paciente não desenvolverá lesão por pressão durante o período de internação na UTI; ou
  - RE: Integridade tissular: pele e mucosas não comprometidas; indicador: integridade tecidual não comprometida
- DE: Risco de lesão no trato urinário evidenciado pelo uso de SVD.
  - RE: O paciente não apresentará lesão no trato urinário enquanto usar SVD; ou
  - RE: Integridade tissular: pele e mucosas não comprometidas; indicador: integridade tecidual não comprometida
- DE: Risco de queda evidenciado pela necessidade de manipulação no leito.
  - RE: O paciente não apresentará queda durante o período em que permanecer internado; ou
  - RE: Ocorrência de quedas: nenhuma; indicador: nenhuma queda da cama
- DE: Risco de lesão na córnea evidenciado por uso de sedação, presença de lagoftalmia e VM.
  - RE: O paciente não desenvolverá lesão na córnea enquanto permanecer internado nesta instituição; ou
  - RE: Controle de riscos: olho seco demonstrado consistentemente; indicador: proteção da integridade da superfície ocular de maneira consistente.

Diagnósticos de enfermagem relacionados com as necessidades psicossociais e resultados esperados

- DE: Interação social prejudicada, relacionado com a internação hospitalar em UTI, evidenciada pela não permanência da família em tempo integral.
  - RE: O paciente poderá ter a família do seu lado 24 h, logo que começar a despertar; ou
  - RE: Apoio da família durante o tratamento demonstrado consistentemente; indicador: membros fornecem toque reconfortante ao membro doente de maneira consistente.
- DE: Temor relacionado com a gravidade da saúde do filho evidenciado pelo relato da mãe de estar com medo do filho não resistir ou ficar com sequelas, caso sobreviva.
  - RE: A mãe receberá apoio para vivenciar o medo, durante todo o período de internação do filho na UTI; ou
  - RE: Enfrentamento demonstrado consistentemente: indicador: obteção de assistência de profissionais de saúde de maneira consistente.

Diagnósticos de enfermagem relacionados com as necessidades psicoespirituais e resultados esperados

- DE: Risco de religiosidade prejudicada evidenciado pela impossibilidade de manter as práticas religiosas de costume.
  - RE: O paciente poderá receber apoio espiritual durante todo o período de internação; ou
  - RE: Saúde espiritual não comprometida; indicador: interação com líderes espirituais não comprometida

QUESTÕES PARA FIXAÇÃO DO CONTEÚDO

1. Qual é a terceira fase do PE? Defina-a.
2. Para haver um adequado planejamento da assistência, o que o enfermeiro deve fazer?
3. Por que o planejamento da assistência é importante?
4. Quando teve início a preocupação com os registros e o uso sistemático dos resultados apresentados pelos pacientes?

5. Descreva a evolução histórica do uso dos resultados apresentados pelos pacientes a partir da década de 1960 até a elaboração da NOC.
6. Descreva como o planejamento deve ser realizado na prática.
7. Por que é importante definir os resultados esperados?
8. Ao planejar a assistência ou definir um resultado esperado, o que o enfermeiro deve levar em consideração?
9. Qual a importância da utilização de uma taxonomia de resultados?
10. O que é avaliado utilizando-se a taxonomia NOC?
11. Descreva a estrutura da NOC.
12. Como as escalas da NOC podem auxiliar no acompanhamento dos resultados apresentados pelos pacientes?
13. Como a NOC pode ser utilizada?
14. Cite três motivos para a padronização dos resultados de enfermagem.

REFERÊNCIAS BIBLIOGRÁFICAS

1. DAL SASSO, G.T.M *et al.* Processo de enfermagem informatizado: metodologia para associação da avaliação clínica, diagnósticos, intervenções e resultados. *Revista da Escola de Enfermagem da USP*, v. 47, n.1, p. 242-249, fev. 2013.
2. CONSELHO FEDERAL DE ENFERMAGEM. *Resolução n° 272/2002, de 27 de agosto de 2002.* Dispõe sobre a Sistematização da Assistência de Enfermagem nas Instituições de Saúde Brasileiras. Rio de Janeiro, 2002. Disponível em: <http://www.cofen.gov.br/resoluo-cofen-2722002-revogada-pela-resoluao-cofen--n-3582009_4309.html>. Acesso em: 03 nov. 2009.
3. TANNURE, M.C.; PINHEIRO, A.M. Terceira etapa do processo de enfermagem: planejamento dos resultados esperados. *In*: TANNURE, M.C.; PINHEIRO, A.M. *SAE – Sistematização da Assistência de Enfermagem*: guia prático. 2. ed. Rio de Janeiro: Guanabara Koogan, 2010. p. 81-91.
4. LIMA, A.P.S.; CHIANCA, T.C.M.; TANNURE, M.C. Avaliação da assistência de enfermagem utilizando indicadores gerados por um software. *Revista Latino-americana de Enfermagem*, v. 23, n. 2, p. 234-241, mar./abr. 2015.
5. CHANES, M. *SAE descomplicada*. São Paulo: Guanabara Koogan, 2010. 158 p.
6. SEGANFREDO, D.H.; ALMEIDA, M. de A. Produção de conhecimento sobre resultados de enfermagem. *Revista Brasileira de Enfermagem*, v. 63, n. 1, p. 122-126, jan.-fev. 2010.
7. IYER, P.W.; TAPTICH, B.J.; BERNOCCHI-LOSEY, D. *Processo e diagnóstico em enfermagem*. Porto Alegre: Artes Médicas, 1993. 325 p.
8. ALFARO-LEFEVRE, R. *Aplicação do processo de enfermagem*: uma ferramenta para o pensamento crítico. 8. ed. Porto Alegre: Artmed, 2014. 272 p.
9. ADAMY, E.K.; TOSATTI, M. Sistematização da assistência de enfermagem no período perioperatório: visão da equipe de enfermagem. *Revista de Enfermagem da UFSM*, v. 2, n. 2, p. 300-310, maio-ago. 2012. Disponível em: <https://periodicos.ufsm.br/reufsm/article/view/5054/3754>. Acesso em: 27 dez. 2016.
10. MASSAROLI, R. *et al.* Nursing work in the intensive care unit and its interface with care systematization. *Escola Anna Nery Revista de Enfermagem*, v. 19, n. 2, p. 252-258, abril-jun. 2015. Disponível em: <http://www.scielo.br/pdf/ean/v19n2/en_1414-8145-ean-19-02-0252.pdf>. Acesso em: 27 dez. 2016.
11. OLIVEIRA, A.P.C. *et al.* Sistematização da assistência de enfermagem: implementação em uma unidade de terapia intensiva. *Revista da Rede de Enfermagem do Nordeste,* v. 13, n. 3, p. 601-612, maio-jun. 2012. Disponível em: <http://www.revistarene.ufc.br/revista/index.php/revista/article/view/727/pdf>. Acesso em: 27 dez. 2016.
12. SALVADOR, P.T.C. de O. Percepções de profissionais de enfermagem acerca da integração do técnico de enfermagem na sistematização da assistência. *Escola Anna Nery Revista de Enfermagem*, vol. 21 n. 2, 27 abr. 2017.
13. MOORHEAD S.; JOHNSON M.; MAAS M.; SWANSON E. *Classificação dos resultados de enfermagem (NOC)*. 5. ed. Rio de Janeiro: Elsevier, 2016.
14. MOORDEAD, S.; JOHNSON, M.; MAAS, M. *Classificação dos resultados de enfermagem (NOC)*. 4. ed. Rio de Janeiro: Elsevier, 2010. 906 p.

15. MOORDEAD, S.; JOHNSON, M.; MAAS, M. *Classificação dos resultados de enfermagem (NOC)*. 3. ed. Porto Alegre: Artmed, 2008. 872 p.
16. CERULLO, J.A.S.B.; CRUZ, D.A.L.M. da. Raciocínio clínico e pensamento crítico. *Revista Latino-americana de Enfermagem*, v. 18, n. 1, 06 telas, jan.-fev. 2010.
17. TANNER, C.A. Thinking like a nurse: a research-based model of clinical judgment in nursing. *Journal of Nursing Education,* [s.l.], n. 45, v. 6, p. 204-211, 2006.
18. JOHNSON, M. *et al*. *Ligações entre NANDA, NOC e NIC*. 2. ed. Porto Alegre: Artmed, 2009. 703 p.
19. RUTHERFORD, M. Standardized nursing language: what does it mean for nursing practice? *The Online Journal of Issues in Nursing*, [s.l.], v. 13, n. 1, jan. 2008.
20. NOBREGA, M.M.L. *et al*. Banco de termos da linguagem especial de enfermagem da Unidade de Terapia Intensiva Neonatal de um hospital de ensino – estudo descritivo. *Online Brazilian Journal of Nursing*, [s.l.], v. 8, n. 2, 2009. Disponível em: <http://www.uff.br>. Acesso em: 09 set. 2009.
21. PRUINELLI, L. *et al*. Operacionalização do processo de enfermagem no HCPA. *In*: ALMEIDA, M. de A. *et al*. *Processo de enfermagem na prática clínica*. Estudos clínicos realizados no Hospital das Clínicas de Porto Alegre. Porto Alegre: Artmed, 2011. p. 53-66.
22. BARROS, K.M.; LEMOS, I.C. *Processo de enfermagem*: fundamentos e discussão de casos clínicos. Rio de Janeiro: Atheneu, 2017.
23. YURA, H.; WALSH, M.B. *The nursing process*: assessing, planning, implementing, and evaluation. 2. ed. New York: AppletonCentury-Crofts, 1973.
24. TANNURE, M.C. *Banco de termos da linguagem especial de enfermagem para unidade de terapia intensiva de adultos*. 2008. 92 f. Dissertação (Mestrado em Enfermagem) – Escola de Enfermagem, Universidade Federal de Minas Gerais, Belo Horizonte, 2008.
25. CONSELHO INTERNACIONAL DE ENFERMAGEM. *Classificação internacional para a prática de enfermagem versão 2015*. Porto Alegre: Artmed, 2016. 270 p.
26. ORDEM DOS ENFERMEIROS DE PORTUGAL. *Sistemas de Informação de Enfermagem (SIE)*: resumo mínimo de dados e Core de indicadores de enfermagem para o repositório central de dados da saúde: documentos oficiais. Portugal, 2007. Disponível em: <http://www.ordemenfermeiros.pt/documentosoficiais/Documents/RMDE_Indicadores-VFOut2007.pdf>. Acesso em: 02 jan. 2011.
27. TANNURE, M.C. *Construção e avaliação da aplicabilidade de um software com o processo de enfermagem em uma Unidade de Terapia Intensiva de Adultos*. 2012. 324 f. Tese (Doutorado em Enfermagem) – Escola de Enfermagem, Universidade Federal de Minas Gerais, Belo Horizonte, 2012.
28. ESTEVAM, F.E.B. *et al*. Efetividade na identificação e resolução de necessidades psicossociais e psicoespirituais de pacientes críticos. *Enfermagem Revista*, v. 19, n. 1, p. 1-20, 2016.

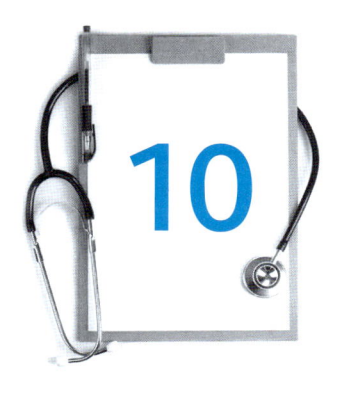

10 Quarta Etapa do PE | Implementação da Assistência de Enfermagem

Meire Chucre Tannure • Ana Maria Pinheiro •
Aline Patrícia Rodrigues da Silva

Quando o enfermeiro deixa de prescrever o cuidado, ele compromete a segurança e a qualidade do atendimento prestado ao paciente e não define a sua área de jurisdição profissional.
Meire Chucre Tannure e Ana Maria Pinheiro

IMPLEMENTAÇÃO DA ASSISTÊNCIA DE ENFERMAGEM | FINALIDADE E ALGUMAS CONSIDERAÇÕES IMPORTANTES

A quarta etapa do processo de enfermagem (PE), denominada implementação da assistência de enfermagem[1], refere-se ao momento em que se executam os cuidados de enfermagem. Implementar significa realizar o que foi planejado. Todavia, é importante ressaltar que os cuidados de enfermagem precisam ser desempenhados de maneira segura, eficaz e organizada, a fim de alcançar os resultados esperados[2] para cada um dos diagnósticos de enfermagem (DE) previamente identificados. A implementação constitui uma etapa desafiadora, pois os cuidados a serem executados podem ser influenciados por vários fatores, cabendo aos enfermeiros reconhecê-los[2] e agir.

Na elaboração do plano de cuidados, muitas ações são estabelecidas e posteriormente executadas. Pode-se dizer, então, que, na quarta etapa do PE, o enfermeiro estabelece ações que precisam ser implementadas de acordo com os resultados esperados para os pacientes/familiares/membros de uma comunidade diante dos diagnósticos previamente identificados.[3-5]

Um conjunto de ações de enfermagem, por sua vez, compõe o que se denomina intervenção de enfermagem. Esta compreende qualquer tratamento baseado no conhecimento e no julgamento clínico de um enfermeiro para obter os resultados esperados e melhorar aqueles alcançados por e com os indivíduos (pacientes/ familiares/membros de uma comunidade).[6,7]

O objetivo das intervenções de enfermagem consiste em responder aos problemas diagnosticados nos indivíduos a fim de melhorar sua qualidade de vida[8]; por isso, elas precisam ser eficazes, eficientes, elaboradas com foco no paciente e seguras, além de:[6]

- Auxiliar na demonstração do impacto da enfermagem no sistema de saúde e na definição de seu conhecimento prático
- Favorecer a comunicação referente aos cuidados realizados
- Possibilitar pesquisas
- Auxiliar os gestores de enfermagem a planejar mais efetivamente os insumos e o quantitativo de pessoal conforme as demandas apresentadas pelos indivíduos sob os cuidados de enfermagem
- Impactar na redução das glosas.

As intervenções de enfermagem podem ocorrer em diferentes ambientes de cuidado, utilizando ferramentas variadas, entre as quais se destacam as prescrições de enfermagem[9], compostas de ações adotadas, como tratamento de problemas/necessidades identificados previamente (tanto condições já presentes quanto as que podem vir a acontecer), ou como manutenção de uma condição de saúde. As prescrições de enfermagem precisam ser individualizadas e, por isso, elaboradas de acordo com as demandas identificadas nos indivíduos assistidos pela equipe de enfermagem.

A prescrição de enfermagem direciona os cuidados e favorece a supervisão do desempenho desses profissionais, além de possibilitar o monitoramento do impacto de suas ações sobre os resultados alcançados.[10,11] Desse modo, percebe-se que, quando o enfermeiro deixa de prescrever o cuidado, compromete a segurança e a qualidade do atendimento prestado ao paciente e deixa de definir sua área de jurisdição profissional.[5]

A Lei do Exercício Profissional de Enfermagem (Lei n. 7.498 de 1986)[12] determina que a prescrição de enfermagem deve ser elaborada privativamente por enfermeiros, o que é reafirmado pela Resolução n. 358 do Conselho Federal de Enfermagem (COFEN).[1]

No entanto, cabe reforçar que, antes de implementar ações, os enfermeiros, por meio do pensamento crítico acerca das reações humanas apresentadas pelos indivíduos, identificam o DE e estabelecem os resultados esperados para cada diagnóstico descrito (Figura 10.1). Esse processo auxilia a tomada de decisão crítica, o que, por sua vez, favorece um cuidado seguro. Visto que se deve descrever os diagnósticos de acordo com sua prioridade, as prescrições também precisam seguir essa ordem, ou seja, primeiro registrar e executar ações prioritárias.[5]

Outro aspecto a ser destacado reside no fato de que, para implementar cuidados de enfermagem seguros, os enfermeiros precisam sustentar suas prescrições nas melhores evidências científicas disponíveis na literatura[13,14] e, para isso, saber quais ações têm sido consideradas válidas para resolver os problemas diagnosticados ou manter as condições de saúde, o que se dá pela utilização da prática baseada em evidências (ver Capítulo 15).

Também é fundamental ressaltar que, durante a seleção das ações e a elaboração das prescrições de enfermagem, os enfermeiros devem considerar a etiologia do problema (fatores relacionados), os indicadores clínicos (características definidoras) e os fatores de risco (nos diagnósticos de risco)[15,16] para propor medidas adequadas (Figura 10.2).

Como exemplo, um enfermeiro elabora o seguinte diagnóstico de enfermagem, de acordo com a NANDA-Internacional (NANDA-I):[17]

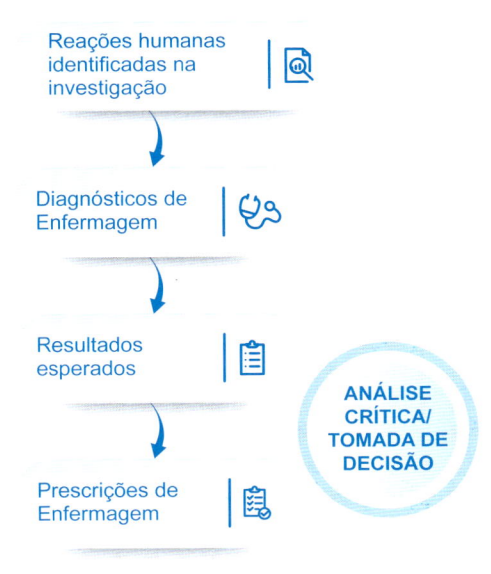

Figura 10.1 Processo de elaboração das prescrições de enfermagem.

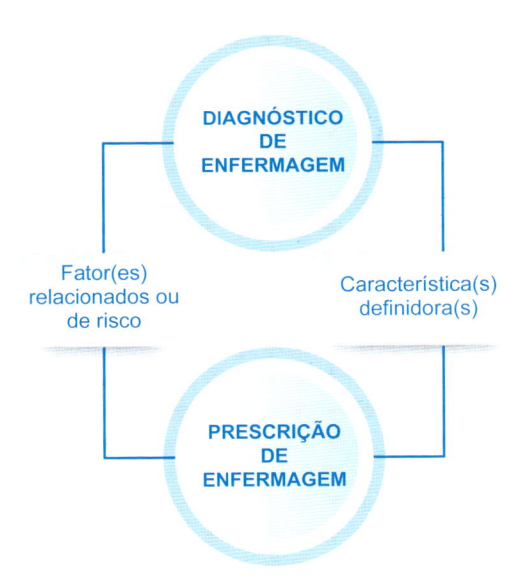

Figura 10.2 Prescrição de enfermagem com foco na resolução dos fatores etiológicos e, consequentemente, das características definidoras.

Risco de lesão por pressão evidenciado por alteração na mobilidade, umidade, fricção e cisalhamento:
- RE: o paciente não apresentará lesão por pressão durante sua internação na unidade
  Ou
- Resultado NOC: integridade tecidual não comprometida

Ao formular as ações a serem implementadas, o enfermeiro precisa considerar o problema identificado (risco de lesão por pressão), os indicadores clínicos considerados fatores de risco (alteração na mobilidade, umidade, fricção e cisalhamento) e o resultado proposto (prevenir lesão por pressão; Figura 10.3).

O tratamento instituído deve beneficiar o paciente e reverter os fatores relacionados/ de risco bem como as características definidoras.[16]

Para tanto, deve-se redigir as ações de maneira clara e objetiva, respeitando os preceitos éticos da profissão, a fim de garantir segurança a pacientes/familiares/membros da comunidade e possibilitar seu correto entendimento[5], sobretudo porque elas poderão ser executadas por outros enfermeiros, equipe técnica de enfermagem, profissionais da área da saúde, próprio paciente e seus cuidadores (sob a orientação e a supervisão da equipe de enfermagem até que se tornem independentes).

Cabe destacar que, ao delegar as ações, o enfermeiro deve atentar-se para as resoluções vigentes, respeitando as atribuições legais, as condições clínicas do paciente e a competência técnica dos profissionais e pessoas responsáveis pela atividade delegada.[2] Precisa também orientar e supervisionar continuamente as tarefas propostas, bem como as respostas por elas desencadeadas, além de ser imprescindível registrar, de modo adequado, e por escrito, a ação que será realizada. Também é necessário que a comunicação entre o enfermeiro e o executor do cuidado ocorra na forma verbal e escrita para garantir seu correto entendimento, bem como sua continuidade.[16]

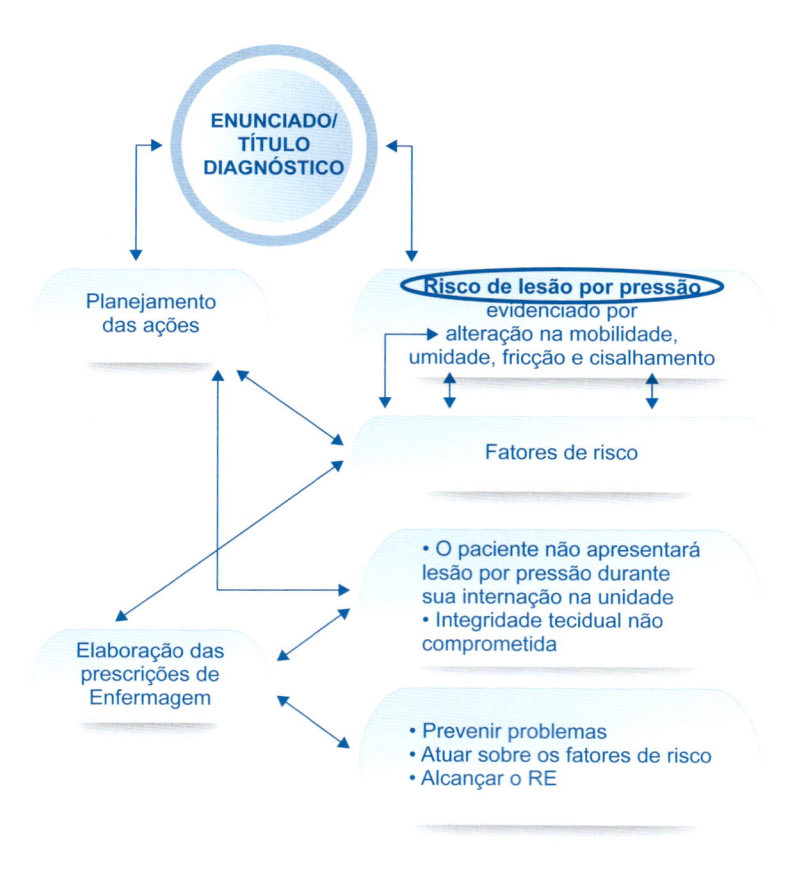

Figura 10.3 Prescrição de enfermagem com foco na resolução dos fatores de risco.

Os enfermeiros também precisam compreender que não prescrevem nem tratam condições clínicas, mas sim cuidados para as reações desencadeadas por condições clínicas, tratamento, internação ou interação com o ambiente[18], e que essas respostas causam demandas biopsicossociais e espirituais.

Os profissionais médicos prescrevem tratamentos farmacológicos e determinadas intervenções, como cateterismos vesicais. Os enfermeiros determinam cuidados referentes às condições clínicas manifestadas por indivíduos sob seus cuidados ou desencadeadas por tratamentos/intervenções médicas, além das reações que podem desencadear. Portanto, prescrevem cuidados de maneira independente e colaborativa. Por exemplo, cabe ao profissional médico puncionar um acesso venoso central, mas a prescrição dos cuidados durante a manutenção desse dispositivo é responsabilidade dos enfermeiros.

Cabe esclarecer que, no modelo atual de atenção e cuidados à saúde proposto pela Política Nacional de Atenção Básica e na Estratégia de Saúde da Família, no Brasil, também se assegura ao enfermeiro, por meio de protocolos, a prescrição de tratamentos farmacológicos. No entanto, muito além da prescrição do medicamento, deve-se compreender que o sujeito tem outras necessidades que precisam ser foco da atenção dos enfermeiros.

A consulta de enfermagem não deve consistir em uma réplica da interação enfermeiro-paciente focada no diagnóstico de doenças. Como visto no Capítulo 2, teorias de enfermagem devem direcionar o atendimento de enfermagem, que, por sua vez, direcionam o cuidado focado no paciente, reconhecendo este como um ser humano com necessidades biológicas, sociais, psicológicas e espirituais[19], o que escapa dos limites reducionistas do modelo biomédico centrado apenas na doença.[20]

Se o enfermeiro não utilizar a consulta/o atendimento de enfermagem para diagnosticar as necessidades dos pacientes, quem o fará? Se o paciente sair do consultório sem orientações sobre quais cuidados ele ou seus familiares/cuidadores devem instituir para suprir/minimizar suas necessidades, quando suas demandas serão realmente solucionadas?[5]

Cabe também destacar que, embora a prescrição de enfermagem se restrinja ao enfermeiro[1], os demais membros da equipe devem ser convidados a participar da definição dos cuidados a serem instituídos a fim de promover mais aprendizado e crescimento a todos.

COMO REDIGIR UMA PRESCRIÇÃO DE ENFERMAGEM

O enfermeiro deve prescrever cuidados completos, bem redigidos, precisos e capazes de conferir segurança aos indivíduos[5], evitando qualquer dúvida. Uma prescrição incompleta pode comprometer a qualidade e a segurança do paciente e, mesmo, se tornar um risco para a vida, a saúde e o bem-estar do indivíduo que recebe o cuidado de enfermagem.

Portanto, uma prescrição deve incluir (Figura 10.4): a ação a ser realizada (os verbos precisam estar no infinitivo); uma frase descritiva (o quê, como, quando, onde, com que frequência, por quanto tempo ou quando); quem deve realizá-las; e a assinatura do enfermeiro responsável por sua confecção.[21] Cabe destacar que algumas ações não demandam todos esses itens (Figura 10.5).

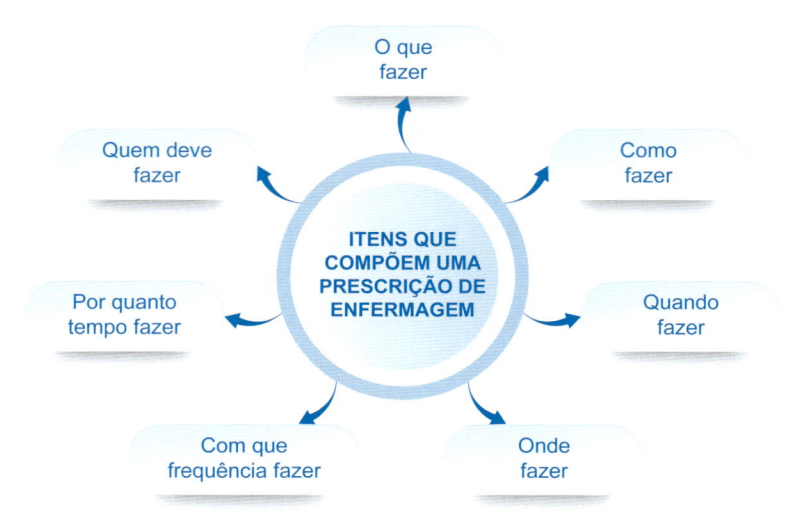

Figura 10.4 Itens que devem compor uma prescrição de enfermagem.

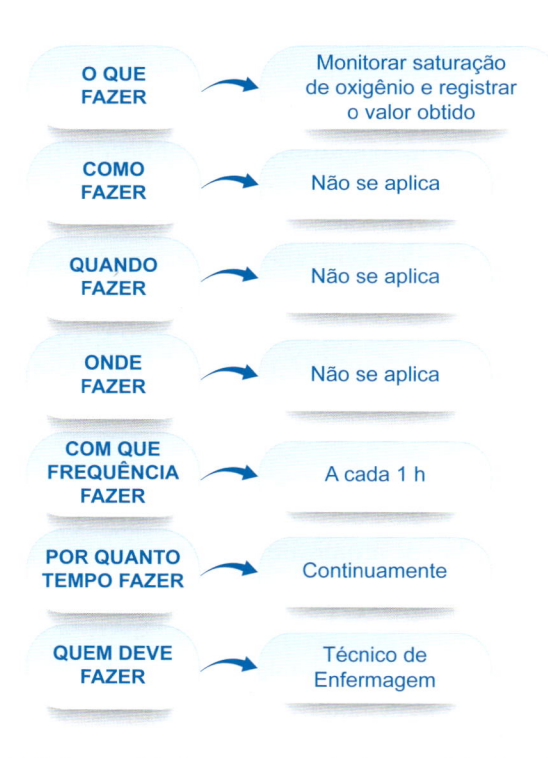

Figura 10.5 Itens cabíveis nesse exemplo de prescrição de enfermagem.

Importante também enfatizar que, caso todos os membros que compõem a equipe de enfermagem possam executar a ação, não é obrigatório inserir "quem", visto que a prescrição destina-se a todos os profissionais de enfermagem. Por exemplo:

- Monitorar saturação de oxigênio continuamente. Registrar o valor obtido a cada 1 h. Comunicar ao enfermeiro valor menor que 94% (técnico de enfermagem)
  Ou
- Monitorar saturação de oxigênio continuamente. Registrar o valor obtido a cada 1 h. Comunicar ao enfermeiro valor menor que 94%

Todavia, quando, por exemplo, o curativo de uma lesão for de responsabilidade dos enfermeiros, após a descrição da ação, deve-se definir o profissional para que a equipe de técnicos de enfermagem saiba que apenas o enfermeiro da unidade/do serviço deve fazer o curativo.

Outro aspecto a ressaltar é que as prescrições precisam ser fundamentadas em evidências científicas e individualizadas para conferir segurança aos pacientes, causar impacto na assistência prestada e despertar o interesse da equipe em lê-las e executá-las. Portanto, o ponto de partida da ação prescrita deve ser o diagnóstico previamente elaborado e ter relação direta com ele (fatores relacionados, características definidoras ou fatores de risco) e com o resultado esperado (Figura 10.6).[5]

Na Figura 10.3 e no exemplo abordado previamente "Risco de lesão por pressão evidenciado por alteração na mobilidade, umidade, fricção e cisalhamento", nota-se que a mobilidade, a umidade e a fricção/cisalhamento são os fatores de risco evidenciados. Uma vez que as prescrições devem ter ação sobre os fatores etiológicos e as características definidoras[22], no exemplo dado, deve-se prescrever cuidados considerando-se cada um dos fatores de risco (Figura 10.7).

Cabe destacar que o resultado esperado e, consequentemente, aquele obtido podem ser monitorados por indicadores de saúde. Nesse caso, o resultado esperado pode ser a redução da taxa de incidência de lesão por pressão na unidade.

Indicador: Redução na incidência de lesão por pressão = alcance do resultado esperado

Trabalhar com o monitoramento de indicadores tem se configurado uma estratégia que favorece a aplicação da terceira e da quinta etapa do PE de maneira coesa, o que favorece a gestão do cuidado e o monitoramento da qualidade do atendimento prestado aos indivíduos sob cuidados de enfermagem.[23]

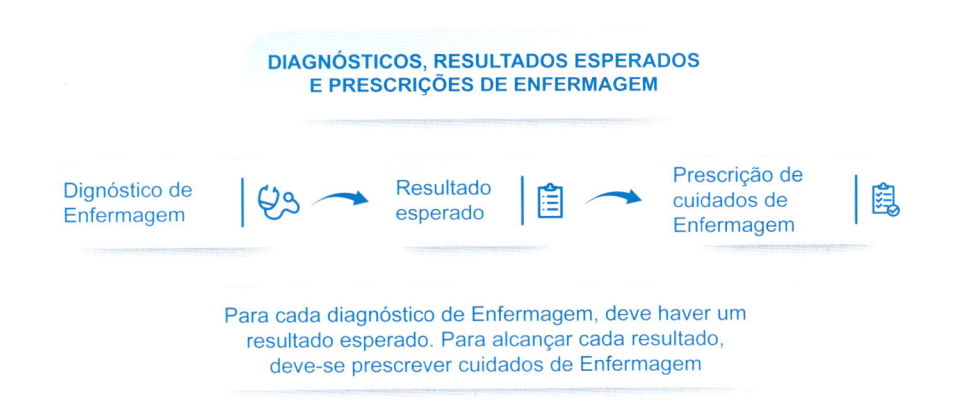

Figura 10.6 Relação entre diagnósticos, resultados esperados e prescrições de enfermagem.

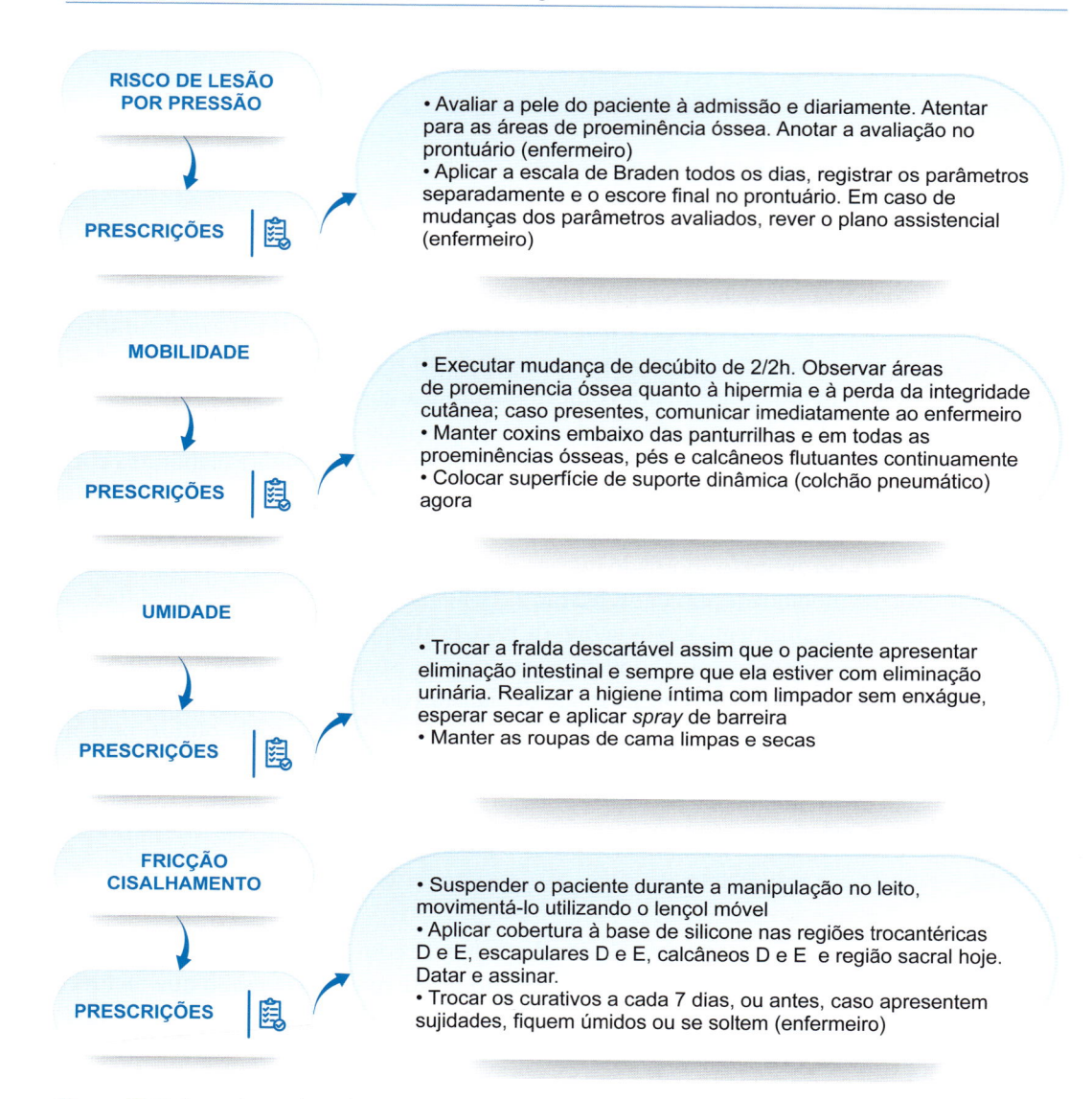

Figura 10.7 Prescrições de enfermagem com base no diagnóstico de enfermagem e no resultado esperado elaborado.

A seguir, são apresentados exemplos comparando diferentes tipos de prescrições para demonstrar a maneira adequada de elaborar as ações a serem implementadas.

Exemplo 1

Administrar medicamentos conforme a prescrição médica

Trata-se de uma prescrição não apropriada, uma vez que o fármaco já consta na prescrição médica. Além disso, da maneira como está redigida, a ação não traz nenhuma descrição relevante, é subjetiva e pode gerar dúvidas, como: quais medicamentos?

Caso o enfermeiro identifique a necessidade de uma intervenção relacionada à administração de medicamentos prescritos por outros profissionais de saúde, recomenda-se que ele especifique o medicamento e o que deve ser monitorado referente ao seu uso. Exemplos de prescrições corretas:

- Paciente em uso de norepinefrina: administrar a norepinefrina no acesso venoso central inserido na veia jugular interna direita. Enquanto a norepinefrina estiver sendo infundida, não administrar soro livre, sangue ou bicarbonato nesse acesso. Monitorar continuamente a pressão arterial média (PAM). Comunicar ao enfermeiro valores menores que 60 mmHg e maiores que 100 mmHg
- Paciente em uso de morfina: verificar a frequência respiratória (FR), a saturação periférica de oxigênio [saturação de oxigênio ($SatO_2$)] e o nível de consciência (escala de coma de Glasgow – ECG com resposta pupilar) antes e 30 min após a administração da morfina. Caso a FR esteja menor que 12 irpm, $SatO_2$ menor que 92% e ECG com resposta pupilar com escore menor que 14, não administrar e comunicar imediatamente ao enfermeiro.

Exemplo 2

Realizar mudança de decúbito

A prescrição está incompleta; a equipe não tem o direcionamento sobre: o intervalo de tempo em que a ação deve ser realizada, as posições em que o paciente precisa ser colocado, o que deverá ser observado durante a realização da mudança de decúbito.

Exemplo de prescrição correta:

- Realizar mudança de decúbito a cada 2 h, alternando as posições, nesta ordem: decúbito lateral esquerdo, decúbito dorsal e decúbito lateral direito. Ao utilizar os decúbitos laterais, lateralizar o paciente respeitando o ângulo de 30° entre o corpo e o colchão. Observar as áreas de proeminência óssea e, caso identifique hiperemia e/ou perda da integridade cutânea, não posicioná-lo sobre esta área e comunicar imediatamente ao enfermeiro.

Exemplo 3

Trocar a fralda do paciente a cada 3 h

A prescrição está incorreta; não se deve estabelecer periodicidade para intervenções quando se desconhece o intervalo seguro para a realização da ação. Assim acontece com as eliminações urinárias e intestinais, nas quais a fralda deve ser trocada assim que houver sujidades, para que a capacidade de absorção não seja superada, evitando-se o contato da pele com urina e fezes, que podem causar danos.

Exemplo de prescrição correta:

- Trocar a fralda descartável imediatamente após eliminações intestinais e urinárias. Anotar a quantidade e as características das eliminações e as condições da região genital. Caso identifique alterações no aspecto das eliminações (fezes líquidas/endurecidas, sangue, acolia fecal, esteatorreia ou hematúria/colúria), bem como ausência/redução/aumento na frequência do volume eliminado, comunicar imediatamente ao enfermeiro.

Exemplo 4

Dar banho agora

A prescrição está incorreta, visto que, para ser considerada bem elaborada, deve ser detalhada. A prescrição não direciona a equipe sobre qual tipo de banho realizar (no leito ou de aspersão), com que frequência e qual produto deve ser utilizado para a higiene corporal do paciente.

Exemplo de prescrição correta:

- Dar banho no leito a cada 24 h e sempre que detectar sujidade, sudorese acentuada e odores corporais desagradáveis no paciente. Utilizar sabão com pH neutro. Avaliar a superfície da pele durante o banho e, caso identifique áreas de hiperemia, perda da integridade cutânea e/ou dermatite em região genital, comunicar imediatamente ao enfermeiro.

Exemplo 5

Realizar higiene oral

A prescrição está incompleta, pois não estão descritos o intervalo de tempo da ação, o produto que deve ser utilizado e a técnica a ser implementada, visto que podem se modificar se os pacientes utilizarem via aérea artificial ou se estiverem inconscientes. A prescrição incompleta compromete a qualidade da assistência, a segurança do paciente e, ainda, não direciona a prática assistencial.

Exemplo de prescrição correta:

- Realizar a higiene oral do paciente a cada 4 h com creme dental e escova de cerdas macias, utilizando movimentos circulares de cima para baixo na superfície dos dentes, das gengivas e da língua. Manter o sistema de sucção do aspirador acionado, aspirando a cavidade oral. Posteriormente, instilar água até remover toda a espuma e resíduos e continuar aspirando. Instilar a solução de gluconato de clorexidina 0,12% em toda a cavidade oral e secar os lábios.

Exemplo 6

Hidratar a pele do paciente

A prescrição está incompleta. Não há informações sobre qual substância utilizar para hidratar a pele do paciente ou qual o intervalo de tempo em que a pele deverá ser hidratada. Percebe-se que a prática não foi bem direcionada, logo pode-se ter profissionais que utilizem substâncias adequadas e outros que usem produtos inadequados para esse fim. Pode-se também ter profissionais que não apliquem o produto no intervalo necessário para haver a devida proteção da pele.

Exemplo de prescrição correta:

- Hidratar a pele do paciente após o banho e a cada 12 h com creme de ureia a 10%. Aplicá-lo na pele íntegra até a completa absorção do produto.

Exemplo 7

Trocar os curativos a cada 24 h

A prescrição está incompleta, pois não informa quais curativos precisam ser trocados, qual a localização deles e se devem ser utilizados a mesma técnica e o mesmo material em todos os curativos. Esse tipo de prescrição compromete a qualidade e a segurança da assistência, predispõe o paciente a riscos e pode comprometer o reembolso das seguradoras de saúde.

Exemplo de prescrição correta:

- Trocar o curativo primário da lesão por pressão em região sacral, usando alginato de cálcio, a cada 72 h ou antes, se saturado ou sujo. Limpar a lesão com SF 0,9% em jato, secar as bordas e colocar a cobertura sobre o leito da lesão, cobrir com gaze aberta e fixar com fita hipoalergênica. Registrar no prontuário a avaliação da lesão (mensuração, aspecto do leito da lesão, sinais flogísticos, aspecto/quantidade e odor do exsudato) e os materiais utilizadas (enfermeiro).

Exemplo 8

Manter as grades do leito elevadas continuamente

A ação prescrita está correta, porém a manutenção das grades do leito elevadas continuamente deve ser de responsabilidade de toda a equipe assistencial, ou seja, de todos os profissionais que manipulam o paciente (médico, enfermeiro, fisioterapeuta, nutricionista, fonoaudiólogo, técnico de radiologia e laboratório, entre outros). Portanto, a responsabilidade por tal ação deve ser delegada a toda a equipe, e não somente à enfermagem. O enfermeiro pode e deve prescrever para outros profissionais de saúde, principalmente quando a participação destes no plano assistencial é fundamental para a segurança do paciente. Cabe destacar que, além de prescrever, o enfermeiro deve garantir que todos os profissionais sejam devidamente orientados.

Exemplo de prescrição correta:

- Manter as grades do leito elevadas continuamente (equipe interdisciplinar).

SISTEMAS DE INFORMAÇÃO PARA A ELABORAÇÃO DAS PRESCRIÇÕES DE ENFERMAGEM

É crescente a busca por métodos e maneiras de viabilizar a implantação do PE na prática assistencial, visando a facilitar sua utilização pelo profissional enfermeiro. Na fase da investigação, é comum encontrar nos serviços prescrições elaboradas, utilizando-se sistemas de informação a partir dos DE identificados e dos resultados esperados para cada um deles.

Quando bem utilizada, essa ferramenta pode se tornar um diferencial na melhora de processos capazes de favorecer a qualidade da assistência prestada.[23] Por isso, será apresentado no Capítulo 12 um *software* desenvolvido para favorecer a aplicação do PE na prática clínica.

No entanto, é preciso ressaltar que, ao utilizarem sistemas informatizados, os enfermeiros devem redobrar a sua atenção quanto a abordagem holística, individualidade do cuidado, prioridades, relação com as necessidades de saúde identificadas e, ainda, com o nível de evidência científica das ações prescritas.

Por isso, os sistemas utilizados precisam permitir o acréscimo de dados e ações de acordo com a individualidade de cada paciente/familiar/membros da comunidade e atualizações científicas.[23]

Cabe ainda reforçar que, ao elaborar as prescrições de enfermagem, o enfermeiro deve atentar para que os cuidados sejam compatíveis com as condições clínicas, sociais e financeiras dos indivíduos, recursos da instituição (materiais, humanos e financeiros) e habilidades técnico-científicas dos profissionais, dos cuidadores e da família.

As prescrições também devem, sempre que possível, ser discutidas com a equipe assistencial, com o paciente e com a sua família/cuidadores, visando a maior aprendizado e adesão ao plano proposto. Nos Quadros 10.1 e 10.2, são apresentados exemplos de prescrições de enfermagem elaboradas de acordo com DE e focadas em atingir os resultados esperados propostos.

Quadro 10.1 Exemplo 1: TD capacidade adaptativa intracraniana diminuída.

Diagnóstico de enfermagem	
Capacidade adaptativa intracraniana diminuída relacionada à lesão cerebral, secundária a traumatismo craniano, evidenciada por pressão intracraniana (PIC) de 25 mmHg e pressão de perfusão cerebral (PPC) de 55 mmHg	
Resultado esperado	
O paciente apresentará PPC otimizada e PIC reduzida em até 1 h	
Prescrição de enfermagem	**Horário**
Manter o paciente posicionado com alinhamento mentoesternal e a cabeceira do leito elevada a 30° (equipe interdisciplinar)	–
Monitorar a PIC e registrar os valores de 1/1 h. Comunicar ao enfermeiro se PIC maior que 20 mmHg ou houver elevações e/ou reduções bruscas (mais de 5 mmHg)	08 | 09 | 10 | 11 | 12 | 13 | 14 | 15 | 16 | 17 | 18 | 19 | 20 | 21 | 22 | 23 | 00 | 01 | 02 | 03 | 04 | 05 | 06 | 07
Analisar a forma de onda da PIC a cada alteração brusca. Registrar o parecer e comunicar imediatamente ao médico – caso P2 maior que P1 (enfermeiro)	–
Registrar os valores da PPC de 1/1 h e comunicar ao enfermeiro valores abaixo de 70 mmHg	08 | 09 | 10 | 11 | 12 | 13 | 14 | 15 | 16 | 17 | 18 | 19 | 20 | 21 | 22 | 23 | 00 | 01 | 02 | 03 | 04 | 05 | 06 | 07
Avaliar as pupilas de 1/1 h; caso identifique alteração no diâmetro, na simetria e/ou fotorreatividade, comunicar ao enfermeiro	08 | 09 | 10 | 11 | 12 | 13 | 14 | 15 | 16 | 17 | 18 | 19 | 20 | 21 | 22 | 23 | 00 | 01 | 02 | 03 | 04 | 05 | 06 | 07

Quadro 10.2 Exemplo 2: TD Integridade da pele prejudicada.

Diagnóstico de enfermagem	
Integridade da pele prejudicada relacionada à alteração da circulação venosa periférica evidenciada por ferida ulcerativa superficial com tecido de granulação e moderada quantidade de exsudato seroso na face anterior da perna direita	
Resultado esperado	
O paciente apresentará a cicatrização da lesão em até 60 dias	
Prescrição de enfermagem	**Horário**
Limpar membro inferior direito (MID) com água corrente e sabão líquido antes da troca do curativo. Não deixar a lesão molhar durante essa higienização (usar papel filme). Secar o membro e iniciar a troca do curativo (enfermeiro)	–
Limpar lesão no MID com SF 0,9% em jato, secar as bordas e aplicar alginato de cálcio com prata. Cobrir com gaze. Trocar a cobertura a cada 72 h ou antes em caso de saturação ou sujidades (enfermeiro)	–
Aplicar a bota de Unna no MID após curativo, iniciar pela colocação da base dos dedos com o pé posicionado em um ângulo de 90°, em espiral, cobrindo sempre 50% da camada anterior. Enfaixar com atadura elástica (enfermeiro)	–
Orientar o paciente a elevar as pernas acima do nível do coração, por 1 h, 3 vezes/dia – de manhã, no horário do almoço e à tarde (enfermeiro)	8 | 12 | 17

Vale reforçar que a tomada de decisão por parte dos enfermeiros precisa estar pautada em princípios científicos a fim de determinar adequadamente as ações que precisam ser implementadas para a situação específica de cuidado, uma vez que existem diferenças entre esperar que essas ações tenham resultados positivos[24] e implementar ações cujas evidências apontem que há uma probabilidade estatisticamente significativa de os cuidados prescritos serem apontados como efetivos.

Logo, ao prescrever um cuidado, o enfermeiro precisa estar seguro de que a sua prescrição é correta, completa, confiável e capaz de conferir segurança ao paciente. Assim, os cuidados de enfermagem prescritos devem ser extraídos de pesquisas que evidenciem que tais atividades podem melhorar a condição da pessoa tratada.

O profissional enfermeiro prescreve cuidados de maneira autônoma, independente e colaborativa. Com o PE, o enfermeiro explicita os problemas/necessidades de saúde por ele identificados e esclarece qual o raciocínio e as ações por ele prescritas e implementadas para minimizá-los/resolvê-los.

TAXONOMIA PARA AUXILIAR NA ELABORAÇÃO DAS PRESCRIÇÕES DE ENFERMAGEM

Para ter uma diretriz sobre o que deve ser prescrito a fim de alcançar os resultados esperados, o enfermeiro pode consultar a Nursing Intervention Classification (NIC), traduzida para o português como Classificação das Intervenções de Enfermagem.

A NIC, que começou a ser desenvolvida em 1987 na University of Iowa, compreende uma ferramenta clínica que padroniza a linguagem para a documentação das intervenções de enfermagem. O impulso para iniciar esse trabalho sobre intervenções de enfermagem começou, em parte, com o trabalho da NANDA-I, uma vez que, quando um enfermeiro formula um DE, tem o dever de resolvê-lo ou minimizá-lo.[7,25]

A NIC foi criada porque era necessária uma classificação capaz de padronizar a linguagem usada pelos enfermeiros na descrição dos cuidados que realizavam com os indivíduos.[26] Além disso, essa padronização da linguagem dos cuidados de enfermagem propicia:[7,26]

- Expansão do conhecimento de enfermagem sobre as ligações entre diagnósticos, tratamentos e resultados
- Desenvolvimento de sistemas de informação de enfermagem e de assistência à saúde
- Ensino da tomada de decisões a estudantes de enfermagem
- Determinação dos custos dos serviços oferecidos pelos enfermeiros
- Planejamento dos recursos necessários nos locais da prática de enfermagem
- Linguagem para comunicar a função peculiar da enfermagem
- Articulação com os sistemas de classificação de outros provedores de cuidados de saúde.

A utilização da NIC também possibilita a comparação entre intervenções de enfermagem de vários tipos, o que favorece pesquisas e a elaboração de protocolos fundamentados na prática baseada em evidências. Seu uso possibilita que os enfermeiros sejam mais assertivos na sua tomada de decisão ao utilizarem intervenções testadas e validadas.[7,27]

A classificação inclui intervenções que os enfermeiros realizam com os pacientes, tanto de maneira independente como colaborativa com outros profissionais de saúde, no cuidado direto ou indireto.[7]

As intervenções na NIC são agrupadas em sete domínios:[7]

- Domínio 1 – fisiológico básico: cuidados que dão suporte ao funcionamento físico
- Domínio 2 – fisiológico complexo: cuidados que dão suporte à regulação homeostática
- Domínio 3 – comportamental: cuidados que dão suporte ao funcionamento psicossocial e facilitam mudanças no estilo de vida
- Domínio 4 – segurança: cuidados que dão suporte à proteção contra danos
- Domínio 5 – família: cuidados que dão suporte à família
- Domínio 6 – sistema de saúde: cuidados que dão suporte ao uso efetivo do sistema de atendimento à saúde
- Domínio 7 – comunidade: cuidados que dão suporte à saúde da comunidade.

Em cada domínio, existem classes (30 ao total) com intervenções NIC a serem executadas, com o objetivo de solucionar os problemas apresentados pelos indivíduos sob os cuidados de enfermagem (Figura 10.8).[7,25,28] Na Figura 10.9, são apresentadas as classes que compõem o domínio comportamental (domínio 3 da NIC). Por exemplo, na classe terapia cognitiva da NIC, há 10 intervenções descritas, conforme demonstrado na Figura 10.10.

Cada intervenção tem um título, um código numérico, uma definição e, para cada uma delas, atividades que os enfermeiros realizam. O título e a definição referem-se ao conteúdo da intervenção e não devem ser modificados, exceto em casos de um processo formal de revisão.[7] Cabe esclarecer, porém, que novas ações podem ser acrescentadas ao conjunto de atividades, a fim de atender ao planejamento do cuidado de maneira individualizada.

Na edição atual do NIC, de 2016, há 554 intervenções e aproximadamente 13 mil atividades, divididas entre 10 e 30 atividades por intervenção. Destaca-se que, para cada intervenção, são apresentadas leituras sugeridas que representam as bibliografias consultadas para a apresentação das atividades.[7]

A Figura 10.11 mostra como a intervenção 4760 – treinamento da memória é apresentada na taxonomia, bem como as atividades que a compõem e as leituras sugeridas na taxonomia. Inicialmente, as intervenções constantes da NIC encontram-se organizadas em ordem alfabética; mas elas também são apresentadas por áreas de especialidade de enfermagem e mapeadas aos DE da NANDA-I (Figura 10.12).[7]

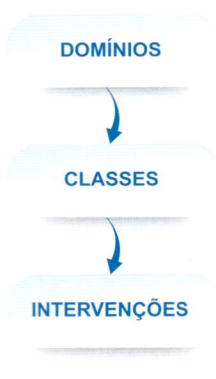

Figura 10.8 Organização das intervenções na NIC.

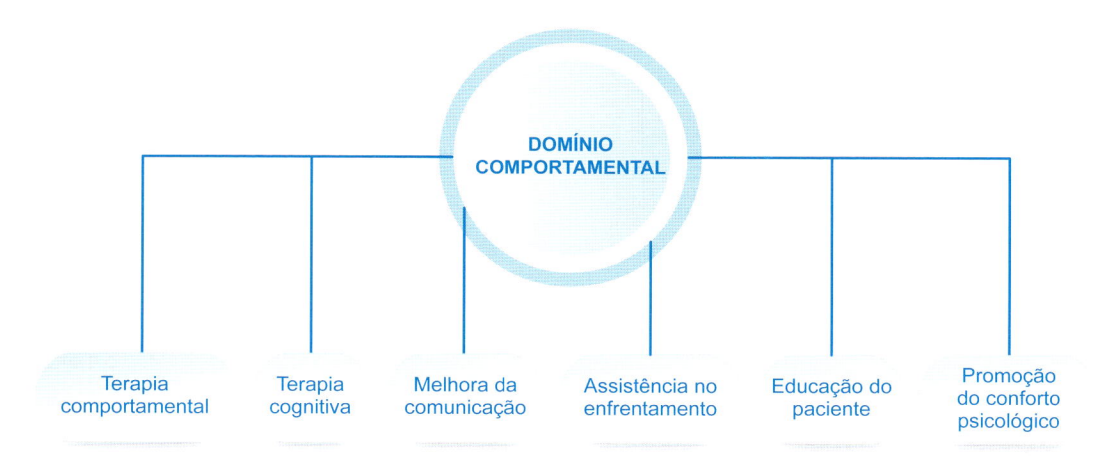

Figura 10.9 Classes que compõem o domínio comportamental.

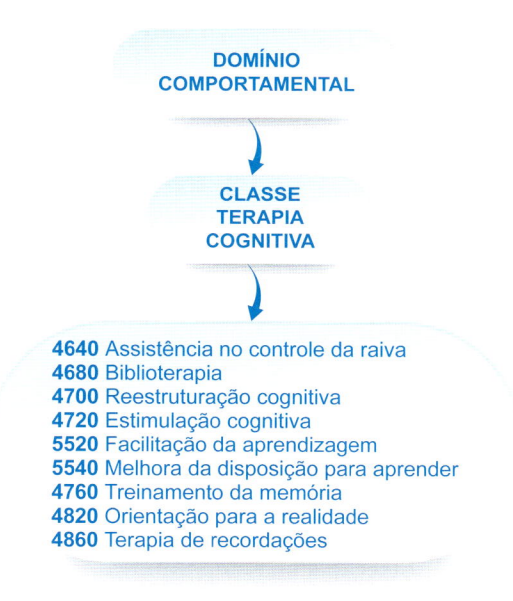

Figura 10.10 Intervenções NIC da classe terapia cognitiva.

No que se refere às áreas de especialidades, constam na NIC 49. E, para cada uma delas, são descritas intervenções consideradas essenciais, ou seja, referentes a um conjunto limitado e central de intervenções que definem a natureza de uma especialidade. Elas não incluem todas as intervenções utilizadas pelos enfermeiros em determinada especialidade, mas aquelas consideradas essenciais e utilizadas com mais frequência.[7] As 49 áreas de especialidade para as quais são apresentadas intervenções essenciais na NIC são:

1. Enfermagem ambulatorial.
2. Enfermagem corretiva.

3. Enfermagem de bordo.
4. Enfermagem de cuidados críticos.
5. Enfermagem dermatológica.
6. Enfermagem em cirurgia plástica.
7. Enfermagem em cuidados paliativos.
8. Enfermagem em diabetes.
9. Enfermagem em genética.
10. Enfermagem em HIV/Aids.
11. Enfermagem em neurociências.
12. Enfermagem em oncologia pediátrica.
13. Enfermagem em saúde domiciliar.
14. Enfermagem em saúde ocupacional.
15. Enfermagem em transplante.
16. Enfermagem intravenosa.
17. Enfermagem escolar.
18. Enfermagem forense.
19. Enfermagem gastrenterológica.
20. Enfermagem gerontológica.
21. Enfermagem holística.
22. Enfermagem médico-cirúrgica.
23. Enfermagem na anestesia.
24. Enfermagem na dependência química e adição.
25. Enfermagem na emergência.
26. Enfermagem na incapacidade desenvolvimental.
27. Enfermagem na lesão da coluna espinal.
28. Enfermagem na psiquiatria da criança e do adolescente.
29. Enfermagem na psiquiatria/saúde mental.
30. Enfermagem na reabilitação.
31. Enfermagem na saúde da mulher.
32. Enfermagem na saúde escolar.
33. Enfermagem na saúde pública e comunitária.
34. Enfermagem nefrológica.
35. Enfermagem neonatal.
36. Enfermagem no controle à infecção e na epidemiologia.
37. Enfermagem no controle da dor.
38. Enfermagem no parto.
39. Enfermagem obstétrica.
40. Enfermagem oftalmológica.
41. Enfermagem oncológica.
42. Enfermagem ortopédica.
43. Enfermagem otorrinolaringológica e de cabeça/pescoço.
44. Enfermagem paroquial.
45. Enfermagem pediátrica.
46. Enfermagem perioperatória.
47. Enfermagem radiológica.
48. Enfermagem urológica.
49. Enfermagem vascular.

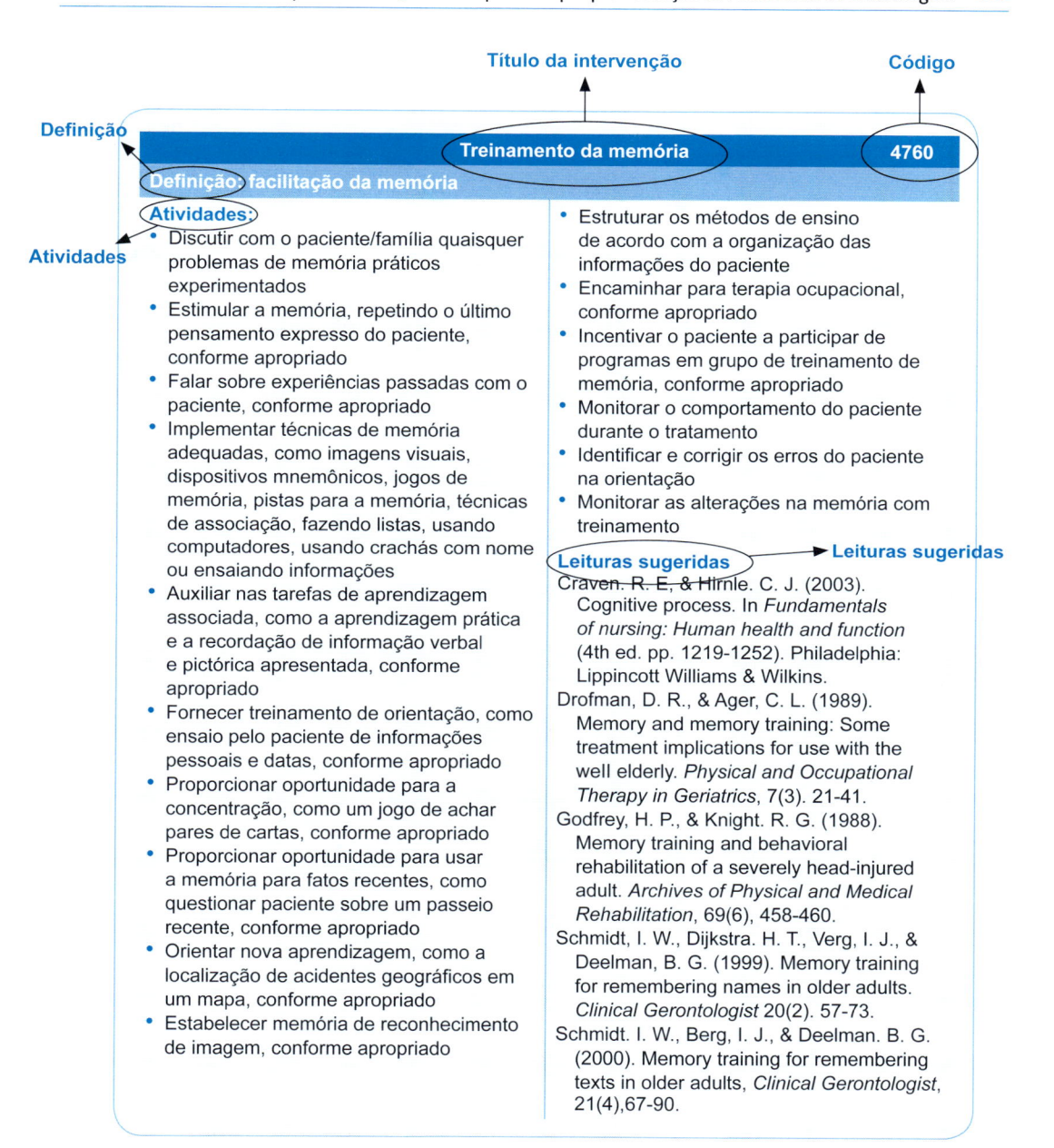

Título da intervenção

Código

Definição

Treinamento da memória 4760

Definição: facilitação da memória

Atividades:

Atividades

- Discutir com o paciente/família quaisquer problemas de memória práticos experimentados
- Estimular a memória, repetindo o último pensamento expresso do paciente, conforme apropriado
- Falar sobre experiências passadas com o paciente, conforme apropriado
- Implementar técnicas de memória adequadas, como imagens visuais, dispositivos mnemônicos, jogos de memória, pistas para a memória, técnicas de associação, fazendo listas, usando computadores, usando crachás com nome ou ensaiando informações
- Auxiliar nas tarefas de aprendizagem associada, como a aprendizagem prática e a recordação de informação verbal e pictórica apresentada, conforme apropriado
- Fornecer treinamento de orientação, como ensaio pelo paciente de informações pessoais e datas, conforme apropriado
- Proporcionar oportunidade para a concentração, como um jogo de achar pares de cartas, conforme apropriado
- Proporcionar oportunidade para usar a memória para fatos recentes, como questionar paciente sobre um passeio recente, conforme apropriado
- Orientar nova aprendizagem, como a localização de acidentes geográficos em um mapa, conforme apropriado
- Estabelecer memória de reconhecimento de imagem, conforme apropriado

- Estruturar os métodos de ensino de acordo com a organização das informações do paciente
- Encaminhar para terapia ocupacional, conforme apropriado
- Incentivar o paciente a participar de programas em grupo de treinamento de memória, conforme apropriado
- Monitorar o comportamento do paciente durante o tratamento
- Identificar e corrigir os erros do paciente na orientação
- Monitorar as alterações na memória com treinamento

Leituras sugeridas **Leituras sugeridas**

Craven. R. E, & Hirnle. C. J. (2003). Cognitive process. In *Fundamentals of nursing: Human health and function* (4th ed. pp. 1219-1252). Philadelphia: Lippincott Williams & Wilkins.

Drofman, D. R., & Ager, C. L. (1989). Memory and memory training: Some treatment implications for use with the well elderly. *Physical and Occupational Therapy in Geriatrics*, 7(3). 21-41.

Godfrey, H. P., & Knight. R. G. (1988). Memory training and behavioral rehabilitation of a severely head-injured adult. *Archives of Physical and Medical Rehabilitation*, 69(6), 458-460.

Schmidt, I. W., Dijkstra. H. T., Verg, I. J., & Deelman, B. G. (1999). Memory training for remembering names in older adults. *Clinical Gerontologist* 20(2). 57-73.

Schmidt. I. W., Berg, I. J., & Deelman. B. G. (2000). Memory training for remembering texts in older adults, *Clinical Gerontologist*, 21(4),67-90.

Figura 10.11 Apresentação de item que compõe as intervenções NIC: treinamento da memória.

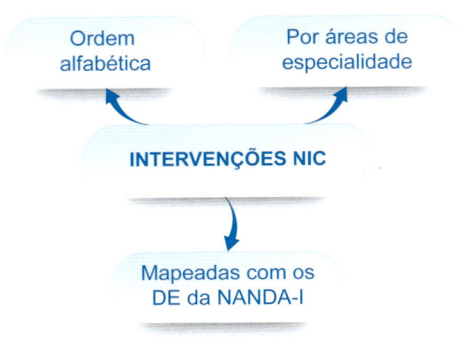

Figura 10.12 Modos de apresentação das intervenções NIC.

A identificação das intervenções essenciais por áreas de especialidade constituiu o primeiro passo para comunicar a natureza da enfermagem em diferentes áreas da prática. Essa listagem mostra-se muito útil para o desenvolvimento de sistemas informatizados de enfermagem, programas de educação permanente e continuada, avaliação de competências, exames para certificação, pesquisas etc.[7,15] O Quadro 10.3 apresenta um exemplo para a área de enfermagem na saúde da mulher.

O enfermeiro que atua na área da saúde da mulher pode consultar a NIC para auxiliá-lo durante a prescrição de cuidados de enfermagem, partindo das intervenções essenciais descritas para a sua área de atuação. Por exemplo, caso a paciente apresente um diagnóstico que aponte para a necessidade de uma intervenção de controle da síndrome pré-menstrual (TPM), o enfermeiro poderá procurar as atividades listadas nessa intervenção dentro da NIC, na letra C. A seguir, o enfermeiro deverá ler a lista de atividades (Figura 10.13) e selecionar e prescrever as que se aplicam à paciente em questão, naquele momento.

A classificação completa capta as especialidades de todos os enfermeiros, podendo ser utilizada desde a atenção básica até a terciária, o que fica evidente quando se analisa a abrangência dos domínios da taxonomia. Cabe também destacar que a NIC apresenta tanto intervenções fisiológicas, quanto psicológicas, intervenções para tratamento de doenças, prevenção de doenças e promoção da saúde, seja de indivíduos, de famílias ou de comunidades.[7]

Quadro 10.3 Intervenções essenciais para a área de enfermagem na saúde da mulher.

- Aconselhamento
- Aconselhamento na pré-concepção
- Aconselhamento nutricional
- Apoio à proteção contra abuso
- Apoio à proteção contra abuso: parceiro no lar
- Apoio à tomada de decisão
- Apoio emocional
- Assistência para a redução de peso
- Avaliação da saúde
- Controle da síndrome pré-menstrual (TPM)
- Ensino: processo da doença
- Ensino: sexo seguro
- Exame das mamas
- Exercícios para a musculatura pélvica
- Planejamento familiar: contracepção
- Planejamento familiar: infertilidade
- Terapia de reposição hormonal

Controle da síndrome pré-menstrual (TPM)	1440
Definição: alívio/atenuação dos sintomas físicos e/ou comportamentais que ocorrem durante a fase lútea do ciclo menstrual	

Atividades:

- Orientar a paciente sobre a identificação prospectiva dos principais sintomas pré-menstruais (p. ex., inchaço, cólicas, irritabilidade), uso de um calendário prospectivo ou tabela de sintomas e o registro do início e da gravidade de cada sintoma
- Rever a lista de sintomas
- Colaborar com o indivíduo na priorização dos sintomas mais problemáticos
- Discutir a complexidade do tratamento e a necessidade de uma abordagem progressiva para alívio dos sintomas individuais
- Colaborar com a paciente para escolher e instituir uma abordagem progressiva para eliminar os sintomas
- Fornecer informações sobre medidas de cuidados pessoais específicos para sintomas (p. ex., exercícios e suplementação de cálcio)
- Prescrever medicamentos específicos para os sintomas, de acordo com seu nível profissional
- Monitorar alterações nos sintomas
- Encorajar a paciente a participar de um grupo de apoio para TPM, se disponível
- Encaminhar para um especialista, quando apropriado

Leituras sugeridas

Mortola, J. (2000). Premenstrual syndrome. In M. Goldman, & M. Hatch (Eds.), *Women and health education* (pp. 114-125). San Diego, CA: Academic Press.

Smeltzer, S. C., & Bare, B. G. (2004). Management of patients with female reproductive disorders. In *Brunner & Suddarth's textbook of medical surgical nursing* (pp. 1410-1444). (Vol. 2). Philadelphia: Lippincott Williams & Wilkins.

Speroff, L., Glass, R., & Kase, N. (1999). *Clinical gynecologic endocrinology and infertility* (6th ed., pp. 557-587). Philadelphia: Lippincott Williams & Wilkins.

Ugarriza, D., Klingner, S., & O'Brien, S. (1998). Premenstrual syndrome: Diagnosis and intervention. *The Nurse Practitioner,* 23(9), 40-58.

Figura 10.13 Atividades essenciais constantes na NIC na intervenção controle da síndrome pré-menstrual.

Na taxonomia NIC, também são apresentadas as ligações realizadas entre as intervenções nela constantes e os títulos diagnósticos da NANDA-I. Para cada título diagnóstico da NANDA-I, estão listadas intervenções apropriadas, e cabe ao enfermeiro analisar qual(is) dela(s) é(são) apropriada(s) ao indivíduo sob seus cuidados.

As ligações facilitam a tomada de decisão clínica junto ao problema previamente identificado e auxiliam os analistas de sistema a estruturar os bancos de dados de programas desenvolvidos para favorecer a aplicação do PE na prática profissional.[7,15,26] Por exemplo, para o título diagnóstico "risco de olho seco", foram feitas as seguintes associações com intervenções da NIC:

- Cuidados com lentes de contato
- Prevenção contra ressecamento ocular
- Controle do ambiente: conforto
- Cuidado ocular
- Administração de medicamentos: oftálmica
- Controle de medicamentos
- Controle de alergias
- Controle da nutrição
- Assistência para parar de fumar.

Para escolher adequadamente diante de tantas possíveis intervenções, é preciso saber que, na NIC, encontram-se descritas intervenções prioritárias, sugeridas e opcionais adicionais.

- Intervenções prioritárias: as mais prováveis para a solução do diagnóstico, estão apresentadas em cores na listagem de intervenções sugeridas. Foram selecionadas pelo fato de se encaixarem bem com a etiologia do diagnóstico e/ou as características definidoras, apresentarem mais atividades visando à solução do problema, poderem ser utilizadas em um maior número de locais e serem mais conhecidas a partir de pesquisas e uso clínico para solucionar o diagnóstico (problema detectado)[7,15]
- Intervenções sugeridas: aquelas com probabilidade de remeter ao diagnóstico, mas não tão prováveis quanto as intervenções prioritárias para a maioria dos pacientes com o diagnóstico em questão. São por vezes mencionadas na literatura como remetentes ao diagnóstico, embora não sejam citadas com tanta frequência, podendo abordar somente etiologias ou características especiais[7]
- Intervenções opcionais adicionais: são as que se aplicam a apenas alguns clientes com o diagnóstico. Permitem ao enfermeiro personalizar ainda mais as prescrições de cada paciente.[7]

A Figura 10.14 mostra como os três tipos de intervenções aparecem na taxonomia.

Diante do exposto, sugere-se que, ao utilizar a NIC como suporte para prescrever os cuidados de enfermagem, o enfermeiro busque inicialmente as atividades dentro das intervenções prioritárias. Em seguida, quando necessário, é possível buscar outras atividades nas intervenções sugeridas e nas opcionais adicionais. Cabe destacar que as intervenções da NIC estão descritas em ordem alfabética. Logo, para encontrá-las, basta procurar na letra correspondente à primeira letra da intervenção selecionada. Por exemplo:

- A intervenção *prevenção contra ressecamento ocular* apresentada na Figura 10.14 encontra-se na letra P
- A intervenção *cuidado ocular* apresentada na Figura 10.15 encontra-se na letra C.

No entanto, é válido reforçar que há ações descritas nas intervenções NIC que, ao serem utilizadas para compor uma prescrição de enfermagem, precisam ser redigidas com a inclusão de alguns dos itens que devem compor uma prescrição de enfermagem (o quê, como, quando, onde, com que frequência, por quanto tempo e quem), pois nem todos estão presentes na listagem apresentada (ver Figura 10.15). Por exemplo, na primeira ação constante na intervenção *cuidado ocular* "monitorar quanto a vermelhidão, exsudato ou ulceração", vale detalhar:

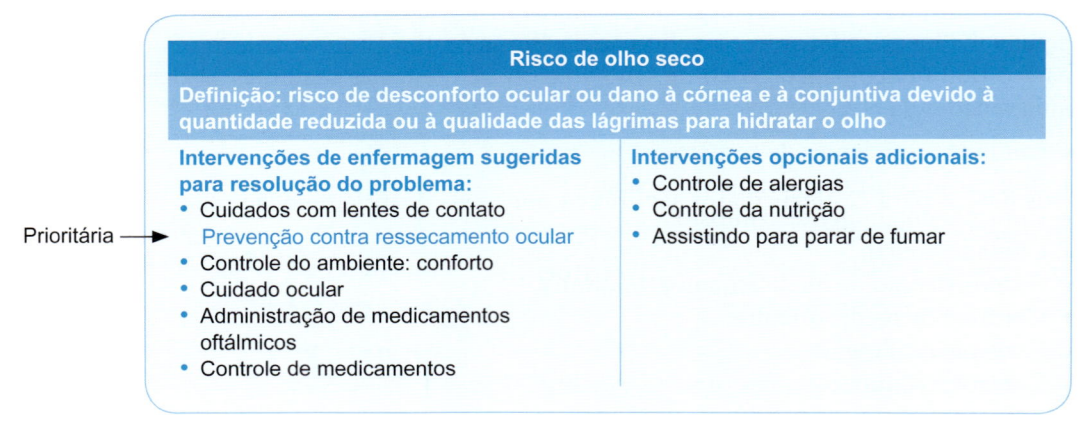

Figura 10.14 Apresentação dos três tipos de intervenções associadas aos DE da NANDA-I: prioritárias (com cor), sugeridas e opcionais adicionais.

Cuidado ocular	1650
Definição: prevenção ou redução das ameaças à integridade ocular e visual	

Atividades:
- Monitorar quanto a vermelhidão, exsudato ou ulceração
- Orientar o paciente a não tocar o olho
- Monitorar o reflexo da córnea
- Retirar as lentes de contato, conforme apropriado
- Aplicar protetor ocular, conforme apropriado
- Colocar tampões nos olhos, conforme necessário
- Alternar o tampão dos olhos para diplopia
- Aplicar colírio lubrificante, conforme apropriado
- Aplicar pomada lubrificante, conforme apropriado
- Manter as pálpebras fechadas com fita adesiva, conforme apropriado
- Aplicar protetores oculares com câmara hidratante, conforme apropriado

Leituras sugeridas:
Ackerman, L. L. (1992). Interventions related to neurological care. In G.M., Bulechek & J.C., McCloskey, (Eds.), Symposium on nursing interventions. *Nursing Clinics of North America*, 27(2), 325-346.
American Association of Critical Care Nurses. (2006). In J. G. Alspach (Ed.), *Core curriculum for critical care nursing* (6th ed.). Philadelphia: Saunders.
Cravein, R. E, & Hirnle, C. J. (2003). Self-care hygiene. In *Fundamentals of nursing. Human health and function* (4th ed., pp. 703-752). Philadelphia: Lippincott Williams, Wilkins.
Hickey, J. V. (1992). *The clinical practice of neurological and neurosurgical nursing* (3rd ed.). Philadelphia: Lippincott.
Wincek, J., & Turrnam, M. S. (1989). Exposure keratitis in comatose children. *Journal of Neuroscience Nursing*, 21(4), 241-244.

Figura 10.15 Ações descritas na intervenção *cuidado ocular*.

- Onde fazer (qual área monitorar)?
- Quando fazer?
- Com que frequência fazer?

Portanto, o que constava na NIC como "monitorar quanto a vermelhidão, exsudato ou ulceração", com a inclusão dos itens faltantes ficará:

> Monitorar os olhos do paciente quanto a vermelhidão, exsudato ou ulceração, agora, a cada 8 h e sempre que houver queixa ocular. Registrar achados. Comunicar ao enfermeiro caso detecte as alterações descritas

Não foi inserido quem deve fazer a ação, pelo fato de poder ser executada por todos os membros que compõem a equipe de enfermagem. Se, em vez de uma prescrição de enfermagem, o enfermeiro for redigir uma orientação para o paciente/familiar ou membros de uma comunidade por meio de um plano de cuidados, deve seguir os mesmos passos para conferir maior segurança por meio de uma redação mais completa.

É importante salientar também que, na classificação, há um capítulo com o tempo estimado para a realização das 554 intervenções da NIC e o tipo de profissional necessário para a sua execução; as estimativas basearam-se em julgamentos de profissionais familiarizados com as intervenções e a área de atuação profissional. Elas constituem um ponto de partida para a avaliação do tempo necessário, do nível de formação do provedor e do custo de cuidados de enfermagem.[7]

A formação necessária à execução da intervenção, definida como o nível mínimo de formação necessário para sua execução, é classificada como:

- Auxiliar/técnico de enfermagem
- Enfermeiro assistencial
- Enfermeiro com formação ou certificado de especialista.

Já o tempo necessário à execução da intervenção é o tempo médio, classificado como:

- 15 min ou menos
- 16 a 30 min
- 31 a 45 min
- 46 a 60 min
- Mais de 1 h.[7]

No Quadro 10.4, são apresentados o nível de formação e o tempo médio necessário para a execução de algumas das intervenções constantes na NIC.

A classificação NIC já foi traduzida para diversos idiomas. Além de ser usada em associação com a NANDA-I, pode auxiliar os enfermeiros que utilizam outras classificações de DE. Ela é revisada continuamente por meio de um processo de realimentação, e as edições são atualizadas a cada 5 anos.[7]

Quadro 10.4 Exemplo de intervenções NIC com o tempo médio e o nível de formação necessário à sua execução.

Intervenção	Código	Nível de formação	Tempo necessário
Assistência no autocuidado alimentação	1803	Auxiliar/técnico de enfermagem	35 min
Controle da síndrome pré-menstrual	1440	Enfermeiro especialista	35 min
Cuidado ocular	1650	Enfermeiro assistencial	15 min ou menos
Prevenção contra ressecamento ocular	1350	Enfermeiro assistencial	16 a 30 min
Prevenção de úlceras por pressão	3540	Enfermeiro assistencial	35 min

CASOS CLÍNICOS

Agora que já se compreendeu o que é um DE, um resultado esperado e como elaborar prescrições de enfermagem, esta representa a oportunidade de praticar. A seguir, serão apresentados casos clínicos embasados nas teorias de enfermagem das necessidades humanas básicas (ver Capítulo 3), da adaptação (ver Capítulo 4) e do déficit do autocuidado (ver Capítulo 5) para elaborar DE utilizando a taxonomia NANDA-I, estabelecer os RE focados nos pacientes e prescrever cuidados para que sejam alcançados.

Para tanto, deve-se ler atentamente os casos clínicos, refletir sobre os fatores de risco e a fisiopatologia das evidências apresentadas pelo paciente, anotar os DE identificados, formular os resultados esperados para cada diagnóstico, prescrever cuidados para que sejam alcançados e, por fim, comparar o exercício com o que está descrito no item "Resolução" (p. 177, 184 e 191). Vale destacar que as intervenções NIC não serão listadas, apenas algumas ações que fazem ou não parte delas e se adequam aos pacientes em questão é que serão apresentadas. Como opção, pode-se também retornar ao Capítulo 9 e trabalhar com resultados NOC.

Caso clínico 1 | Fundamentado na teoria de enfermagem das necessidades humanas básicas de Wanda de Aguiar Horta

Meire Chucre Tannure • *Ana Maria de Freitas Pinheiro* • Aline Patrícia Rodrigues Silva

- Informante: filho do paciente.
- Horário: 20 h.

Identificação

M.A.G., 59 anos, melanodérmico, sexo masculino, trabalha como autônomo, divorciado, tem 4 filhos. Brasileiro, natural de Vitória e residente nessa cidade.

Queixa principal

Queimaduras de 2º e 3º graus.

História da moléstia atual

Paciente vítima de acidente doméstico decorrente de queda sobre o fogão de sua residência. Filho informa que o paciente estava cozinhando quando apresentou crise convulsiva e caiu em cima de uma panela com óleo quente que estava sobre o fogão. Ele apresentou queimadura em vias respiratórias e de 2º e 3º graus em face, região cervical, tórax, abdome e membros superiores (MMSS), totalizando 40% da superfície corporal. Socorrido pelo Serviço Móvel de Urgência (SAMU) e levado para o pronto-socorro (PS) desse hospital, onde deu entrada com instabilidade hemodinâmica (hipotenso e taquicárdico) e com esforço respiratório importante. Foi submetido a entubação orotraqueal (tubo orotraqueal – TOT n. 8,5), colocado em ventilação mecânica (controlada), submetido a punção intra-arterial de acesso venoso central (AVC) em subclávia direita (D) e cateterismo vesical de demora. Encaminhado ao centro cirúrgico (CC), no qual foi submetido a um desbridamento cirúrgico com escarotomia nos dedos da mão esquerda (E) e do membro superior esquerdo (MSE). Realizado curativo com sulfadiazina de prata a 1%. Recebeu reposição volêmica com solução cristaloide 5.000 mℓ. Após o procedimento, foi admitido na unidade de grandes queimados.

História de saúde pregressa/necessidade terapêutica e de educação para a saúde

É portador de epilepsia e transtorno do humor (bipolar). Faz acompanhamento com neurologista clínico, psiquiatra e psicólogo. Relato de várias crises convulsivas anteriores, porém sem outros danos associados. Usa fluoxetina 40 mg/dia, diazepam 10 mg a cada 8 h, haloperidol 1 mg a cada 12 h, carbamazepina 400 mg a cada 12 h e ácido valproico 250 mg a cada 8 h. Não segue as orientações dos profissionais de saúde quanto ao uso das medicações e frequentemente deixa de tomá-las. Submetido à laparotomia há 5 anos em virtude de ferimento por arma de fogo. Após esse acontecimento, começou a apresentar episódios de crises convulsivas. Nega etilismo, tabagismo e uso de drogas ilícitas. Desconhece processos alérgicos.

História familiar referente a patologias e necessidade gregária

Positiva para neoplasia de próstata (pai, falecido há 10 anos), hipertensão arterial sistêmica (HAS) e diabetes melito (mãe e dois irmãos). Reside com dois de seus filhos. Os outros moram com a mãe. Relação com a família é conflituosa (decorrente de humor lábil).

Dados relacionados às necessidades psicossociais

É muito calado e tem humor lábil. Gosta de ficar em casa e assistir à televisão, não tem bom relacionamento social. Não conversa com dois de seus filhos nem com a ex-esposa (afastaram-se em virtude da agressividade do pai). Atualmente, não conseguia trabalhar por causa das crises convulsivas recorrentes e da constante alteração do humor.

Dados relacionados às necessidades psicoespirituais

Não segue nenhuma religião nem participa de ritos religiosos, mas acredita em Deus.

Dados relacionados às necessidades psicobiológicas

Percepção dos órgãos dos sentidos: sem alterações prévias nos órgãos dos sentidos.

Cuidado corporal: higiene corporal e bucal deficitária. Não toma banho e não escova os dentes diariamente.

Hábito de sono e repouso: dorme cerca de 9 h/noite, quando faz uso correto das medicações.

Nutrição: não tem restrições alimentares. Prefere frutos do mar. Não há histórico de intolerância nem de alergia alimentar. Peso 80 kg. Altura 1,70 m. IMC 27,68 kg/m².

Hidratação: ingere cerca de 3 ℓ de líquidos por dia.

Mecânica corporal/motilidade/locomoção: sem déficits prévios.

Exercícios e atividades físicas: sedentário.

Integridade física/cutaneomucosa: íntegra até a data do acidente.

Eliminação urinária: não há relato de disúria. Filho não sabe informar aspecto.

Eliminação intestinal: filho não sabe informar regularidade nem aspecto.

Sexualidade: não há dados de interesse clínico. Filho não sabe informar quando o pai fez o último exame preventivo de câncer de próstata e de reto.

Ambiente/abrigo: reside em perímetro urbano, em casa própria, com saneamento básico e coleta de lixo.

Solicitações do filho do paciente: autorização para os filhos visitarem o pai fora do horário-padrão, visto que, por conta do trabalho e do estudo, o horário deles não é compatível com os de visita do hospital. Deseja ser avisado caso ocorra alteração no estado de saúde do pai e gostaria do auxílio da equipe de psicologia para conversar com os irmãos e tentar reaproximá-los do pai, pois teme que ele não resista aos ferimentos, dada a gravidade do caso.

Exame físico

Regulação neurológica, necessidade de comunicação e segurança emocional: sedado com midazolam, fentanila e cisatracúrio (RASS -5).

Estado geral e regulação térmica: hipocorado (+2/+4), mucosas íntegras e hidratadas, anictérico e cianótico (+2/+4). Em anasarca. Afebril (36,1 °C).

Cuidado corporal e integridade cutaneomucosa: sujidades no corpo. Queimaduras de 2º e 3º graus em face, região cervical, tronco e MMSS. Curativo com sulfadiazina de prata a 1%, gaze e atadura de crepom.

Segmento cabeça e pescoço: pupilas isocóricas, mióticas (2 mm), arredondadas e hiporreativas. Face com edema importante. Ausência de rigidez de nuca, de desvio de septo nasal e de linfonodos palpáveis. Cavidade oral com sujidades, halitose e língua saburrosa.

Alimentação, regulação hormonal, crescimento celular: dieta suspensa. Glicemia capilar de 60 mg/dℓ.

Tórax: formato normal (2:1), simétrico, com expansibilidade reduzida bilateralmente, cateter venoso central (CVC) em veia subclávia D.

Oxigenação: intubado (pressão de *cuff* do TOT de 22 mmHg), sob VM (modo ventilatório: pressão controlada; pressão inspiratória 40 cm/H_2O, PEEP 20 cm/H_2O, FiO_2 100%, Ti 1 s, VC 420 mℓ), curarizado. FR de 18 irpm, $SatO_2$ 82%, capnografia $ETCO_2$ 85 mmHg. Murmúrio vesicular diminuído (MVD) com crepitações bilaterais difusas. Secreção traqueal rosácea e espumosa em grande quantidade, em uso de sistema de aspiração fechado Track Care®.

Regulação vascular: taquicárdico (FC: 120 bpm), ritmo sinusal, hipotenso (PAM 55 mmHg), PVC de 3 mmHg. Em uso de norepinefrina 50 mℓ/h, *ictus cordis* e precórdio sem possibilidade de avaliação. Bulhas normorrítmicas e normofonéticas. Ausência de sopros. Pulsos periféricos filiformes e rítmicos.

Regulação abdominal: abdome globoso e normotenso. Ruídos hidroaéreos (RHA) presentes. Ausência de visceromegalias.

Genitália: edema de bolsa escrotal.

Regulação urinária: anúrico.

Regulação intestinal: ausente.

Extremidades: cateter de PIA em radial E. Tempo de enchimento capilar de 5 s.

Exames complementares alterados

- Exames laboratoriais:
  - Gasometria arterial: pH 7,15, $PaCO_2$ 94 mmHg, PaO_2 55 mmHg, HCO_3 31 mEq/ℓ, BE −1 mmol/ℓ.
  - Função renal: ureia 119 mg/dℓ, creatinina 2,85 mg/dℓ.
  - Hemoglobia: Hb 9,8 g/dℓ.
- Radiografia de tórax: infiltrados bilaterais difusos.

Resolução

Diagnósticos de enfermagem e resultados relacionados com as necessidades psicobiológicas

- DE: Débito cardíaco diminuído relacionado à vasodilatação sistêmica e hipovolemia evidenciado por taquicardia (145 bpm), hipotensão arterial (PAM 55 mmHg), PVC de 3 mmHg, pulsos filiformes, mucosas hipocoradas e anúria.
  - RE: O paciente apresentará aumento do débito cardíaco em até 2 h.
- DE: Desobstrução ineficaz de vias aéreas relacionada ao edema pulmonar secundário à resposta inflamatória evidenciada por crepitações bilaterais difusas.
  - RE: O paciente terá a permeabilidade das vias aéreas favorecida durante todo o período em que permanecer em ventilação mecânica e apresentar crepitações.
- DE: Troca de gases prejudicada relacionada a alterações na membrana alveolocapilar e a desequilíbrio na relação V/Q evidenciada por $SatO_2$ 82% $ETCO_2$ 85 mmHg e alterações dos gases sanguíneos ($PaCO_2$ 94 mmHg, PaO_2 55 mmHg).
  - RE: O paciente apresentará a troca gasosa melhorada em até 2 h.
- DE: Ventilação espontânea prejudicada relacionada à lesão no parênquima pulmonar e alteração no metabolismo secundárias à queimadura em vias aéreas evidenciada pela presença de via aérea artificial e necessidade do uso de VM.
  - RE: O paciente apresentará a ventilação espontânea otimizada em até 96 h.

- DE: Integridade tissular prejudicada relacionada ao trauma térmico evidenciada pela presença de queimaduras de 2º e 3º graus em regiões da face, cervical, tórax, abdome e MMSS.
  - RE: O paciente apresentará redução das áreas de necrose e o leito das lesões preparado para enxertia em até 30 dias.
- DE: Risco de infecção evidenciado pela presença de dispositivos assistenciais (TOT, CVC, cateter de monitoramento da PIA, SVD), perda da integridade cutânea e elevada exposição ambiental a patógenos.
  - RE: O paciente terá o risco de adquirir infecção diminuído durante a permanência dos dispositivos, ausência de epitelização das feridas e permanência hospitalar.
- DE: Risco de úlcera por pressão evidenciado por imobilidade, alteração na perfusão e oxigenação tecidual e restrição ao leito.
  - RE: O paciente não desenvolverá lesão por pressão durante o período de internação na unidade de queimados.
- DE: Déficit no autocuidado para banho relacionado à necessidade de uso de sedativos e hábitos higiênicos deficitários evidenciado pela incapacidade de realizar sua higiene corporal/oral e pela presença de sujidades no corpo.
  - RE: O paciente terá a sua higiene corporal devidamente realizada pela equipe de enfermagem enquanto apresenta-se totalmente dependente desse cuidado.
- DE: Risco de queda evidenciado pela necessidade de manipulação no leito.
  - RE: O paciente não apresentará queda durante o período da internação hospitalar.
- DE: Risco de lesão no trato urinário evidenciado pelo uso de sonda vesical de demora.
  - RE: O paciente não apresentará lesão no trato urinário enquanto permanecer em uso da SVD.
- DE: Risco de lesão na córnea evidenciado pelo uso de sedativos e VM.
  - RE: O paciente não desenvolverá lesão na córnea enquanto permanecer internado nesta instituição.
- DE: Risco de glicemia instável evidenciado pela suspensão da dieta.
  - RE: O paciente terá o risco de apresentar glicemia instável diminuído durante todo o período de internação na unidade.
- DE: Risco de hipotermia evidenciado pela perda da integridade cutânea.
  - RE: O paciente terá o risco de apresentar hipotermia reduzido durante todo o período de internação na unidade.
- DE: Controle ineficaz da saúde relacionado à labilidade emocional evidenciado pelo relato de uso irregular da medicação anticonvulsivante.
  - RE: Os familiares serão orientados sobre a importância de buscarem estratégias para o pai fazer uso dos medicamentos de maneira adequada, antes que ele receba alta da unidade.

Diagnósticos de enfermagem e resultados relacionados com as necessidades psicossociais

- DE: Interação social prejudicada relacionada a internação hospitalar evidenciada pelo relato de dificuldade dos filhos em visitá-lo no horário-padrão da unidade.
  - RE: O paciente terá o contato com os filhos favorecido durante sua internação na unidade.
- DE: Processos familiares interrompidos relacionados à labilidade de humor evidenciados pelo afastamento de dois dos seus filhos.
  - RE: O paciente terá os processos familiares favorecidos durante o período de internação.

- DE: Medo relacionado à gravidade de saúde do pai evidenciado pelo relato do filho de estar com medo de o pai não resistir.
  - RE: A família receberá o apoio para vivenciar o medo durante todo o período de internação.

Exemplos de prescrições de enfermagem para os diagnósticos de enfermagem e resultados esperados elaborados

- Monitorar continuamente e registrar FC a cada 1 h. Comunicar ao enfermeiro se FC maior que 120 bpm e menor que 50 bpm.
- Monitorar continuamente e registrar a PAM a cada 30 min. Comunicar ao enfermeiro se PAM menor que 60 mmHg.
- Monitorar continuamente e registrar débito urinário e aspecto da urina a cada 1 h. Comunicar ao enfermeiro se volume urinário inferior a 50 mℓ/h. Comunicar ao enfermeiro urina com coloração não fisiológica.
- Realizar ausculta respiratória a cada 1 h e se SatO$_2$ < 82% e FR > 24 irpm. Atentar para a presença de ruídos adventícios. Comunicar ao enfermeiro o aparecimento dessas evidências.
- Realizar aspiração traqueal, nasal e oral, nesta ordem, sempre que detectar crepitações na ausculta pulmonar. Anotar o aspecto, a quantidade e o odor da secreção pulmonar (enfermeiro e fisioterapeuta).
- Obter nova amostra de gasometria 30 min após a mudança dos parâmetros ventilatórios. Atentar para eventuais bolhas de ar na seringa após coleta e encaminhar a amostra imediatamente ao laboratório (enfermeiro). Atentar para pH menor que 7,35, valores de PaO$_2$ acima de 100 ou abaixo de 80 mmHg e PaCO$_2$ acima de 45 ou abaixo de 35 mmHg. Registrar parecer, discutir e alinhar conduta com equipe médica e de fisioterapia (enfermeiro).
- Monitorar valores da capnografia; caso < 35 mmHg ou > 90 mmHg, comunicar ao enfermeiro.
- Observar sinais de barotrauma (alteração da expansibilidade pulmonar, assimetria torácica, piora da saturação periférica de O$_2$ e ausência dos murmúrios vesiculares fisiológicos – MVF); caso presentes, comunicar imediatamente ao médico (enfermeiro, técnico de enfermagem e fisioterapeuta).
- Aferir a pressão do *cuff* do balonete do TOT a cada 6 h e antes, caso detecte a emissão de ruídos pelo paciente. Mantê-la entre 18 e 22 mmHg (enfermeiro e fisioterapeuta).
- Realizar a limpeza das queimaduras com soro fisiológico e gaze embebida com clorexidina 4%, realizando desbridamento mecânico. Aplicar sulfadiazina de prata a 1%, colocar gaze aberta e enfaixar com atadura de crepom. Observar quantidade e características (cor e odor) do exsudato e se há sinais flogísticos; caso detecte alterações, comunicar ao cirurgião plástico (enfermeiro).
- Manter a cabeceira do leito elevada continuamente a 30° (equipe interdisciplinar).
- Realizar a higiene das mãos com álcool 70%, fricção por 30 s antes e após tocar o paciente e/ou cateteres vasculares, linhas de infusão, TOT, SVD (equipe interdisciplinar).
- Trocar o curativo do CVC a cada 7 dias e sempre que solto, úmido e sujo. Realizar a limpeza do sítio de inserção e da pele ao redor com solução degermante de clorexidina 2%, enxaguar com SF 0,9%, secar e aplicar solução alcoólica de clorexidina. Após secar, aplicar filme transparente estéril. Atentar para o aparecimento de sinais flogísticos (enfermeiro).

- Trocar o curativo do cateter de PIA a cada 24 h e sempre que solto, úmido e sujo. Realizar a limpeza do sítio de inserção e da pele ao redor com solução degermante de clorexidina 2%, enxaguar com SF 0,9%, secar e aplicar solução alcoólica de clorexidina. Após secar, aplicar fita hipoalergênica. Atentar para o aparecimento de sinais flogísticos (enfermeiro).

- Esvaziar a bolsa coletora do sistema fechado de drenagem da SVD assim que atingir 2/3 da sua capacidade de armazenamento. Utilizar frasco individual, sem deixar que a ponta distal do sistema toque o chão ou o frasco. Mantê-la protegida. Em casos de desconexões do sistema, não reconectar e comunicar imediatamente ao enfermeiro.

- Manter sistema fechado da SVD abaixo da altura da bexiga.

- Realizar higiene oral com solução aquosa de digliconato de clorexidina 0,2% a cada 12 h, respeitando a direção da higienização: posterior para anterior. Inspecionar a cavidade bucal e observar se há alterações (lesões, sangramentos, mobilidade dental, hipo/hipersalivação); caso presentes, comunicar imediatamente ao enfermeiro.

- Manter as traqueias do respirador abaixo da altura do TOT. Desprezar a água condensada no circuito do respirador sempre que presente.

- Realizar descompressão em áreas de proeminências ósseas a cada 2 h. Comunicar ao enfermeiro caso ocorra perda da integridade cutânea e/ou hiperemia reativa.

- Aplicar a escala de Braden a cada 12 h. Registrar no prontuário o escore obtido a cada parâmetro da escala. De acordo com o escore, associar as intervenções de enfermagem apropriadas (enfermeiro).

- Afixar uma cobertura de espuma hidrocelular com adesivo de silicone nas áreas de proeminências ósseas agora. Inspecionar a cobertura diariamente e avaliar as regiões; em caso de perda da integridade cutânea, iniciar o tratamento da lesão de acordo com as características do tecido presente no leito da lesão. Realizar a troca da cobertura de acordo com a sua saturação (enfermeiro).

- Realizar avaliação clínica do paciente no início do plantão e avaliar sinais clínicos que contraindiquem a realização do banho no leito (enfermeiro).

- Realizar banho no leito, após autorização do enfermeiro, a cada 24 h; usar sabão antisséptico (clorexidina degermante 4%) e água corrente morna. Atentar para ocorrência de hipotermia e instabilidade hemodinâmica durante o procedimento. Caso surjam, comunicar ao enfermeiro imediatamente (técnico de enfermagem).

- Aplicar escala de risco de queda de Morse, registar o escore no prontuário e atentar para as modificações no risco de apresentar queda no decorrer do dia. Caso identifique mudança no risco, associar as intervenções de enfermagem pertinentes ao atual risco (enfermeiro).

- Manter as grades do leito elevadas continuamente. Checar e registrar o posicionamento (equipe interdisciplinar/familiares).

- Realizar rodízio no local de aplicação do sensor de oximetria a cada 2 h. Observar o local e verificar se há hiperemia ou lesão; caso presentes, comunicar imediatamente ao enfermeiro.

- Manter cateteres e tubo fixados sem tracionamento. Trocar a fixação quando suja, solta ou úmida. Reposicionar sempre que tracionados. Observar áreas de contato com o dispositivo/fixações quanto ao surgimento de lesão [enfermeiro, técnico de enfermagem e fisioterapeuta (TOT)].

- Manter o TOT no centro da cavidade bucal. Observar o tracionamento dos lábios superiores e inferiores e a presença de lesões e hiperemia labial; caso identificadas, comunicar imediatamente ao enfermeiro (técnico de enfermagem e fisioterapeuta).
- Manter sistema fechado da SVD na parte fixa da cama (não fixá-lo nas grades).
- Fazer rodízio do lado/área de fixação da SVD diariamente. Registrar e datar.
- Avaliar a lubrificação ocular a cada 12 h. Caso identifique ressecamento, iniciar a lubrificação com SF 0,9%; solicitar à equipe médica a prescrição de colírio/pomada e aplicar protetor ocular (enfermeiro).
- Realizar a avaliação da córnea a cada 24 h, atentar para a presença de lesão na córnea. Caso detecte alguma lesão, comunicar ao médico e acompanhar a resposta às intervenções implementadas (enfermeiro).
- Verificar com a equipe médica a programação para início da dieta enteral (enfermeiro).
- Aferir a glicemia nos horários solicitados. Comunicar ao enfermeiro alteração nos valores abaixo de 80 mg/dℓ e acima de 150 mg/dℓ.
- Monitorar a temperatura axilar (Tax) continuamente. Registrar valor obtido a cada 1 h. Redobrar a atenção para o valor desse dado vital durante todo o período de realização do banho e nas 2 h subsequentes. Se Tax menor que 36 °C, comunicar imediatamente o enfermeiro e iniciar aquecimento.
- Minimizar tempo de exposição corpórea e contato com roupas de camas úmidas e água fria durante o banho.
- Monitorar sinais de hipotermia (a saber: tremores/arritmia cardíaca); caso presentes, comunicar imediatamente ao enfermeiro (técnico de enfermagem).
- Informar aos filhos a necessidade do uso contínuo dos medicamentos para o controle da epilepsia e as complicações promovidas por sua interrupção (médico e enfermeiro).
- Assegurar à família o horário de visita estendido e no horário de disponibilidade por eles apresentado (enfermeiro).
- Contactar e mediar reaproximação do paciente e dos filhos (psicólogo e enfermeiro).
- Preparar a família quanto ao que esperar do estado de saúde e da internação do paciente, assegurando que tenha recebido e compreendido as informações pertinentes (médico, enfermeiro e psicólogo).
- Estimular a família a realizar contato auditivo e tátil com o paciente durante as visitas (enfermeiro/psicólogo).
- Avaliar a reação emocional familiar à condição do paciente (equipe interdisciplinar).
- Autorizar rodízio dos familiares durante os horários de visita (enfermeiro).

Caso clínico 2 | Fundamentado na teoria de enfermagem da adaptação de Callista Roy

Meire Chucre Tannure • Ana Maria de Freitas Pinheiro • Aline Patrícia Rodrigues Silva

- Informantes: filha e esposa.
- Horário: 12:20 h.

Identificação

T.A.G., 65 anos, sexo masculino, melanodérmico, motorista de ônibus coletivo. Brasileiro, natural de Ipatinga, Minas Gerais, onde reside com esposa e 2 filhos.

Estímulo focal/queixa principal

Admitido na unidade de terapia intensiva (UTI) pós-operatória em pós-operatório imediato (POI) de troca de válvula aórtica (Ao). Circulação extracorpórea (CEC) de 40 min.

Estímulo contextual/história da moléstia atual

Nos últimos 30 dias, iniciou com quadro de dispneia aos mínimos esforços e edema nos membros inferiores (MMII). Procurou atendimento médico, sendo identificado um sopro sistólico diastólico grau 3/4. Realizou-se ecocardiograma que constatou uma insuficiência aórtica, aumento do ventrículo esquerdo (VE) e uma fração de ejeção do ventrículo esquerdo (FEVE) diminuída. Hoje foi submetido à cirurgia de troca da válvula Ao.

Estímulo residual/doenças prévias/internações e cirurgias anteriores

Hipertenso, dislipidêmico e tabagista há 43 anos (fuma aproximadamente 15 cigarros/dia). Não usa medicações prescritas pelo médico do trabalho da empresa onde trabalha (não sabe informar quais). Nega internações ou cirurgias prévias. Ingere cerveja nos fins de semana (quando não está trabalhando), em torno de 3/4 garrafas/dia.

Histórico familiar referente a patologias e modo de interdependência

Positiva para coronariopatias (pai) e diabetes melito (mãe). Relação com a família é harmoniosa. Filha relata que o pai é muito brincalhão, comunicativo e amigo dos filhos, que é profundamente apaixonado pela esposa e vive rodeado por amigos.

Dados relacionados ao modo de autoconceito e função do papel

Relato de ser muito agitado. Atividades de lazer são feitas nos fins de semana: realizar churrascos com a família e amigos e ir a estádio de futebol. É uma pessoa realizada e muito feliz. Autoconceito, autoimagem e autoestima preservados. Filha considera que ele ama o trabalho que realiza, apesar de ser uma atividade extenuante. Considera que ele se sente aceito e querido pela família, amigos e colegas de trabalho. É católico, vai à missa 2 vezes/semana e participa do terço dos homens. Filha diz que acredita que o pai não realiza exames preventivos de câncer de próstata e de reto, pois ele morre de medo de ir ao médico. Vida sexual ativa. Vive em casa própria, com saneamento básico e coleta de lixo.

Dados relacionados ao modo fisiológico

Órgãos dos sentidos: sem comprometimentos prévios.

Proteção (cuidado corporal e integridade cutaneomucosa): cuidado corporal adequado. Prefere tomar banho à noite, antes de dormir. Ausência de lesões prévias (até o procedimento cirúrgico) em pele e mucosas.

Função atividade/repouso: é sedentário. Dorme em torno de 8 h/noite. Relato de acordar descansado. Esposa informa que ele prefere dormir em decúbito lateral esquerdo (DLE). Não apresenta movimentos não usuais durante o sono. Não apresenta déficits prévios para locomover-se (porém, nos últimos dias, estava apresentando dispneia aos mínimos esforços).

Nutrição: realiza quatro refeições/dia (café, almoço, lanche e jantar). Prefere carne verme-lha. Não faz uso de dieta hipolipídica. Não come verduras. Não há relato de intolerância nem de alergia alimentar. Está em jejum desde as 22 h de ontem.

Hidratação: ingere em torno de 3 ℓ de líquidos/dia.

Eliminação urinária: não há relato de disúria. Familiares não sabem informar se houve redu-ção do volume urinário, nem o aspecto da urina.

Eliminação intestinal: hábito irregular. Chega a ficar 5 dias sem evacuar. Relato de fezes fre-quentemente endurecidas. Esposa informa que ele evacuou ontem.

Solicitações: esposa pede para permanecer em tempo integral com o esposo na UTI. Filha diz que eles sempre estão juntos e sabe que o pai sentirá a falta da mãe.

Exame físico

Função neurológica: RASS-5. Pupilas mióticas, isocóricas e fotorreativas. Ausência de rigidez de nuca.

Aparência geral e temperatura: anictérico, cianótico, mucosas oculares hipocoradas (+3/+4) e com umidade diminuída. Hipotérmico (Tax 35 °C).

Higiene e integridade tegumentar: higiene corporal comprometida (presença de PVPI no tó-rax). Ferida operatória na região torácica com curativo oclusivo limpo e seco. Higiene bucal adequada.

Cabeça e pescoço/órgãos dos sentidos: tubo orotraqueal TOT: 1d. Acesso venoso central em jugular interna direita (JID; 1º dia, sem sinais flogísticos ou disfunção orgânica). Mucosa oral ressecada. Desvio de septo à direita. Arcada dentária completa. Ausência de linfono-dos palpáveis.

Nutrição/função endocrinológica: dieta suspensa. Peso 75 kg. Altura 1,75 m. IMC 24,49 kg/m². Glicemia capilar à admissão 61 mg/dℓ.

Oxigenação/tórax: tórax simétrico. Dreno de tórax à esquerda (50 mℓ de drenagem sangui-nolenta na 1ª hora) e mediastinal (60 mℓ de drenagem sanguinolenta na 1ª hora). MVF presentes. Presença de roncos apicais, FR = 15 irpm, VM controlada, PEEP = 5 cmH$_2$O, FiO$_2$ = 80%, SatO$_2$ de 94%. Aspirada secreção traqueal clara e fluida em pequena quantidade. *Ictus* cardíaco propulsivo (medida de 3 polpas digitais). Bulhas normorrítmicas e normofoné-ticas (BNRNF). PAM = 65 mmHg, pressão venosa central (PVC) = 0 mmHg, FC de 110 bpm.

Abdome: plano, normotenso, RHA presentes, timpanismo presente. Ausência de viscero-megalias.

Genitálias: sem comprometimentos.

Eliminação urinária: diurese hematúrica (40 mℓ no sistema fechado da sonda vesical de de-mora [SVD]).

Eliminação intestinal: ausente hoje; 1º dia.

Extremidades: acesso venoso periférico no membro superior direito (MSD) (1º dia) sem sinais flogísticos ou disfunção orgânica. Tempo de enchimento capilar de 5 s. Presença de cateter de PIA no MSE (1º dia), sem sinais flogísticos. Pulso filiforme e rítmico.

Exames complementares

- Exames laboratoriais alterados: Hb = 5,9 g/dℓ; Hm = 3.000.000 mm³; plaquetas = 100.000 mm³.

Outras informações importantes

Recebeu um concentrado de hemácias no BC.

Resolução
Diagnósticos de enfermagem e resultados esperados relacionados com o modo fisiológico

- DE: Risco de débito cardíaco diminuído evidenciado pela hipovolemia.
  - RE: O paciente terá o risco de débito cardíaco diminuído monitorado e reduzido durante toda a internação na UTI.
- DE: Risco de sangramento evidenciado por plaquetopenia.
  - RE: O paciente terá o risco de sangramento monitorado e reduzido durante toda a internação na UTI.
- DE: Risco de pressão arterial instável evidenciado pela hipovolemia.
  - RE: O paciente terá o risco de pressão instável monitorado e reduzido durante toda a internação na UTI.
- DE: Risco de perfusão tissular cardíaca diminuída evidenciado pelo nível de hemoglobina baixo e hipovolemia.
  - RE: O paciente terá o risco de perfusão tissular cardíaca diminuída monitorado e reduzido durante toda a internação na UTI.
- DE: Proteção ineficaz evidenciada por perfis sanguíneos anormais evidenciada por hemoglobina de 5,9 g/dℓ; Hm de 3.000.000 mm^3; plaquetas de 100.000 mm^3.
  - RE: O paciente apresentará melhora da proteção em até 24 h.
- DE: Desobstrução ineficaz de vias aéreas relacionada às secreções retidas e à presença de via aérea artificial evidenciada pela presença de roncos apicais e de secreção traqueal clara e fluida em pequena quantidade.
  - RE: O paciente terá a permeabilidade das vias aéreas favorecida durante todo o período em que permanecer em VM e apresentar roncos pulmonares.
- DE: Ventilação espontânea prejudicada relacionada à sedação instituída e procedimento cirúrgico evidenciada pela necessidade de uso de VM e presença de TOT.
  - RE: O paciente apresentará a ventilação espontânea otimizada em até 24 h.
- DE: Perfusão tissular periférica ineficaz relacionada à hipovolemia evidenciada por tempo de enchimento capilar de 5 s.
  - RE: O paciente apresentará melhora na perfusão capilar periférica em até 4 h.
- DE: Integridade tissular prejudicada relacionada ao procedimento cirúrgico evidenciadas por ferida operatória (FO) na região esternal.
  - RE: O paciente apresentará a integridade tissular restaurada em até 10 dias.
- DE: Risco de infecção evidenciado pela presença procedimentos invasivos (dreno de tórax e de mediastino, TOT, VM, SVD, cateter de PIA, cateter venoso central e periférico), perda da integridade cutânea (FO na região esternal) e internação em ambiente com elevado número de patógenos.
  - RE: O paciente terá o risco de adquirir infecção diminuído durante a permanência dos dispositivos, ausência de epitelização da FO e permanência na UTI.
- DE: Risco de disfunção neurovascular periférica evidenciado por presença de cateter de monitoramento da PIA no MSE.
  - RE: O paciente não apresentará disfunção neurovascular periférica durante a manutenção da PIA no MSE.
- DE: Hipotermia relacionada ao procedimento cirúrgico e ao ambiente do BC evidenciado por Tax de 35 °C.
  - RE: O paciente apresentará a temperatura corporal normalizada em até 1 h.
- DE: Risco de glicemia instável evidenciado pela suspensão da dieta.

- RE: O paciente terá o risco de apresentar glicemia instável diminuído durante todo o período de internação na unidade.
- DE: Nutrição desequilibrada, menor que as necessidades corporais, relacionada ao procedimento cirúrgico evidenciada pelo fato de a dieta estar suspensa.
  - RE: O paciente receberá dieta nas próximas 24 h.
- DE: Risco de lesão evidenciado pelo desvio de septo à direita.
  - RE: O paciente não apresentará lesão na cavidade nasal durante todo o período de internação na UTI.
- DE: Risco de lesão por pressão evidenciado por restrição ao leito.
  - RE: O paciente não desenvolverá lesão por pressão ao longo de toda a sua internação na UTI.
- DE: Déficit no autocuidado para banho relacionado à sedação instituída e à intervenção cirúrgica, evidenciada por presença de PVPI na região torácica.
  - RE: O paciente terá a sua higiene corporal devidamente realizada pela equipe de enfermagem enquanto apresenta-se totalmente dependente desse cuidado.
- DE: Risco de constipação intestinal evidenciado por mudança de ambiente.
  - RE: O paciente não apresentará constipação intestinal durante sua permanência na UTI.

Diagnósticos de enfermagem e resultados esperados relacionados com o modo de interdependência/função do papel e autoconceito

- DE: Processos familiares interrompidos relacionados à necessidade de internação hospitalar evidenciado pela ausência de entes queridos do seu lado continuamente.
  - RE: O paciente terá os processos familiares favorecidos durante todo o período de internação na UTI.
- DE: Risco de solidão evidenciado pela necessidade de internação na UTI.
  - RE: O paciente terá a diminuição do risco de se sentir sozinho durante sua permanência na UTI.
- DE: Risco de religiosidade prejudicada relacionada à hospitalização.
  - RE: O paciente terá a diminuição do risco de apresentar sua religiosidade prejudicada durante sua permanência na UTI.
- DE: Autonegligência relacionada ao fato de optar por um estilo de vida que o coloca em uma condição de maior risco para eventos vasculares evidenciada pelo relato de que não faz uso da medicação prescrita, de que é sedentário e tem hábito alimentar prejudicial à sua saúde.
  - RE: O paciente e os familiares receberão orientações e apoio referentes à necessidade de seguir o regime terapêutico prescrito e adotar um estilo de vida mais saudável, antes de receber alta da UTI.

Exemplos de prescrições de enfermagem para os diagnósticos de enfermagem e resultados esperados elaborados

- Monitorar constantemente e registrar FC a cada 1 h. Comunicar ao enfermeiro se FC menor que 50 ou maior que 120 bpm. Atentar para alargamento do complexo QRS no monitor e aparecimento de extrassístoles ventriculares (ESV) sustentadas.
- Aferir e registrar a PAM a cada 1 h. Comunicar ao enfermeiro se PAM < 60 mmHg.

- Realizar ausculta cardíaca a cada 6 h, e, se hipotensão, alargamento de QRS e ESV. Atentar para a ocorrência de hipofonese de bulhas cardíacas (enfermeiro).
- Discutir e alinhar com a equipe médica a reposição sanguínea.
- Monitorar valores da Hb, Ht e plaquetas a cada 12 h. Se Hb menor que 12 g/dℓ, Hm inferior a 42% e plaquetas inferiores a 150.000 mm^3, discutir conduta com equipe médica (enfermeiro).
- Realizar e monitorar o balanço hídrico (BH) a cada 12 h.
- Anotar o volume urinário e o aspecto da urina do paciente a cada 1 h. Comunicar ao enfermeiro valores inferiores a 50 mℓ/h e superiores a 200 mℓ/h, manutenção e aumento da hematúria.
- Realizar ausculta respiratória a cada 1 h e, se SatO$_2$ menor que 92%, detectar uso de musculatura acessória e aumento da FR (maior que 15 irpm). Atentar para a presença de roncos. Comunicar ao enfermeiro o aparecimento dessas evidências.
- Aspirar TOT, nasofaringe e orofaringe do paciente (nesta ordem) agora e quando detectar roncos e crepitações durante ausculta pulmonar. Anotar o aspecto e a quantidade estimada da secreção pulmonar. Comunicar as características da secreção traqueal ao enfermeiro da UTI.
- Monitorar continuamente e registrar a FR a cada 1 h. Comunicar ao enfermeiro FR maior que 15 irpm, SatO$_2$ menor que 92%, presença de tiragens intercostais e batimento de aletas nasais (BAN).
- Manter o paciente em posição de Fowler com cabeceira elevada a 30°. Atentar para níveis pressóricos. Se PAM menor que 60 mmHg, comunicar ao enfermeiro.
- Avaliar radiografia de tórax a cada 24 h (enfermeiro).
- Avaliar e registrar o tempo de enchimento capilar (TEC) dos MMSS e MMII a cada 1 h. Ficar atento à ocorrência de áreas de isquemia, sobretudo no MSE. Se TEC menor que 3 s e caso constem pontos de isquemia, comunicar ao enfermeiro.
- Realizar os curativos da esternotomia e dos sítios de inserção dos drenos com clorexidina degermante 2% e SF 0,9%, 1 vez/dia, e sempre que estiver úmido, solto ou sujo. Ocluir com gaze estéril. Datar e assinar. Atentar para sinais flogísticos e deiscência. Se presentes, comunicar à equipe médica. Anotar as características da área (enfermeiro).
- Trocar o selo d'água dos drenos de tórax e de mediastino de maneira asséptica a cada 12 h. Preencher o frasco coletor com 500 mℓ de ABD estéril, de modo a atingir a marca do nível mínimo obrigatório. Checar e anotar quantidade e aspecto do líquido drenado.
- Trocar o curativo do CVC a cada 7 dias e sempre que solto, úmido e sujo. Realizar a limpeza do sítio de inserção e da pele ao redor com solução degermante de clorexidina 2%, enxaguar com SF 0,9%, secar e aplicar solução alcoólica de clorexidina. Após secar, aplicar filme transparente estéril. Atentar para o aparecimento de sinais flogísticos (enfermeiro).
- Trocar o curativo do cateter de PIA a cada 24 h e sempre que solto, úmido e sujo. Realizar a limpeza do sítio de inserção e da pele ao redor com solução degermante de clorexidina 2%, enxaguar com SF 0,9%, secar e aplicar solução alcoólica de clorexidina. Após secar, aplicar fita hipoalergênica. Atentar para o aparecimento de sinais flogísticos (enfermeiro).
- Trocar a fixação do cateter venoso periférico diariamente. Utilizar álcool a 70% e ocluir o local da punção com fita hipoalergênica. Atentar para o aparecimento de

sinais flogísticos; comunicar ao enfermeiro. Anotar as características da área de inserção do cateter.

- Trocar cateter venoso periférico a cada 96 h ou antes, caso apresente sinais flogísticos. Registrar o motivo da troca. Datar e assinar.
- Esvaziar a bolsa coletora do sistema fechado de drenagem da SVD assim que atingir 2/3 da sua capacidade de armazenamento. Utilizar frasco individual, sem deixar que a ponta distal do sistema toque o chão ou o frasco. Mantê-la protegida. Em casos de desconexões do sistema, não reconectar e comunicar imediatamente ao enfermeiro.
- Manter sistema fechado da SVD abaixo da altura da bexiga.
- Realizar higiene oral com solução aquosa de gluconato de clorexidina 0,2% a cada 12 h, respeitando a direção da higienização: posterior para anterior. Inspecionar a cavidade bucal e observar se há alterações (lesões, sangramentos, mobilidade dental, hipo/hipersalivação); caso presentes, comunicar imediatamente ao enfermeiro.
- Manter as traqueias do respirador abaixo da altura do TOT. Desprezar a água condensada no circuito do respirador sempre que presente.
- Manter a pressão do balonete (*cuff*) do TOT entre 18 e 22 mmHg. Checar a insuflação a cada 12 h e antes, caso detecte a emissão de ruídos pelo paciente (enfermeiro).
- Desprezar a água condensada no circuito do respirador sempre que presente.
- Colocar manta térmica no paciente agora. Checar temperatura a cada 30 min. Registrar. Comunicar ao enfermeiro se o valor estiver abaixo de 36 °C e acima de 38,3 °C.
- Verificar com a equipe médica a programação para início da dieta enteral (enfermeiro).
- Aferir a glicemia nos horários solicitados. Comunicar ao enfermeiro alteração nos valores abaixo de 80 mg/dℓ e acima de 150 mg/dℓ (técnico de enfermagem).
- Atentar para presença de desvio de septo à direita. Evitar aspirar o paciente pela narina direita.
- Realizar descompressão em áreas de proeminências ósseas a cada 2 h. Comunicar ao enfermeiro caso ocorra perda da integridade cutânea e/ou hiperemia reativa.
- Aplicar a escala de Braden a cada 12 h. Registrar no prontuário o escore obtido a cada parâmetro da escala. De acordo com o escore, associar as intervenções de enfermagem apropriadas (enfermeiro).
- Realizar rodízio no local de aplicação do sensor de oximetria a cada 2 h. Observar o local e verificar se há hiperemia ou lesão; caso presentes, comunicar imediatamente ao enfermeiro.
- Realizar banho no leito, após autorização do enfermeiro, a cada 24 h, usando sabão neutro. Auscultar o tórax do paciente antes do banho e, se houver roncos ou crepitações, aspirar a secreção traqueal antes de iniciar o procedimento. Atentar para queda de saturação (abaixo de 90%) durante o banho, para hipotermia e instabilidade hemodinâmica durante o procedimento. Caso ocorram, comunicar ao enfermeiro imediatamente (técnico de enfermagem).
- Monitorar e registrar frequência da eliminação intestinal do paciente. Comunicar ao enfermeiro caso ele não evacue em até 3 dias.
- Inspecionar, auscultar, percutir e palpar (nessa ordem) o abdome do paciente. Atentar para massas na região abdominal, diminuição ou ausência dos RHA e produção de som de macicez à percussão (enfermeiro).
- Autorizar a presença da esposa do paciente em tempo integral (enfermeiro).
- Autorizar a entrada e o rodízio dos filhos e amigos para a visita (enfermeiro).

- Autorizar apoio espiritual (visita do padre) sempre que solicitado e a entrada do terço (enfermeiro).
- Preparar um programa de orientação e orientar a família e o paciente sobre a necessidade de um controle terapêutico eficaz, antes do momento da alta da UTI (enfermeiro).

Caso clínico 3 | Fundamentado na teoria de enfermagem do déficit do autocuidado de Dorothea E. Orem

Meire Chucre Tannure • Ana Maria de Freitas Pinheiro

- Informante: filha do paciente.
- Horário: 10 h.

Identificação
A.A.P., 82 anos, leucodermo, aposentado (era padeiro), viúvo, três filhos e cinco netos. Brasileiro, natural de Florianópolis, onde reside. Admitido no programa de atenção domiciliar desta prestadora de saúde a pedido do médico assistente (neurologista) para dar apoio e orientações para a família em decorrência dos déficits de autocuidado apresentados pelo paciente.

Queixa principal
Déficits no autocuidado.

História da moléstia atual
Há 6 anos, começou a apresentar alterações na memória recente, perder-se pelo caminho e vem tendo dificuldade em reconhecer filhos e netos. Foi diagnosticado com doença de Alzheimer. Desde então, reside com sua filha mais velha.

História de saúde pregressa/desvios de saúde
Portador de diabetes melito tipo 2 (há 15 anos) e doença de Alzheimer (diagnosticada há 5 anos). Usa metformina 500 mg (2 comp./dia), glimepirida 1 mg (1 comp./dia), donepezila 5 mg (1 comp./dia) e memantina 10 mg (2 comp./dia). Histórico de internação por pneumonia em 2010 e 2015. Nega cirurgias prévias. Caderneta de vacinação em dia (sem pendências).

Doenças incidentes na família
Diabetes melito tipo 2 (mãe) e doença de Alzheimer (pai).

Padrões de vida adotados pelo paciente/disponibilidade de recursos financeiros e de atendimento de saúde/condição social e cultural
Nunca fumou. Bebia socialmente nos fins de semana (cerveja), em média 2 garrafas/dia. Não bebe mais desde que foi diagnosticado com doença de Alzheimer. Faz acompanhamento com o endocrinologista, geriatra e neurologista 1 vez/ano; última consulta: há 6 meses (os dois primeiros) e há 1 semana (neurologista). Familiares seguem o regime terapêutico proposto pelos profissionais. Ensino médio completo. Relação familiar conflituosa, pois ele apresenta períodos de agressividade. Pessoa de maior afinidade é seu irmão mais velho (Sr. J., de 89 anos). Gostava de ir à pracinha do bairro caminhar e jogar baralho, o que fazia todos os dias após aposentar-se, mas, desde que começou a perder-se pelo caminho, só o faz aos sábados, quando seus filhos têm disponibilidade para acompanhá-lo. Suas atividades de lazer atuais são basicamente assistir à TV. Escala de Lawton: 12 pontos/dependência grave (faz uso do telefone; seus medicamentos e suas finanças são

controlados/administrados pela filha; precisa de ajuda parcial para pegar ônibus quando é levado nas consultas médicas; não faz compras; não realiza reparos nem cuida da casa; não prepara suas refeições; não lava ou passa suas roupas). É evangélico e participava frequentemente dos cultos até 5 anos atrás. Atualmente, vai à igreja aos domingos (quando a filha pode acompanhá-lo). Reside em perímetro urbano, região arborizada. Casa com saneamento básico. Coleta de lixo 3 vezes/semana. Recebe um salário mínimo de aposentadoria.

Requisitos de autocuidado

Solidão/interação social: apresenta períodos de rispidez e de confusão mental. Há momentos em que não reconhece os filhos e netos e acredita que ainda é uma criança e fica chamando pela mãe e pelo pai, já falecidos. Conta com o apoio da filha e das netas que residem com ele na mesma casa. Os outros filhos vêm visitá-lo com frequência.

Atividade/repouso: não tem dificuldade em começar a dormir. Deita-se por volta das 22 h. Dorme em torno de 9 h/noite. Marcha alentecida. Faz uso da bengala e de barras de apoio e conta com o apoio da filha e das netas para deitar-se e levantar-se da cama/sofá/cadeira e para deambular. Só realiza caminhadas aos sábados (em torno de 15 min).

Ingesta alimentar/hídrica e dados antropométricos: não tem restrições alimentares. Gosta de comer massas e doces. Não há relato de alergias nem de intolerâncias. Apetite preservado. Não necessita de auxílio para comer. Ingere poucas verduras. Há relato de engasgos durante as refeições. Filha nega náuseas ou vômitos. Alimenta-se habitualmente na copa. Glicemia capilar: 70 mg/dℓ. Peso: 95 kg. Altura: 1,70 m altura/IMC de 32,87 kg/m^2. Ingere em torno de 3 ℓ de líquido/dia (engasga mais frequentemente quando ingere líquidos).

Higienização: adequada. Entra e sai do banheiro com auxílio da filha. Precisa de ajuda para banhar mais do que uma parte do corpo. Quem escolhe, pega e veste suas roupas é a sua filha. Necessita de ajuda para calçar os sapatos.

Processos respiratórios/ingesta de ar: não faz uso de oxigênio suplementar. Filha nega dispneia.

Processos de eliminação: incontinência urinária e fecal (usa fraldas). Fezes costumam ser amarronzadas e pastosas, e a urina tem aspecto fisiológico. Filha nega relato de disúria.

Processos sexuais/exames preventivos: não há dados de interesse clínico. Último exame preventivo de câncer de próstata e de reto há 8 meses. Ambos sem anormalidades.

Observações: filha relata querer muito ajudar o pai e que o ama profundamente, mas que precisa de orientações e ajuda, pois está exausta e desanimada. Sabe que não haverá melhora do quadro do pai e isso a deixa frustrada. Diz que há momentos em que acha que não conseguirá continuar cuidando dele. Informa que não tem mais tempo para ela, para o esposo nem para as filhas e que não realiza mais atividades de lazer com eles.

Exame físico

Processo neurológico e sentidos: desorientado no tempo e no espaço. Miniexame do estado mental (MEEM): total 5 pontos – orientação temporal (2 pontos); orientação espacial (1 ponto); memória imediata (1 ponto) e memória de evocação (0 ponto); capacidade de atenção e de realizar cálculos (0 ponto); linguagem (capacidade de nomear objetivos – 0 ponto; repetição de uma frase – 0 ponto; comando de estágio – 1 ponto; capacidade de ler e executar ações – 0 ponto; capacidade de escrever uma frase completa – 0 ponto); capacidade construtiva visual (0 ponto). Pupilas arredondadas, isocóricas (3 mm), com fotorreatividade diminuída. Resposta motora (simetria) e coordenação motora preservadas, porém com força diminuída (bilateralmente) nos MMII. Reflexo aquileu ausente. Presbiopia e presbiacusia.

Aparência geral/temperatura: acianótico, anictérico, mucosas ressecadas e coradas, afebril (36 °C).

Higienização: oral e bucal adequadas.

Cabeça e pescoço: pelos sem pigmentação e com áreas de retrocesso. Rugas na testa, em torno dos olhos e da boca. Aprofundamento dos sulcos nasogenianos. Presença de arco senil e entrópio à direita. Ptose palpebral senil bilateral. Mucosas finas e coradas. Ausência de desvio de septo. Presença de edentulismo e xerostomia.

Ingesta alimentar e hídrica: alimentação e ingesta via oral (VO). Glicemia capilar: 65 mg/dℓ.

Tórax: cifótico. Expansão simétrica.

Processos respiratórios/ingesta de ar: em ar ambiente. FR de 22 irpm. SatO$_2$ 96%. MVF sem ruídos adventícios (RA).

Processos cardiovasculares: pulso cheio e rítmico. *Ictus cordis* (medida de duas polpas digitais). FC de 77 bpm. PA deitado e sentado 150 × 100 mmHg (no braço direito) e 160 × 100 mmHg (no braço esquerdo). Bulhas normorrítmicas e normofonéticas (BNRNF), sem sopros.

Abdome: globoso. RHA presentes, ausência de sopros, movimentos visuais e visceromegalias. Relação cintura-quadril (RCQ) de 1,9 cm.

Processos de eliminação/genitália e ânus: filha informa urina com aspecto fisiológico na fralda e que o pai encontra-se há 1 dia sem evacuar. Fezes costumam ser amarronzadas e pastosas. Genitália e ânus: não avaliados. Filha informa que não há comprometimentos.

Membros e dorso: movimentação, amplitude e força dos MMII reduzidas, porém simétricas. Tempo de enchimento capilar de 2 s. Ausência de edema em MMII. Não apresenta lesões de pele nem em mucosas. Apresenta tremores senis nos membros, que não cessam com o movimento (não há rigidez associada).

Outras informações importantes: constatada a presença tapetes pelo chão da casa e ausência de material antiderrapante no box em que o paciente toma banho.

Exames complementares

Últimos exames de rotina realizados há 4 dias, sem anormalidades (hemograma/leucograma/glicemia de jejum/hemoglobina glicada/urina rotina e pesquisa de sangue oculto nas fezes).

Demanda terapêutica de autocuidado

Sistema totalmente compensatório: necessita de ajuda para a troca das fraldas; de supervisão para não se perder pelas ruas; para tomar as medicações; para deitar-se e levantar-se e para realizar a sua higiene corporal.

Sistema parcialmente compensatório: necessita de ajuda para não aspirar dieta e líquidos.

Sistema de apoio e educação: filha necessita de apoio e orientação para lidar com as demandas apresentadas pelo pai em decorrência da doença de Alzheimer; precisa encontrar estratégias para manter sua vida social e familiar e de orientação sobre regime alimentar mais apropriado para o pai e cuidados para evitar que ele desenvolva lesão na córnea e apresente quedas.

Resolução
Diagnósticos de enfermagem e resultados esperados relacionados com o modo fisiológico

- DE: Tensão do papel de cuidador relacionado às demandas de cuidado impostas pela doença do pai, evidenciado por relato da filha de exaustão, desânimo, apreensão quanto à capacidade futura de continuar cuidando do pai, falta de tempo para atender às necessidades pessoais (com esposo e filhas e com ela mesma).
  - RE: A cuidadora (filha do paciente) receberá apoio e orientações para lidar com as demandas de cuidado impostas pela doença do pai durante todo o processo de acompanhamento do serviço de atenção domiciliar.
- DE: Sentimento de impotência relacionado à percepção de que a doença do pai tem caráter progressivo e não tem cura evidenciado por relato verbal de exaustão, desânimo e frustração.
  - RE: A cuidadora (filha do paciente) receberá apoio para lidar com seu sentimento de impotência durante todo o processo de acompanhamento do serviço de atenção domiciliar.
- DE: Conflito de decisão relacionado às demandas de cuidado impostas pela doença do pai e percepção de que a doença por ele apresentada tem caráter progressivo e não tem cura evidenciado por relato de que ama o pai profundamente, quer ajudá-lo, mas que há momentos em que acha que não conseguirá continuar cuidando dele.
  - RE: A cuidadora (filha do paciente) receberá apoio e orientações para a tomada de decisões referente aos cuidados com seu pai durante todo o período em que estiver vivenciando esse conflito.
- DE: Memória prejudicada relacionada à deterioração neuronal associada à doença de Alzheimer evidenciada por obtenção de 5 pontos na aplicação do MEEM, relato de que há momentos em que o paciente não reconhece filhos e netos, acredita que ainda é uma criança e que fica chamando pela mãe e pelo pai já falecidos.
  - RE: O paciente será estimulado a realizar atividades para trabalhar com sua memória pelo menos 3 vezes/semana.
- DE: Confusão crônica relacionada à deterioração neuronal secundária à doença de Alzheimer evidenciada por desorientação no tempo e no espaço (orientação temporal no MEEM – 2 pontos; e orientação espacial no MEEM –1 ponto).
  - RE: O paciente será estimulado diariamente a realizar atividades para trabalhar com sua orientação no tempo e no espaço.
- DE: Risco de violência direcionada aos outros evidenciado pelo relato de episódios de rispidez.
  - RE: A família do paciente receberá orientações para identificar e se proteger de ações de violência realizadas pelo paciente durante todo o processo de acompanhamento do serviço de atenção domiciliar.
- DE: Risco de aspiração evidenciado pelo relato de ocorrência de engasgos por parte do paciente.
  - RE: O paciente terá o risco de aspiração monitorado e diminuído durante todo o processo de acompanhamento do serviço de atenção domiciliar.
- DE: Risco de quedas evidenciado pela presença de tapetes soltos pelo chão, ausência de material antiderrapante no box, idade avançada, movimentação, amplitude e força dos MMII reduzida.

- RE: O paciente terá o risco de quedas monitorado e diminuído durante todo o processo de acompanhamento do serviço de atenção domiciliar.
- DE: Risco de lesão na córnea evidenciado por entrópio das pálpebras inferiores.
  - RE: O paciente terá o risco de lesão na cónea monitorado e diminuído durante todo o processo de acompanhamento do serviço de atenção domiciliar.
- DE: Risco de lesão por pressão evidenciado por sobrepeso, incontinência, prejuízo na locomoção.
  - RE: O paciente terá o risco de desenvolver lesão por pressão monitorado e diminuído durante todo o processo de acompanhamento do serviço de atenção domiciliar.
- DE: Déficit no autocuidado para banho relacionado à força muscular deficiente evidenciado pela capacidade prejudicada de lavar o corpo sozinho.
  - RE: A cuidadora (filha do paciente) receberá orientações sobre medidas que pode realizar para que, durante o banho, o pai seja estimulado a participar do seu processo de higienização, durante todo o acompanhamento do serviço de atenção domiciliar.
- DE: Déficit no autocuidado para vestir-se relacionado à força muscular deficiente e prejuízo cognitivo evidenciado pela capacidade prejudicada de escolher e vestir as roupas sozinho.
  - RE: A cuidadora (filha do paciente) receberá orientações sobre medidas que pode realizar para que o pai seja estimulado a vestir peças que ele consiga sozinho, durante todo o acompanhamento do serviço de atenção domiciliar.
- DE: Deambulação prejudicada relacionada à força muscular insuficiente evidenciada por marcha alentecida, necessidade do uso de bengala, barras de apoio e ajuda da filha e netas para deambular.
  - RE: A família receberá orientações sobre medidas que pode realizar para ajudar no fortalecimento dos MMII e no processo de deambulação do pai, durante todo o acompanhamento do serviço de atenção domiciliar.
- DE: Levantar-se prejudicado relacionado à força muscular insuficiente evidenciado por necessidade de ajuda para deitar-se e levantar-se de cama/sofá/cadeira.
  - RE: A família receberá orientações sobre medidas que pode realizar para ajudar no fortalecimento dos MMII e no processo de transferência do pai, durante todo o acompanhamento do serviço de atenção domiciliar.
- DE: Incontinência urinária de urgência relacionada à hiperatividade do músculo destrutor associada à doença de Alzheimer evidenciada pela incapacidade de inibir voluntariamente o esvaziamento da bexiga.
  - RE: A família receberá orientações sobre medidas que pode realizar para evitar comprometimentos na pele do paciente decorrentes do contato com a urina.
- DE: Incontinência intestinal relacionada à diminuição geral do tônus muscular evidenciada por eliminação involuntária de fezes.
  - RE: A família receberá orientações sobre medidas que pode realizar para evitar comprometimentos na pele do paciente decorrentes do contato com as fezes.
- DE: Estilo de vida sedentário relacionado à força muscular insuficiente e indisponibilidade dos cuidadores em acompanhá-lo evidenciado pelo relato de que só realiza caminhadas esporadicamente aos sábados.

- RE: Os familiares serão orientados e monitorados sobre estratégias para que o pai realize atividades físicas regulares e pertinentes à sua condição física durante todo o período de acompanhamento do serviço de atenção domiciliar.
- DE: Obesidade relacionada à preferência alimentar não saudável e média de atividade física diária inferior à recomendada evidenciada por IMC de 32,87 kg/m^2 e RCQ de 1,9.
  - RE: Os familiares serão orientados e monitorados sobre a importância da adoção de um programa de alimentação saudável para o pai durante todo o período de acompanhamento do serviço de atenção domiciliar.

Exemplos de prescrições de enfermagem para os diagnósticos de enfermagem e resultados esperados elaborados

- Solicitar acompanhamento psicológico para a filha do paciente, hoje (enfermeiro).
- Ajudar a família a montar uma escala de modo que a filha com a qual o paciente reside possa ter dias de folga para cuidar de si, de seus filhos e do seu esposo, em até 15 dias (enfermeiro e família).
- Ajudar a família a identificar recursos por meio dos quais possa contar com o apoio de um cuidador não domiciliar em alguns períodos do dia, em até 15 dias (enfermeiro e assistente social).
- Encorajar a família a participar e manter-se em grupos de apoio a familiares de pacientes com Alzheimer, hoje e durante todo o processo de doença do pai (enfermeiro e psicólogo).
- Ajudar a família a identificar pontos positivos e negativos associados aos cuidados domiciliares e estratégias que podem ser implementadas para trabalhar com as demandas de cuidado impostas pela doença do paciente, hoje e durante todo o período de conflito (enfermeiro).
- Ensinar a família a conversar com o paciente sobre experiências passadas e a memória do paciente por meio da repetição, do último pensamento por ele expresso, hoje e monitorar a cada visita (enfermeiro).
- Ensinar a família a desenvolver jogos da memória e de imagens visuais com temas relacionados ao trabalho que o paciente realizava como padeiro, hoje e monitorar a cada visita (enfermeiro).
- Ensinar a família a desenvolver estratégias para dar comandos capazes de fazer o paciente conseguir jogar dominó, hoje e monitorar a cada visita (enfermeiro).
- Realizar técnicas de terapia cognitiva com o paciente, por meio da utilização dos jogos da memória, imagens visuais e dominós, pelo menos 3 vezes/semana (família).
- Orientar a família a colocar placas indicativas nos cômodos da casa (com imagens) para ajudar o paciente a reconhecer as áreas da residência, hoje e monitorar a cada visita (enfermeiro).
- Orientar e ajudar a família a desenvolver placas informativas que ajudem o paciente a saber se já tomou café, almoçou, lanchou ou jantou, e a colocá-las em um local na copa, de maneira que o paciente seja relembrado continuamente sobre as refeições já realizadas hoje e monitorar a cada visita (enfermeiro).
- Orientar a família a colocar placas indicativas com imagem do sol e da lua no quarto do paciente para ajudá-lo a reconhecer o período do dia, hoje e monitorar a cada visita (enfermeiro).

- Orientar a família a criar um calendário com os dias da semana e ano destacados e com letras com tamanho apropriado para a leitura por parte do paciente e a utilizá-lo diariamente com o paciente, hoje e monitorar a cada visita (enfermeiro).
- Ensinar a família a reconhecer riscos e a retirar do alcance do paciente objetos que ele possa usar para conferir ações violentas, hoje e monitorar a cada visita (enfermeiro).
- Orientar a família a supervisionar a quantidade de alimento que o paciente colocar na boca e a reforçar a necessidade da ingestão pausada, com a cabeça ereta e em pequenas frações (enfermeiro)
- Orientar a família quanto ao uso de agentes espessantes nos líquidos ingeridos (enfermeiro).
- Ensinar a família a retrair a pálpebra inferior do paciente para que ela possa retornar à posição anatômica, sempre que detectarem a presença de entrópio, hoje e monitorar a cada visita (enfermeiro).
- Aplicar a escala de Braden a cada visita domiciliar. Registrar no prontuário o escore obtido em cada parâmetro da escala. Somar. De acordo com o escore obtido, associar as intervenções de enfermagem apropriadas (enfermeiro).
- Ensinar a família a aplicar creme de ureia no corpo do paciente diariamente (enfermeiro).
- Aplicar creme de ureia no corpo do paciente diariamente (familiares).
- Ensinar a família a dar banho no paciente com ele assentado em uma cadeira e a estimulá-lo a lavar as partes do corpo que ele alcança, hoje e monitorar a cada visita (enfermeiro).
- Orientar a família sobre a importância de o paciente ser estimulado a escolher suas roupas e a colocar aquelas que consegue vestir sozinho (sobretudo porque ele ainda tem força nos MMSS), hoje e monitorar a cada visita (enfermeiro).
- Orientar a família sobre a importância de o paciente usar calçados que facilitem a sua deambulação e evitem o desenvolvimento de lesões, hoje e monitorar a cada visita (enfermeiro).
- Orientar a família sobre a importância de o paciente ser estimulado a sentar-se na lateral da cama com os membros pendentes, sob supervisão, para fazer controle do tronco diariamente, hoje e monitorar a cada visita (enfermeiro).
- Ajudar o paciente a sentar-se na lateral da cama com os membros pendentes, sob supervisão, para fazer controle do tronco diariamente (familiares).
- Trocar a fralda descartável do paciente sempre que houver eliminações intestinais e urinárias. Atentar para as características das eliminações e as condições da região genital. Caso identifique queixa de dor ao urinar ou defecar ou alterações no aspecto das eliminações – fezes líquidas/endurecidas, presença de sangue, acolia fecal (fezes esbranquiçadas), esteatorreia (fezes com gordura), hematúria (sangue na urina) ou colúria (urina escura como café) –, bem como ausência/redução/aumento na frequência do volume eliminado, comunicar ao enfermeiro (familiares).
- Ensinar à família exercícios que possam ser realizados com os MMII e MMSS do paciente diariamente e montar, com eles, uma planilha com o detalhamento dos exercícios selecionados, hoje e monitorar a cada visita (enfermeiro).
- Solicitar acompanhamento fisioterápico para o paciente, hoje (enfermeiro).
- Orientar a família sobre a importância de um hábito alimentar saudável e riscos associados à obesidade e ao sedentarismo do paciente, hoje e monitorar a cada visita (enfermeiro).
- Pesar o paciente mensalmente. Anotar. Atentar para ganho/manutenção do peso (familiares).

- Calcular IMC e RCQ a cada visita domiciliar (enfermeiro).
- Solicitar avaliação de um nutricionista para o paciente, hoje (enfermeiro).

QUESTÕES PARA FIXAÇÃO DO CONTEÚDO

1. Defina a quarta etapa do processo de enfermagem (PE).
2. O que é intervenção de enfermagem?
3. Qual a diferença entre intervenção de enfermagem e prescrição de enfermagem?
4. O que acontece quando o enfermeiro deixa de prescrever o cuidado de enfermagem?
5. A prescrição de enfermagem é privativa do enfermeiro? Quais lei e resolução sustentam a sua resposta?
6. Em que devem ser baseadas as prescrições de enfermagem?
7. Que itens devem compor uma prescrição de enfermagem?
8. Conceitue a NIC, descreva quando e por que ela surgiu.
9. Qual a importância da utilização de um sistema de classificação de intervenções de enfermagem na elaboração das prescrições de enfermagem?
10. Como a NIC é estruturada?
11. Como encontrar uma intervenção de enfermagem na NIC?
12. Para quantas áreas de especialidade de enfermagem há intervenções descritas na NIC?
13. Descreva detalhadamente o que são intervenções NIC prioritárias, sugeridas e opcionais adicionais.
14. Como utilizar a NIC em associação com os diagnósticos de enfermagem da NANDA-I?

REFERÊNCIAS BIBLIOGRÁFICAS

1. CONSELHO FEDERAL DE ENFERMAGEM (CFM). *Resolução n. 272/2002,* de 27 de agosto de 2002. Dispõe sobre a Sistematização da Assistência de Enfermagem nas instituições de saúde Brasileiras. Brasília: CFM, 2002. Disponível em: <www.portalcofen.gov.br> Acesso em: 03 nov. 2009.
2. ALFARO-LEFREVE, R. *Aplicação do processo de enfermagem:* fundamentos para o raciocínio clínico. 8. ed. Porto Alegre: Artmed, 2014. 271 p.
3. PEREIRA, E. S. *Intervenções de enfermagem em idosos hospitalizados com risco de queda:* um estudo de mapeamento. 2018. Dissertação (Mestrado). Universidade Federal Fluminense, Rio de Janeiro, 2018.
4. SOUZA, T. M.; CARVALHO, R.; PALDINO, C. M. Diagnósticos, prognósticos e intervenções de enfermagem na sala de recuperação pós-anestésica. *Revista SOBECC,* v. 17, n. 4, p. 33-47, 2012.
5. TANNURE, M. C.; PINHEIRO, A. M. *SAE – Sistematização da Assistência de Enfermagem:* guia prático. 2. ed. Rio de Janeiro: Guanabara Koogan, 2010. 298 p.
6. CHANES, M. *SAE descomplicada.* Rio de Janeiro: Guanabara Koogan, 2018. 158 p.
7. BULECHECK, G. M. *et al. Classificação das intervenções de enfermagem (NIC).* 6. ed. Rio de Janeiro: Elsevier, 2016. 610 p.
8. REBELLO, S.; CARVALHO, J. C. Ansiedade: intervenções de enfermagem. *Presencia – Revista de Enfermería de Salud Mental,* v. 10, n. 20, 2014.
9. SCAIN, S. F. *et al.* Acurácia das intervenções de enfermagem para pacientes com diabetes mellitus tipo 2 em consulta ambulatorial. *Revista Gaúcha de Enfermagem,* v. 34, n. 2, p. 14-20, 2013.
10. ALMASALHA, F. *et al.* Data mining nursing care plans of endof-life patients: a study to improve healthcare decision making. *International Journal of Nursing Knowledge,* v. 24, n. 1, p. 15-24, 2013.
11. COSTA, T. M. S. *et al.* Diagnósticos, resultados e intervenções de enfermagem em pacientes com esclerose múltipla. *Revista Cubana de Enfermería,* v. 33, n. 3, 2017.
12. BRASIL. Lei n. 7.498, de 26 de junho, 1986. *Diário Oficial da União.* Brasília, 26/jun. Seção 1, p. 9274.
13. SILVA, E. G. C. *et al.* O conhecimento do enfermeiro sobre a Sistematização da Assistência de Enfermagem: da teoria à prática. *Revista da Escola de Enfermagem da USP,* v. 45, n. 6, p. 1380-6, 2011.
14. MEIRELES, A. B. *et al.* O conhecimento dos enfermeiros sobre a sistematização da assistência de enfermagem. *Ensaios e Ciência: Ciências Biológicas, Agrárias e da Saúde,* v. 16, n. 1, p. 69-82, 2015.

15. DOCHTERMAN, J. M.; BULECCHECK, G. M. *Classificação das intervenções de enfermagem (NIC)*. 4. ed. Porto Alegre: Artmed, 2008. 988 p.

16. SOUZA, A. P. M. A. *et al.* Implementação da assistência: quarta fase do processo de enfermagem. In: NÓBREGA, M. M. L.; SILVA, K. L. *Fundamentos do cuidar em enfermagem*. Belo Horizonte: ABEn, 2008/2009, 232 p.

17. NANDA-International. *Diagnósticos de enfermagem da NANDA*: definições e classificação. Porto Alegre: Artmed, 2018.

18. CARPENITO-MOYET, L. J. *Diagnósticos de enfermagem*. 11. ed. Porto Alegre: Artmed, 2009. 1039 p.

19. GOMES, V. L. O. *et al.* Evolução do conhecimento científico na enfermagem: do cuidado popular à construção de teorias. *Investigación y educación en enfermería*, v. 25, n. 2, p. 108-15, 2007.

20. OLIVEIRA, D. C. *et al.* O processo de trabalho e a clínica na enfermagem: pensando novas possibilidades. *Revista Enfermagem UERJ*, v. 17, n. 4, p. 521-26, 2009.

21. ALFARO-LEFEVRE, R. *Aplicação do processo de enfermagem:* promoção do cuidado colaborativo. 5. ed. Porto Alegre: Artmed, 2005. 283 p.

22. BORGES, E. L.; FERNANDES, F. P. Prevenção de úlcera por pressão. In: DOMANSKY, R. C.; BORGES, E. L. *Manual para prevenção de lesões de pele:* recomendações baseada em evidências. 2. ed. Rio de Janeiro: Rubio, 2014. p. 151-218.

23. TANNURE, M. C. *Construção e avaliação da aplicabilidade de um software com o processo de enfermagem em uma unidade de terapia intensiva de adultos.* 2012. Tese (Doutorado) – Escola de Enfermagem, Universidade Federal de Minas Gerais, Belo Horizonte, 2012.

24. PEDROLO, E. *et al.* A prática baseada em evidências como ferramenta para prática profissional do enfermeiro. *Cogitare Enfermagem*, v. 14, n. 4, 2009. Disponível em: <https://revistas.ufpr.br/cogitare/article/view/16396/10875>. Acesso em: 20 set. 2018.

25. DOCHTERMAN, J. M.; BULECHEK, G. M.; CHIANCA, T. C. M. Classificação das intervenções de enfermagem (NIC) – avaliação e atualização. *Nursing*, v. 67, n. 6, p. 34-40, 2003.

26. MCCLOSKEY, J.; BULECHEK, G. M. *Classificação das intervenções de enfermagem (NIC)*. 3. ed. Porto Alegre: Artmed, 2004.

27. MOORHEAD, S.; DELANEY, C. Mapping nursing intervention data into the Nursing Interventions Classification (NIC): process and rules. *Diagnosis*, v. 8, n. 4, p. 137-44, 1997.

28. JOHNSON, M. *et al.* Ligações entre NANDA, NOC e NIC. 2. ed. Porto Alegre: Artmed, 2009. 703 p.

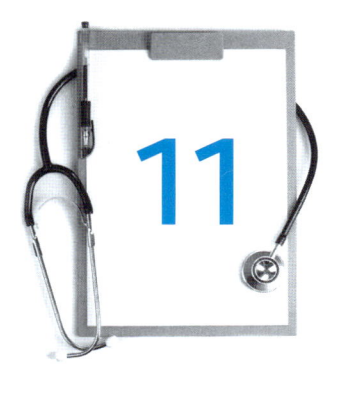

11 Quinta Etapa do PE | Avaliação da Assistência de Enfermagem

Meire Chucre Tannure • Ana Maria Pinheiro

A avaliação contínua e minuciosa do processo de enfermagem possibilita a adoção de medidas capazes de favorecer a segurança e, consequentemente, a qualidade do atendimento prestado. Isso é o que se espera de profissionais que atuam com foco no paciente, baseados em evidências científicas e que devem adotar abordagens proativas em saúde.
Meire Chucre Tannure e Ana Maria Pinheiro

DEFINIÇÃO E FINALIDADE

A avaliação é a quinta etapa do processo de enfermagem (PE), definida como um procedimento deliberado, sistemático e contínuo para verificar mudanças nas respostas da pessoa, da família ou da coletividade humana em um dado momento do processo saúde-doença com o intuito de determinar se as ações ou intervenções de enfermagem alcançaram o resultado esperado (RE) e verificar a necessidade de mudanças ou adaptações nas etapas do PE.[1]

Nessa fase, o enfermeiro avalia a evolução dos pacientes e obtém informações para verificar se as intervenções de enfermagem têm sido efetivas.[2] Contudo, para que ocorra de modo satisfatório, o enfermeiro precisa ter rigor e disciplina, basear-se nos RE previamente estabelecidos, verificar se suas intervenções foram eficazes e se os diagnósticos de enfermagem (DE) ainda estão mantidos ou foram resolvidos.[3]

Para tanto, verifica-se a ocorrência de mudanças no estado clínico dos indivíduos sob cuidados de enfermagem, ou seja, a evolução por eles apresentada, uma vez que por meio dela é possível avaliar as respostas dos seres humanos à assistência de enfermagem.[4]

Diante do exposto, fica evidente que, para se obter informações necessárias à avaliação da assistência, é preciso uma observação direta da resposta apresentada pelos pacientes, familiares ou membros de uma comunidade diante das ações implementadas (quarta etapa do PE). Tal acompanhamento também se dá por meio de anotações realizadas nos prontuários e a partir de relatos dos pacientes, de seus cuidadores e da equipe de enfermagem e de saúde. Portanto, na fase de avaliação, alguns questionamentos devem ser feitos, como (Figura 11.1):

- A condição do paciente melhorou, piorou ou permanece a mesma?
- As necessidades do paciente foram atendidas?
- O paciente progrediu em termos dos RE para cada um dos DE previamente descritos?
- O paciente apresenta novas necessidades de saúde/novos DE não identificados anteriormente?
- Deve-se reordenar as prioridades?
- As prescrições precisam ser revistas?[3]
- Os DE formulados anteriormente foram mantidos ou resolvidos?
- Os DE de risco evoluíram para um problema real (o risco potencial acabou acometendo o paciente)?[5]

A avaliação contínua e minuciosa do PE possibilita a adoção de medidas capazes de favorecer a segurança e, por consequência, a qualidade do atendimento prestado. Isso é o que se espera de profissionais que atuam com foco no paciente, baseados em evidências científicas e que devem atuar adotando abordagens proativas em saúde (Figura 11.1).

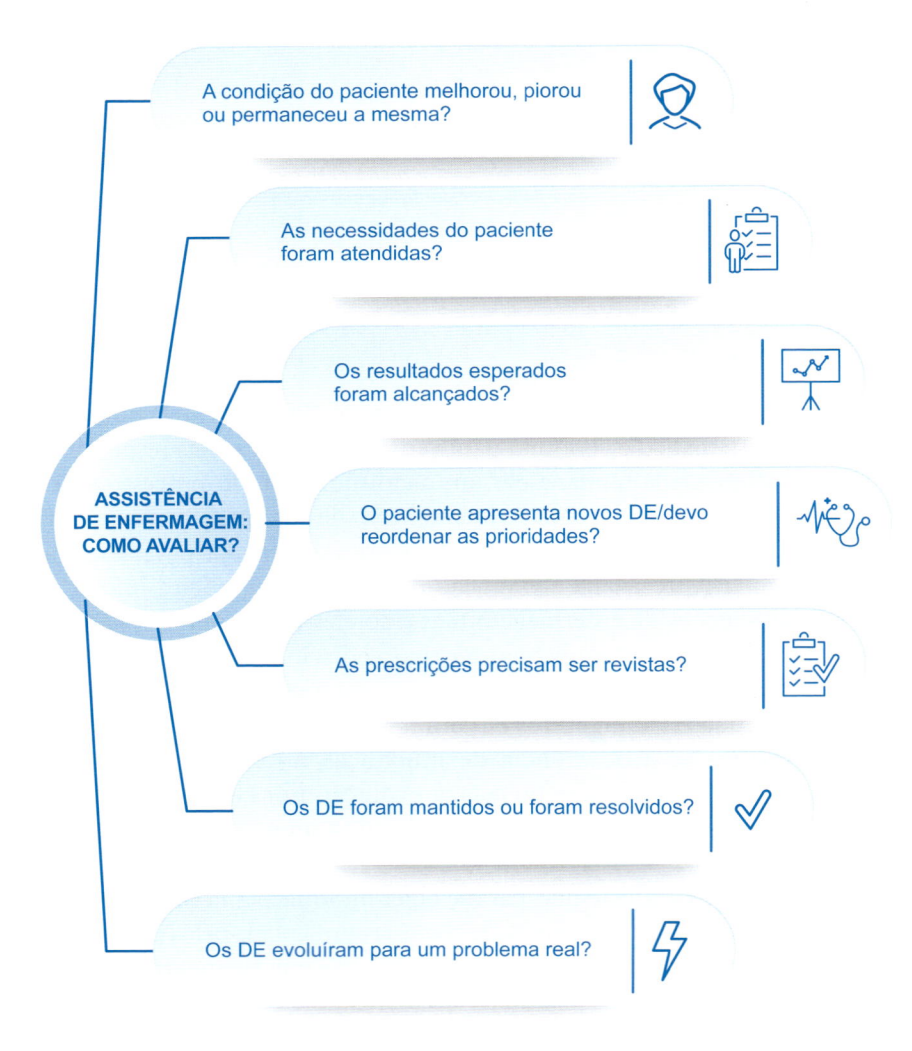

Figura 11.1 Assistência de enfermagem: como avaliar a partir do PE?

Ao avaliar a assistência, o enfermeiro pode instituir medidas corretivas e, se necessário, rever as prescrições formuladas anteriormente (caso o RE não esteja sendo alcançado) ou se as condições clínicas/emocionais ou mesmo sociais apontarem que não se aplica mais o que foi planejado.

A avaliação cuidadosa, deliberada e detalhada de vários aspectos do atendimento prestado aos indivíduos é a chave para a excelência da enfermagem, fazendo a diferença entre as práticas de cuidados arriscadas e propensas a erros e práticas de cuidados seguras, eficientes e em constante aperfeiçoamento.[6]

Cabe reforçar que, mesmo considerada a última etapa do PE, a avaliação não o conclui, pois deve levar à reavaliação, que resulta no reinício do método científico (Figura 11.2)[7], ou seja, serve como base para um novo planejamento e, se necessário, para a formulação de novas intervenções.[8]

A etapa de avaliação favorece a compreensão da efetividade das intervenções de enfermagem e do quanto os enfermeiros foram capazes de identificar riscos potenciais a que os pacientes se encontram expostos.[9]

A avaliação é feita a cada novo contato entre os enfermeiros e os indivíduos sob seus cuidados, tornando possível perceber se já há diagnósticos resolvidos ou outros que precisam ser priorizados. A cada avaliação, é possível perceber se os RE estão sendo alcançados e se há novos cuidados que precisam ser prescritos ou suspensos. Também é possível verificar se os RE devem ser revistos (Figura 11.3).[10]

Cabe destacar que, durante esse processo, o enfermeiro também consegue avaliar se o RE foi alcançado e entende que, como o processo de avaliação é contínuo, também é necessário um contato direto entre enfermeiros e pacientes, bem como o registro da evolução dos indivíduos sob cuidados de enfermagem (Figura 11.4).

Na avaliação, percebe-se então que os enfermeiros têm condições de determinar que cuidados devem ser mantidos, quais devem ser modificados e os que não precisam mais ser executados por já terem sido supridas as necessidades diagnosticadas[10], aspecto fundamental principalmente porque esses profissionais são responsáveis pela avaliação diária do estado e pela evolução dos indivíduos sob seus cuidados.[11]

Para favorecer o monitoramento dos resultados alcançados, viu-se que os enfermeiros podem fazer uso de taxonomias de resultados de enfermagem (Capítulo 9), além de trabalhar com outras ferramentas, como as apresentadas nos Capítulos 12, 14 e 19.

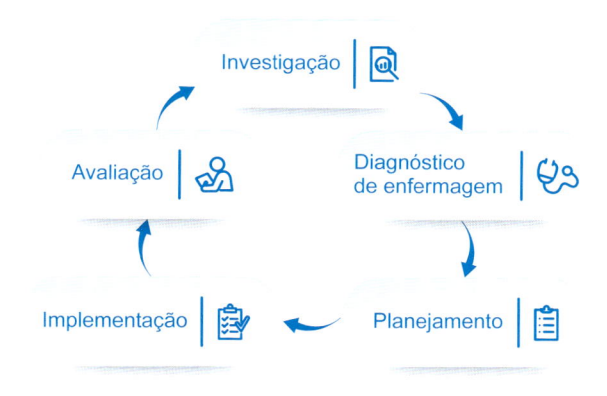

Figura 11.2 Etapas do PE.

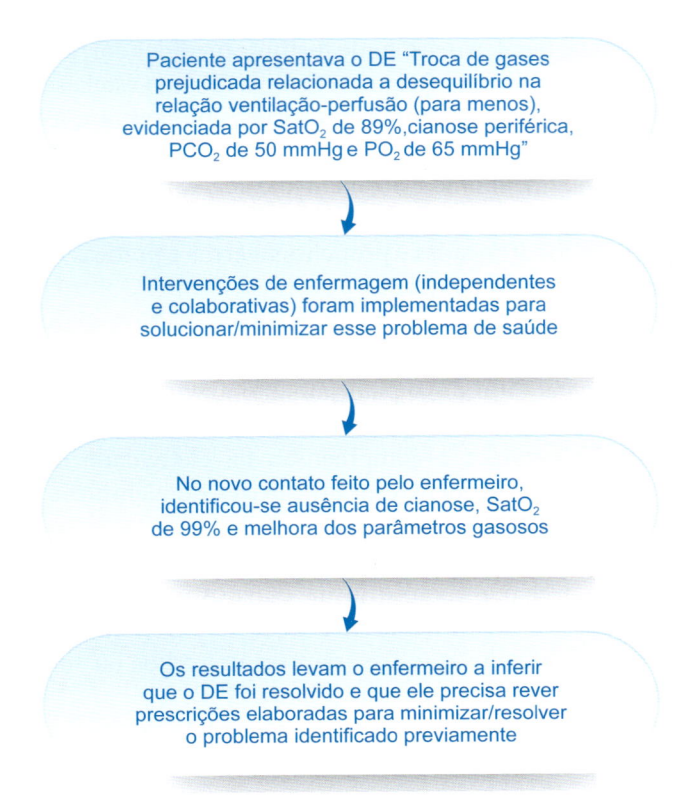

Figura 11.3 Exemplos da etapa de avaliação na prática clínica.

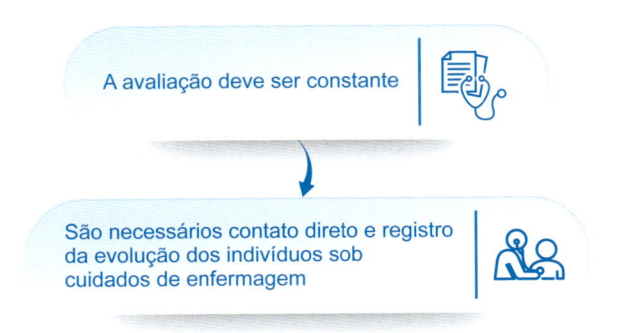

Figura 11.4 Avaliação contínua.

Outro aspecto que precisa ser enfatizado é que, ao avaliar a assistência prestada, o enfermeiro deve, em caso de melhora, avaliar o que foi feito, de modo que possa cada vez mais assimilar as melhores estratégias. Em caso de piora ou manutenção de um diagnóstico com foco no problema, deve se perguntar se houve alguma falha e, em caso afirmativo, verificar se esta foi decorrente de uma coleta de dados incompleta, falta de atenção ou déficit de conhecimento, aprazamento equivocado para alcance do RE, ações prescritas não apropriadas ou se ocorreram fatores inerentes aos cuidados de enfermagem que tenham impossibilitado o alcance do RE, mesmo com todas as etapas anteriores tendo sido apropriadas (Figura 11.5).

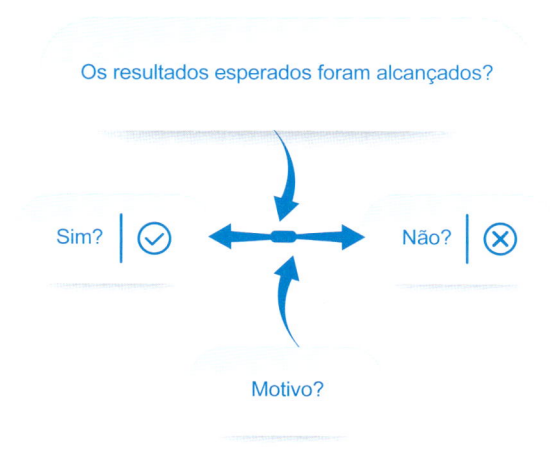

Figura 11.5 Resultados obtidos: reflexões necessárias.

Ferramentas que podem ser utilizadas para favorecer a identificação dos pontos positivos e negativos serão apresentadas no Capítulo 19.

Cabe ainda ressaltar que o enfermeiro deve sempre avaliar se as consequências das ações de enfermagem foram previstas, pois é preciso aprender tanto com os resultados positivos quanto com os negativos, a fim de que os conhecimentos de enfermagem sejam ampliados em prol de um atendimento seguro e de qualidade. Por isso, a fase de avaliação com as atividades que lhe são inerentes talvez seja a dimensão mais importante do PE.[12]

Além disso, a necessidade de informações sobre os resultados alcançados influenciados pelos cuidados de enfermagem aumenta à medida que as organizações se reestruturam para melhorar a sua eficiência. Sem esses dados, as instituições teriam pouca informação para embasar as decisões relativas a ajustes do misto de funcionários, determinação da eficiência de custos de mudanças estruturais ou processuais no sistema de oferecimento de cuidados de enfermagem ou de informações sobre a qualidade dos cuidados de enfermagem prestados.[13]

Outro aspecto a se destacar é que, por meio da avaliação, obtêm-se os indicadores de resultado que favorecem a revisão dos processos de trabalho e a adoção de ações de educação permanente e continuada com o objetivo de promover melhorias assistenciais capazes de minimizar a ocorrência de incidentes relacionados ao cuidado em saúde[14], discutidas no Capítulo 13.

E, uma vez que o monitoramento de resultados é fundamental para implementar melhorias gerenciais, assistenciais e de ensino, e utilizado em pesquisas, cabe ressaltar que a informação conseguida a partir da sua obtenção deve ser fidedigna, para subsidiar corretamente a tomada de decisão.[15] Pode-se ainda enfatizar que sistemas de informação desenvolvidos para auxiliar na aplicabilidade do PE e que dispõem de ferramentas capazes de permitir que os enfermeiros acompanhem o *status* dos DE, as prescrições de enfermagem e os resultados obtidos favorecem diretamente a obtenção de informações necessárias para a avaliação da assistência.[16] No Capítulo 12, será apresentado um *software* desenvolvido com essa finalidade e que permite esse acompanhamento.

QUESTÕES PARA FIXAÇÃO DO CONTEÚDO

1. Qual é a quinta etapa do processo de enfermagem?
2. Em que consiste a avaliação da assistência de enfermagem?
3. Como e quando se deve avaliar a assistência de enfermagem?
4. Por que é importante os enfermeiros realizarem a avaliação da assistência?
5. Embora seja considerada a última etapa do PE, por que a avaliação não o conclui?

REFERÊNCIAS BIBLIOGRÁFICAS

1. CONSELHO FEDERAL DE ENFERMAGEM (COFEN). *Resolução n° 358/2009, de 15 de outubro de 2009.* Dispõe sobre a sistematização da assistência de enfermagem e a implementação do processo de enfermagem em ambientes, públicos ou privados, em que ocorre o cuidado profissional de enfermagem e dá outras providências. In: Conselho Federal de Enfermagem. Brasília, 2009.
2. SPARKS, S.; TAYLOR, C.M. *Manual de diagnósticos de enfermagem.* 6. ed. Rio de Janeiro: Guanabara Koogan, 2007. 569 p.
3. BRASILEIRO, M.S.E.; FERREIRA, B.A. S. SAE: Sistematização da assistência de enfermagem para a realidade brasileira. Goiânia: AB, 2016. 332 p.
4. SPERANDIO, D.J.; ÉVORA, Y.D.M. Planejamento da assistência de enfermagem: proposta de um software protótipo. *Revista Latino-americana de Enfermagem,* v. 13, n. 6, p. 937-43, 2005.
5. TANNURE, M.C. Construção e avaliação da aplicabilidade de um software com o processo de enfermagem em uma unidade de terapia intensiva de adultos. 2012. 327 f. Tese (Doutorado). Universidade Federal de Minas Gerais, Escola de Enfermagem, Belo Horizonte.
6. Alfaro-Lefreve, R. Aplicação do processo de enfermagem: fundamentos para o raciocínio clínico. 8. ed. Porto Alegre: Artmed, 2014. 271 p.
7. STANTON, M.; PAUL, C.; REEVES, L.S. Um resumo do processo de enfermagem. In: George, J.B. *Teoria de enfermagem:* dos Fundamentos à Prática Profissional. 3. ed. Porto Alegre: Artes Médicas, 1993.
8. CHANES, M. *SAE descomplicada.* São Paulo: Guanabara Koogan, 2018. 158 p.
9. LIMA, A.P.S; CHIANCA, T.C.M; TANNURE, M.C. Avaliação da assistência de enfermagem utilizando indicadores gerados por um software. *Revista Latino-americana de Enfermagem,* v. 23, n. 2, p. 234-41, 2015.
10. TANNURE, M.C.; PINHEIRO, A.M. *SAE:* Sistematização da assistência de enfermagem: guia prático. 2. ed. Rio de Janeiro: Guanabara Koogan, 2010. 298 p.
11. CARPENITO, L.J. *Diagnóstico de enfermagem:* aplicação à prática clínica. 15. ed. Porto Alegre, 2018. 852 p.
12. THELAN, L.A. *et al. Enfermagem em cuidados intensivos:* diagnósticos e intervenções. 2. ed. Lisboa: Lusoditactiva, 1996.
13. MOORDEAD, S.; JOHNSON, M.; MAAS, M. *Classificação dos resultados de enfermagem (NOC).* 3. ed. Porto Alegre: Artmed, 2008. 872 p.
14. AIKEN, L.H. *et al.* Nurse staffing and education and hospital mortality in nine European countries: a retrospective observational study. *Lancet,* v. 383, n. 9931, p. 1824-30, 2014.
15. SILVEIRA, T.V.L. *et al.* Opinião dos enfermeiros sobre a utilização dos indicadores de qualidade na assistência de enfermagem. *Revista Gaúcha de Enfermagem,* v. 36, n. 2, p. 82-8, 2015.
16. CHIANCA, T.C.M; TANNURE, M.C.; SALGADO, P.O. Integração das classificações de enfermagem NANDA-I, NOC e NIC em sistemas de informação hospitalar. In: HERDMAN, T.H; CARVALHO, E.C. PRONANDA – Programa de atualização em diagnósticos de enfermagem – Ciclo 1. Porto Alegre: Artmed Panamericana, 2013. p. 81-100.

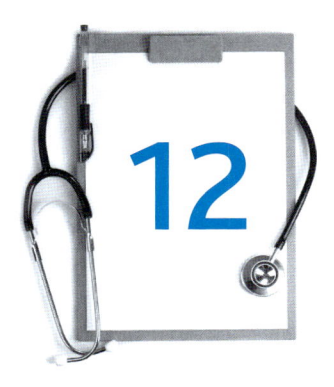

12 Sistema de Informação com o PE*

Meire Chucre Tannure • Tânia Couto Machado Chianca

Quando os serviços de saúde dispõem de sofwares bem desenvolvidos e capazes de sustentar a monitorização das atividades clínicas realizadas com os pacientes por meio da implantação das etapas do PE, o acompanhamento dos resultados torna-se mais efetivo.
Heloisa Helena Ciqueto Peres e Diley Cardoso Franco Ortiz

USO DE *SOFTWARES* NA OPERACIONALIZAÇÃO DAS ETAPAS DO PROCESSO DE ENFERMAGEM

Como visto nos capítulos anteriores, o processo de enfermagem (PE) é o principal instrumento para o desempenho sistemático da prática profissional de enfermagem e um recurso do qual esses profissionais lançam mão para organizar as condições necessárias à realização da assistência por eles prestada.[1,2] Sua aplicação possibilita determinar e monitorar problemas pelos quais os enfermeiros têm responsabilidade[3], bem como reconhecer o pensamento crítico por eles utilizado na identificação dos problemas, dos fatores relacionados a esses problemas e na determinação de ações para solucioná-los ou minimizá-los.[4]

Para aplicar o PE, os enfermeiros devem ter conhecimento e experiência para, de forma precisa e segura, identificar demandas de saúde e intervir de maneira apropriada, uma vez que a detecção precoce de problemas, acompanhada de um controle apropriado das condições clínicas dos pacientes, poderá, em última análise, melhorar os resultados por eles apresentados.[5] Por isso, o pensamento crítico deve nortear todas as ações de enfermagem durante o contato entre enfermeiros e pacientes, e ser implementado por meio do PE.[4]

Vimos que, atualmente, o PE apresenta cinco etapas que se inter-relacionam de modo dinâmico: investigação, diagnósticos de enfermagem (DE), planejamento, implementação e avaliação da assistência de enfermagem.[6] E, uma vez que o registro de todas as etapas é importante para dar continuidade ao cuidado e avaliar a qualidade da assistência[7,8], todas precisam ser operacionalizadas na prática profissional.[4]

Todavia, enfermeiros relatam que, na prática, existem dificuldades em concretizar a implantação das cinco etapas desse método científico em decorrência de: falta de tempo

---

*Este capítulo conta com imagens coloridas da interface do SIPETi e tutorial em vídeo explicando o uso do *software*.

para desenvolvê-las; ausência de instrumentos formais de registro; número deficitário de enfermeiros em relação à taxa de ocupação de leitos; predomínio de um modelo assistencial ainda focado no modelo biomédico; precarização das condições de atendimento; desconhecimento do método científico da profissão por sua não incorporação em todas as disciplinas ministradas nas graduações de enfermagem e também pela falta de interesse por parte de alguns enfermeiros.[9,10]

Assim, torna-se necessário pensar, desenvolver e implementar estratégias que favoreçam a incorporação das etapas do PE à prática[4,11], e o uso de *softwares,* devidamente desenvolvidos para a operacionalização desse método, pode contribuir para a sua implantação de maneira mais rápida, precisa e completa, além de favorecer uma maior disponibilidade dos enfermeiros para as atividades assistenciais.[12]

O uso de sistemas informatizados proporciona mais tempo para os cuidados diretos ao paciente, pois as atividades administrativas podem ser desenvolvidas com mais agilidade utilizando-se sistemas de informação.[13,14] Dessa forma, o enfermeiro passa a dispor de mais tempo para vivenciar as etapas do PE, sobretudo nos casos em que utiliza sistemas informatizados construídos a partir das etapas desse método científico, o que acaba por favorecer a prática do raciocínio crítico e a tomada de decisão por esses profissionais.[15,16]

Softwares podem também funcionar como uma ferramenta de apoio aos serviços de enfermagem por fornecer dados para a avaliação dos diagnósticos e das intervenções de enfermagem, do registro da carga horária de trabalho da equipe, da evolução clínica e dos resultados obtidos com os pacientes.[17]

Esses dados armazenados eletronicamente, e acompanhados pelos enfermeiros, poderão contribuir para a avaliação e a melhoria da qualidade da assistência[18], conferindo, desse modo, maior segurança aos pacientes e apoiando os enfermeiros na tomada de decisão sobre os melhores cuidados a serem prestados.[19]

O uso de sistemas informatizados, devidamente elaborados para favorecer a implantação das fases do PE, confere uma maior precisão na execução das etapas desse método científico, possibilita uma maior compreensão sobre a inter-relação existente entre elas, minimiza o registro de dados inválidos e auxilia na obtenção de dados para a avaliação do serviço.[20]

Cabe, no entanto, ressaltar que o cuidado de enfermagem deve sempre estar centrado na integralidade dos pacientes. Assim, o avanço tecnológico, apesar de imprescindível para os profissionais de enfermagem e saúde, não deve substituir as relações pessoais; pelo contrário: com a informatização, tais relações devem ser fortalecidas, uma vez que o uso da tecnologia pode favorecer a otimização e a racionalização do tempo, conferindo ao enfermeiro disponibilidade para desenvolver atividades assistenciais e ter uma maior integração com a equipe de enfermagem e de saúde.[19]

A tecnologia da informação deve, então, ser entendida como uma ferramenta para auxiliar e facilitar a relação entre seres humanos, sem, no entanto, substituí-la.[21] Para que a assistência de enfermagem seja direcionada ao ser humano integralmente atendendo às suas necessidades biopsicossociais e espirituais, recomenda-se utilizar um sistema computadorizado que tenha como suporte uma teoria de enfermagem que auxilie o enfermeiro a obter dados associados a essas necessidades.[4,22,23]

Também é importante ressaltar que, para os enfermeiros utilizarem *softwares* como um instrumento de apoio à implantação das etapas do PE, o banco de dados do sistema precisa ser alimentado com linguagens padronizadas (sistemas de classificação), capazes de auxiliar na criação das bases de dados de modo a sustentar os mecanismos de avaliação do cuidado.[24,25]

Os Capítulos 8 a 10 mostraram que os sistemas de classificação são ordenações de termos codificados, padronizados e com definições próprias, e que a enfermagem já dispõe de sistemas de classificação que podem ser úteis aos programadores de sistemas informatizados, os quais, quando interligados, facilitam a identificação das intervenções a serem realizadas de acordo com os diagnósticos levantados.[26,27] Portanto, cabe aos enfermeiros decidirem que teoria e sistemas de classificação utilizar para alimentar o banco de dados do *software* a ser desenvolvido ou aquele que será aprimorado para atender a essa finalidade.

Dicas importantes

Selecionar a teoria que fundamentará a matriz do *software*

Antes de desenvolver um sistema para operacionalizar as etapas do PE ou aprimorá-lo para esse fim, é preciso selecionar uma teoria de enfermagem para fundamentar seu banco de dados.[4,28]

Como discutido no Capítulo 2, o uso de teorias de enfermagem oferece, entre outras coisas, estrutura e organização ao conhecimento de enfermagem, proporciona um meio sistemático de coletar dados para descrever, explicar e prever a prática, determina a finalidade da prática de enfermagem, promove um cuidado integral, focado na pessoa, e não na doença[29], e evita que o PE se reduza a uma forma metodológica de coletar dados desvinculados da subjetividade dos sujeitos.[30]

Como visto, para selecionar uma teoria, os enfermeiros precisam conhecer o serviço no qual trabalham, a clientela ali atendida, as demandas por eles apresentada e a finalidade da assistência prestada por sua categoria profissional[31]; além disso, após definirem (com a participação de todos os membros da equipe de enfermagem) qual teoria utilizar, precisam verificar se há coerência entre o que consta nos instrumentos utilizados para normatizar e orientar atividades de enfermagem no serviço e o que é preconizado pela teoria.

E, uma vez que o sistema informatizado irá favorecer a operacionalização das etapas do PE, seu banco de dados deverá ser alimentado com os pressupostos da teoria selecionada para o serviço, visto que é ela quem apontará quais dados precisam ser coletados por essa categoria profissional e com que finalidade.

Definir quais dados serão coletados na primeira etapa do processo de enfermagem

Após a seleção da teoria, deve-se definir quais informações devem ser coletadas, o que variará de acordo com a população atendida em cada serviço e em cada setor.

Nos Capítulos 3 a 5 e 7 foram apresentadas informações e formas de organização de dados de acordo com a teoria das necessidades humanas básicas (NHB) de Wanda de Aguiar Horta, a teoria da adaptação de Callista Roy e a teoria do déficit do autocuidado de Dorothea Elisabeth Orem.

Recomenda-se, ainda, que, durante a definição de quais dados deverão ser coletados, também se estabeleçam escalas e índices que precisarão ser inseridos no *software* para posterior incorporação ao módulo referente à primeira etapa do PE. Desse modo, esses dados poderão ser utilizados para gerar indicadores assistenciais e não precisarão ser novamente coletados, evitando-se um retrabalho, o que, por sua vez, disponibiliza ao enfermeiro mais tempo para um contato direto com os pacientes.

Escolher o sistema de classificação a ser adotado para nomear os problemas diagnosticados pelos enfermeiros

Sabe-se que, após realizar a coleta dos dados, o enfermeiro formula os DE (segunda etapa do PE), momento no qual determina e nomeia as necessidades de saúde e as condições de bem-estar que precisam constituir o foco do atendimento de enfermagem.

Para nomear as necessidades de saúde/condições de bem-estar e sustentar os mecanismos de avaliação do cuidado, os enfermeiros devem utilizar linguagens padronizadas (sistemas de classificação), que, além de auxiliarem na criação das bases de dados[24,25], subsidiam uma melhora na comunicação do fazer da enfermagem, facilitam a realização de pesquisas sobre os cuidados, a comparação entre as melhores práticas[32], a análise dos dados e o monitoramento da qualidade do atendimento prestado à população.[33]

Nos Capítulos 8 e 17, são apresentadas, respectivamente, as taxonomias NANDA-Internacional (NANDA-I) e a Classificação Internacional das Práticas de Enfermagem (CIPE®), sistemas de classificação desenvolvidos para padronizar a linguagem utilizada pelos enfermeiros para nomear os problemas de saúde e as condições de bem-estar por eles diagnosticados. Cabe aos profissionais da área selecionar qual sistema de classificação de DE será utilizado por eles para alimentar o *software*.

Mapear as informações inseridas no módulo da primeira etapa do processo de enfermagem com os títulos dos diagnósticos de enfermagem

Recomenda-se que, antes de inserir os títulos dos diagnósticos no sistema, eles sejam mapeados com os dados presentes no módulo de investigação (anamnese e exame físico). Desse modo, possibilidades diagnósticas estarão interligadas a evidências e fatores de risco identificados nos pacientes.

Para o mapeamento, deve-se considerar as definições de cada título diagnóstico presente nas taxonomias e as definições dos termos usados para alimentar o banco de dados do módulo de investigação.[4,28]

Cabe destacar que, uma vez que as taxonomias passam por processos de validação contínua e novos diagnósticos acabam sendo validados e a elas incorporados, é necessário provisionar a possibilidade de inclusão de novos DE no banco de dados do *software* e que esse sistema passe por processos cíclicos de atualização para a realização de novos mapeamentos e a interligação de possibilidades diagnósticas aos dados constantes nos módulos de anamnese/exame físico.

Mapear as prescrições de cuidados com os diagnósticos de enfermagem

Ao realizar um DE, o enfermeiro tem a obrigação de fazer algo a respeito. Para tanto, deve planejar e implementar cuidados para solucionar ou minimizar um problema (caso este já exista), para evitar que se torne real ou para manter condições de saúde/bem-estar. Para isso, precisa eleger, sustentado por evidências científicas fortes (ver Capítulo 15), cuidados por ele prescritos para essa finalidade. E, para haver coerência entre os diagnósticos identificados e os cuidados prescritos, recomenda-se que, antes de se inserir as prescrições no sistema, elas sejam mapeadas com os DE. Desse modo, para cada problema identificado, o enfermeiro terá no próprio sistema possibilidades de ações por ele determinadas para que sejam executadas com ou pelos pacientes.

Para auxiliar na elaboração de prescrições de enfermagem/planos de cuidados, podem também ser utilizadas taxonomias, como a *Nursing Interventions Classification* (NIC), apresentada no Capítulo 10.

Cabe destacar que, uma vez que nenhum sistema consegue ser alimentado com todos os cuidados que possam vir a ser necessários aos pacientes, faz-se necessário provisionar nele um campo para inclusão de prescrições de enfermagem ainda não constantes em seu banco de dados.[4]

Determinar quais indicadores de resultado serão monitorados a partir do processo de enfermagem

Durante o planejamento da assistência de enfermagem, os enfermeiros devem determinar quais resultados esperam alcançar com as ações implementadas, ou seja, qual o resultado esperado para cada DE previamente identificado.

No Capítulo 9, viu-se que os resultados esperados devem representar condições que podem ser alcançadas ou mantidas por meio de ações realizadas pela equipe de enfermagem e pelos demais membros da equipe de saúde[31], e que o registro e o monitoramento desses dados permitem obter indicadores de saúde capazes de apontar o quanto a equipe de enfermagem contribui para o atendimento das necessidades apresentadas por aqueles que demandam cuidados.[34]

Para alimentar o banco de dados do *software* com indicadores de resultado a partir do PE, é possível utilizar taxonomias desenvolvidas para esse fim, como a *Nursing Outcomes Classification* (NOC), apresentada no Capítulo 9, e/ou as taxas de efetividade diagnóstica de enfermagem, descritas no Capítulo 14.

Eleger critérios para tornar a interface do *software* favorável à interação homem-máquina

Para que os benefícios esperados com a utilização do sistema de fato aconteçam, são indispensáveis a participação ativa dos enfermeiros no seu desenvolvimento[35,36], a coerência entre os pressupostos da teoria com a linguagem inserida no banco de dados do *software* e o uso de linguagens padronizadas.[4] Contudo, também é preciso haver, por parte dos seus desenvolvedores, uma preocupação com a ergonomia, definida como ciência que emprega os princípios aplicativos da fisiologia, da psicologia e da engenharia para estudar a interação das pessoas com as máquinas.[17]

Tecnologias ergonomicamente inapropriadas (pesadas, distantes do leito e com *design* inadequado) contribuem para a insatisfação dos profissionais que as utilizam.[37] Desse modo, durante todo o desenvolvimento e uso do sistema, deve-se considerar requisitos ergonômicos, como resolução das telas dos *hardwares*, disponibilidade de equipamentos × quantidade de profissionais que farão uso deles, cor da interface do *software* e mecanismos de interação homem-máquina, de modo que os enfermeiros e técnicos de enfermagem consigam, de fato, se beneficiar da tecnologia.[17]

Essas ponderações tornam-se extremamente relevantes, uma vez que o tamanho do vídeo e dos caracteres da tela do *hardware* pode contribuir para o esforço visual e trazer prejuízos aos usuários.[17] Além disso, a indisponibilidade de computadores, bem como a distância entre o local em que o dado é coletado e aquele no qual é registrado pode favorecer esquecimentos. Outro aspecto a ser ressaltado é que as cores usadas na interface dos sistemas podem contribuir para facilitar ou dificultar a usabilidade do *software*[4], e os desenhos de diálogo, métodos de entrada das informações e a consistência dos dados favorecem (desde que devidamente desenvolvidos) a compreensão da informação por parte dos usuários do sistema.[17]

No entanto, deve ter surgido a pergunta: *é realmente possível criar um sistema com todos esses recursos e considerando todos esses requisitos?* Para ajudar a encontrar respostas para esse tipo de questionamento, são apresentadas, a seguir, estratégias adotadas na construção de um *software* desenvolvido com a finalidade de favorecer a aplicação do processo de enfermagem na prática clínica.

APRESENTAÇÃO DE UM *SOFTWARE* DESENVOLVIDO PARA FAVORECER A OPERACIONALIZAÇÃO DAS ETAPAS DO PROCESSO DE ENFERMAGEM NA PRÁTICA CLÍNICA

Primeiro passo

O sistema de informação com o Processo de Enfermagem em Terapia Intensiva SIPETi, do inglês *System with Nursing Process in Intensive Therapy* é fruto de um trabalho realizado em parceria entre enfermeiros e analistas de sistema (Figura 12.1).[4]

Antes de desenvolver o sistema, selecionou-se uma teoria de enfermagem para fundamentar a sua matriz: a teoria das NHB, de Wanda de Aguiar Horta.[38] Tal seleção ocorreu em virtude de ser essa uma teoria já utilizada como fundamento para a implantação das etapas do PE em unidades de terapia intensiva (UTI) de adultos[12,39-43] e por constituir o modelo teórico mais conhecido no Brasil.[44]

Além disso, a teoria das NHB reforça a importância do cuidado aos seres humanos, compreendendo que as necessidades por eles apresentadas podem ser classificadas como psicobiológicas, psicoespirituais e psicossociais.[38] Essas particularidades da teoria vêm ao encontro do que tem sido preconizado pelas atuais políticas públicas de saúde, focadas na integralidade dos pacientes.[45]

Segundo passo

Para alimentar o banco de dados do módulo referente à primeira etapa do PE (no SIPETi, denominado histórico de enfermagem), foram extraídas informações de instrumentos de coleta de dados em UTI, fundamentados na teoria das NHB.[43] O instrumento preliminar que norteou o desenvolvimento do SIPETi é apresentado no Capítulo 7.

Para favorecer a interação homem-máquina, elaboraram-se, com base na literatura, definições para os termos inseridos nesse módulo, disponibilizadas para os enfermeiros em um *link* de ajuda que consta no *software* (Figura 12.2).

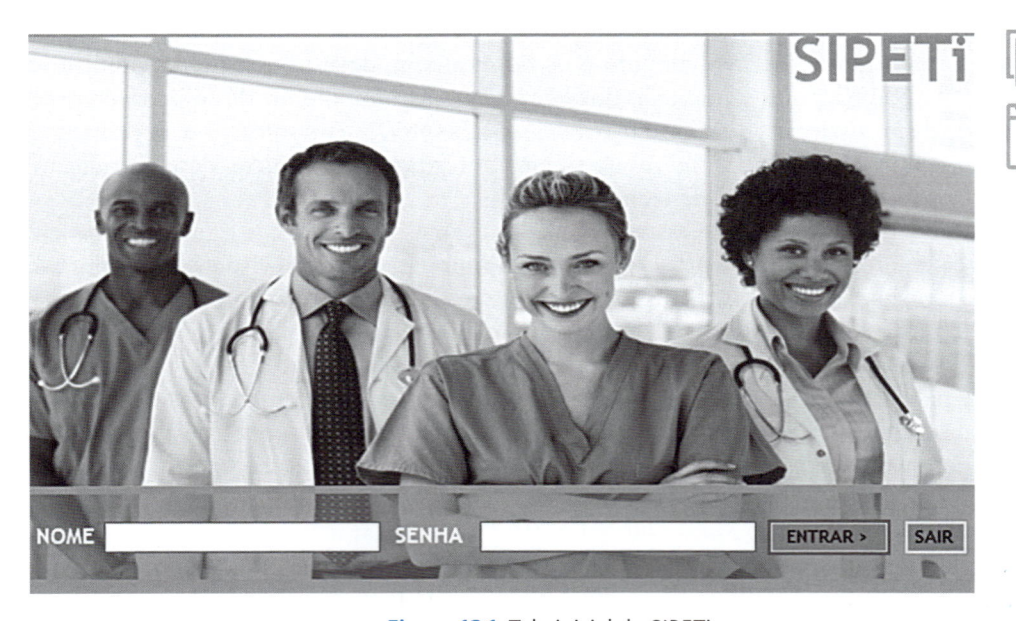

Figura 12.1 Tela inicial do SIPETi.

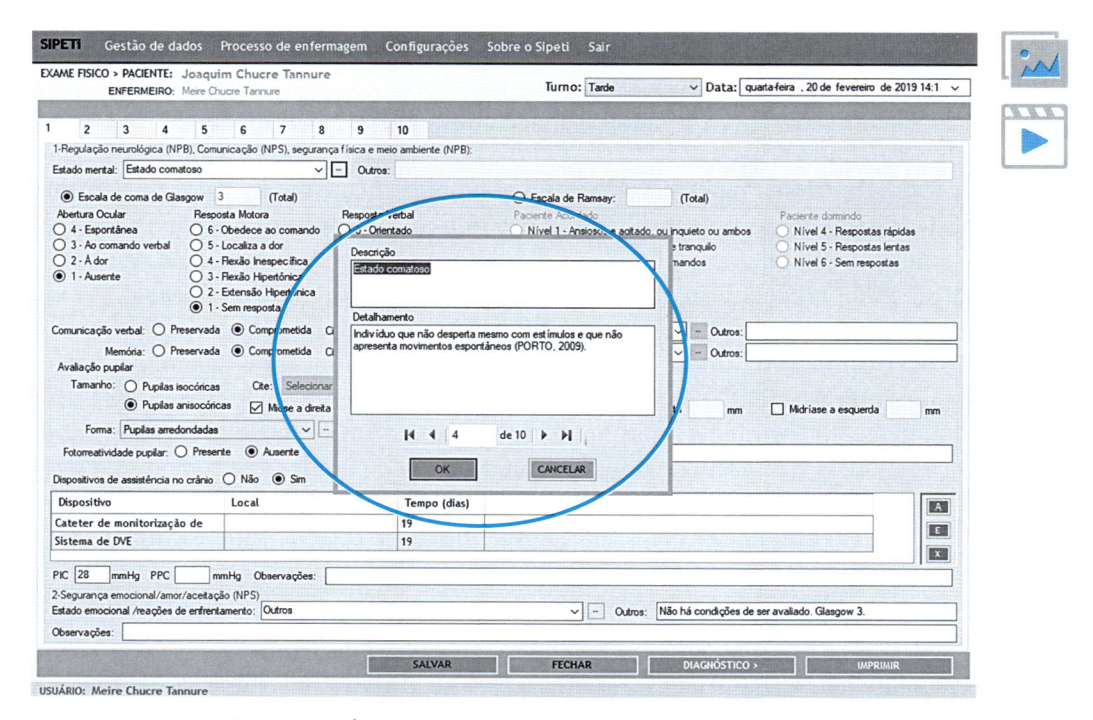

Figura 12.2 Ícone de ajuda: definição do termo *estado comatoso*.

Vale ressaltar que informações de escalas e índices amplamente utilizados em UTI de adultos também foram inseridos no sistema para favorecer a interação do enfermeiro com a máquina. Desse modo, quando os enfermeiros realizam a coleta de dados e inserem as informações no SIPETi, o *software* já calcula automaticamente índices utilizados para avaliar a qualidade do atendimento prestado aos pacientes nessas unidades.[4] Entre as escalas e os índices prognósticos utilizados para alimentar o banco de dados do sistema, destacam-se:

- Escala de Braden: possibilita determinar o risco de os pacientes desenvolverem lesão por pressão
- *Therapeutic Intervention Scoring System* (TISS-28): permite avaliar a gravidade das doenças e quantificar a carga de trabalho de enfermagem necessária para o atendimento dos pacientes
- Índice de Katz: possibilita avaliar a independência dos pacientes para a realização de atividades da vida diária (AVD)
- *Acute Physiology and Chronic Health Evaluation* II (APACHE-II): permite avaliar a gravidade e o prognóstico de pacientes admitidos em UTI.[4]

Outra estratégia utilizada foi a inserção de um campo no módulo de exame físico para a inclusão de eventos adversos. Dessa maneira, o sistema já calcula a incidência dos eventos e gera automaticamente os relatórios para o enfermeiro.[4]

Outro aspecto a ser ressaltado é que, a fim de permitir que os enfermeiros considerem a singularidade de cada paciente, também foram inseridos campos que possibilitam registrar o dado na forma de texto livre, o que é fundamental, visto que os pacientes podem apresentar manifestações ainda não inseridas no sistema.[4]

Terceiro passo

Durante o desenvolvimento do *software*, houve uma preocupação com a seleção de cores para a interface do programa e a implementação de mecanismos capazes de favorecer a interação homem-máquina.[4]

A aplicação intencional da cor possibilita que o objeto que contém a informação cromática receba a denominação de signo. Desse modo, a escolha proposital de uma cor pode trabalhar a informação latente ou oculta, que será percebida e decifrada pelo sentido da visão, interpretada pela cognição e transformada em uma informação atualizada.[46]

Por ser uma cor tranquilizante, que contribui para a redução do estresse[47], optou-se pelo verde para o fundo da interface do sistema e para os módulos relacionados com a sessão de configuração do SIPETi. A cor azul foi selecionada pelo fato de favorecer as atividades intelectuais.[48] A vermelha foi utilizada para chamar a atenção do usuário, evitando o erro operacional, já que está relacionada com o sinal de parada e de perigo.[48] Já a cor laranja foi selecionada para a sessão do PE por tornar as pessoas mais confiantes.[47]

Optou-se por apenas quatro cores, pois a quantidade excessiva pode esconder informações relevantes e confundir o usuário. Além disso, é importante destacar que utilizar a mesma cor em elementos similares promove uma consistência e agrupamento lógico desses itens, o que reflete em segurança para a navegação do usuário.[46]

Por esse motivo, toda a interface do sistema foi alimentada considerando-se a cor destinada a cada uma das três sessões do *software*: gestão de dados, processo de enfermagem e configurações (Figura 12.3). Cabe ainda destacar que, em cada uma delas, existem ícones que favorecem o diálogo com o usuário, o que, por sua vez, ajuda na interação homem-máquina.[4,28]

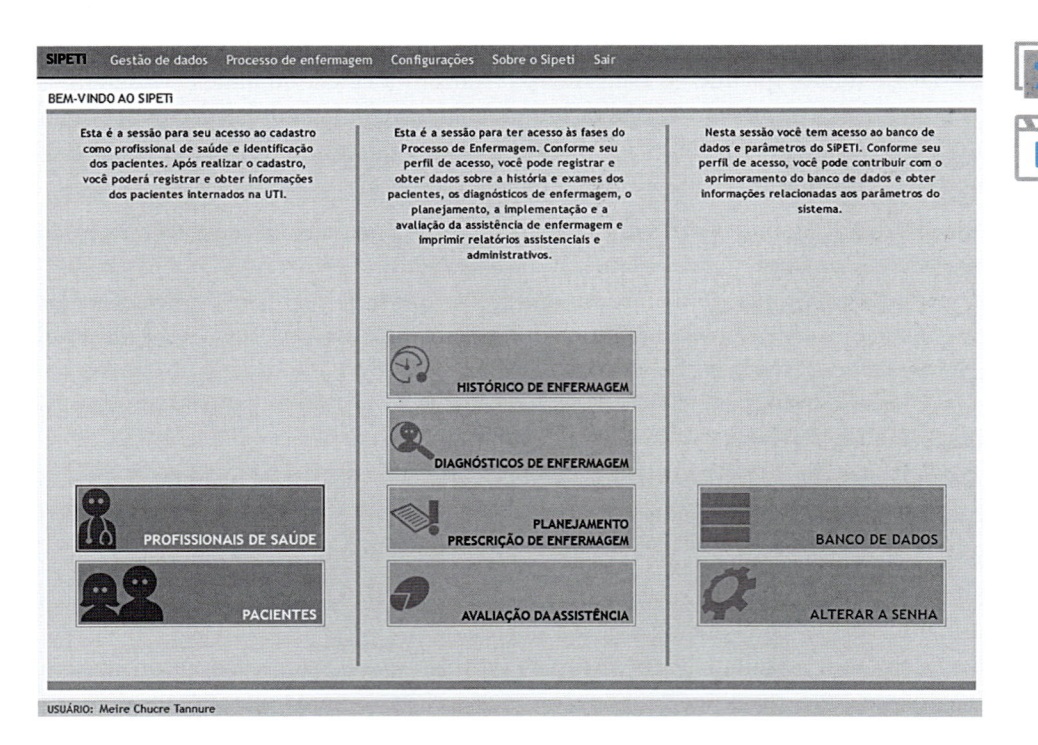

Figura 12.3 Sessões do SIPETi.

Quarto passo

A seguir, selecionou-se uma classificação de DE para alimentar o banco de dados do SIPETi: a NANDA-I. A escolha se deu por se tratar do sistema de classificação mais usado no mundo.[49] Todavia, antes de inserir os títulos diagnósticos no sistema, eles foram mapeados com os dados presentes no módulo de exame físico/NHB, uma subdivisão do módulo histórico de enfermagem (Figura 12.4).

Para realizar o mapeamento entre os dados presentes no módulo de exame físico/NHB e os títulos diagnósticos da NANDA-I, foram consideradas as definições de cada título diagnóstico que constavam na taxonomia, as definições dos termos usados para alimentar o banco de dados do módulo de exame físico e as definições das NHB[50] da teoria de Wanda de Aguiar Horta.[38]

Desse modo, para cada grupo de NHB constantes no módulo de exame físico, há no sistema uma lista de possibilidades de diagnósticos interligadas às evidências ou aos fatores de risco detectados nos pacientes.

Assim, ao utilizar o *software* para inserir os dados obtidos a partir do exame físico dos pacientes, o sistema armazena as evidências e os fatores de risco identificados pelos enfermeiros e abre uma tela com opções de DE que se relacionam com os dados selecionados (Figura 12.5).[4]

Cabe ao enfermeiro analisar, entre as opções de títulos diagnósticos informados pelo *software* (ou seja, entre as possibilidades diagnósticas), os que realmente considera que se aplicam a cada paciente individualmente e os que são prioritários para serem acompanhados, minimizados ou solucionados durante a internação do paciente na unidade.[4,28]

Para selecionar os títulos diagnósticos que julgar pertinentes, o usuário deverá utilizar o raciocínio crítico e marcar os que comporão uma lista de diagnósticos prioritários por ele selecionados.[4] E, a fim de ajudar o usuário a refletir se a associação gerada no SIPETi foi correta e

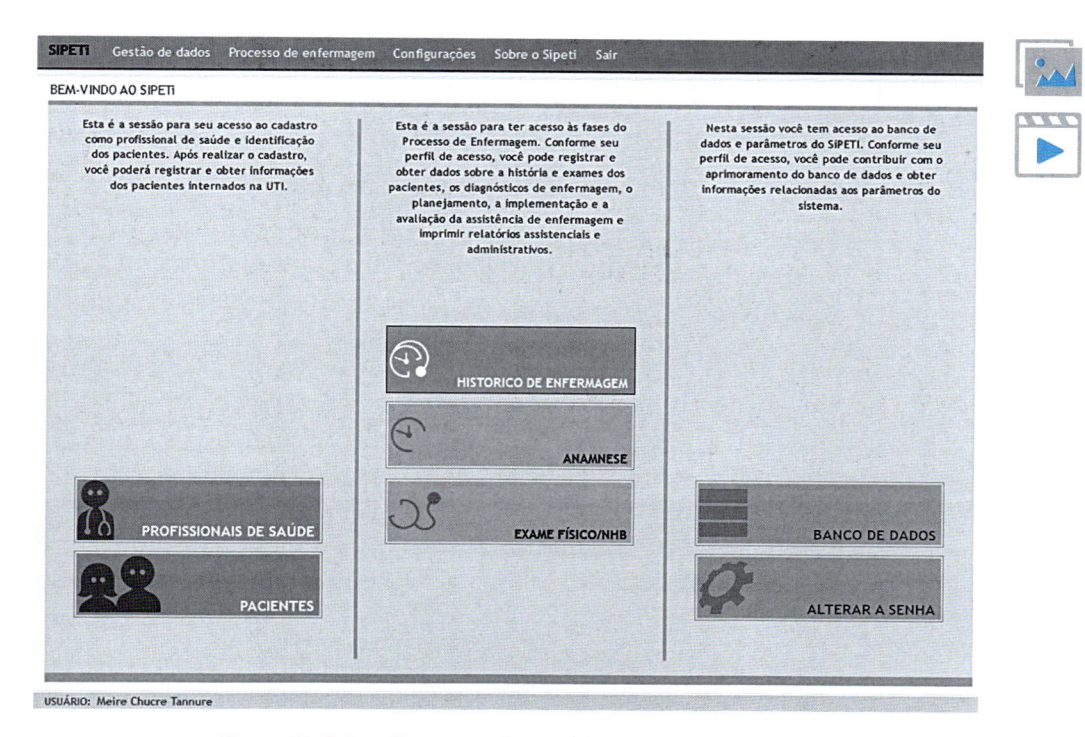

Figura 12.4 Detalhamento do módulo de histórico de enfermagem.

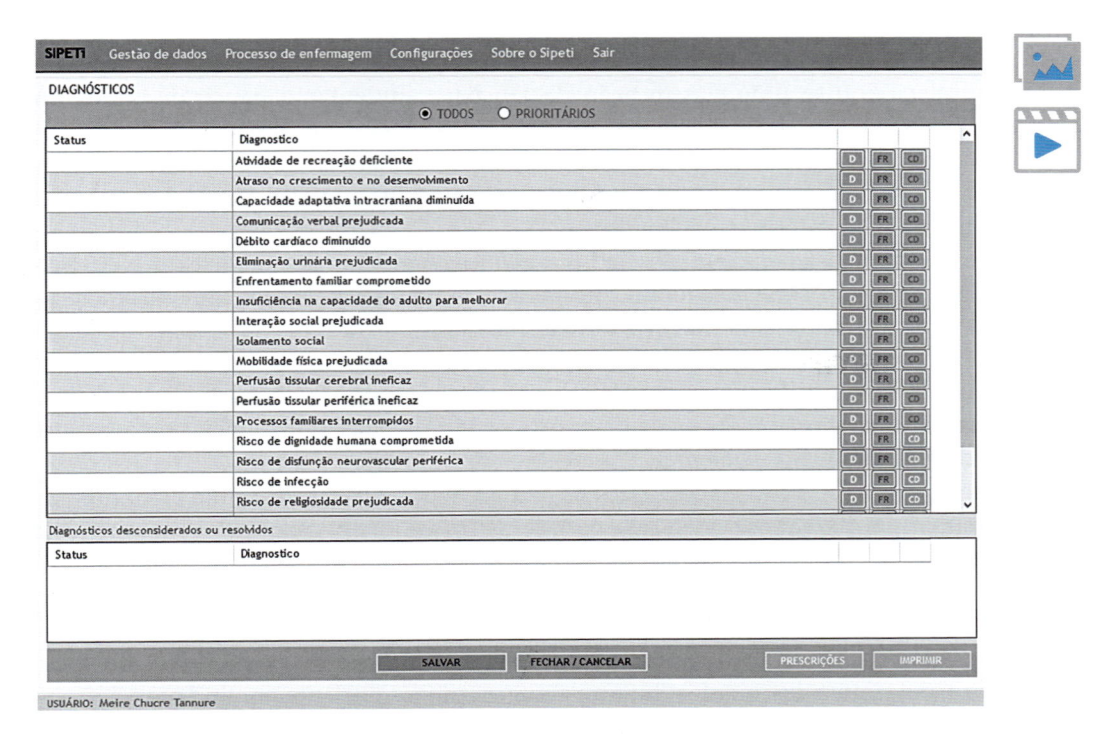

Figura 12.5 Tela com opções de títulos diagnósticos.

se o título diagnóstico realmente se aplica ao paciente, inseriu-se, no módulo de DE, um ícone referente à definição do título diagnóstico, apresentada na NANDA-I (Figura 12.6).[4]

Para selecionar os títulos diagnósticos que farão parte da lista de DE prioritários, o enfermeiro precisará registrar que eles foram, de fato, identificados. Para tanto, deverá selecionar essa opção no *status* do diagnóstico (Figura 12.7).[4]

Cabe ainda destacar que, para monitorar os resultados obtidos a partir da aplicação do PE utilizando esse sistema (quinta etapa do PE), optou-se pelo monitoramento das taxas de efetividade diagnósticas (ver Capítulo 14). Ademais, para obter as informações necessárias para o sistema calcular automaticamente essas taxas nesses módulos existe outros *status* para os DE, a saber: *identificado, mantido, resolvido* e *desconsiderado*.

Desse modo, os enfermeiros diariamente monitoram a evolução dos DE, a partir do primeiro dia de lançamento dessas informações no sistema. Assim, é possível calcular as taxas de prevalência, incidência, efetividade diagnóstica do risco, efetividade na prevenção de complicações e modificações positivas no estado dos DE atuais.[4,51]

Ao selecionar um DE, é apresentada no sistema uma lista com fatores relacionados e fatores de risco (quando se tratar de um diagnóstico de risco) para que o enfermeiro marque os que se referem ao quadro clínico do paciente (Figuras 12.8 e 12.9).[4] Também é permitido que o enfermeiro registre outros fatores relacionados e fatores de risco, além dos inseridos no *software*, a fim de favorecer a individualização da assistência prestada aos pacientes.[4]

Considera-se que isso seja fundamental para o aprimoramento contínuo do pensamento crítico do enfermeiro e para que o fator causal do problema possa ser, efetivamente, inserido no sistema.

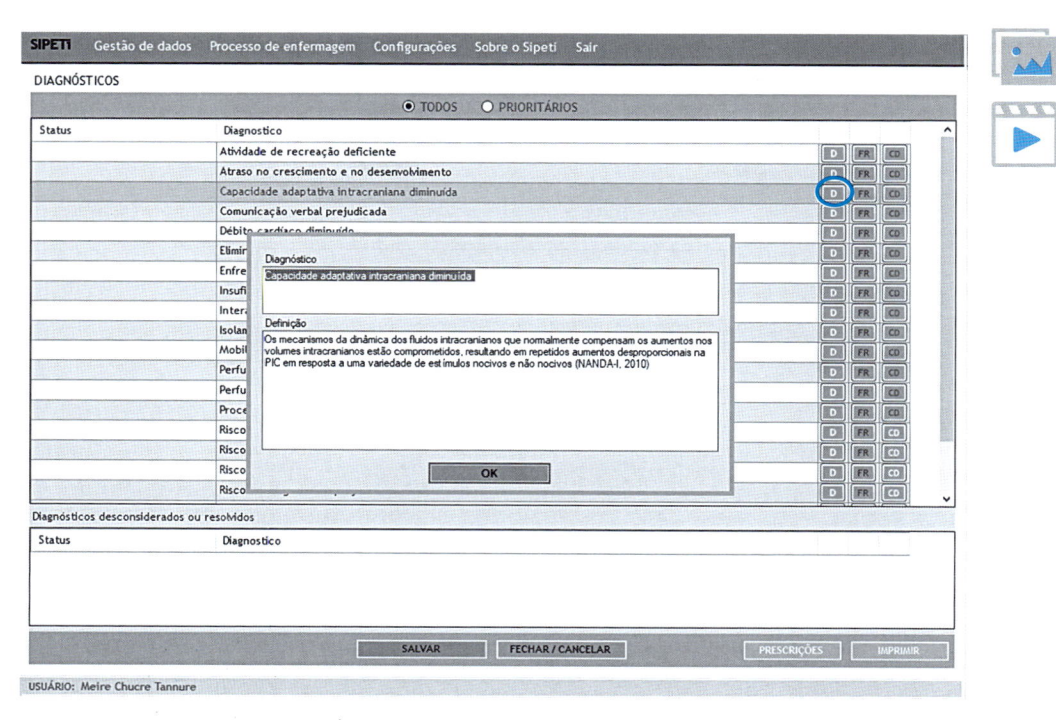

Figura 12.6 Ícone de consulta à definição dos títulos diagnósticos.

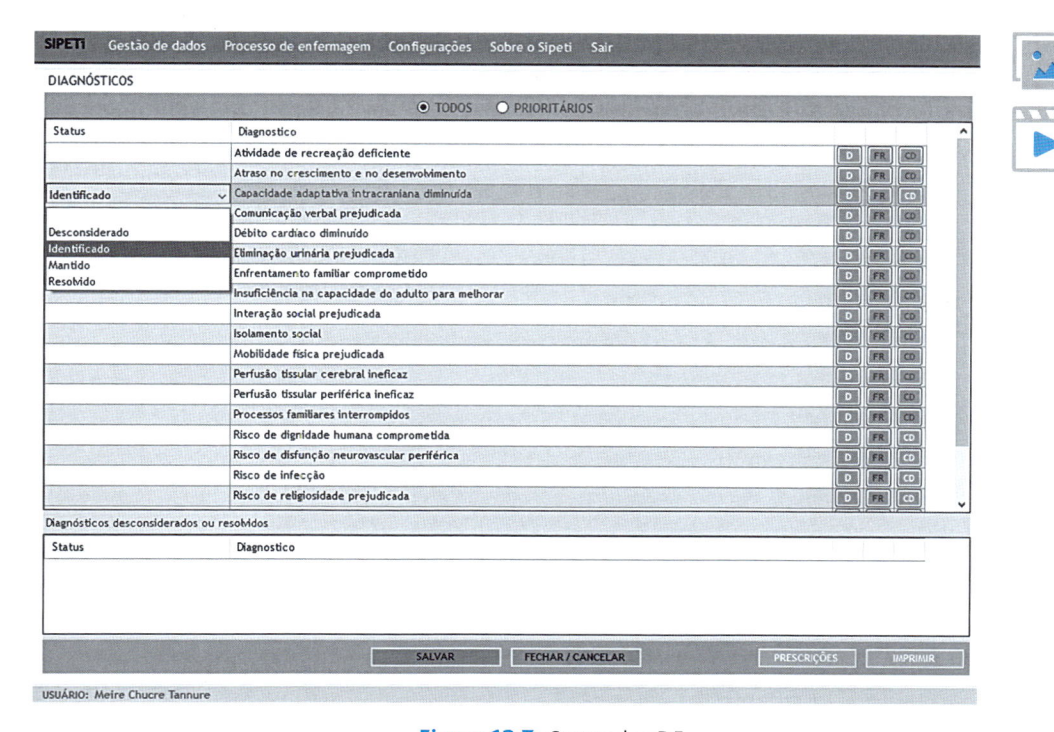

Figura 12.7 *Status* dos DE.

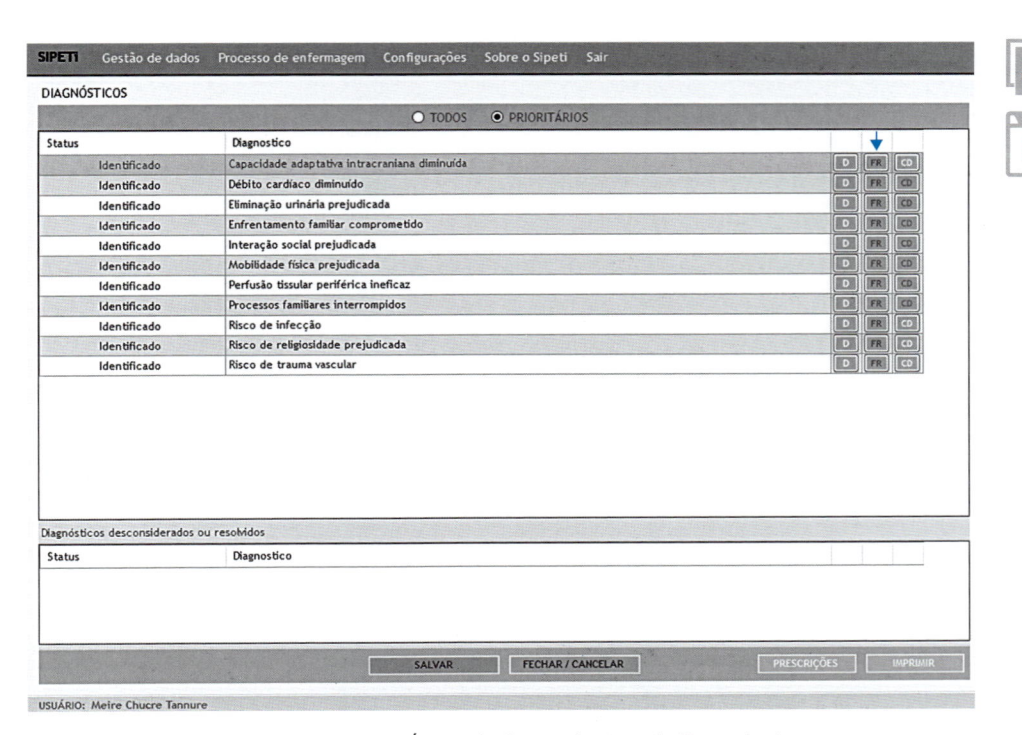

Figura 12.8 Ícone do fator relacionado/fator de risco.

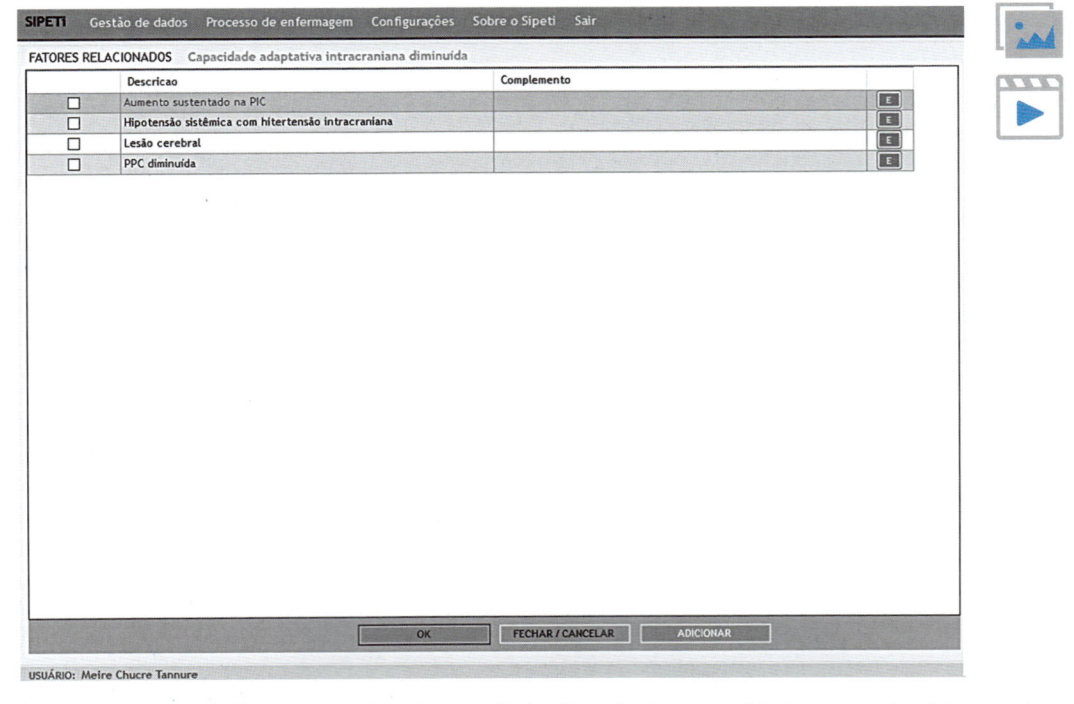

Figura 12.9 Tela de fatores relacionados ao título diagnóstico *capacidade adaptativa intracraniana diminuída.*

Uma vez selecionado o título diagnóstico, nos próximos exames realizados para monitorar a evolução do paciente, o enfermeiro deverá registrar se o diagnóstico previamente identificado está mantido, se foi resolvido ou se foi desconsiderado (*status* diagnóstico).[4,28] Cabe ressaltar que, caso o enfermeiro queira visualizar quais características definidoras o sistema mapeou para buscar cada título correspondente aos diagnósticos reais, basta que ele clique sobre o ícone característica definidora (CD; ver Figura 12.7) e será aberta uma janela com esses dados.[4]

Quinto passo

Para operacionalizar a terceira e a quarta etapas do PE, foram identificados em artigos científicos e na NIC alguns cuidados de enfermagem que podem ser prescritos para minimizar/solucionar os DE inseridos no sistema.[4] A partir disso, o próximo passo foi mapear as prescrições com os DE incluídos no SIPETi e inseri-las no módulo de planejamento/prescrição de enfermagem.[4]

Para inserir as prescrições no banco de dados, utilizaram-se frases descritivas (ver Capítulo 10), levando em consideração, quando pertinente, o que deve ser feito, como, quando, onde, com que frequência e por quanto tempo.[52] Para acessar as prescrições já constantes no sistema, basta o enfermeiro, após ter selecionado os DE, clicar sobre o ícone prescrições (Figura 12.10). Dessa forma, o sistema abrirá o referido módulo (Figura 12.11) no qual cada diagnóstico encontra-se mapeado, com uma lista de possíveis prescrições de enfermagem (Figura 12.12).[4]

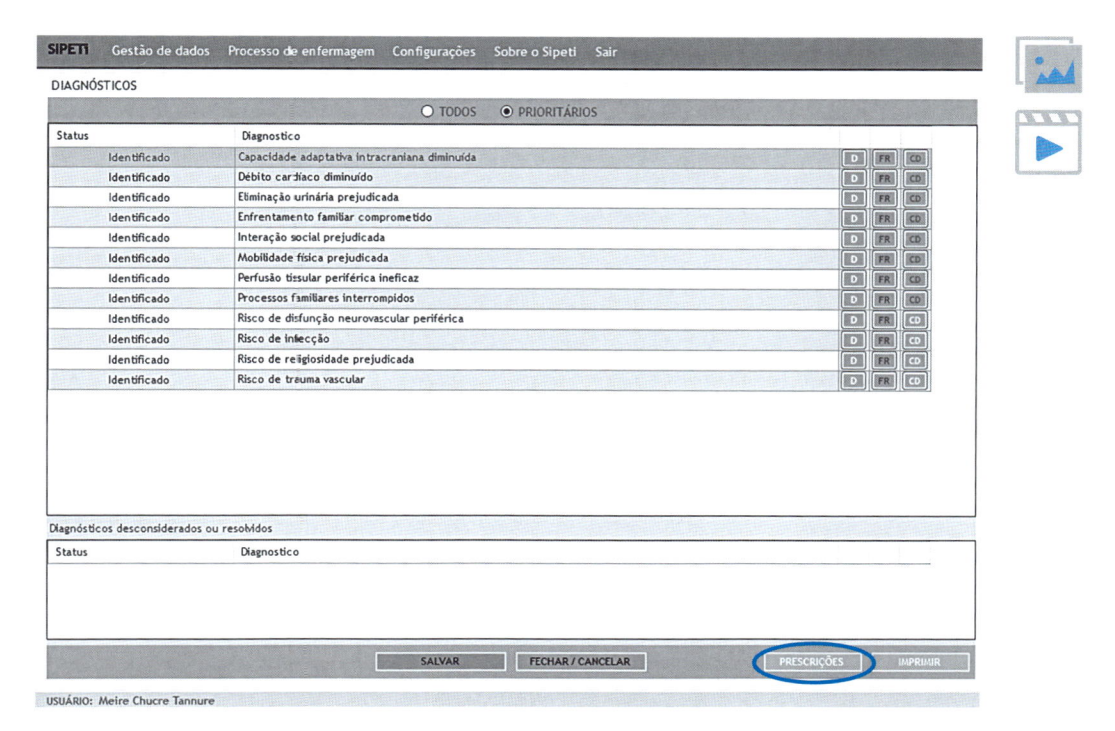

Figura 12.10 Ícone de direcionamento para o módulo de planejamento/prescrição de enfermagem.

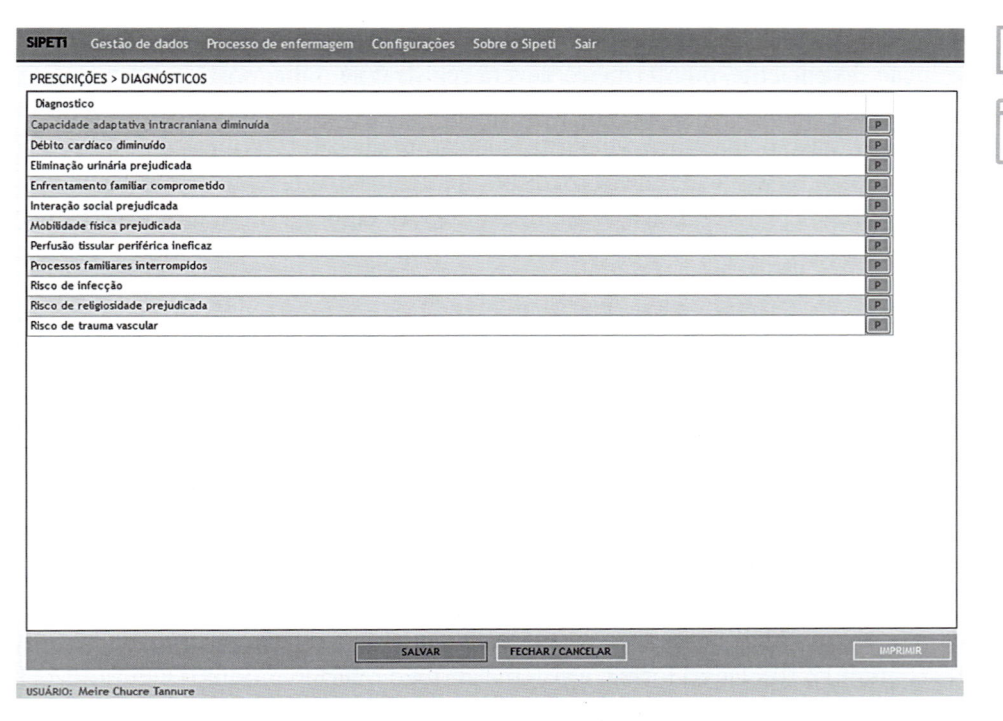

Figura 12.11 Abertura do módulo de prescrição de enfermagem.

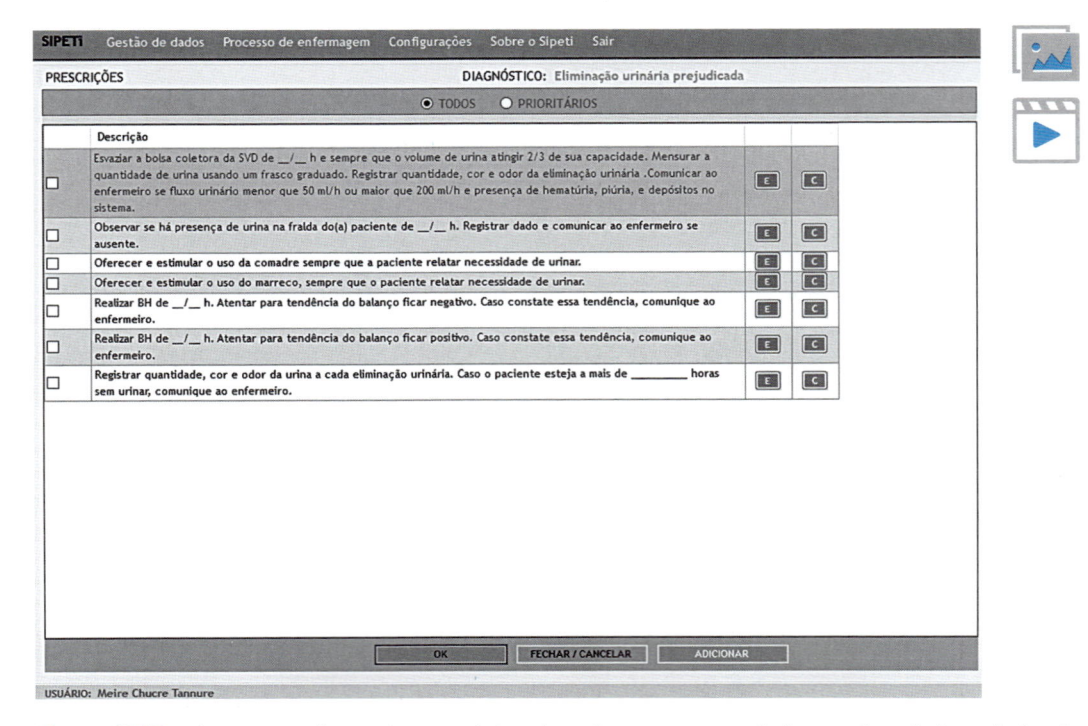

Figura 12.12 Tela para a seleção de prescrições de enfermagem associadas ao diagnóstico *eliminação urinária prejudicada*.

Cabe ao enfermeiro analisar as prescrições inseridas previamente no sistema e selecionar aquela(s) pertinente(s) às necessidades específicas de cada paciente. É importante também enfatizar que o sistema foi desenvolvido de modo a permitir a inclusão de novas prescrições para possibilitar a individualização do cuidado e o desenvolvimento de estudos futuros. Para tanto, basta o enfermeiro clicar no ícone adicionar e uma tela será aberta para que ele possa prescrever o cuidado.[4]

Sexto passo

Como já citado anteriormente, a fim de obter dados que favoreçam a avaliação da assistência de enfermagem, o banco de dados do SIPETi foi alimentado para calcular a taxa de incidência e de prevalência dos DE, a taxa de efetividade diagnóstica do risco, a taxa de efetividade na prevenção de complicações e a taxa de modificações positivas no estado dos DE reais (ver Capítulo 14).[4,51]

O sistema também foi propositalmente alimentado com dados provenientes de escalas capazes de gerar indicadores, tornando possível obter os resultados alcançados com os pacientes a partir da análise das pontuações obtidas com a aplicação dessas escalas.[4]

O Índice de Katz é um dos indicadores inseridos no sistema. Com ele, é possível mensurar a autonomia dos pacientes para a realização de atividades de vida diária, antes e após a internação na UTI. Os dados do Índice de Katz estão incluídos nos módulos anamnese e cadastro de pacientes (no qual consta o relatório de alta). Assim que o enfermeiro preencher os dados presentes nesses módulos, o sistema calculará o grau de independência do paciente e promover o resultado nos dois momentos: admissão e alta da unidade. A pontuação obtida varia de zero (independente em todas as seis funções) até seis (dependente em todas as seis funções).[4]

O segundo indicador, gerado com a utilização do SIPETi, refere-se ao risco de os pacientes desenvolverem lesões por pressão. Para obter esse dado, o sistema foi alimentado (módulo de exame físico/NHB) com as subescalas que compõem a escala de Braden. Dessa forma, o SIPETi faz o cálculo e gera a informação: se o risco é muito elevado (quando a pontuação obtida é igual ou menor que 9), se é elevado (pontuação entre 10 e 12), se é moderado (pontuação entre 13 e 14) ou se é mínimo (pontuação entre 15 e 18).[53]

O terceiro indicador obtido com a utilização do sistema é o índice TISS-28. Ao preencher dados constantes no módulo de exame físico/NHB, o enfermeiro automaticamente preenche os 28 itens de avaliação que compõem o índice.[4]

Se a pontuação obtida, com a aplicação do TISS-28, ficar entre 0 e 19 pontos, o paciente encontra-se fisiologicamente estável e requer observação profilática; se for entre 20 e 34 pontos, ele está estável fisiologicamente, porém requer cuidados intensivos de enfermagem e monitoramento contínuo. Pontuação entre 35 e 60 pontos retrata que o paciente está grave e instável hemodinamicamente e, caso o índice obtido seja maior que 60 pontos, a informação indica que o paciente exige internação em UTI, com assistência médica e de enfermagem contínua e especializada.[54]

Uma vez que o TISS-28 também pode ser utilizado na quantificação da carga de trabalho da enfermagem, o SIPETi também gera o tempo dispendido pelos enfermeiros na assistência direta a cada paciente.[54]

O quarto indicador obtido com a utilização do sistema é o APACHE-II, um índice que possibilita avaliar a gravidade e o prognóstico de pacientes admitidos em UTI. As 12 variáveis que compõem esse índice estão distribuídas nos módulos de cadastro de pacientes e de exame físico/NHB.[4]

E, conforme já citado anteriormente, outro recurso oferecido pelo *software* no módulo de avaliação, e que favorece a avaliação da assistência prestada na UTI, consiste no registro diário de informações sobre eventos adversos ocorridos na unidade. Esses dados foram inseridos no módulo de exame físico/NHB e podem ser alimentados no sistema diariamente. Na sequência, as taxas referentes aos eventos adversos são automaticamente calculadas.[4]

Os eventos adversos monitorados pelo sistema são: extubação acidental, perda acidental de cateteres, perda acidental de sondas, perda acidental de drenos, quedas do leito, desenvolvimento de lesões na UTI, eventos adversos relacionados ao processo de medicação e infecções adquiridas. Contudo, ressalta-se que é permitido que o enfermeiro registre outros eventos adversos além dos constantes no sistema.[4]

OUTRAS DICAS IMPORTANTES

Do mesmo modo que a assistência prestada ao paciente, o sistema desenvolvido para armazenar as informações, deve ser avaliado. A avaliação é uma atividade fundamental para qualquer empreendimento gerador de produtos que serão usados por terceiros.[55]

Um sistema de informação que surge com a finalidade de constituir um instrumento de trabalho apoiador do processo decisório precisa ser avaliado e é passível de alterações necessárias ao bom desempenho das rotinas de trabalho existentes.[56,57]

A avaliação de *softwares* representa, desse modo, um elemento crítico de garantia de qualidade, devendo o programa passar por um processo de testes que favoreça descobrir erros no sistema e fazer ajustes necessários à melhora de sua incorporação ao processo de trabalho dos usuários.[58]

Além disso, é relevante salientar que a importância da tecnologia não pode ser maior que a do ser humano. Logo, seu uso deve estar atrelado à satisfação de necessidades humanas, e o ser humano, seu criador, precisa buscar aperfeiçoá-la para seu benefício e da coletividade, como forma de cuidado.[19]

O uso de tecnologias de informação, entendidas como recursos não humanos, entre eles os *softwares*, dedica-se ao armazenamento, ao processamento e à comunicação da informação[59] e, na área de enfermagem, pode conferir maior visibilidade à prática por um conjunto de dados, locais, nacionais e internacionais, sobre a saúde, de modo a influenciar na elaboração de políticas, especialmente de saúde e educação.[60]

Logo, para que os benefícios esperados aconteçam, é indispensável a participação ativa dos enfermeiros, sobretudo porque, quando os usuários fazem parte desse desenvolvimento, os sistemas acabam se tornando mais funcionais e de melhor qualidade.[61]

Quando sistemas informatizados são utilizados, a qualidade do cuidado oferecido aos pacientes é determinada pela exatidão dos dados neles introduzidos e pelo nível de facilidade com que a informação recuperada pode ser interpretada e compreendida pelos enfermeiros. Desse modo, os enfermeiros precisam identificar os dados essenciais que devem ser inseridos no banco de dados dos *softwares,* a fim de que o produto desenvolvido possa favorecer a tomada de decisões sobre os cuidados prestados aos pacientes.[17]

Cabe ainda destacar que a informação é o elemento essencial para a ação com qualidade. Quem tem mais acesso à informação consegue melhor qualidade no trabalho. Ela, em geral, chega às pessoas na forma eletrônica, e os sistemas computacionais têm sido cada vez mais desenvolvidos para sustentar o registro e a análise das informações em saúde.[62]

Enfermeiros vêm se empenhando para implantar as etapas do PE na prática profissional com o objetivo de qualificar a assistência e buscar os melhores resultados possíveis.[63] E, quando os serviços de saúde dispõem de *softwares* bem desenvolvidos e capazes de sustentar o monitoramento das atividades clínicas realizadas com os pacientes por meio da implantação das etapas do PE, o acompanhamento desses resultados torna-se mais efetivo[64] e os enfermeiros passam a aderir cada vez mais à utilização do método científico, pois percebem o impacto da assistência prestada pela equipe de enfermagem.

QUESTÕES PARA FIXAÇÃO DO CONTEÚDO

1. O que é PE?
2. Quais são as etapas que atualmente compõem o PE?
3. Que fatores são descritos como dificultadores à operacionalização e ao registro das cinco etapas do PE na prática profissional?
4. Que estratégia tem sido proposta para favorecer a operacionalização de todas as etapas do PE na prática profissional?
5. Por que o uso de sistemas informatizados pode favorecer a utilização e o registro das etapas do PE na prática profissional?
6. Explique por que é fundamental que a matriz dos sistemas informatizados desenvolvidos ou aprimorados para favorecer a aplicação do PE seja construída a partir da seleção de uma TE.
7. Cite e explique as estratégias sugeridas neste capítulo para desenvolver um *software* cuja finalidade seja favorecer a aplicação do PE na prática profissional.

REFERÊNCIAS BIBLIOGRÁFICAS

1. ALMEIDA, M. de A.; LUCENA, A. de F. O processo de enfermagem e as classificações NANDA-I, NIC e NOC. *In*: ALMEIDA, M. de A. *et al. Processo de enfermagem na prática clínica*: estudos clínicos realizados no Hospital das Clínicas de Porto Alegre. Porto Alegre: Artmed, 2011. p. 21-40.
2. GARCIA, T.R.; NÓBREGA, M.M.L. Processo de enfermagem: da teoria à prática assistencial e de pesquisa. *Escola Anna Nery Revista de Enfermagem*, v. 13, n. 1, p. 188-193, jan./mar. 2009.
3. CARVALHO, E.C.; GARCIA, T.R. Obstáculos para a implantação do processo de enfermagem no Brasil. *Revista de Enfermagem UFPE On Line*, v. 1, n. 1, p. 95-99, jul./set. 2007. Disponível em: <www.ufpe.br/revistaenfermagem/index.php/revista/>. Acesso em 10 jun. 2010.
4. TANNURE, M.C. *Construção e avaliação da aplicabilidade de um software com o processo de enfermagem em uma unidade de terapia intensiva de adultos*. 2012. 327 f. Tese (Doutorado) – Escola de Enfermagem, Universidade Federal de Minas Gerais, Belo Horizonte, 2012.
5. JEVON, P.; EWENS, B. *Monitoramento do paciente crítico*. 2. ed. Porto Alegre: Artmed, 2009. 309 p.
6. CONSELHO FEDERAL DE ENFERMAGEM. *Resolução nº 358/2009, de 15 de outubro de 2009*. Dispõe sobre a Sistematização da Assistência de Enfermagem e a implementação do Processo de Enfermagem em ambientes, públicos ou privados, em que ocorre o cuidado profissional de Enfermagem, e dá outras providências. Brasília, DF, 2009. Disponível em: <http://www.cofen.gov.br/resoluo-cofen-3582009_4384.html>. Acesso em: 03 nov. 2009.
7. DURAN, E.C.M.; TOLEDO, V.P. Análise da produção do conhecimento em processo de enfermagem: estudo exploratório-descritivo. *Revista Gaúcha de Enfermagem*, v. 32, n. 2, p. 234-240, jun. 2011.
8. FONTES, C.M.B.; CRUZ, D.A.L.M. Diagnósticos de enfermagem documentados para pacientes de clínica médica. *Revista da Escola de Enfermagem da USP*, v. 41, n. 3, p. 395-402, set. 2007.
9. BACKES, D.S. *et al.* Sistematização da assistência de enfermagem: percepção dos enfermeiros de um hospital filantrópico. *Acta Scientiarum Health Sciences*, v. 27, n. 1, p. 25-29, jan./jun. 2005.

10. FERREIRA, F.K.S. *et al*. Fatores que dificultam a implantação do processo de enfermagem na prática profissional. *Revista Nursing*, v. 12, n. 138, p. 517-521, nov. 2009.

11. MALUCELLI, A. *et al*. Sistema de informação para apoio à sistematização da assistência de enfermagem. *Revista Brasileira de Enfermagem*, v. 63, n. 4, p. 629-636, jul./ago. 2010.

12. SPERANDIO, D.J.; ÉVORA, Y.D.M. Planejamento da assistência de enfermagem: proposta de um software protótipo. *Revista Latino-americana de Enfermagem*, v. 13, n. 6, p. 937-943, nov./dez. 2005.

13. KUCHLER, F.F.; ALVAREZ, A.G.; HAERTEL, L.A. Impacto sobre o tempo do processo de enfermagem auxiliado por ferramenta informatizada. *In*: X CONGRESSO BRASILEIRO DE INFORMÁTICA EM SAÚDE, 2006. Anais [...]. Florianópolis: 2006. Disponível em: <www.sbis.org.br>. Acesso em: 04 abr. 2010.

14. VOGELSMEIER, A.A. Technology implementation and workarounds in the nursing home. *Journal of the American Medical Association*, [*s.l.*], v. 15, n. 1, p. 114-119, jan./fev. 2008.

15. EVORA, Y.D.M. *et al*. Processo de informatização em enfermagem: experiência de um hospital público. *In*: CONGRESSO BRASILEIRO DE INFORMÁTICA EM SAÚDE, 10, 2006, Florianópolis. Anais [...]. Florianópolis: 2006. Disponível em: <http://www.sbis.org.br>. Acesso em: 01 jul. 2010.

16. SARDO, P.M.G.; DALL SASSO, G.T.M. Problem-based learning in cardiopulmonary resuscitation on a virtual learning environment methodological research. *Online Brazilian Journal of Nursing*, [*s.l.*], v. 6, n. 3, p. 1-10, 2007. Disponível em: <www.objnursing.uff.br/index.php/nursing/article/>. Acesso em: 12 jan. 2008.

17. HANNAH, K.J.; BALL, M.; EDWARDS, M.J.A. *Introdução à informática em enfermagem*. 3. ed. Porto Alegre: Artmed, 2009. 388 p.

18. THEDE, L. The electronic health record: will nursing be on board when the ship leaves? *Online Journal of Issues in Nursing*, [*s.l.*], v. 13, n. 3, ago. 2008. Disponível em: <http://www.nursingworld.org/MainMenuCategories/ANA Market place/ANA Periodicals/OJIN/Columns/Informatics/ElectronicHealth Record.aspx≥. Acesso em: 09 set. 2009.

19. BAGGIO, M.A.; ERDMANN, A. L.; DAL SASSO, G.T.M. Cuidado humano e tecnologia na enfermagem contemporânea e complexa. *Texto & Contexto Enfermagem*, v. 19, n. 2, p. 378-385, abr./jun. 2010.

20. TANNURE, M.C. *et al*. Processo de enfermagem: comparação do registro manual *versus* eletrônico. *Journal of Health Informatics*, v. 7, n. 3, p. 69-74, jul./set. 2015.

21. DAL SASSO, G.T.M. *A concepção do enfermeiro na produção tecnológica informatizada para o ensino/ aprendizagem em reanimação cardiorrespiratória*. 2001. 219 f. Tese (Doutorado em Enfermagem) – Escola de Enfermagem, Universidade Federal de Santa Catarina, Florianópolis, 2001.

22. WERLI, A.; CAVALCANTI, R.B; TANNURE, M.C. A informatização como ferramenta para auxiliar na sistematização da assistência de enfermagem. *In*: TANNURE, M.C; PINHEIRO, A.M. *SAE – Sistematização da Assistência de Enfermagem*: guia prático. 2. ed. Rio de Janeiro: Guanabara Koogan, 2010. p. 259-274.

23. DALRI, M.C.B. *Assistência de enfermagem a paciente portador de queimadura utilizando um software*. 2000. 328 f. Tese (Doutorado em Enfermagem) – Escola de Enfermagem de Ribeirão Preto, Universidade de São Paulo, São Paulo, 2000.

24. MOORHEAD, S. *et al*. *Classificação dos resultados de enfermagem (NOC)*. Rio de Janeiro: Elsevier, 2011. 936 p.

25. RUTHERFORD, M. Standardized nursing language: what does it mean for nursing practice? *The Online Journal of Issues in Nursing*, [*s.l.*], v. 13, n. 1, jan. 2008. Disponível em: <http://www.nursingworld.org/MainMenuCategories/ANAMarketplace/ANAPeriodicals/OJIN/TableofContents/vol132008/No1Jan08/ArticlePreviousTopic/StandardizedNursingLanguage.aspx>. Acesso em: 09 set. 2009.

26. BULECHECK, G.M.; BUTCHER, H.; DOCHTERMEN, J. *Classificação das intervenções de enfermagem (NIC)*. Rio de janeiro: Elsevier, 2010. 944 p.

27. TANNURE, M.C. *Banco de termos da linguagem especial de enfermagem para unidade de terapia intensiva de adultos*. 2008. 92 f. Dissertação (Mestrado em Enfermagem) – Escola de Enfermagem, Universidade Federal de Minas Gerais, Belo Horizonte, 2008.

28. ANNURE-MATINS, M.C.; CHIANCA, T.C. Construção de um software com o processo de enfermagem em terapia intensiva. *Journal of Health Informatics*, São Paulo, v. 8, n. 4, p. 119-125, out./dez., 2016.

29. McEWEN, M. Visão geral da teoria de enfermagem. *In*: McEWEN, M.; WILLS, E.M. *Bases teóricas para a enfermagem*. 2. ed. Porto Alegre: Artmed, 2009. p. 48-73.

30. NETO, J.M.R.; FONTES, W.D. de; NÓBREGA, M.M.L. da. Instrumento de coleta de dados de enfermagem em Unidade de Terapia Intensiva Geral. *Revista Brasileira de Enfermagem*, v. 66, n. 4, p. 535-542, jul./ago. 2013.

31. TANNURE, M.C.; PINHEIRO, A M. *SAE – Sistematização da Assistência de Enfermagem*: guia prático. 2. ed. Rio de Janeiro: Guanabara Koogan, 2010. 298 p.

32. JOHNSON, M.J. *et al. Ligações entre NANDA, NOC e NIC*. Diagnósticos, resultados e intervenções de enfermagem. 2. ed. Porto Alegre: Artmed, 2009. 704 p.

33. KROGH, G.; DALE, C.; NÄDEN, D. Framework for integrating NANDA, NIC and NOC terminology in electronic records. *Journal of Nursing Scholarship*, [s.l.], v. 37, n. 3, p. 275-281, 2005. Disponível em: <http://www.mendeley.com/research/a-framework-for-integrating-nanda-nic-and-noc-terminology-in-electronic-patient-records/#page-1>. Acesso em: 01 jan. 2010.

34. LIMA, A.P.S.; CHIANCA, T.C.M.; TANNURE, M.C. Avaliação da assistência de enfermagem utilizando indicadores gerados por um software. *Revista Latino-americana de Enfermagem*, v. 23, n. 2, p. 234-241, mar./abr. 2015.

35. MARIN, H.F. Vocabulários em enfermagem: revisão e atualização. *Revista Nursing*, v. 4, n. 32, p. 25-29, jan. 2001.

36. SANTOS, S.R. dos; NÓBREGA, M.M.L. A busca da interação teoria e prática no sistema de informação em enfermagem: enfoque na teoria fundamentada nos dados. *Revista Latino-americana de Enfermagem*, v. 12, n. 3, p. 460-468, maio/jun. 2004. Disponível em: <www.scielo.br>. Acesso em 12 jul. 2008.

37. ZUZELO, P.R. *et al.* Describing the influence of technologies on registered nurses work. *Clinical Nurse Specialist*, [s.l.], v. 22, n. 3, p. 132-140, maio/jun. 2008.

38. HORTA, W. de A. *Processo de enfermagem*. São Paulo: EPU, 1979. 99 p.

39. AMANTE, L.N.; ROSSETTO, A.P.; SCHNEIDER, D.G. Sistematização da assistência de enfermagem em Unidade de Terapia Intensiva sustentada pela teoria de Wanda Horta. *Revista da Escola de Enfermagem da USP*, v. 43, n. 1, p. 54-64, mar. 2009.

40. BITTAR, D.B., PEREIRA, L.V., LEMOS, R.C.A. Sistematização da assistência de enfermagem ao paciente crítico: proposta de um instrumento de coleta de dados. *Texto & Contexto Enfermagem*, v. 15, n. 4, p. 617-628, out./dez. 2006.

41. LIMA, L.R. *et al.* Proposta de instrumento para coleta de dados de enfermagem em uma unidade de terapia intensiva fundamentado em Horta. *Revista Eletrônica de Enfermagem*, v. 8, n. 3, p. 349-357, 2006. Disponível em: <www.fen. ufg.br/revista/revista 8_3/v8n3a05.htm>. Acesso em 12 jun. 2008.

42. LONGARAY, V.K.; ALMEIDA, M. de A.; CEZARO, P. de. Processo de enfermagem: reflexões de auxiliares e técnicos. *Texto & Contexto Enfermagem*, v. 17, n. 1, p. 150-157, jan./mar. 2008.

43. TANNURE, M.C. *et al.* Validação de instrumentos de coleta de dados de enfermagem em unidade de tratamento intensivo de adultos. *Revista Mineira de Enfermagem*, v. 12, n. 3, jul./set. 2008.

44. FIGUEIREDO, R.M. de *et al.* Caracterização da produção do conhecimento sobre sistematização da assistência de enfermagem no Brasil. *Revista da Escola de Enfermagem da USP*, v. 40, n. 2, p. 299-303, jun. 2006.

45. BRASIL. Secretaria-Executiva. *Qualisus*: política de qualificação da atenção à saúde. Brasília: Ministério da Saúde, 2004.

46. COSTI, M. *A influência da luz e da cor em salas de espera e corredores hospitalares*. Porto Alegre: EDIPU-CRS, 2002. 256 p.

47. LACY, M.L. *O poder das cores no equilíbrio dos ambientes*. 2. ed. São Paulo: Pensamento, 2000. 144 p.

48. BOCCANERA, N.B. *A utilização das cores no ambiente de internação hospitalar*. 2007. 96 f. Dissertação (Mestrado em Ciências da Saúde) – Programa multi-institucional de pós-graduação, Universidade Federal de Goiás, Goiânia, 2007.

49. DOENGES, M.E.; MOORHOUSE, M.F.; MURR, A.C. *Diagnósticos de enfermagem*. Rio de Janeiro: Guanabara Koogan, 2009. 723 p.

50. BENEDET, S.A.; BUB, M.B.C. *Manual de diagnóstico de enfermagem*: uma abordagem baseada nas necessidades humanas básicas e na classificação diagnóstica da NANDA. 2. ed. Florianópolis: Bernúncia, 2001. 220 p.

51. ORDEM DOS ENFERMEIROS. *Sistemas de Informação de Enfermagem (SIE)*: resumo mínimo de dados e Core de indicadores de enfermagem para o repositório central de dados da saúde: documentos oficiais. Portugal, 2007. Disponível em: <http://www.ordemenfermeiros.pt/documentosoficiais/Documents/RMDE_Indicadores-VFOut2007.pdf>. Acesso em: 02 jan. 2011.

52. ALFARO-LEFEVRE, R. *Aplicação do processo de enfermagem*: uma ferramenta para o pensamento crítico. 7. ed. Porto Alegre: Artmed, 2010. 303 p.

53. BERGSTROM, N. *et al.* The Braden scale for predicting pressure sore risk. *Nursing Research*, [s.l.], v. 36, n. 4, p. 205-210, jul./ago. 1987.

54. PADILHA, K.G. *et al.* Therapeutic intervention scoring system-28 (TISS-28): diretrizes para aplicação. *Revista da Escola de Enfermagem da USP*, v. 39, n. 2, p. 229-233, 2005. Disponível em: <http://www.scielo.br/pdf/reeusp/v39n2/14.pdf>. Acesso em: 12 jul. 2009.

55. SPERANDIO, D.J. *A tecnologia computacional móvel na sistematização da assistência de enfermagem*: avaliação de um software protótipo. 2008. 142 f. Tese (Doutorado em Enfermagem) – Escola de Enfermagem de Ribeirão Preto, Universidade de São Paulo, Ribeirão Preto, 2008.

56. CAVALCANTE, R.B. *Sistema e informação e o cotidiano de trabalho de profissionais e unidade de terapia intensiva de um hospital privado de Belo Horizonte.* 2008. 146 f. Dissertação (Mestrado em Enfermagem) – Escola de Enfermagem, Universidade Federal de Minas Gerais, Belo Horizonte, 2008.

57. CAVALCANTE, R.B. *et al.* Sistema de informação em saúde e o cotidiano de trabalho de profissionais de unidades de terapia intensiva de um hospital privado de Belo Horizonte. *Revista Mineira de Enfermagem,* v. 13, n. 14, p. 467-473, out./dez. 2009.

58. PRESSMAN, R.S. *Engenharia de software.* 6. ed. São Paulo: McGraw-Hill, 2006. 720 p.

59. ALECRIM, E. O que é tecnologia da informação. *Coluna Infowester,* 2004. Disponível em: <http://www.infowester. com/col150804.php>. Acesso em: 02 jun. 2010.

60. NÓBREGA, M.M.L.; GARCIA, T.R. Classificação internacional para a prática de enfermagem: instrumental tecnológico para a prática profissional. *Revista Brasileira de Enfermagem,* v. 62, n. 5, p. 758-761, mar./abr. 2009.

61. OLIVEIRA, C.G.; BARROS, K.A.A.L. de B.; OLIVEIRA, A.G. de. Construção de um protótipo de software para apoio à Sistematização da Assistência de Enfermagem, utilizando a engenharia de software e usabilidade. *Journal of Health Informatics,* [*s.l.*], v. 2, n. 1, p. 1-6, jan./mar. 2010. Disponível em: <http://www.sbis. org.br/cbis11/arquivos/742.pdf>. Acesso em: 04 fev. 2011.

62. MARIN, H.F. Terminologia de referência em enfermagem: a Norma ISO 18104. *Acta Paulista de Enfermagem,* v. 22, n. 4, p. 445-448, jun. 2009. Disponível em: <http://www.scielo.br/pdf/ape/v22n4/a16v22n4. pdf>. Acesso em: 02 jul. 2010.

63. PRUINELLI, L. *et al.* Operacionalização do processo de enfermagem no HCPA. *In:* ALMEIDA, M. de A. *et al. Processo de enfermagem na prática clínica.* Estudos clínicos realizados no Hospital das Clínicas de Porto Alegre. Porto Alegre: Artmed, 2011. p. 53-66.

64. PERES, H.H.C.; ORTIZ, D.C.F. Sistemas de informação em saúde e o processo de enfermagem. *In:* GAIDZINSKI, R.R. *et al. Diagnóstico de enfermagem na prática clínica.* Porto Alegre: Artmed, 2008. p. 338-352.

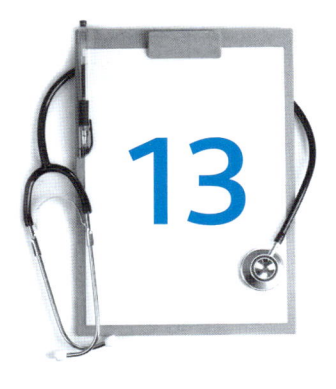

13 Processo de Enfermagem | Base Científica para a Segurança dos Pacientes

Meire Chucre Tannure • Ana Maria Pinheiro •
Camila Adriana Barbosa Costa •
Luciana Regina Ferreira da Mata

O processo de enfermagem é o método científico com o qual os enfermeiros trabalham, cuja aplicação confere segurança aos pacientes.
Meire Chucre Tannure *et al.*

INTRODUÇÃO

No Capítulo 1, viu-se que o processo de enfermagem (PE) é considerado o principal instrumento para o desempenho sistemático da prática profissional de enfermagem e um recurso tecnológico do qual os enfermeiros lançam mão para organizar as condições necessárias à realização da assistência por eles prestada.[1]

Por se tratar de um método científico de solução de problemas e organizado de modo a auxiliar a equipe de enfermagem a abordar, de maneira lógica, necessidades apresentadas pelos pacientes[2], a aplicação do PE possibilita determinar e monitorar problemas de responsabilidade dos enfermeiros.[3]

Monitorar problemas de saúde e evitar que acometam os pacientes compõem o leque de atividades pelas quais os enfermeiros são responsáveis. No Capítulo 14, será possível compreender que, com o monitoramento de indicadores de saúde obtidos a partir do PE, entre eles a taxa de efetividade diagnóstica do risco e a de prevenção de complicações[4], consegue-se verificar se os enfermeiros estão sendo precisos em diagnosticar riscos potenciais e evitar que os pacientes sejam atingidos por problemas deles decorrentes.[5,6]

Com a aplicação do PE, os enfermeiros têm condições de gerenciar riscos aos quais os pacientes encontram-se expostos e, uma vez que existem linguagens padronizadas para nomeá-los, elas devem ser empregadas para favorecer a comunicação entre os profissionais e a obtenção e o monitoramento de indicadores de resultados em saúde.

Indicadores de resultados, quando devidamente utilizados para nortear a revisão de processos e ações, bem como a educação permanente e continuada, podem acarretar melhorias assistenciais capazes de minimizar incidentes relacionados ao cuidado em saúde.[7]

Cabe, no entanto, enfatizar que esses incidentes são circunstâncias que podem não atingir diretamente os pacientes (*near miss*), atingi-los sem causar nenhum dano (incidente sem lesão) ou resultar em comprometimentos desnecessários.[8,9] Nesse último caso, são denominados eventos adversos, ou seja, incidentes que ocorrem durante a assistência à saúde e atingem os pacientes causando danos a eles, podendo prolongar o tempo de internação, promover incapacidade temporária ou permanente e óbito.[8-10] Ressalta-se ainda que os danos podem ser físicos, sociais ou psicológicos.[8,11]

Sabe-se que nem todos os erros culminam em eventos adversos e nem todos os eventos adversos são resultantes de erros.[12] O erro é uma ruptura no cumprimento de uma ação planejada ou prosseguimento inadequado de um plano.[8,9,13]

Essa distinção é necessária para a implementação de estratégias de prevenção sobretudo de eventos adversos consequentes de erros que, por serem passíveis de prevenção, são descritos como eventos adversos evitáveis.[12]

Para prevenir danos decorrentes desses eventos, deve-se diagnosticar os riscos aos quais os pacientes encontram-se expostos e monitorar as barreiras implementadas[9,13], o que pode acontecer por meio da gestão do risco. Esta consiste na aplicação sistêmica e contínua de iniciativas, procedimentos, condutas e recursos para a avaliação e o controle de riscos e eventos adversos capazes de afetar a segurança, a saúde humana, a integridade profissional, o meio ambiente e a imagem institucional.[13]

Estratégias focadas na gestão de riscos têm sido implementadas a partir de padrões de acreditação hospitalar da Joint Comission International (JCI)[14], cuja missão é melhorar a segurança e a qualidade dos cuidados de saúde.[15]

Nesse processo, encontra-se a enfermagem, com o desafio de desenvolver habilidades intelectuais, técnicas e interpessoais para ações sistêmicas que viabilizem reduzir desfechos indesejados. E, uma vez que o PE é uma importante ferramenta para a organização e a documentação da prática profissional, o seu emprego possibilita a coleta e o registro de informações de maneira completa e fidedigna, assegurando a gestão do risco (Figura 13.1) e a promoção da segurança do paciente.[14]

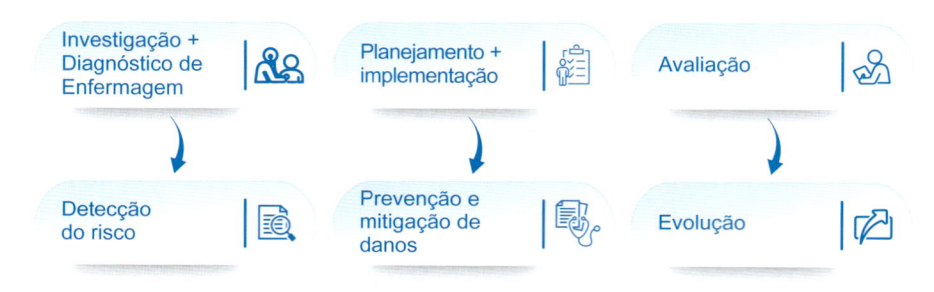

Figura 13.1 Etapas do processo de enfermagem e a relação com o gerenciamento de risco.

Um diagnóstico de enfermagem de risco diz respeito à suscetibilidade de um indivíduo, família, grupo ou comunidade para o desenvolvimento de uma resposta humana indesejável a uma condição de saúde/processo de vida.[16]

Algo a se refletir é que os riscos potenciais já são diagnosticados e registrados em geral por enfermeiros, que implementam todas as etapas do PE para solucioná-los, embora nem sempre tenham clareza disso. As Figuras 13.2 a 13.4 apresentam exemplos de riscos potenciais cotidianamente identificados pelos enfermeiros e como a linguagem diagnóstica e todas as demais etapas que compõem o PE já fazem parte da realidade dos serviços.

Várias outras situações de risco cotidianamente monitoradas pelos enfermeiros também são diagnósticos de enfermagem (DE) identificados na prática profissional, a saber: risco de lesão térmica, risco de morte súbita, risco de contaminação, risco de sangramento, risco de tromboembolismo venoso, risco de lesão na córnea, risco de aspiração, risco de reação adversa a meio de contraste iodado[16] etc. Para muitos desses riscos ou todos, os profissionais estabelecem resultados a serem alcançados e planejam medidas para evitar a sua ocorrência, implementam as ações planejadas e monitoram os desfechos, ou seja, aplicam todas as etapas do PE.

Portanto, diante do exposto, pode surgir a seguinte pergunta: como é possível que alguns dos enfermeiros que já executam as etapas do PE e monitoram indicadores de efetividade das ações implementadas não reconheçam que eles trabalham o tempo todo guiados pelas etapas que compõem esse método científico?

É importante entender que o PE é o método com o qual os enfermeiros trabalham e que sua aplicação confere segurança aos pacientes (Figura 13.5).

Embora nem toda condição de risco diagnosticada pelos enfermeiros resulte de intervenções realizadas em pacientes, todas as que decorrem da assistência compõem ou podem vir a compor a nomenclatura diagnóstica de enfermagem, pois existem ações realizadas por esses profissionais para prevenir a sua ocorrência.

A temática segurança do paciente e o desenvolvimento de uma cultura em prol de medidas que visam à redução do risco de ocorrência de danos desnecessários aos pacientes durante a assistência à saúde constituem desafios da atualidade[17] e estão na pauta de discussões em diversos espaços, como a academia, o Judiciário e os serviços de saúde privados e públicos. Essa discussão também faz parte da agenda da Organização Mundial da Saúde (OMS) e seus estados-membros e do governo brasileiro nas instâncias nacional, estaduais e municipais.[8,12,18]

A segurança do paciente (Figura 13.6) é reconhecida como uma dimensão da qualidade com ênfase em ações direcionadas a melhorias contínuas, na responsabilização pelo acesso e na efetividade da assistência agregada ao cuidado centrado no paciente e no respeito ao seu direito de ter diminuído o risco de sofrer um dano desnecessário associado ao cuidado em saúde.[17]

Cabe destacar que nem sempre o agravo ao paciente advém de grandes falhas realizadas em atividades com sistemas complexos, mas podem acontecer por pequenos deslizes capazes de ocasionar consequências fatais, conforme as condições do paciente.[12] Por isso, iniciativas nacionais e internacionais relacionadas às questões da segurança têm sido implementadas promovendo um alerta constante às instituições de saúde e aos serviços de enfermagem a fim de promover uma assistência eficaz e segura.[17]

O enfermeiro identifica um paciente em uso de sonda vesical de demora (primeira etapa do PE)

O enfermeiro sabe que, embora o procedimento seja necessário no manejo do tratamento de alguns pacientes, estes ficam expostos ao risco de contrair uma infecção urinária e adquirir lesão na uretra

Risco de infeção e risco de lesão do trato urinário são títulos diagnósticos constantes na NANDA-I e costumam ser usados para nomear problemas potenciais previamente identificados (segunda etapa do PE)

Uma vez que os enfermeiros determinam os resultados a serem alcançados e elaboram protocolos focados na prevenção de riscos potenciais, acabam, portanto, por planejar ações focadas na obtenção dos resultados esperados (terceira etapa do PE)

As ações que compõem um protocolo só conferem segurança aos pacientes quando fundamentadas em evidências científicas e implementadas na prática clínica (quarta etapa do PE)

O monitoramento das taxas de infecção associadas ao uso de sonda vesical de demora, da ocorrência de lesão no trato urinário e da efetividade diagnóstica na prevenção dessas complicações evidenciará se as ações implementadas estão sendo efetivas para evitar eventos adversos (quinta etapa do PE)

Figura 13.2 Prevenção de infecção e lesão do trato urinário.

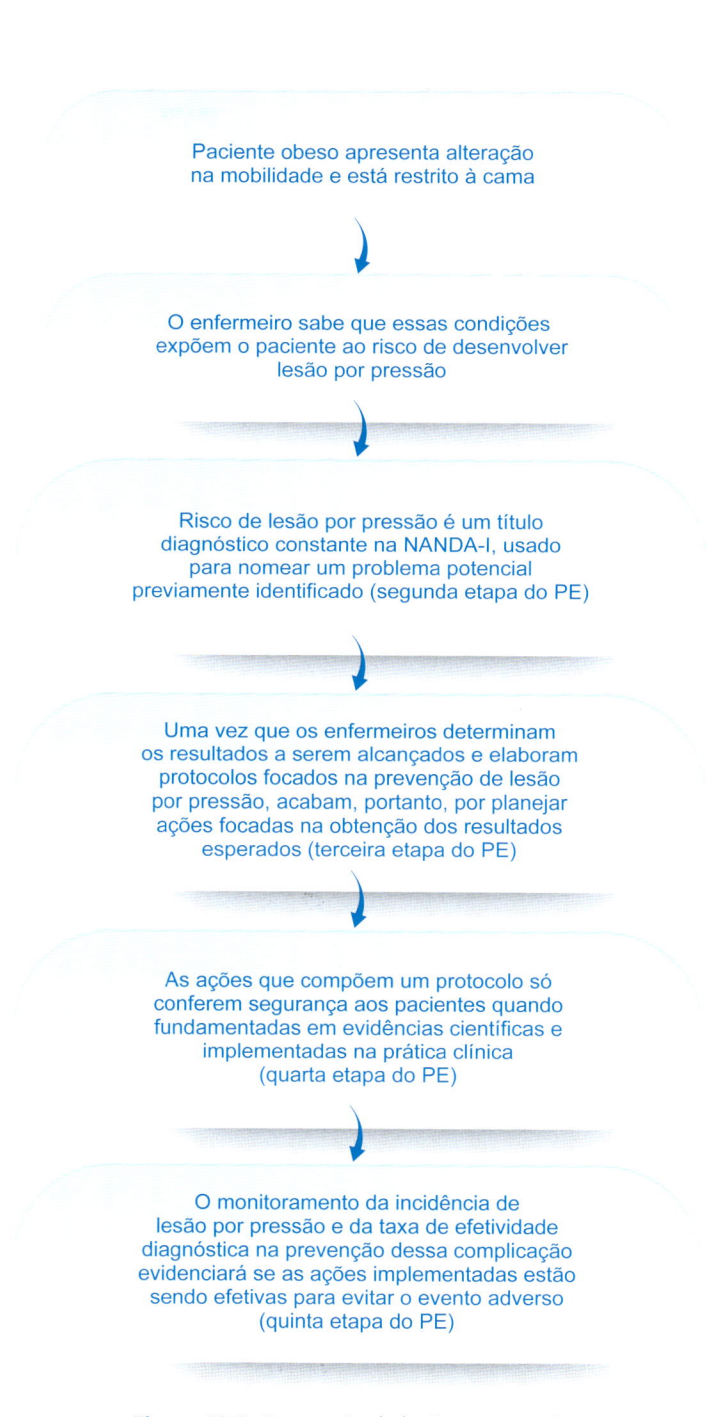

Figura 13.3 Prevenção de lesão por pressão.

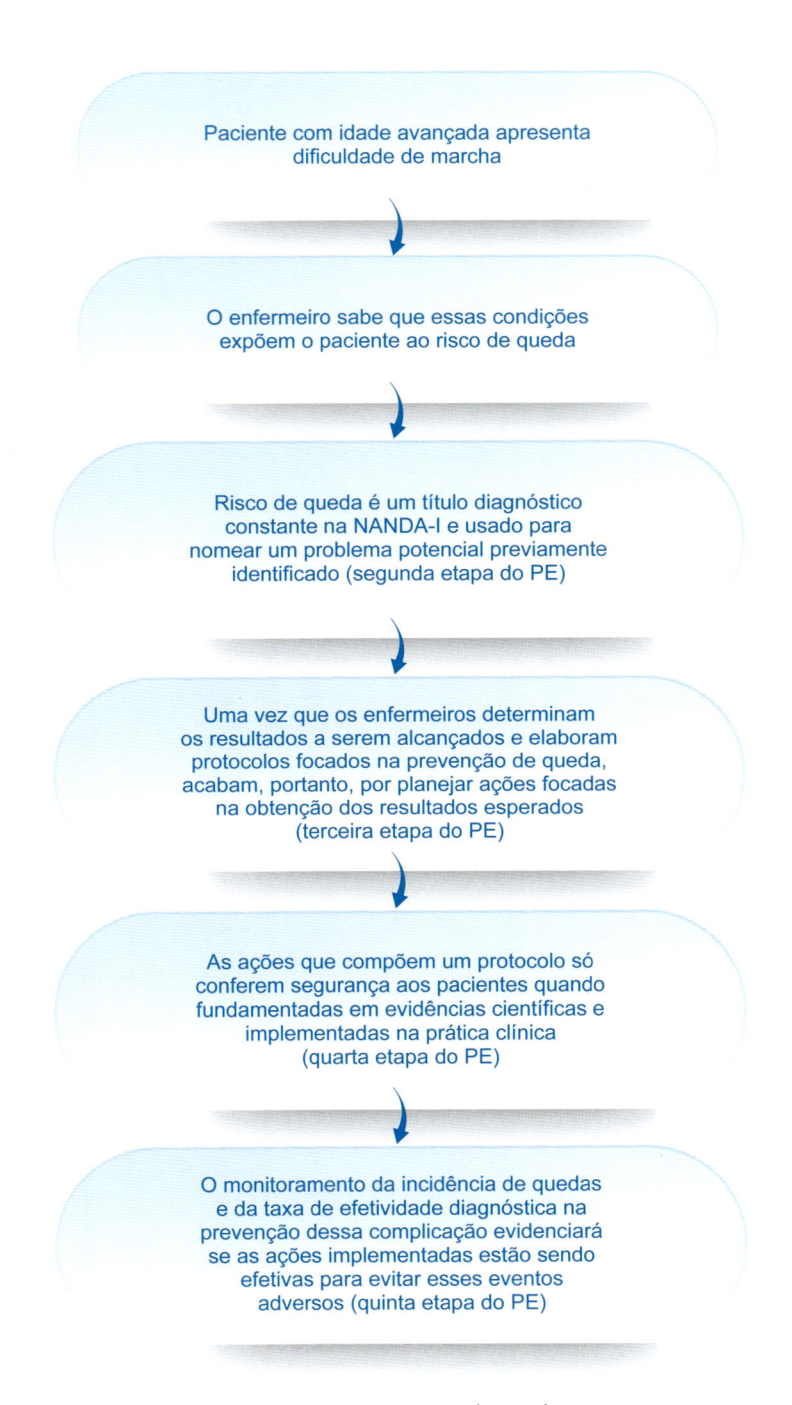

Figura 13.4 Prevenção de quedas.

CUIDADO SEGURO
É capaz de identificar, evitar ou minimizar riscos decorrentes das intervenções realizadas em pacientes

Figura 13.5 Cuidado seguro.

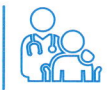

SEGURANÇA DO PACIENTE
Ação destinada a evitar eventos adversos decorrentes do processo assistencial em saúde ou reduzir o risco desses danos a um mínimo aceitável

Figura 13.6 Segurança do paciente.

UM POUCO DA HISTÓRIA DA PREOCUPAÇÃO COM A SEGURANÇA DOS PACIENTES

Conforme apresentado no Capítulo 9, a busca pela qualidade da atenção não é um tema novo. Em 1859, Florence Nightingale (pioneira na busca da qualidade e na prevenção de erros decorrentes do cuidado) já dizia: "talvez pareça estranho enunciar como primeiro dever de um hospital não causar mal ao paciente".[17]

Contudo, foi o documento publicado em 1999 pelo Institute of Medicine (IOM) dos EUA, intitulado *To err is human: building a safer health system* (Errar é humano: construindo um sistema de saúde mais seguro)[19-22], que ganhou notoriedade e mobilizou governos e organizações internacionais a apoiarem estratégias para a prevenção e a mitigação de falhas no cuidado em saúde, possibilitando a inclusão da preocupação com a segurança dos pacientes como uma das dimensões da qualidade.[20]

O documento revelou que 44 mil a 98 mil norte-americanos morriam todos os anos nos hospitais do país em decorrência de eventos adversos.[21,22]

Em maio de 2002, a 55ª Assembleia Mundial de Saúde adotou a resolução WHA55.18 "qualidade da atenção: segurança do paciente"[23], que solicitava urgência aos estados membros em dispor de maior atenção a esse problema.[20,23]

Como continuidade em 2004, a 57ª Assembleia Mundial da Saúde apoiou a criação da World Alliance for Patient Safety, para liderar programas voltados para essa natureza no âmbito internacional.[20,23] Essa aliança mundial apresentava, como propósitos, a definição e a identificação de prioridades na área da segurança do paciente em diversas partes do mundo, priorizando, para a investigação, aquelas relevantes para todos os países independentemente de seu estágio de desenvolvimento.[24]

Os chamados desafios globais para a segurança dos pacientes previstos na referida aliança orientam a identificação de ações que ajudam a evitar riscos para os pacientes e ao mesmo tempo norteiam os países com interesse em implantá-los.[20]

Em 2005, essa Aliança identificou seis áreas de atuação, entre elas o desenvolvimento de "soluções para a segurança do paciente", com o propósito de promover melhorias específicas em áreas problemáticas na assistência, listadas no Quadro 13.1.[13]

Quadro 13.1 Problemas de maior incidência na assistência.

- Identificação correta do paciente
- Melhoria da comunicação entre profissionais de saúde
- Melhoria da segurança dos medicamentos de alta vigilância
- Realização de cirurgia certa em local de intervenção e paciente corretos
- Higienização das mãos com mais frequência para prevenir infecções
- Redução da ocorrência de quedas

Essas áreas são definidas como metas internacionais para a segurança dos pacientes.[13] Durante a 27ª Conferência Sanitária Pan-Americana (CSP), em 5 de outubro de 2007, foi emitida a Resolução CSP 27.R.10 "Políticas e estratégia regional para a garantia da qualidade da atenção sanitária, incluindo o tema segurança do paciente", que tratou de instar os estados-membros a priorizarem a segurança dos pacientes e a qualidade dos cuidados a eles prestados.[20,25]

No Brasil, a Organização Pan Americana de Saúde da OMS (OPAS/OMS) vem trabalhando esse tema com a Agência Nacional de Vigilância Sanitária (Anvisa).[20,26]

A Anvisa tem estimulado atividades com foco na segurança do paciente e na qualidade em serviços de saúde no país com o intuito de aumentar a adesão às boas práticas de segurança e reduzir a um mínimo aceitável a ocorrência de eventos adversos.[20]

Ao falar sobre uma redução, a um mínimo aceitável, compreende-se que na assistência em saúde o erro zero é improvável. Contudo, embora sejam inerentes à natureza do trabalho, incidentes e eventos adversos são evitáveis e melhores condições de trabalho relativas à estrutura, organização, qualificação e força de trabalho contribuem para a prevenção de sua ocorrência.[27]

É importante destacar que, em abril de 2013, a Anvisa instituiu no Brasil o Programa Nacional de Segurança do Paciente (PNSP), que tem como objetivo geral contribuir para a qualidade do cuidado em saúde em todos os estabelecimentos de saúde do território nacional e como objetivos específicos:[13]

- Promover e apoiar a implementação de iniciativas voltadas à segurança do paciente em diferentes áreas da atenção, organização e gestão de serviços de saúde, por meio da implantação da gestão de risco e de Núcleos de Segurança do Paciente nos estabelecimentos de saúde
- Envolver os pacientes e os familiares nas ações de segurança do paciente
- Ampliar o acesso da sociedade às informações relativas à segurança do paciente
- Produzir, sistematizar e difundir conhecimentos sobre segurança do paciente
- Fomentar a inclusão do tema segurança do paciente no ensino técnico e de graduação e pós-graduação na área da saúde.

Constituem-se estratégias de implementação do PNSP:

- Elaboração e apoio à implementação de protocolos, guias e manuais de segurança do paciente
- Promoção de processos de capacitação de gerentes, profissionais e equipes de saúde em segurança do paciente
- Inclusão nos processos de contratualização e avaliação de serviços, a inclusão de metas, indicadores e padrões de conformidade relativos à segurança do paciente
- Implementação de campanhas de comunicação sobre segurança do paciente, voltadas aos profissionais, gestores e usuários dos serviços de saúde
- Implementação de sistemática de vigilância e monitoramento de incidentes na assistência à saúde, com garantia de retorno às unidades notificantes

- Promoção da cultura de segurança com ênfase em aprendizado e aprimoramento organizacional e dos profissionais e pacientes na prevenção de incidentes, evitando-se os processos de responsabilização individual
- Articulação com o Ministério da Educação e com o Conselho Nacional de Educação para inclusão do tema segurança do paciente nos currículos dos cursos de formação em saúde de nível técnico, superior e pós-graduação.

No mesmo ano do lançamento da PNSP, foi publicada a Resolução da Diretoria Colegiada (RDC) n. 36 de 2013[28], que instituiu ações para a segurança do paciente em serviços de saúde e deu outras providências, e as Portarias 1.377/2013[29] e 2.095/2013[30], que aprovaram a implementação de seis protocolos de segurança do paciente com foco nos problemas de maior incidência (ver Quadro 13.1).

Apesar de esses protocolos apresentarem uma abordagem multiprofissional, a maioria de suas ações é realizada pela equipe de enfermagem, que permanece por mais tempo em cuidado direto aos pacientes em comparação aos demais profissionais de saúde.[31]

Riscos e ações contidas nesses protocolos constam na NANDA-Internacional (NANDA-I) e na Classificação de Intervenções de Enfermagem (NIC).

Como visto anteriormente, enfermeiros diagnosticam riscos continuamente e, ao uniformizar a linguagem utilizada para descrevê-los, planejar e implementar cuidados para evitar que a condição potencial se torne um problema real, eles passam a desenvolver uma rede mais segura de proteção àqueles que necessitam de cuidados em saúde, sobretudo porque por meio da obtenção de indicadores identificados a partir da implantação do PE (ver Capítulo 14), conseguem monitorar o quanto estão sendo efetivos em predizer riscos e o quanto suas ações estão sendo eficazes em evitar que essas condições potenciais atinjam os pacientes.[5,6] Por isso, é muito importante que esses profissionais monitorem o *status* dos DE elaborados e os resultados obtidos após a implementação de cuidados para minimizá-los/resolvê-los, pois, com isso, eles podem, a partir do método científico da profissão, verificar se suas ações estão sendo de fato efetivas e seguras.[5]

DIAGNÓSTICOS DE RISCO NA NANDA-INTERNACIONAL

Para ajudar no monitoramento do *status* dos DE, é importante que os enfermeiros utilizem uma linguagem padronizada e reconhecida internacionalmente, visto que o registro da informação de forma coerente e clara é sinônimo de excelência da qualidade de assistência, constituindo uma das medidas que potencializam a segurança em saúde.[14]

Os sistemas de classificação de enfermagem são excelentes ferramentas, que facilitam a aplicação do PE, aperfeiçoam e fornecem visibilidade aos registros em saúde e, consequentemente, impactam positivamente na segurança e na qualidade do cuidado.

A NANDA-I não é o único sistema de classificação de DE; porém, será utilizada para demonstrar o quanto os enfermeiros já avançaram na identificação e na definição de problemas potenciais aos quais os pacientes, seus familiares e membros de uma comunidade encontram-se vulneráveis.

Como mencionado anteriormente, apesar de nem toda condição de risco diagnosticada pelos enfermeiros decorrer de intervenções realizadas com os pacientes, todas aquelas que resultam da assistência compõem ou podem vir a compor a nomenclatura diagnóstica de enfermagem.

Enfermeiros diagnosticam e monitoram vários outros problemas e/ou necessidades de saúde potenciais aos quais os indivíduos sob seus cuidados encontram-se expostos/

suscetíveis. E, embora se enfatize muito os riscos biológicos, enfermeiros cuidam de pessoas com demandas além da esfera física. Logo, na NANDA-I, constam DE de risco também para demandas sociais, psíquicas e espirituais, entre os quais: risco de baixa autoestima situacional, risco de sentimento de impotência, risco de vínculo prejudicado e risco de sofrimento espiritual.

No Capítulo 8, viu-se que na última versão na NANDA-I de 2018 consta um total de 244 DE. Desses, 84 (34,4%) são diagnósticos de risco. E, se a opção for trabalhar apenas com o domínio 11 da NANDA-I (segurança/proteção), já se obterá um total de 38 DE de risco na taxonomia (Figura 13.7).

Esses números demonstram o quanto os enfermeiros vêm se empenhando em descrever situações de risco sob as quais os indivíduos a quem prestam cuidados encontram-se expostos. E considerando que, além de diagnosticar, eles têm a obrigação de intervir e monitorar essas condições com o intuito de proporcionar práticas mais assertivas, como a redução de eventos adversos[12,32,33], esse profissionais destacam-se cada vez mais na implementação da cultura de segurança organizacional nos serviços de saúde.

A cultura de segurança organizacional consiste na primazia da segurança como uma prioridade em todos os níveis da organização.[8] Ela define-se por meio do comportamento individual e compartilhado dos membros da organização, de acordo com o comprometimento e a responsabilidade destes com a oferta de serviço qualificado e seguro, independentemente da posição hierárquica que ocupam.[13]

Conforme a Portaria 529, de 01 de abril de 2013, a Cultura de Segurança apresenta cinco características a serem operacionalizadas por seus gestores:[34]

- Cultura na qual todos os trabalhadores, incluindo profissionais envolvidos no cuidado e gestores, assumem responsabilidade por sua própria segurança, pela de seus colegas, pacientes e familiares
- Cultura que prioriza a segurança acima de metas financeiras e operacionais

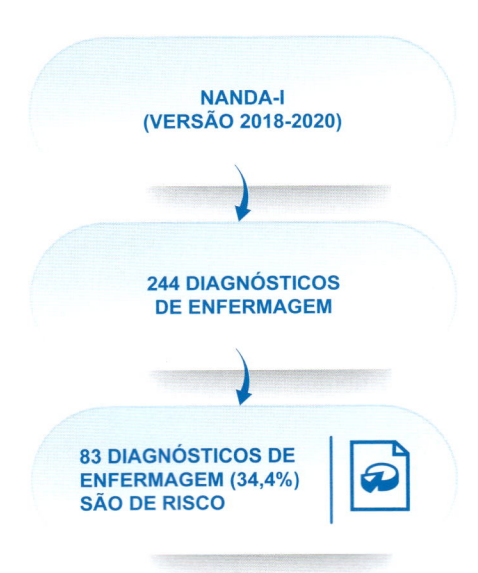

Figura 13.7 Diagnósticos de risco na NANDA-I.

- Cultura que encoraja e recompensa a identificação, a notificação e a resolução dos problemas relacionados à segurança
- Cultura que, a partir da ocorrência de incidentes, promove o aprendizado organizacional
- Cultura que proporciona recursos, estrutura e responsabilização para a manutenção efetiva da segurança.

Vale ressaltar que serviços de saúde, para disporem de uma credibilidade elevada, precisam de uma cultura de segurança estabelecida, com processos de risco elaborados e índices de erros baixos.[35]

A percepção diária de situações de risco se configura em medida importante, pois colabora para o adequado gerenciamento do cuidado, com enfoque na prevenção do erro e no estabelecimento da cultura de segurança na instituição.[12]

O papel da liderança também é apontado como um componente-chave para o desenvolvimento de uma cultura de segurança, pois, por meio da atuação de um líder, os demais profissionais conseguem criar estratégias e estruturas para promover cuidados de saúde seguros e com qualidade. Além disso, ajudam a moldar uma cultura em que os erros e as falhas sejam vistos como uma forma de conhecimento e aprendizagem contínua.[36]

A equipe de enfermagem tem grande influência na promoção da segurança do paciente pelo maior contingente de profissionais da área de saúde no Brasil e no mundo e por atuar em cenários complexos e com exposição elevada a situações de risco, composto de contínuas interações entre pessoas, instalações, equipamentos e medicamentos.[17]

Por serem profissionais que ocupam cargos que exigem o exercício da liderança, os enfermeiros precisam adotar comportamento e ações capazes de favorecer a real incorporação da cultura de segurança na prática profissional, primando pela segurança daqueles que demandam cuidados de enfermagem em todos os níveis de atenção à saúde.

Retornando, por exemplo, aos protocolos preconizados, visto que têm como foco os riscos de maior incidência[29,30], as ações listadas no Quadro 13.1 tiveram um ou mais DE realizados anteriormente, bem como o planejamento de medidas a serem implementadas para solucioná-lo/minimizá-lo.[37,38]

Sabe-se, no entanto, que, no contexto assistencial, situações como faltas dos trabalhadores não previstas, sobrecarga de trabalho em razão da instabilidade e gravidade clínica dos pacientes, déficit de materiais e equipamentos, área física inadequada e desorganização administrativa dificultam o trabalho da enfermagem e podem comprometer a qualidade de assistência e aumentar a exposição dos pacientes a situações de risco.

Dessa forma, ressalta-se que ações gerenciais adequadas (ver Capítulo 19) precisam ser implementadas para que, de fato, ocorra a sistematização da assistência de enfermagem (SAE) e a implantação do PE, o que por sua vez, torna a assistência mais segura.

Cabe, no entanto, destacar neste capítulo uma ferramenta cujo conceito foi desenvolvido em 2001 pelo Institute for Healthcare Improvement (IHI) denominado *bundle* (pacote). Trata-se de um pequeno conjunto de intervenções baseadas em evidências científicas para um segmento definido de pacientes ou processo assistencial, que, quando aplicadas em conjunto, promovem resultados significativamente melhores do que se implementadas individualmente. Trata-se de uma importante ferramenta usada para avaliar os processos institucionais, cuja implantação possibilita a análise de indicadores que evidenciam a prática assistencial da equipe de saúde.[39,40]

Os *bundles* foram inicialmente idealizados para as unidades de terapia intensiva (UTI), embora não se apliquem mais somente a elas. O objetivo da iniciativa era melhorar os processos de cuidados intensivos para os mais altos níveis de confiabilidade, por meio do aprimoramento da comunicação do trabalho entre as equipes multiprofissionais de maneira a criar condições necessárias à assistência segura e confiável.[39]

Os enfermeiros já dispõem de vários *bundles* para apoiá-los de modo a proporcionar benefícios à qualidade da assistência e segurança do paciente, por exemplo:

- Prevenção de infecção de corrente sanguínea associada a cateter vascular central
- Prevenção de pneumonia associada à ventilação mecânica
- Redução de óbitos associados à sepse grave (campanha "sobrevivendo à sepse")
- Cuidados perinatais
- Prevenção de infecção relacionada à sonda vesical de demora.

Ao checar se as atividades descritas nos *bundles* estão sendo executadas, os enfermeiros acabam também verificando se cuidados de enfermagem prescritos estão sendo devidamente concretizados. Para cada condição de risco em que um *bundle* é proposto, há pelo menos um DE de risco a ele vinculado.

QUESTÕES PARA FIXAÇÃO DO CONTEÚDO

1. O que são eventos adversos?
2. O que é necessário para prevenir a ocorrência de eventos adversos?
3. O que é um diagnóstico de enfermagem de risco?
4. Descreva outros exemplos, além dos que foram descritos no capítulo, de riscos potenciais que permeiam o cotidiano dos enfermeiros e a linguagem diagnóstica utilizada para descrevê-los.
5. Defina cuidado seguro.
6. Defina segurança do paciente.
7. Quem é apontada como pioneira na busca pela qualidade e prevenção de erros decorrentes do cuidado?
8. Que documento incentivou a mobilização de governos e organizações internacionais a apoiarem estratégias para a prevenção e a diminuição de falhas no cuidado em saúde?
9. Quais os propósitos da aliança mundial para a segurança dos pacientes?
10. Descreva medidas que são apresentadas para conferir segurança aos pacientes.
11. Qual o objetivo do Programa Nacional de Segurança do Paciente (PNSP) instituído no Brasil em 2013?
12. Descreva as estratégias do PNSP.
13. Qual RDC institui ações para a segurança dos pacientes em serviços de saúde?
14. Cite exemplos de DE de risco da NANDA-I constantes como riscos potenciais e que são preconizados nas portarias que estabelecem protocolos focados na segurança dos pacientes.
15. Defina cultura de segurança organizacional e as características que a compõem e que precisam ser operacionalizadas pelos gestores.
16. Explique o que é um *bundle* e a relação existente entre essa ferramenta e o PE.

REFERÊNCIAS BIBLIOGRÁFICAS

1. ALMEIDA, M.A.; LUCENA, A.F. O processo de enfermagem e as classificações NANDA-I, NIC e NOC. In: ALMEIDA, M.A. *et al. Processo de enfermagem na prática clínica: estudos clínicos realizados no hospital das clínicas de Porto Alegre*. Porto Alegre: Artmed, 2011. p. 21-40.

2. CARPENITO-MOYET, L.J. *Diagnósticos de enfermagem*. 11. ed. Porto Alegre: Artmed, 2009. 1039 p.

3. CARVALHO, E.C.; GARCIA, T.R. Obstáculos para a implantação do processo de enfermagem no Brasil. *Revista de Enfermagem UFPE On Lin*, v. 1, n. 1, p. 95-9, 2007

4. ORDEM DOS ENFERMEIROS DE PORTUGAL (OEP). *Sistemas de informação de enfermagem (SIE)*: resumo mínimo de dados e core de indicadores de enfermagem para o repositório central de dados das saúde: documentos oficiais. Portugal, 2007. Disponível em: <http://www.ordemenfermeiros.pt/documentosoficiais/documents/RMDE_Indicadores-VFOut2007.pdf >. Acesso em: 8 mar. 2014.

5. TANNURE, M.C. *Construção e avaliação da aplicabilidade de um software com o processo de enfermagem em uma unidade de terapia intensiva de adultos*. 2012. 327 f. Tese (Doutorado). Universidade Federal de Minas Gerais, Escola de Enfermagem, Belo Horizonte. 2012.

6. LIMA, A.P.S; CHIANCA, T.C.M; TANNURE, M.C. Avaliação da assistência de enfermagem utilizando indicadores gerados por um software. *Revista Latino-americana de Enfermagem*, v. 23, n. 2, p. 234-41, 2015.

7. AIKEN, L.H. *et al.* Nurse staffing and education and hospital mortality in nine European countries: a retrospective observational study. *Lancet*, v. 383, n. 9931, p. 1824-30, 2014.

8. WORLD HEALTH ORGANIZATION. *World Alliance for Patient Safety, Taxonomy: The Conceptual Framework for the International Classification for Patient Safety:* final technical report. Genebra. 2009.

9. BRASIL. *Documento de referência para o Programa Nacional de Segurança do Paciente/Ministério da Saúde; Fundação Oswaldo Cruz; Agência Nacional de Vigilância Sanitária*. Brasília: Ministério da Saúde, 2014. 40 p.

10. TRAVASSOS, C.; CALDAS, B. A qualidade do cuidado e a segurança do paciente: histórico e conceitos. In: BRASIL. *Assistência segura:* uma reflexão teórica aplicada à prática. Ministério da Saúde. Agência Nacional de Vigilância Sanitária. Brasília, 2013.

11. TEIXEIRA, C.C. *et al.* Fatores relacionados à ocorrência de eventos adversos em pacientes idosos internados. *Revista Baiana de Enfermagem*, n. 32, p. e25772, 2018.

12. LEMOS, G.C. *et al.* A cultura de segurança do paciente no âmbito da enfermagem: reflexão teórica. *Revista de Enfermagem do Centro-Oeste Mineiro*, v. 8, 2018.

13. BRASIL. Portaria Nº 529, de 1 de abril de 2013. *Programa Nacional de Segurança do Paciente* – ANVISA [Internet]. Brasília, 2013a.

14. LUCENA, A.F. Processo de enfermagem: interfaces com o processo de acreditação hospitalar. *Revista Gaúcha de Enfermagem*, v. 34, n. 4, p. 8-9, 2013.

15. Joint Commission International. *Padrões de acreditação da Joint Commission International para hospitais*. 5. ed. Illinois; 2014.

16. NANDA-International. *Diagnósticos de enfermagem da NANDA. Definições e classificação*. Porto Alegre: Artmed, 2018.

17. BEZERRA, A.L.Q. A segurança do paciente e a enfermagem. *Revista Nursing*, v. 21, n. 239, p. 2091, 2018.

18. RODRIGUES, C.C.F.M.; SANTOS, V.E.P.; SOUSA, P. Segurança do paciente e enfermagem: interface com estresse e síndrome de burnout. *Revista Brasileira de Enfermagem*, v. 70, n. 5, p. 1083-8, 2017.

19. LEAPE, L.L. *et al.* The nature of adverse events in hospitalized patientes. Results of the Hervard Medical Study II. *New England Journal of Medicine*, v. 324, p. 377-84, 1991.

20. MONTSERRAT-CAPELA, D.; CHO, M.; LIMA, R.S. A segurança do paciente e a qualidade em serviços de saúde no contexto da América Latina e Caribe. In: BRASIL. *Assistência segura:* uma reflexão teórica aplicada à prática. Ministério da Saúde. Agência Nacional de Vigilância Sanitária. Brasília, 2013.

21. Ribeiro, G.S.R. *et al.* Análise do aprazamento de enfermagem em uma UTI: foco na segurança do paciente. *Journal of Research: Fundamental Care Online*, v. 10, n. 2, p. 510-5, 2018.

22. Kohn, L.T.; Corrigan J.M.; Donaldson, M.S. *To err is human: building a safer health system*. 3. ed. Washington: National Academy of Institute of Sciences, 2000.

23. World Health Organization. *World Alliance for Patient Safety. Forward Programme 2008-2009*. Geneva: WHO, 2008.

24. REIS, C.T.; MARTINS, M.; LAGURADA, J. A segurança do paciente como dimensão da qualidade do cuidado de saúde: um olhar sobre a literatura. *Ciências & Saúde Coletiva*, v. 18, n. 7, p. 2029-36, 2013.

25. PAN AMERICAN HEALTH ORGANIZATION. Worlh Health Organization. *27ᵗʰ Pan American Sanitary Conference*. CSP27R10.59ᵗʰ Session of the Regional Committee. 17 July 2007. Disponível em: <www.paho.org/spaish/gov/csp/csp27.r10-s.pdf.>. Acesso em: 03 jan. 2013.

26. ANVISA. *Anvisa promove debate sobre segurança do paciente no Brasil. Ministério da Saúde*. 2007. Disponível em: <http://www.anvisa.gov.br/DIVULGA/noticias/2007/171007.htm>. Acesso em: 03 out. 2017.

27. CRUZ, E.D.A. *et al.* Cultura de segurança entre profissionais de saúde em hospital de ensino. *Cogitare Enfermagem*, v. 23, n. 1, p. e50717, 2018

28. BRASIL. *Resolução de diretoria colegiada de vigilância sanitária, RDC nº 36, de 25 de julho de 2013*. Brasília: Diário Oficial da União, 2013b.

29. BRASIL. Ministério da Saúde. *Portaria nº 1.377, de 09 de julho de 2013*. Aprova os Protocolos de Segurança do Paciente. Brasília: Diário Oficial da União, 2013 c.

30. BRASIL. Ministério da Saúde. *Portaria nº 2.095, de 24 de setembro de 2013.* Aprova os Protocolos Básicos de Segurança do Paciente. Brasília: Diário Oficial da União, 2013 d.

31. ALVES, V.C. *et al.* Actions of the fall prevention protocol: mapping with the classification of nursing interventions. *Revista Latino-americana de Enfermagem*, v. 25, p. e2986, 2017.

32. BUTLER, G.A.; HUPP, D.S. Pediatric quality and safety: a nursing perspective. *Pediatric Clinics of North America*, v. 63, n. 2, p. 329-39, 2016.

33. ALENIUS, L.S.; TISHELMAN, C.; RUNESDOTTER, S.; LINDQVIST, R. Staffing and resourse adequacy strongly related to RN' assessment of patient safety: a national study of RNs working in acutecare hospitals in Sweden. *BMJ Quality & Safety*, v. 23, n. 3, p. 242-9, 2014.

34. BRASIL. Agência Nacional de Vigilância Sanitária, Fiocruz. Programa Nacional de Segurança do Paciente. *Protocolo prevenção de quedas.* Rio de Janeiro: ANVISA; 2013. Disponível em: http://www.saude.mt.gov.br/upload/controle-infeccoes/pasta12/protocolos_cp_n6_2013_prevencao.pdf>. Acesso em: 30 jan. 2019.

35. SILVA, L.D. Segurança do paciente no contexto hospitalar. *Revista Enfermagem UERJ*, v. 20, n. 3, 2012.

36. SAMMER, C.E. *et al.* What is patient safety culture? A review of the literature. *Journal of Nursing Scholarship*, v. 42, n. 2, p. 156-65, 2010.

37. PEREIRA, G.N.P. *et al.* Relação entre a sistematização da assistência de enfermagem e segurança do paciente. *Enfermagem em Foco*, v. 8, n. 2, p. 21-5, 2017.

38. CONSELHO REGIONAL DO ESTADO DE SÃO PAULO. *10 Passos para a segurança do paciente.* Rede brasileira de enfermagem e segurança do paciente. São Paulo, 2010. Disponível em: <https://portal.coren-sp.gov.br/sites/default/files/10_passos_seguranca_paciente_0.pdf>. Acesso em: 30 jan. 2019.

39. INSTITUTE FOR HEALTHCARE IMPROVEMENT. *5 million lives campaign.* Cambridge: Institute for Healthcare Improvement, 2010. Disponível em: <http://www.ihi.org/sites/search/pages/results.aspx?k=bundles>. Acesso em: 18 jan. 2019.

40. RESAR, R.; GRIFFIN, F.A.; HARADEN, C.; NOLAN, T.W. *Using care bundles to improve health care quality.* IHI Innovation Series white paper. Cambridge: Institute for Healthcare Improvement, 2012.

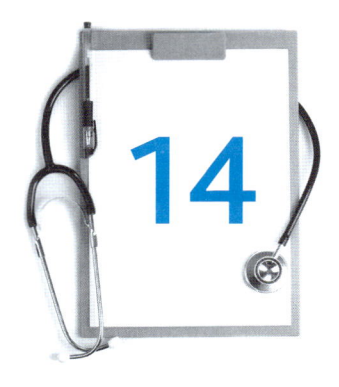

14 Indicadores de Resultados a partir do PE

Meire Chucre Tannure • Ana Paula Souza Lima •
Tânia Couto Machado Chianca

*A medição de resultados é uma maneira de validar a efetividade
e a qualidade dos cuidados prestados aos pacientes.*
Avedis Donabedian

QUALIDADE DA ASSISTÊNCIA DE ENFERMAGEM

Receber assistência à saúde de qualidade é um direito que precisa ser garantido a todos os indivíduos; para tanto, os serviços de saúde devem oferecer uma atenção efetiva, com foco no paciente, eficiente e segura.[1]

Como descrito no Capítulo 1, cuidado efetivo é aquele para o qual existem evidências científicas que indicam que os benefícios dele decorrentes excedem os riscos de possíveis danos. A atenção prestada com foco no paciente refere-se ao cuidado respeitoso e responsivo a preferências, necessidades e valores individuais dos seres humanos. A assistência eficiente é aquela em que se garante a melhoria na condição de saúde sem desperdício associado ao uso dos recursos utilizados; o cuidado seguro é aquele capaz de identificar, evitar ou minimizar riscos decorrentes das intervenções realizadas com os pacientes.[2]

Uma estratégia para avaliar a qualidade do atendimento prestado nos serviços hospitalares e identificar cuidados relevantes para a prevenção de riscos é o monitoramento dos resultados alcançados após a implementação de intervenções focadas na recuperação do estado de saúde da população.[3] A medição de resultados é um modo de validar a efetividade e a qualidade dos cuidados prestados aos pacientes.[4]

Por efetividade, compreende-se o efeito produzido[5], o impacto das medidas implementadas ou a relação entre o que se estabelece como padrão e os resultados obtidos.[6] Já o conceito de qualidade é definido pelo Ministério da Saúde como o grau de atendimento a padrões estabelecidos de acordo com normas e protocolos que organizam as ações e as práticas.[7]

A avaliação da qualidade do cuidado em saúde deve considerar a estrutura, o processo e os resultados. Estrutura refere-se às condições sob as quais o cuidado é prestado e envolve recursos materiais, físicos, humanos e características organizacionais (organização das equipes, treinamentos, pesquisas, entre outros). Processo corresponde às atividades que constituem o cuidado de saúde, incluindo prevenção, diagnóstico, tratamento, reabilitação e educação do paciente. E resultado compreende o produto final da assistência prestada, abrangendo a saúde, a utilização de padrões e as expectativas dos usuários.[8]

A quantificação da qualidade da atenção em saúde tem sido um grande desafio, que se inicia com a decisão do que medir e depois prossegue com a procura por unidades de medida ou indicadores de qualidade.[9]

O indicador é uma unidade de medida de uma atividade que pode ser utilizada para verificar a qualidade das organizações de saúde.[10] Ele não mede diretamente a qualidade de um serviço, mas sua análise possibilita a comparação entre um fato real e a meta que se quer atingir (resultados).[11,12] A identificação de resultados em saúde é uma prioridade para que os efeitos das intervenções realizadas com os pacientes possam ser descritos, explicados e previstos.[13]

Indicadores de resultados, quando devidamente utilizados para nortear a revisão de processos e ações de educação permanente e continuada, podem acarretar melhorias assistenciais capazes de minimizar a ocorrência de incidentes (eventos adversos) relacionados ao cuidado em saúde.[14]

No que se refere à assistência de enfermagem, um recurso metodológico que deve ser utilizado para esse fim é o processo de enfermagem (PE), o qual estabelece um direcionamento para a realização do cuidado de maneira sistematizada, planejada, organizada e documentada.[15,16]

Anteriormente, viu-se que o PE é composto por cinco etapas: investigação, diagnóstico de enfermagem (DE), planejamento, implementação e avaliação da assistência.[17] E que, durante a investigação, realizam-se a anamnese e o exame físico e buscam-se informações de exames complementares com a finalidade de identificar necessidades apresentadas pelos pacientes que são agrupadas e submetidas a julgamentos críticos descritos como DE.[18]

Sabe-se que, diante de um DE de risco e com foco no problema, o enfermeiro tem o dever de fazer algo para minimizá-lo ou resolvê-lo e; para tanto, precisa planejar e implementar cuidados efetivos, eficientes, seguros e com foco no paciente, além de monitorar se o planejamento e as ações executadas foram bem-sucedidos por meio da análise dos resultados alcançados.

Cabe ainda destacar que os resultados devem evidenciar a associação entre os DE, os cuidados de enfermagem e os resultados apresentados pelos pacientes[19], o que pode ser realizado utilizando-se indicadores obtidos a partir da aplicação do PE.

Desde 2007, a Ordem dos Enfermeiros de Portugal (OEP)[20] estabeleceu indicadores que podem ser monitorados a partir da adoção desse método científico na prática profissional:

- Taxa de prevalência dos DE
- Taxa de incidência dos DE
- Taxa de efetividade diagnóstica do risco
- Taxa de efetividade na prevenção de complicações
- Taxa de modificações positivas no estado dos DE reais (atualmente denominados DE com foco no problema).

TAXA DE PREVALÊNCIA DOS DIAGNÓSTICOS DE ENFERMAGEM

A taxa de prevalência dos DE refere-se ao número total de casos de um DE durante determinado período.[20]

$$\text{Taxa de prevalência} \quad \frac{\text{N° de casos de um determinado diagnóstico em um dado período}}{\text{População existente nesse mesmo período}} \times 100$$

Com o monitoramento da taxa de prevalência dos DE, é possível conhecer o perfil diagnóstico identificado nos pacientes da unidade ou do serviço de saúde. Por exemplo, supondo que em 1 mês tenham sido admitidos em uma unidade de saúde 109 pacientes e que para todos eles tenha sido identificado, desde a admissão, o DE *risco de infecção*, a taxa de prevalência deste DE será de 100%.

$$\text{Taxa de prevalência} \quad \frac{109}{109} \times 100 = 100\%$$

Se, nesse mesmo período, o DE *déficit no autocuidado para banho* tiver sido identificado em 108 pacientes, sua taxa de prevalência no referido mês será de 99,1%.

$$\text{Taxa de prevalência} \quad \frac{108}{109} \times 100 = 99,1\%$$

Considerando que o DE *risco de solidão* tenha sido identificado em 74 pacientes admitidos nessa unidade no mesmo período, a taxa de prevalência deste DE será de 67,9%.

$$\text{Taxa de prevalência} \quad \frac{74}{109} \times 100 = 67,9\%$$

TAXA DE INCIDÊNCIA DOS DIAGNÓSTICOS DE ENFERMAGEM

Refere-se ao número de novos casos de um determinado DE durante um dado momento.[20]

$$\text{Taxa de prevalência} \quad \frac{\text{N° de casos novos de um determinado diagnóstico em um dado período}}{\text{População existente nesse mesmo período}} \times 100$$

Com o monitoramento dessa taxa, é possível compreender quais DE passaram a ser identificados nos pacientes após o primeiro levantamento diagnóstico realizado pelos enfermeiros. Por exemplo, supondo que em 1 mês tenham sido admitidos em uma unidade de saúde 109 pacientes e que um paciente tenha tido o DE *risco de infecção* identificado após o primeiro levantamento diagnóstico, a taxa de incidência desse DE será de 0,9%.

$$\text{Taxa de incidência} \quad \frac{01}{109} \times 100 = 0,9\%$$

Se, nesse mesmo período, o DE *déficit no autocuidado para banho* tiver sido identificado em seis pacientes após o primeiro levantamento diagnóstico, a taxa de incidência desse DE no referido mês será de 5,5%.

$$\text{Taxa de incidência} \quad \frac{6}{109} \times 100 = 5,5\%$$

Considerando que o DE *risco de solidão* tenha sido identificado em 11 pacientes após o primeiro levantamento diagnóstico, a taxa de incidência desse DE será de 11%.

$$\text{Taxa de prevalência} \quad \frac{11}{109} \times 100 = 11\%$$

O registro e o acompanhamento das taxas de prevalência e incidência dos DE possibilitam a aquisição de conhecimento a respeito do perfil diagnóstico dos pacientes por áreas de especialidade, bem como o planejamento de ações e a implementação de cuidados individualizados centrados nas necessidades apresentadas pelos pacientes.[21-23]

Contudo, apesar da importância da identificação do perfil diagnóstico, do planejamento e da prescrição de cuidados de enfermagem, é fundamental avaliar os resultados obtidos a partir dessas ações, o que é possível com a obtenção e o monitoramento das taxas de efetividade diagnóstica do risco, efetividade na prevenção de complicações e modificações positivas no estado dos DE atuais.[21-23]

TAXA DE EFETIVIDADE DIAGNÓSTICA DO RISCO

Refere-se à relação entre o número total de casos que desenvolveram determinado problema ou complicação, com risco prévio documentado e o universo de casos que desenvolveram essa mesma ocorrência, em certo período.[20]

$$\text{Taxa de efetividade diagnóstica do risco} \quad \frac{\text{N° de casos que desenvolveram determinado problema real com risco prévio documentado em um dado período}}{\text{Número de casos que desenvolveram o problema real no mesmo período}} \times 100$$

A taxa de efetividade diagnóstica do risco demonstra se os enfermeiros estão sendo efetivos em predizer a vulnerabilidade dos pacientes a desenvolverem respostas humanas indesejáveis.[20] Por exemplo, é possível analisar se todos os pacientes que tiveram queda (problema real) também tiveram o DE *risco de queda* identificado previamente pelo enfermeiro.

Supondo que três pacientes sofreram queda em 1 mês e apenas um deles teve o DE *risco de queda* documentado pelo enfermeiro anteriormente à ocorrência desse evento adverso, a taxa de efetividade diagnóstica do risco teria sido de 33,3%.

$$\text{Taxa de efetividade diagnóstica do risco} \quad \frac{1}{3} \times 100 = 33,3\%.$$

O resultado obtido apontaria para a necessidade de realizar a avaliação dos fatores que possam ter comprometido a efetividade dos enfermeiros em diagnosticar esse risco em 100% dos casos, bem como a revisão de processos relacionados à identificação de condições associadas à ocorrência desse evento adverso.

O mesmo tipo de análise pode ser realizado para todos os diagnósticos de risco, ou seja, o "risco de trauma vascular" foi previamente identificado nos pacientes que desenvolveram *trauma vascular*? O "risco de glicemia instável" foi previamente diagnosticado em todos os pacientes que evoluíram com *hipoglicemia e hiperglicemia*? O "risco de confusão aguda" foi previamente diagnosticado em todos os pacientes que evoluíram com *confusão aguda*? O "risco de religiosidade prejudicada" foi previamente diagnosticado em todos os pacientes que evoluíram com *religiosidade prejudicada*? O "risco de pesar complicado" foi previamente diagnosticado em todos os pacientes que evoluíram com *pesar complicado*?

Percebe-se que, a partir desse indicador, é possível avaliar se o grupo de enfermeiros está devidamente capacitado a predizer o risco de um paciente apresentar uma necessidade de saúde, ou seja, se o risco foi devidamente identificado.[23]

TAXA DE EFETIVIDADE NA PREVENÇÃO DE COMPLICAÇÕES

Consiste na relação entre o número total de casos com risco documentado de determinado problema ou complicação que acabaram por não desenvolver a complicação, e tiveram pelo menos uma intervenção de enfermagem implementada, e o universo dos casos que tiveram previamente documentado o risco desse mesmo problema ou complicação em um determinado período.[20]

$$\text{Taxa de efetividade na prevenção de complicações} = \frac{\text{N}^\circ \text{ de casos com risco de determinado problema, que não os desenvolveram, e tiveram pelo menos uma intervenção documentada em um dado período}}{\text{Número de casos que desenvolveram o problema real no mesmo período}} \times 100$$

Diante do exposto, percebe-se que a taxa de efetividade na prevenção de complicações diz o quanto os cuidados de enfermagem foram efetivos para evitar que um problema potencial se tornasse real.[20] Por exemplo, entre os pacientes que tiveram diagnosticado o *risco de integridade da pele prejudicada*, pode-se verificar quantos não desenvolveram lesão cutânea e tiveram cuidados de enfermagem instituídos para prevenir a sua ocorrência.

Supondo que, em 1 mês, 20 pacientes tiveram o *risco de integridade da pele prejudicada* identificado, e todos tiveram pelo menos um cuidado de enfermagem prescrito, bem como implementado, para prevenir a ocorrência de lesão cutânea, e caso 15 deles não tenham desenvolvido esse evento adverso, o resultado referente à taxa de efetividade na prevenção dessa complicação seria de 75%.

$$\text{Taxa de efetividade na prevenção de complicação} = \frac{15}{20} \times 100 = 75\%$$

Embora lesões cutâneas possam ter etiologias variadas, com fatores de risco intrínsecos e extrínsecos, o alvo para a taxa de efetividade na prevenção dessa complicação deve ser 100%. Logo, os processos de trabalho deverão ser revistos a fim de verificar quais medidas podem ser implementadas para alcançar tal resultado.

O mesmo tipo de análise pode ser feito para todos os diagnósticos de risco, ou seja, pacientes com "risco de trauma vascular" e que tiveram pelo menos um cuidado de enfermagem prescrito e implementado para prevenir a sua ocorrência desenvolveram *trauma vascular*? Pacientes com "risco de religiosidade prejudicada" e que tiveram pelo menos um cuidado de enfermagem prescrito e implementado para prevenir a sua ocorrência evoluíram com a *religiosidade prejudicada*?

Nesse caso, constata-se que é possível avaliar se o problema/necessidade de saúde (biológico, psíquico, social ou espiritual) foi evitado e quais intervenções conseguiram fazer com que não se tornasse um problema real.[24]

TAXA DE MODIFICAÇÕES POSITIVAS NO ESTADO DOS DIAGNÓSTICOS DE ENFERMAGEM REAIS (ATUALMENTE DENOMINADOS "DE COM FOCO NO PROBLEMA")

Relaciona-se com o número de casos que tiveram determinado diagnóstico solucionado e pelo menos uma intervenção documentada em um dado período e o número de casos com esse diagnóstico documentado no mesmo período. Refere-se à efetividade dos enfermeiros em resolver problemas atuais.[20]

$$\text{Taxa de modificações positivas no estado dos DE reais} = \frac{\text{N° de casos que resolveram determinado diagnóstico e tiveram pelo menos uma intervenção documentada em um dado período}}{\text{Número de casos com esse diagnóstico documentado no mesmo período}} \times 100$$

A partir desse indicador, pode-se avaliar se foram realizados cuidados realmente capazes de beneficiar os pacientes.[23] Por exemplo, ao identificar um paciente com o DE "constipação", o enfermeiro deve prescrever ações para resolver o problema. Supondo que, em 1 mês, seis pacientes foram diagnosticados com *constipação* e todos eles tiveram pelo menos uma intervenção prescrita e implementada para resolver essa necessidade e, entre esse total de seis, apenas três pacientes tiveram o problema solucionado, a taxa de modificações positivas do estado do DE real foi de 50%. Diante desse resultado, o enfermeiro deverá investigar o motivo da não efetividade de 100% desse indicador.

$$\text{Taxa de modificações positivas no estado dos DE} = \frac{3}{6} = 50\%$$

Avaliar indicadores de resultados obtidos a partir da implementação do PE torna-se relevante porque, a partir da utilização desse método, é possível descrever a efetividade dos enfermeiros quanto à sua capacidade de predizer o risco, evitar que uma necessidade potencial se torne real e resolver problemas (necessidades) detectados nos pacientes, o que permite uma demonstração da contribuição desses profissionais para com os resultados alcançados com os pacientes.[23]

Cabe, ainda, destacar que os resultados obtidos precisam ser amplamente divulgados, dado que a transparência na divulgação e o uso de critérios objetivos para reconhecimento das pessoas impulsionam a motivação de toda a equipe[25], que passa a compreender a efetividade alcançada a partir da implementação das etapas do PE na prática profissional.

A maneira como os indicadores são coletados, organizados e apresentados conscientiza a equipe sobre o valor de suas ações e influencia a criação da cultura para a excelência do desempenho. Desse modo, fica mais evidente e tabulado quantitativamente a real contribuição da equipe de enfermagem na melhoria do estado de saúde dos pacientes.

A adoção da nomenclatura diagnóstica de enfermagem para o monitoramento de indicadores de saúde consolida a utilização das terminologias próprias no cotidiano do enfermeiro, possibilitando a ampliação e a sedimentação de pesquisas na área, bem como a execução de suas ações sustentadas, cada vez mais, em evidências científicas.

As taxas aqui indicadas referem-se a indicadores resultantes da implementação das etapas do PE que, associados a outros indicadores utilizados na realidade assistencial, buscam melhor elucidar a qualidade da assistência prestada nos serviços de saúde.

QUESTÕES PARA FIXAÇÃO DO CONTEÚDO

1. Por que é importante monitorar os resultados alcançados com os pacientes?
2. Como são calculadas as taxas de prevalência e incidência dos diagnósticos de enfermagem e qual a finalidade de monitorá-las?
3. A que se refere a taxa de efetividade diagnóstica do risco? Como ela é calculada? O que pode ser implementado a partir do monitoramento dessa taxa?
4. Como é calculada a taxa de efetividade na prevenção de complicações? Que informações são obtidas por meio dela?
5. Por que é necessário monitorar a taxa de modificações positivas no estado dos DE reais (com foco no problema) e como essa taxa é calculada?

REFERÊNCIAS BIBLIOGRÁFICAS

1. MONTSERRAT-CAPELA, D.; CHO, M.; LIMA, R.S. A segurança do paciente e a qualidade em serviços de saúde no contexto da América Latina e Caribe. In: BRASIL. Assistência segura: uma reflexão teórica aplicada à prática. Ministério da Saúde. Brasília, DF: Agência Nacional de Vigilância Sanitária, 2013. p. 19-27.
2. TRAVASSOS, C.; CALDAS, B. A qualidade do cuidado e a segurança do paciente: histórico e conceitos. In: BRASIL. Assistência segura: uma reflexão teórica aplicada à prática. Ministério da Saúde. Brasília, DF: Agência Nacional de Vigilância Sanitária, 2013. p. 19-27.
3. VITURI, D.W.; ÉVORA, Y.D.M. Fidedignidade de indicadores de qualidade do cuidado de enfermagem: testando a concordância e confiabilidade interavaliadores. *Revista Latino-americana de Enfermagem*, v. 22, n. 2, p. 234-240, mar./abr. 2014.
4. DONABEDIAN, A. Evaluating the quality of medical care. *The Milbank Quarterly*, [s.l.], v. 83, n. 4, p. 691-729, dez. 2005.
5. FERREIRA, A.M. *et al*. Diagnósticos de enfermagem em terapia intensiva: mapeamento cruzado e taxonomia NANDA-I. *Revista Brasileira de Enfermagem*, v. 69, n. 2, p. 308-311, mar./abr. 2016.
6. AMARAL, A.F.S. Resultados dos cuidados de enfermagem: qualidade e efetividade. 2014. 337f. Tese (Doutorado). Universidade de Coimbra, Faculdade de Economia, Coimbra, 2014.
7. BRASIL. Ministério da Saúde. Avaliação para melhoria da qualidade da estratégia saúde da família: documento técnico. Brasília, DF: Ministério da Saúde, 2006.
8. DONABEDIAN, A. An introduction to quality assurance in health care. Oxford: Oxford University Press, 2003.
9. COLLIER, R. The challenges of quantifying quality. *Canadian Medical Association Journal*, [s.l.], v. 182, n. 5, p.E250, 2010.
10. QUEIJO, A.F. Mensuração da gravidade do paciente e carga de trabalho de enfermagem na UTI. In: Viana R.A.P.P.; Whitaker I.Y. *Enfermagem em Terapia Intensiva*: práticas e vivências. Porto Alegre: Artmed, 2009. p. 62-72.
11. VIEIRA, A.P.M.; KURCGANT, P. Indicadores de qualidade no gerenciamento de recursos humanos em enfermagem: elementos constitutivos segundo percepção de enfermeiros. *Acta Paulista de Enfermagem*, v. 23, n. 1, p. 11-15, 2010.
12. LABBADIA, L.L. *et al*. Sistema informatizado para gerenciamento de indicadores da assistência de enfermagem do Hospital São Paulo. *Revista da Escola de Enfermagem da USP*, v. 45, n. 4, p. 1013-1017, 2011.
13. LUNNEY, M. Pensamento crítico para o alcance de resultados positivos em saúde: análises e estudos de caso em enfermagem. Porto Alegre: Artmed, 2011. 353p.
14. AIKEN, L.H. *et al*. Nurse staffing and education and hospital mortality in nine European countries: a retrospective observational study. *The Lancet*, v. 383, n. 9931, p. 1824-1830, maio 2014.
15. LIMA, A.F.C.; MELO, T de O. Percepção de enfermeiros em relação à implementação da informatização da documentação clínica de enfermagem. *Revista da Escola de Enfermagem da USP*, v. 46, n. 1, p. 175-183, fev. 2012.
16. NETO, J.M.R.; FONTES, W.D. de; NÓBREGA, M.M.L. da. Instrumento de coleta de dados de enfermagem em Unidade de Terapia Intensiva Geral. *Revista Brasileira de Enfermagem*, v. 66, n. 4, p. 535-542, jul./ago. 2013.
17. CONSELHO FEDERAL DE ENFERMAGEM (COFEN). Resolução n° 358/2009, de 15 de outubro de 2009. Dispõe sobre a sistematização da assistência de enfermagem e a implementação do processo de enfermagem em ambientes, públicos ou privados, em que ocorre o cuidado profissional de enfermagem e dá outras providências. Brasília, DF: Conselho Federal de Enfermagem, 2009.

18. SILVA, E.; OLIVEIRA, V.; NEVES, G.; GUIMARÃES, T. O conhecimento do enfermeiro sobre a Sistematização da Assistência de Enfermagem: da teoria à prática. *Revista da Escola de Enfermagem da USP*, v. 45, n. 6, p. 1380-1386, abril 2011.

19. KUNAVIKTIKUL, W. *et al.* Development of indicators to assess the quality of nursing care in Thailand. *Nursing and Health Sciences*, [s.l.], v. 7, p. 273-280, 2005.

20. ORDEM DOS ENFERMEIROS DE PORTUGAL (OEP). Sistemas de Informação de Enfermagem (SIE): Resumo mínimo de dados e Core de Indicadores de Enfermagem para o repositório central de dados das saúde: Documentos oficiais. Portugal, outubro. 2007. Disponível em: <http://www.ordemenfermeiros.pt/documentosoficiais/Documents/RMDE_Indicadores-VFOut2007.pdf>. Acesso em: 8 mar. 2014.

21. ESTEVAM, F.E.B. *et al.* Efetividade na identificação e resolução de necessidades psicossociais e psicoespirituais de pacientes críticos. *Enfermagem Revista*, v. 19, p. 1-20, 2016.

22. TANNURE, M.C. Construção e avaliação da aplicabilidade de um software com o processo de enfermagem em uma unidade de terapia intensiva de adultos. 2012. 327 f. Tese (Doutorado). Universidade Federal de Minas Gerais, Escola de Enfermagem, Belo Horizonte, 2012.

23. LIMA, A.P.S.; CHIANCA, T.C.M.; TANNURE, M.C. Avaliação da assistência de enfermagem utilizando indicadores gerados por um software. *Revista Latino-americana de Enfermagem*, v. 23, n. 2, p. 234-241, mar./abr. 2015.

24. TANNURE, M.C. et al. Processo de enfermagem: comparação do registro manual versus eletrônico. *Journal of Health Informatics*, v. 7, n. 3, p. 69-74, jul./set. 2015.

25. SARSUR, J.C.; MEDEIROS. V.A. A SAE e a obtenção de indicadores de saúde. In: Tannure, M.C.; Gonçalves, A.M.P. SAE – Sistematização da Assistência de Enfermagem: guia prático. 2. ed. Rio de Janeiro: Guanabara Koogan, 2011. p. 245-258.

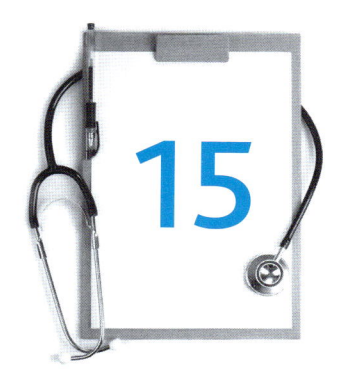

15 Utilização da Prática Baseada em Evidências no PE

Ana Maria Pinheiro • Fernanda Savoi Mendes • Meire Chucre Tannure

A enfermagem baseada em evidências pode ser definida como a aplicação de informações válidas, relevantes, fundamentada em pesquisas, durante o processo de tomada de decisão do enfermeiro.
Nick Cullum *et al.*

UM POUCO DA HISTÓRIA

Desde a época de Nightingale, as lideranças em enfermagem reconheciam a necessidade da inteligência na tomada de decisões de cuidados de enfermagem.[1] A prática baseada em evidências (PBE) consiste na assistência sustentada em achados científicos, ou seja, na utilização consciente, explícita e judiciosa da melhor evidência científica atual para a tomada de decisão sobre o cuidar individual do paciente. Também compreende um processo que integra a competência clínica individual aos resultados de pesquisas bem fundamentadas.[2,3] A utilização da PBE implica o uso e a aplicação de pesquisas como base para a tomada de decisões sobre a assistência à saúde.[2,4]

A PBE teve origem com o trabalho do epidemiologista britânico Archie Cochrane. O acesso às informações, por meio dos avanços tecnológicos, permitiu intensificar o uso de resultados de pesquisas e desenvolver metodologia de pesquisa. Em 1990, deu-se sequência ao processo na McMaster University (Ontario, Canadá) e na University of York (Reino Unido), envolvidas na busca de condutas em saúde mais eficientes, resultando em mais segurança para os pacientes.[2,4,5]

No Capítulo 13, viu-se que o processo de enfermagem (PE) é a base científica para a segurança dos pacientes e que o cuidado seguro representa aquele capaz de identificar, evitar ou minimizar riscos decorrentes das intervenções realizadas em pacientes.[6]

Para implementar cuidados de enfermagem seguros (quarta etapa do PE), os enfermeiros precisam sustentar suas prescrições nas melhores evidências científicas disponíveis na literatura.[7,8]

A história da enfermagem demonstra que antigamente era comum a execução de cuidados baseada em tradições e no senso comum. Todavia, como já abordado no Capítulo 2, Florence costumava destacar a importância da justificativa para as ações realizadas pelos enfermeiros, ressaltando o significado dos poderes de observação e reflexão.[9] Além disso, desde a década de 1960, as teorias de enfermagem já procuravam relacionar fatos e estabelecer as bases para uma ciência de enfermagem.[10]

Na evolução histórica da profissão, percebe-se a preocupação com a execução de cuidados fundamentados em conhecimentos científicos, prescritos pelos enfermeiros para evitar que problemas potenciais (diagnósticos de risco) se tornem reais, para solucionar ou minimizar problemas já existentes (diagnósticos com foco no problema) e para manter condições de bem-estar (diagnósticos de promoção da saúde). Para nortear a tomada de decisões sobre quais cuidados prescrever, é fundamental empregar métodos rigorosos na seleção das melhores evidências científicas.[4,11] Para tanto, é preciso disponibilizar tempo para buscar e analisar resultados de pesquisas, bem como para implementá-los na prática[5,11], considerando os limites e as perspectivas de sua aplicabilidade.

Diante da multiplicidade de conhecimentos promovidos em pesquisas, é necessário definir primeiro qual o objeto da busca, antes de proceder com a seleção, a leitura e a análise dos estudos publicados na área de escolha.[11,12] Portanto, deve-se desenvolver habilidades cognitivas, discernimento de busca de informações, de raciocínio lógico, de predição, de aplicação de padrões, de análise e de transformação de conhecimentos.[1]

A prescrição de cuidados alicerçados na PBE fornece subsídios para a assistência direcionada pelo pensamento crítico e favorece o aprimoramento de competências clínicas por parte dos enfermeiros. Didaticamente, a abordagem em conformidade com a PBE baseia-se em cinco etapas:[3,13]

1. Definição do problema clínico.
2. Identificação das informações necessárias.
3. Busca de estudos, com fundamentação crítica e averiguação da eficiência e da efetividade.
4. Avaliação da aplicabilidade dos dados obtidos.
5. Determinação de sua utilização para o paciente.

A primeira etapa requer uma necessidade de cuidado observada em um paciente, em um grupo de pacientes ou mesmo na organização do serviço, a qual deve ser convertida em pergunta clínica.[3,13-15]

A segunda etapa consiste na busca bibliográfica da melhor evidência relacionada à pergunta previamente estabelecida.[3,13-15] Em seguida, as evidências encontradas são avaliadas em termos de validade e confiabilidade metodológica, além da sua aplicabilidade clínica, exigindo dos profissionais conhecimentos detalhados sobre metodologia da pesquisa (terceira etapa da PBE).

Cabe destacar que a busca por estudos deve se dar em bancos de dados confiáveis, como o Centro Cochrane Reviews, a National Library of Medicine National Institute of Health (PUBMED), a Biblioteca Virtual de Saúde (BVS), a Cumulative Index to Nursing and Allied Health Literature (CINAHL), entre outros, visto que neles são disponibilizados estudos dos quais é possível obter evidências e, a partir disso, decidir quais cuidados devem ser implementados, fundamentando a escolha na melhor evidência atual[5,11,14,15], considerando as especificidades apresentadas pelos pacientes.

A quarta etapa da PBE compreende a avaliação da aplicabilidade dos resultados obtidos na prática clínica, mediante a análise crítica da literatura investigada. E a quinta etapa consiste na avaliação dos resultados obtidos.[3,13-15]

Para colocar em prática todas as etapas da PBE, os enfermeiros precisam aprimorar suas competências e habilidades de analisar criticamente o contexto da prática, converter situações-problema em foco investigativo, conhecer sobre a metodologia de pesquisa (desenho dos estudos, análise de confiabilidade, efetividade, custo-benefício, associar os achados científicos à sua realidade assistencial, implementar mudanças e avaliá-las continuamente). A fim de ajudar nesse processo, são apresentadas, a seguir, etapas para obter e classificar as evidências científicas extraídas dos estudos.

ETAPAS PARA ALCANÇAR AS MELHORES EVIDÊNCIAS

Tendo como princípio que a PBE visa à melhoria do cuidado por meio de busca e promoção de práticas assistenciais que eliminem ou minimizem problemas de saúde, torna-se necessário conhecer o caminho para reunir, aplicar e avaliar os resultados de pesquisa que sustentem as ações para um cuidado seguro de qualidade e baixo custo.

A PBE propõe que as necessidades de saúde que surgem na prática assistencial, de ensino ou pesquisa sejam divididas e organizadas utilizando-se a estratégia PICO (Figura 15.1), um acrônimo para **p**aciente ou **p**opulação, **i**ntervenção, **c**omparação (grupo-controle) e "*outcomes*" (desfecho ou resultado desejado para a intervenção), também interpretado como PICOT, em que ainda se considera o "**t**empo".[16-19]

Esses componentes são fundamentais na elaboração da questão de pesquisa que norteará a busca bibliográfica de evidências nas bases de dados eletrônicos, definição dos critérios de inclusão e exclusão, além das posteriores seleção e avaliação crítica dos artigos selecionados.

A estratégia PICO também possibilita que o enfermeiro, ao se deparar com uma necessidade ou um questionamento em sua prática assistencial, busque e obtenha estudos dos quais possa extrair os resultados de pesquisa/evidências científicas disponíveis.

Ao contrário da aplicação na prática do conhecimento baseado em um único estudo, a PBE leva em consideração uma síntese de evidências de vários estudos e favorece a aplicação prática de acordo com as especificidades do paciente e dos recursos disponíveis[4,8,20], o que é fundamental em uma profissão focada na integralidade e na individualidade dos seres humanos, que, para ser de fato centrada nas necessidades dos pacientes, precisa considerar suas preferências, valores e preocupações durante o processo de tomada de decisão (Figura 15.2).

Para avaliar a validade e a confiabilidade dos estudos encontrados, deve-se identificar o nível da evidência (qualidade da informação) e o grau de recomendação (conclusões da pesquisa) nos quais os resultados obtidos podem ser classificados (Figura 15.3).

A associação do nível de evidência e do grau de recomendação possibilita ao enfermeiro identificar a força da evidência que reflete a confiança da pesquisa para atuar sobre a evidência e modificar a prática (Figura 15.4)[4,15,19], ou seja, ele terá maior segurança se prescrever e implementar cuidados (quarta etapa do PE) com base em recomendações fortes.

Existem diversos sistemas de classificação para a hierarquia de avaliação do nível de evidência que se diferenciam apenas nos aspectos de enumeração e categorização dos métodos da pesquisa. O Quadro 15.1 refere-se à classificação do nível de evidência por um parâmetro bem estruturado e atual, elaborado por enfermeiros especialistas em PBE. Já o grau de recomendação pode ser classificado de três maneiras, conforme os resultados obtidos a partir das pesquisas (Quadro 15.2). Estudos com melhor evidência são aqueles com maiores validade e confiabilidade (Figura 15.5).[4]

Embora a evidência das revisões sistemáticas/metanálises de ensaios clínicos randomizados (ECR) seja considerada o nível de evidência mais forte (ou seja, evidência de nível I) e sobre o qual devem se basear as decisões clínicas referentes ao cuidado a ser prescrito para alcançar o resultado esperado para cada diagnóstico de enfermagem (DE)

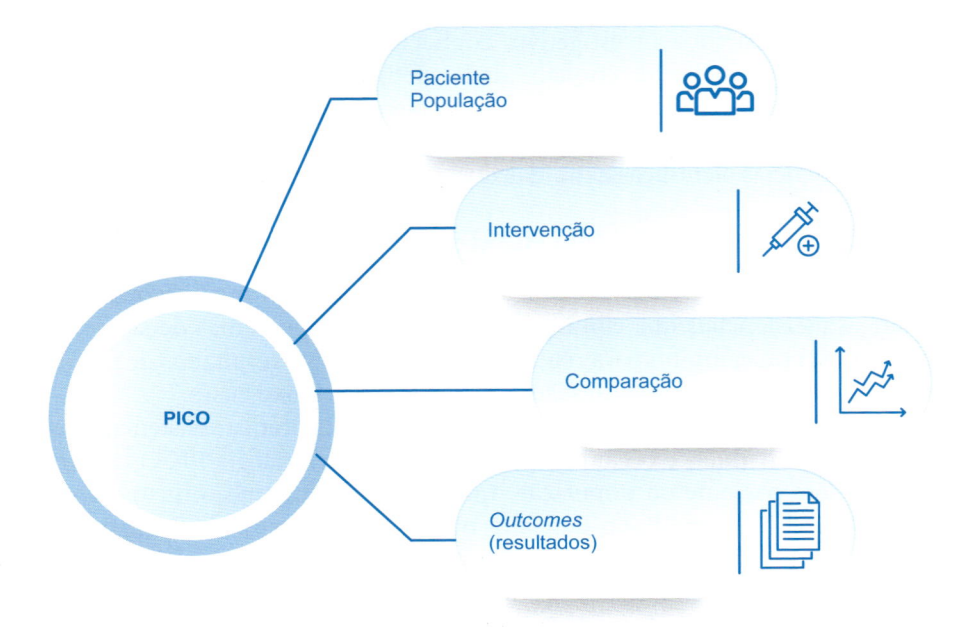

Figura 15.1 Estratégia PICO.

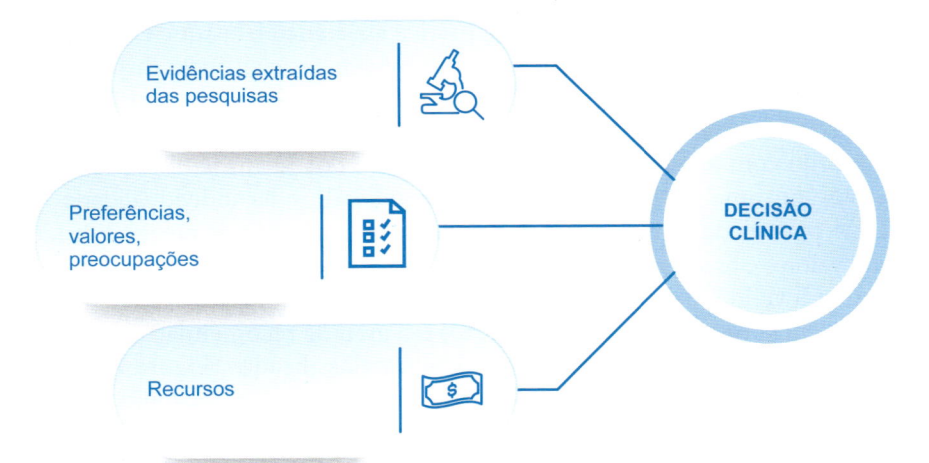

Figura 15.2 Fatores que devem nortear a tomada de decisão direcionada pela PBE.

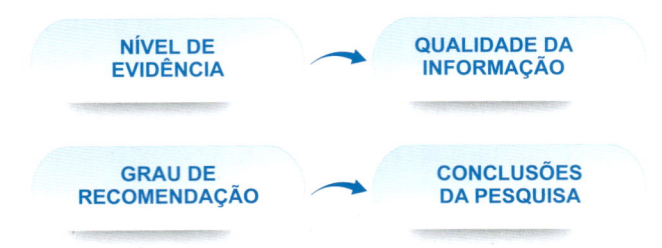

Figura 15.3 Nível de evidência e grau de recomendação.

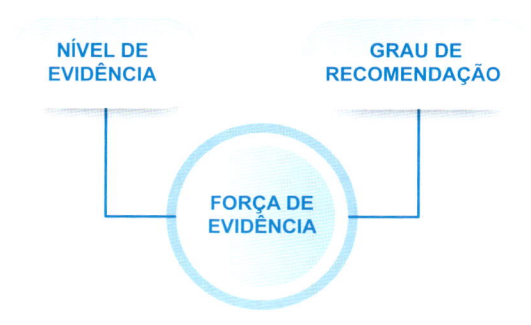

Figura 15.4 Força de evidência.

Quadro 15.1 Classificação dos níveis de evidência.

Nível de evidência	Método da pesquisa
I	Revisão sistemática ou metanálise de ensaios clínicos randomizados controlados, diretrizes clínicas baseadas em revisões sistemáticas de ensaios clínicos randomizados controlados
II	Ensaio clínico randomizado controlado bem delineado
III	Ensaios clínicos bem delineados sem randomização
IV	Estudos de coorte e de caso-controle bem delineados
V	Revisão sistemática de estudos descritivos e qualitativos
VI	Único estudo descritivo ou qualitativo
VII	Opinião de autoridades e/ou relatório de comitês de especialistas

Adaptado de Melnyk e Fineout-Overholt, 2015.[18]

Quadro 15.2 Graus de recomendação.

Grau de recomendação	Desfecho da pesquisa
A	Resultado indica a intervenção
B	Resultado não conclusivo
C	Resultado contraindica a intervenção

Adaptado de Bork AMT, 2005.[4]

previamente identificado, as evidências de estudos descritivos e qualitativos devem ser levadas em consideração nas decisões clínicas quando os ECR não estão disponíveis, pois eles também traduzem resultados do cuidado sustentados cientificamente.[12,18]

Também é importante salientar que, para implementar as evidências extraídas das pesquisas, deve-se avaliar se os resultados podem ser traduzidos e adaptados ao cenário assistencial em que o profissional se encontra e às especificidades de cada paciente.[4,18,19]

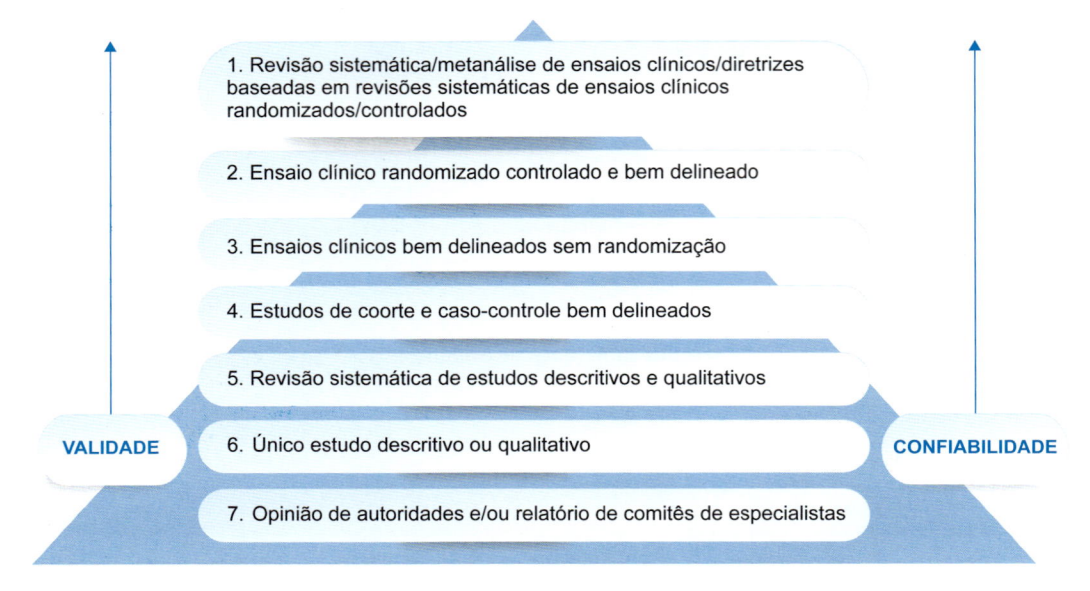

Figura 15.5 Validade e confiabilidade das evidências.

COMO BUSCAR EVIDÊNCIAS

Como visto, a PBE fornece ferramentas para implementar a evidência na prática clínica durante a execução da quarta etapa do PE, o que favorece a melhoria na qualidade dos cuidados em saúde, mas, para encontrar as evidências, é necessário utilizar fontes seguras/bases de dados conceituados, como o centro Cochrane Reviews, a PUBMED, a BVS, a CINAHL etc. Contudo, antes de iniciar o processo de busca por estudos, é preciso definir adequadamente a questão clínica, ou seja, o que se pretende responder, bem como utilizar os descritores corretos para realizar a busca.

O termo "descritor" é definido como uma palavra cadastrada, utilizada pela base de dados para indexar os artigos. Empregar o descritor confere maior especificidade e relevância à busca, permitindo encontrar evidências atuais com mais precisão. A escolha adequada desses termos é essencial para alcançar os resultados pretendidos.[4,18-20]

Os descritores utilizados na BVS estão listados no site "Descritores em Ciências da Saúde" ou no link DeCS/MeSH, na própria página da BVS (na qual se sugere que a busca seja realizada).

Os descritores utilizados para a pesquisa na PUBMED e nas demais bases de dados também podem ser aqueles identificados na página dos "Descritores em Ciências da Saúde" da BVS; porém, a inserção do termo em outras bases exigirá o uso da língua inglesa.

Deve-se buscar extrair da pergunta as palavras principais que nortearão a identificação dos descritores no DECS. No exemplo "DE: risco de infecção evidenciado pelo uso de cateter venoso periférico no MSD", o enfermeiro precisa prescrever cuidados para evitar que esse problema potencial se torne real. Portanto, espera-se que ele faça a seguinte pergunta: quais cuidados de enfermagem são necessários na prevenção de infecção decorrente do uso de cateteres venosos periféricos?

Supondo que o enfermeiro esteja na dúvida se deve prescrever a limpeza do sítio de inserção com álcool a 70% ou soro fisiológico, por meio da estratégia PICO ele deverá formular a pergunta clínica; por exemplo: álcool a 70% (intervenção) é mais efetivo que soro fisiológico (grupo controle) na limpeza do sítio de inserção de cateteres venosos periféricos inseridos em pacientes hospitalizados (população) para reduzir a ocorrência de infecção associada ao uso de cateter venoso periférico (resultado)?

Outras perguntas clínicas utilizando a estratégia PICO podem ser elaboradas e todas devem ser direcionadas para evitar que esse diagnóstico de risco evolua para um problema potencial, como:

- Filme transparente (intervenção) é mais efetivo que o uso de fita hipoalergênica (grupo-controle) sobre o sítio de inserção de cateteres venosos periféricos inseridos em pacientes hospitalizados (população) para reduzir a ocorrência de infecção associada ao uso de cateter venoso periférico (resultado)?
- A troca do cateter venoso periférico a cada 72 h (intervenção) é mais efetiva que a troca a cada 96 h (grupo-controle) em pacientes hospitalizados (população) para reduzir a ocorrência de infecção associada ao uso de cateter venoso periférico (resultado)?
- A punção venosa periférica guiada por ultrassom (intervenção) é mais efetiva que a punção sem uso de ultrassom (grupo-controle) em pacientes hospitalizados (população) para reduzir a ocorrência de infecção associada ao uso de cateter venoso periférico (resultado)?

Estabelecida a pergunta clínica, os próximos passos são:

1. Da pergunta clínica, extrair as principais palavras que nortearão a identificação dos descritores no DECS. No caso do primeiro exemplo, tais palavras foram destacadas em itálico: "*álcool 70%* (intervenção) é mais efetivo que *soro fisiológico* (grupo-controle) na *limpeza* do sítio de inserção de *cateteres venosos periféricos* inseridos em pacientes hospitalizados (população) para prevenir *infecção* associada ao uso de cateter venoso periférico (resultado)?". A mesma ação deve ser realizada para as demais perguntas clínicas relacionadas com o resultado esperado para esse DE.
2. Procurar na página da BVS o item DeCS/MeSH (Figura 15.6). Ao clicar nele, a página do localizador do descritor será aberta.
3. Clicar no campo "localizar descritor por assunto" (Figura 15.7 A). Digitar o termo simples (extraído da pergunta clínica). Clicar no resultado mais adequado (Figura 15.7 B), pois ele direcionará para a página na qual consta o descritor na forma trilíngue (português, inglês e espanhol; Figura 15.8).
4. Procurar outros descritores que tenham relação com a pergunta clínica seguindo cada um desses passos.
5. Anotar cada descritor encontrado exatamente do modo que ele foi apresentado, pois posteriormente será necessário realizar combinações de descritores no campo de pesquisa.

São consideradas ferramentas importantes os operadores booleanos OR, AND, NOT, para combinar descritores no campo de pesquisa, e o caractere "chave", que na PUBMED é o asterisco (*) e na BVS o cifrão ($), pois substitui partes das palavras, aumentando o leque de resultados. Para termos compostos, também é necessário usar aspas duplas (" "), por exemplo "cateterismo periférico", e para mais de um operador booleano, parênteses ( ), por exemplo Enfermagem AND (Enfermagem Baseada em Evidências OR Prática Baseada em Evidências).

Após definir os descritores a serem utilizados, deve-se elaborar a estratégia de busca combinando os descritores (trilíngues), os operadores booleanos e, se necessário, os caracteres.

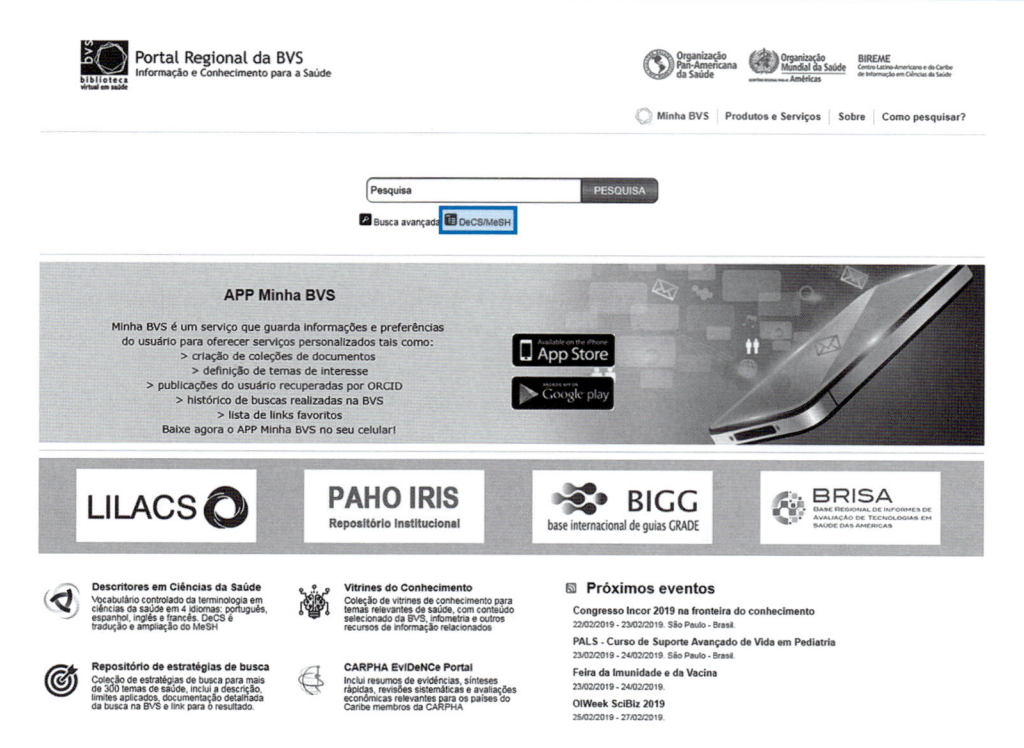

Figura 15.6 Item DeCS/MeSH – Terminologia em Saúde na página da BVS. Fonte: Portal Regional da BVS.[21]

PASSO A PASSO DA APLICABILIDADE CLÍNICA DOS CUIDADOS DE ENFERMAGEM BASEADOS EM EVIDÊNCIAS CIENTÍFICAS

Como relatado anteriormente, para demonstrar a aplicabilidade da PBE na identificação dos cuidados de enfermagem a partir de evidências científicas, primeiro define-se uma questão clínica com o método PICO. Para o "DE: risco de infecção evidenciado pelo uso de cateter venoso periférico no MSD", alguns exemplos são:

1. A partir da pergunta clínica "álcool 70% (intervenção) é mais efetivo que soro fisiológico (grupo controle) na *limpeza* do sítio de inserção de *cateteres venosos periféricos* inseridos em pacientes hospitalizados (população) para prevenir *infecção* associada ao uso de cateter venoso periférico (resultado)?", as palavras principais são destacadas para identificar descritores no DECS.

2. Por meio do acesso ao DECS pelo Portal BVS, identificam-se descritores trilíngues:
   - Cateterismo periférico; *catheterization, peripheral*; *cateterismo periférico*
   - Cuidados de enfermagem; *nursing care*; *atención de enfermería*
   - Controle de infecções; *infection control*; *control de infecciones*
   - Prevenção & controle; *prevention & control*; *prevención & control*.

3. Após encontrar e registrar os descritores, deve-se clicar em *home* no site da BVS (Figura 15.9), o que direcionará para a página da busca dos estudos (Figura 15.10).

4. Definir quais e quantas estratégias de busca serão realizadas. Por exemplo:
   - Estratégia 1: ("cuidados de enfermagem" OR "*nursing care*" OR "*atención de enfermería*") AND ("cateterismo periférico" OR "*catheterization, peripheral*" OR "*cateterismo periférico*")

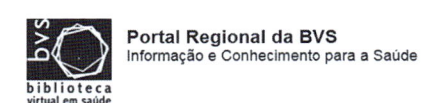

Portal Regional da BVS
Informação e Conhecimento para a Saúde

b i b l i o t e c a
virtual em saúde

Home > Pesquisa > ()

▶ **Localizar descritor de assunto**

Hierarquia
– ANATOMIA
– ORGANISMOS
– DOENÇAS
– COMPOSTOS QUÍMICOS E DROGAS
– TÉCNICAS E EQUIPAMENTOS ANALÍTICOS, DIAGNÓSTICOS E TERAPÊUTICOS
– PSIQUIATRIA E PSICOLOGIA
– FENÔMENOS E PROCESSOS
– DISCIPLINAS E OCUPAÇÕES
– HOMEOPATIA
– ANTROPOLOGIA, EDUCAÇÃO, SOCIOLOGIA E FENÔMENOS SOCIAIS
– TECNOLOGIA, INDÚSTRIA, AGRICULTURA
– CIÊNCIAS HUMANAS
– CIÊNCIA DA INFORMAÇÃO
– DENOMINAÇÕES DE GRUPOS
– ASSISTÊNCIA À SAÚDE
– CIÊNCIA E SAÚDE
– SAÚDE PÚBLICA
– CARACTERÍSTICAS DE PUBLICAÇÕES
– VIGILÂNCIA SANITÁRIA
└ DENOMINAÇÕES GEOGRÁFICAS

A

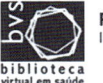

Portal Regional da BVS
Informação e Conhecimento para a Saúde

b i b l i o t e c a
virtual em saúde

Home > Pesquisa > ()

Localizar descritor de assunto

cateterismo

Hierarquia
– 1. TÉCNICAS E E ... ... APÊUTICOS
  └ Terapêutica
    – Estimulaç
    – Manuseio
    – Apiterapia
    – Balneoloç
    – Repouso
    – Controle (
    – Terapia B
    – Remoção
    – Cateterisn
      – Angio
      – Embo
      – Oclus
      – Valvul
      – Catete
      – Catete
      – Catete
      – Catete
    – Cauteriza
    – Cronoterapia
    – Climatoterapia
    – Protocolos Clinicos
    – Terapia Combinada
    – Terapias Complementares

Lista suspensa:
Cateterismo
Cateterismo Arterial Periférico
Cateterismo Bronquial
Cateterismo Brônquico
Cateterismo Cardíaco
Cateterismo Periférico
Cateterismo Ureteral
Cateterismo Uretral
Cateterismo Uretral Intermitente
Cateterismo Urinario
Cateterismo Urinário
Cateterismo Venoso Central
Cateterismo Venoso Periférico
Cateterismo con Balón de Fogarty
Cateterismo da Artéria Pulmonar
Cateterismo de Swan-Ganz
Cateterismo de la Arteria Pulmonar
Cateterismo por Balão de Fogarty
Dispositivos de Oclusão de **Cateterismo**

Cateterismo / Catheterization / Cateterismo

Pesquisar documentos com este descritor

Utilização ou inserção de um dispositivo tubular em um ducto, vaso sanguíneo, cavidade de um órgão ou cavidade corporal pela injeção ou retirada de fluidos para fins diagnósticos ou terapêuticos. Difere de ENTUBAÇÃO, em que um tubo é utilizado para restaurar ou manter a patência em obstruções.

Sinônimos:
Cateterização
Canulação

Categorias:
E02.148
E05.157

Relacionados:
Cateteres de Demora
Venostomia

Restringir a pesquisa por estes aspectos:
☐ efeitos adversos   ☐ classificação
☐ economia   ☐ ética
☐ história   ☐ instrumentação
☐ mortalidade   ☐ métodos
☐ enfermagem   ☐ psicologia
☐ estatística & dados numéricos   ☐ normas
☐ tendências   ☐ utilização
☐ veterinária

B

Figura 15.7 Consulta ao localizador do descritor na BVS.

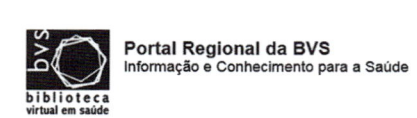

Figura 15.8 Identificação do descritor no formato trilíngue.

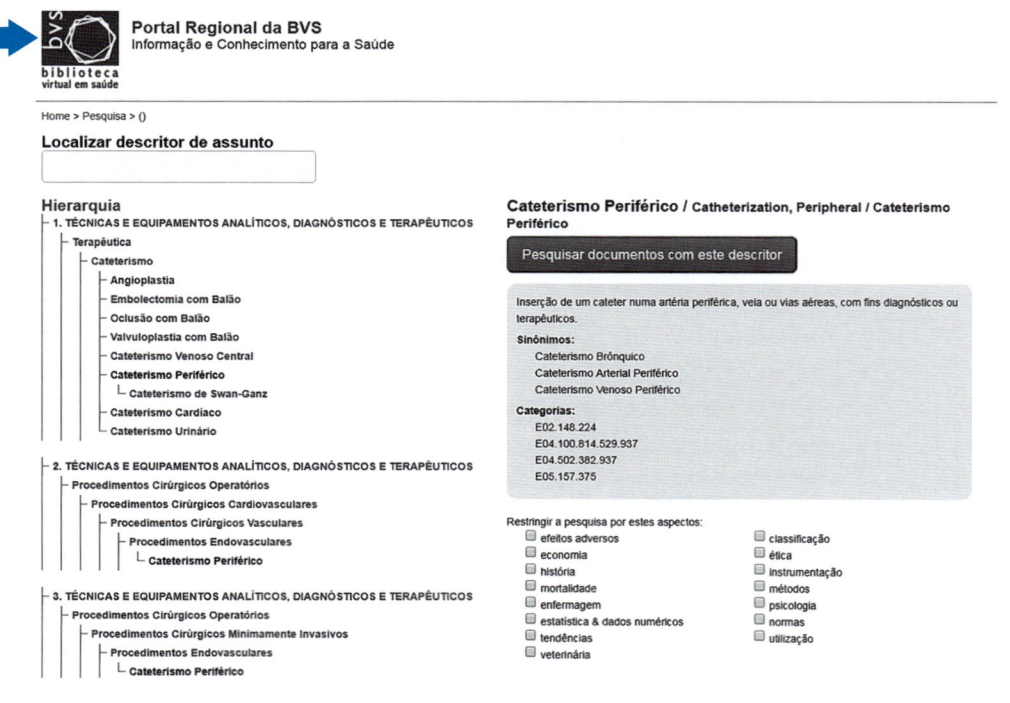

Figura 15.9 Como acessar a *home* na página da BVS.

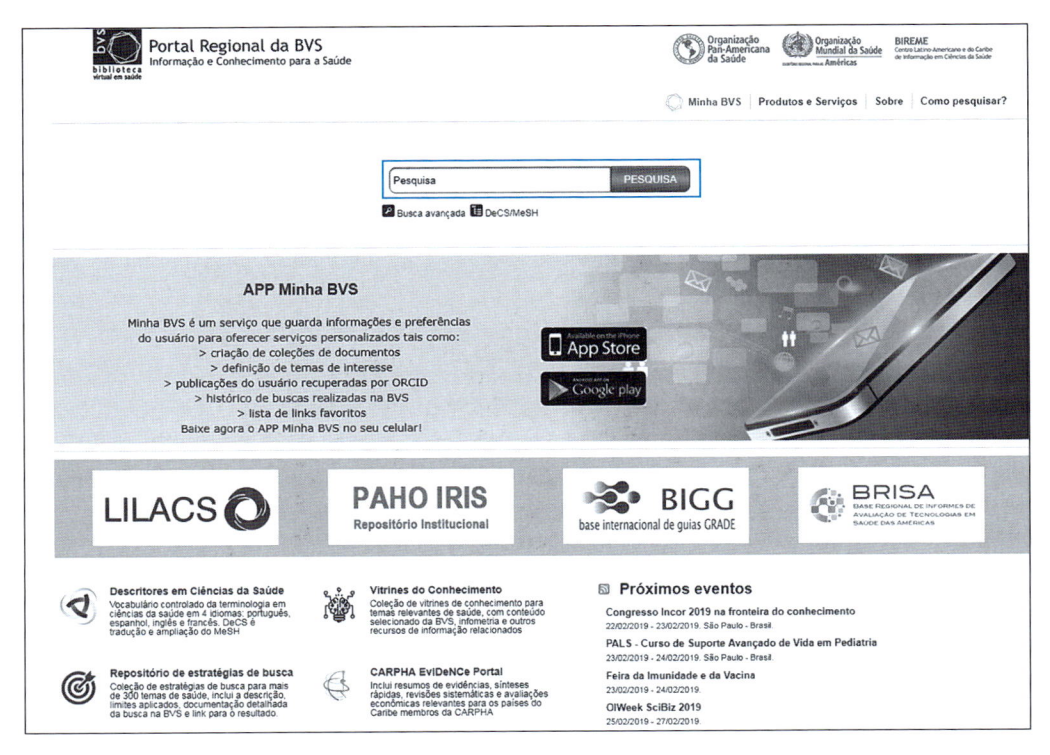

Figura 15.10 Página para busca.

- Estratégia 2: ("controle de infecções" OR "*infection control*" OR "*control de infeccio-nes*") AND ("cateterismo periférico" OR "*catheterization, peripheral*" OR "*cateteris-mo periférico*")
- Estratégia 3: ("prevenção & controle" OR "*prevention & control*" OR "*prevención & control*") AND ("cateterismo periférico" OR "*catheterization, peripheral*" OR "*catete-rismo periférico*").

5. Depois de organizar os descritores como visto no item anterior, eles já podem ser inseridos no campo de busca (Figura 15.11) ou busca avançada, conforme preferência. Como a primeira estratégia de busca estabelecida foi a combinação ("cuidados de enfermagem" OR "*nursing care*" OR "*atención de enfermería*") AND ("cateterismo periférico" OR "*catheterization, peripheral*" OR "*cateterismo periférico*"), deve-se fazer sua inserção no campo destinado para a busca e clicar no ícone de pesquisa (Figura 15.12).

6. Verificar se, com a combinação de descritores, serão identificados estudos. Na Figura 15.13, é possível ver que, de acordo com o exemplo, foram encontrados 887 estudos na BVS.

7. Para favorecer a obtenção de evidências atuais e direcionadas para o campo de estudo (no caso, a enfermagem), aplicar filtros, como: base de dados (MEDLINE, IBECS, LILACS, BDENF), limite (humanos), três últimos anos de publicação, idioma (português, inglês e espanhol) e tipo de documento (artigo). No exemplo, como os filtros, foram identificados 82 artigos disponíveis (Figura 15.14).

8. Ler os títulos e os resumos para verificar se, de fato, os 82 artigos selecionados se referem à sua pergunta clínica e, após esse refinamento, acessar os artigos selecionados na íntegra para extrair os cuidados relacionados à pergunta clínica descrita

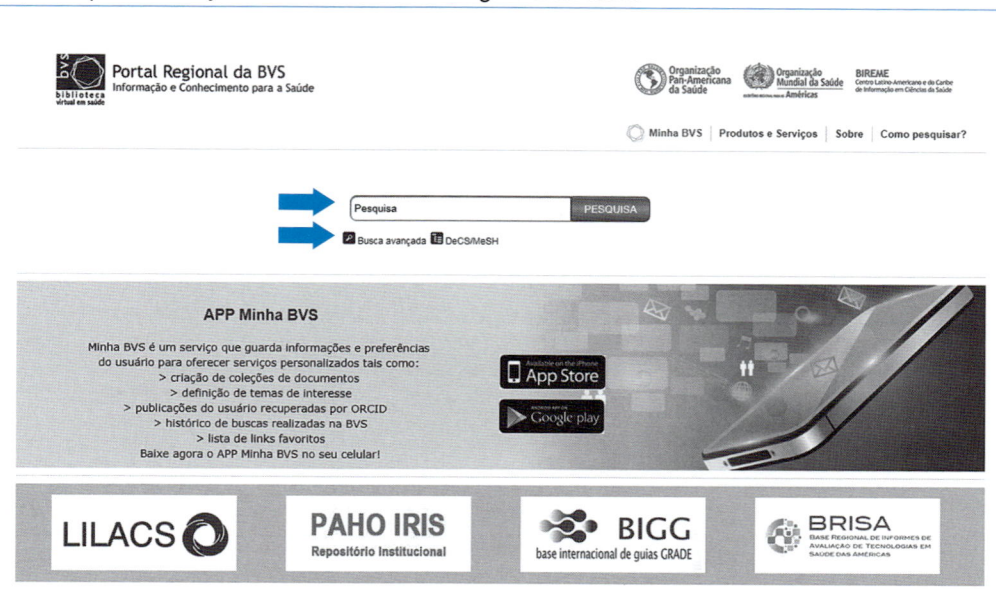
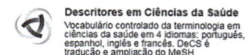

Figura 15.11 Opções para a busca.

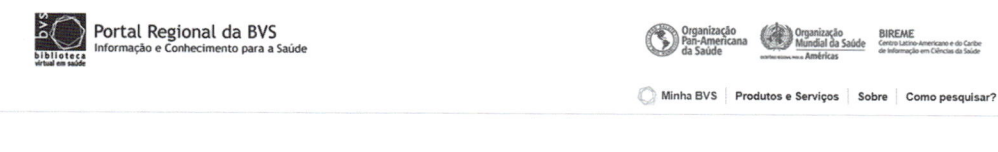
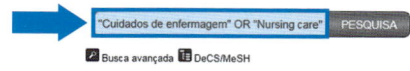
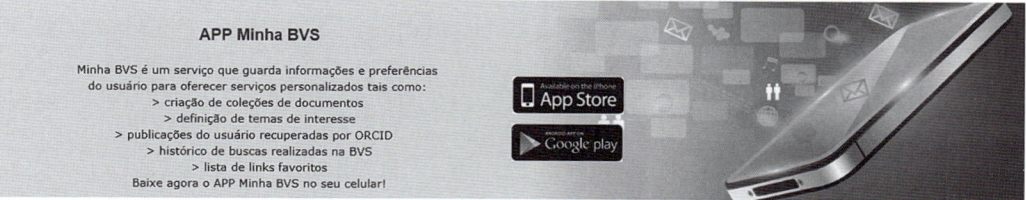
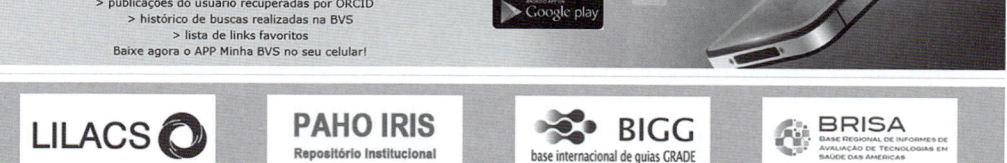
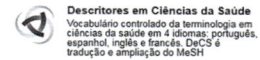

Figura 15.12 Inserção da combinação dos descritores no campo para a pesquisa.

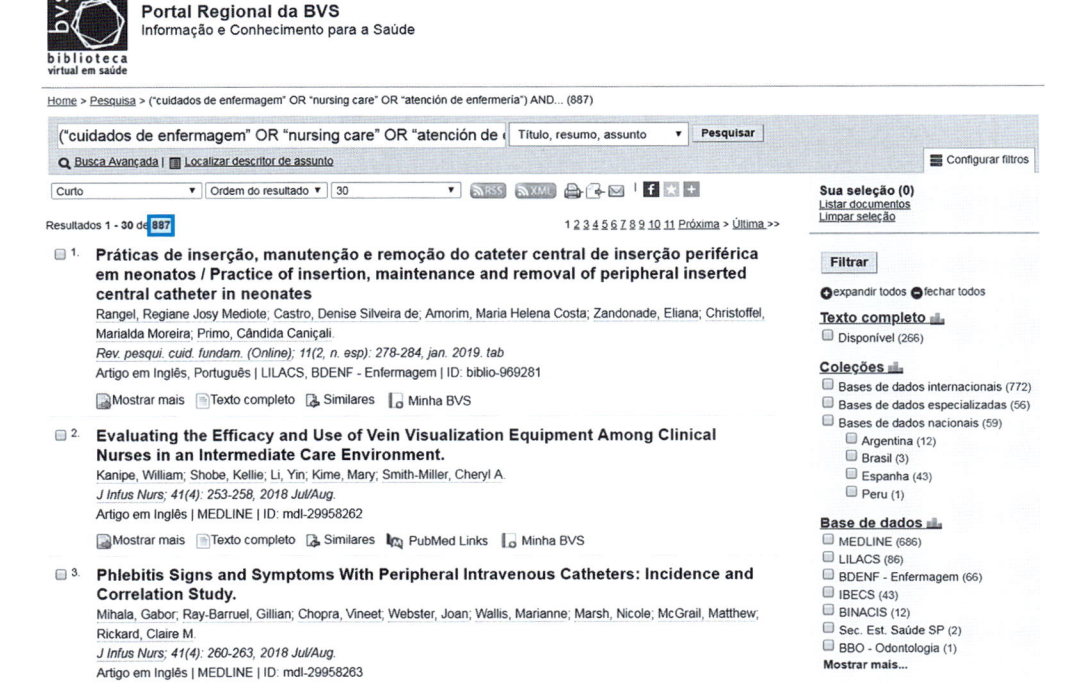

Figura 15.13 Total de artigos identificados sem aplicação dos filtros.

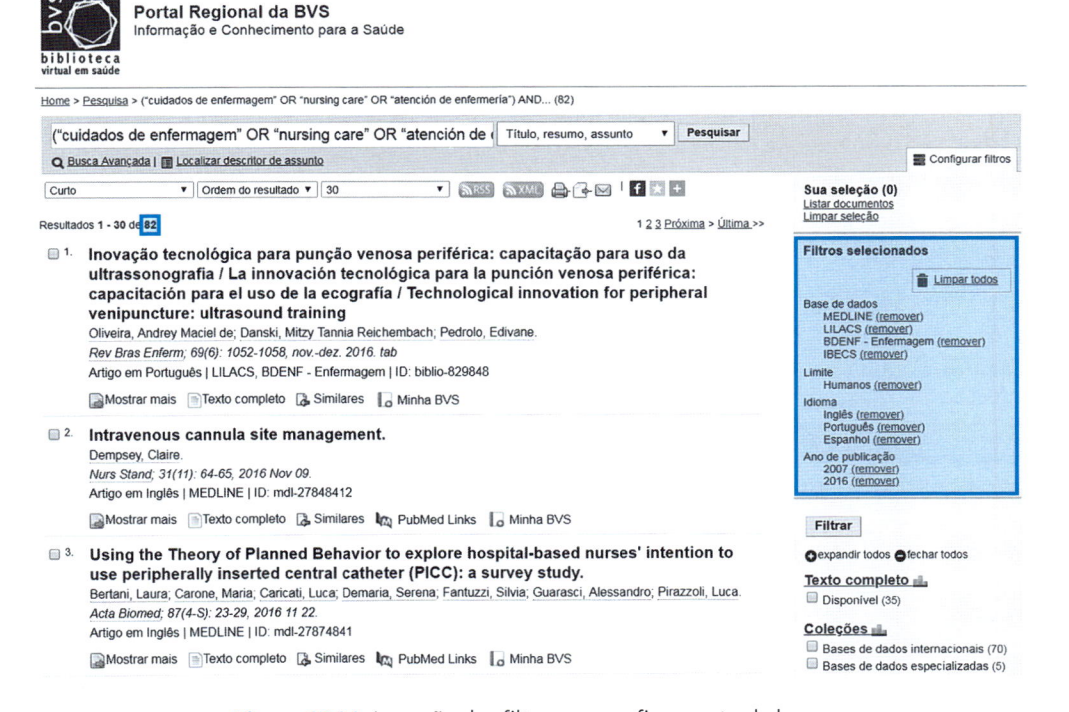

Figura 15.14 Inserção dos filtros para refinamento da busca.

anteriormente e identificar o nível de evidência (NE) e o grau de recomendação (GR) deles.

9. Repetir essa busca em outras bases de dados. Não deixar de acessar a base do Centro Cochrane Reviews, na qual é possível encontrar (quando disponíveis) revisões sistemáticas das quais podem ser extraídas evidências científicas mais fortes.

Dos estudos lidos na íntegra, são extraídos cuidados de enfermagem direcionados pelas perguntas clínicas realizadas, utilizando-se a estratégia PICO. Todas elas podem ser implementadas para que o diagnóstico potencial "risco de infecção" não evolua para um problema atual (infecção). Cuidados relacionados às quatro perguntas clínicas previamente elaboradas são apresentados no Quadro 15.3, que também contêm o NE, o GR e as respectivas referências bibliográficas das quais as ações foram extraídas.

Durante a leitura dos artigos, outros cuidados podem ser identificados e, quando implementados em conjunto, irão potencializar as chances de alcançar o resultado esperado. Todos esses cuidados podem ser inseridos no protocolo assistencial direcionado para o DE "risco de infecção evidenciado pelo uso de cateter venoso periférico" e, em cada uma das ações descritas, devem constar o nível de evidência e o grau de recomendação (Quadro 15.4).

Cabe ao profissional enfermeiro realizar pesquisas e, sobretudo, revisões sistemáticas e ensaios clínicos randomizados bem delineados para extrair melhores níveis de evidências capazes de fornecer uma segurança maior aos pacientes por meio da utilização do PE na prática clínica e da aplicação da sua quarta etapa alicerçada nas melhores evidências científicas disponíveis.

QUESTÕES PARA FIXAÇÃO DO CONTEÚDO

1. Defina PBE e explique a sua importância para o enfermeiro.
2. Explique como se originou a PBE e como era executado o cuidado de enfermagem antes dessa metodologia.
3. Descreva detalhadamente as etapas da PBE.
4. Quais são os níveis de evidências e os graus de recomendação da PBE.
5. Qual a importância do pensamento crítico em enfermagem?
6. Quais são as habilidades e as competências necessárias ao enfermeiro ao utilizar a PBE para sustentar o cuidado?

Quadro 15.3 Quarta etapa do processo de enfermagem sustentada na PBE, baseada no DE "risco de infecção" evidenciado pelo uso de cateter venoso periférico.

Cuidados baseados em evidências científicas	NE/GR
Inspecionar o sítio de inserção do cateter periférico quanto à existência de sinais de infecção ou outras complicações, diariamente	6 A[22]
Fixar e proteger adequadamente o cateter venoso periférico com fita hipoalergênica	4 A[23]
Utilizar álcool a 70% para a higienização do local da inserção do cateter venoso periférico	6 A[22]
Realizar troca do cateter periférico a cada 72 h ou anterior a este prazo, se identificar sinais flogísticos ou bacteriemia	6 A[24]
Realizar punção do cateter periférico guiada por ultrassom em pacientes com difícil acesso	5 A[25]

Quadro 15.4 Risco de infecção evidenciado pelo uso de cateter venoso periférico: cuidados para minimizá-lo baseados em evidências científicas.

Cuidados baseados em evidências científicas	NE/GR
Inspecionar o sítio de inserção do cateter periférico quanto à existência de sinais de infecção ou outras complicações, diariamente	4 A[22]
Fixar e proteger adequadamente o cateter venoso periférico com fita hipoalergênica	4 A[23]
Utilizar álcool a 70% para a higienização do local da inserção do cateter venoso periférico	4 A[22]
Realizar identificação e registro do cateter venoso periférico diariamente	4 A[23]
Realizar troca do cateter periférico a cada 72 h ou anterior a este prazo, se identificar sinais flogísticos ou bacteriemia	6 A[24]
Identificar e trocar o equipo e as torneiras a cada 72 h	4 A[23]
Realizar lavagem das mãos antes e após o manuseio do cateter venoso periférico	4 A[22]
Manipular o cateter periférico somente com técnica asséptica	4 A[22]
Realizar punção do cateter periférico guiada por ultrassom em pacientes com difícil acesso	5 A[25]
Utilizar curativo estéril, semioclusivo (gaze e fixador) ou oclusivo (membrana transparente semipermeável)	4 A[22]

REFERÊNCIAS BIBLIOGRÁFICAS

1. LUNNEY, M. Pensamento crítico e diagnósticos de enfermagem: estudos de casos e análises. Porto Alegre: Artmed, 2004. 384 p.
2. ATALLAH, A.N.; CASTRO, A.A. Evidências para melhores decisões clínicas. São Paulo: Centro Cochrane do Brasil, 1998.
3. STETLER, C.B. et al. Utilization-focused integrative reviews in a nursing service. Applied Nursing Research, v. 11, n. 4, p. 195-206, 1998.
4. BORK, A.M.T. Enfermagem baseada em evidências. Rio de Janeiro: Guanabara Koogan, 2005. 365 p.
5. CALIRI, M.K.L.; MARZIALE, M.H.P. A prática de enfermagem baseada em evidências. Conceitos e informações disponíveis online. Revista Latino-Americana de Enfermagem, v. 8, n. 4, p. 103-4, 2000.
6. TRAVASSOS, C; CALDAS, B. A qualidade do cuidado e a segurança do paciente: histórico e conceitos. In: BRASIL. Assistência segura: uma reflexão teórica aplicada à prática. Brasília: Ministério da Saúde/Agência Nacional de Vigilância Sanitária, 2013. p. 19-27.
7. SILVA, E.G.C. et al. O conhecimento do enfermeiro sobre a Sistematização da Assistência de Enfermagem: da teoria à prática. Revista da Escola de Enfermagem da USP, v. 45, n. 6, p. 1380-6, 2011.
8. MEIRELES, A.B. et al. O conhecimento dos enfermeiros sobre a sistematização da assistência de enfermagem. Ensaios e Ciência: Ciências Biológicas, Agrárias e da Saúde, v. 16, n. 1, p. 69-82, 2015.
9. NIGHTINGALE, F. Notas sobre enfermagem: o que é e o que não é. São Paulo: Cortez, 1989.
10. TANNURE, M.C.; PINHEIRO, A.M. SAE – Sistematização da Assistência de Enfermagem: guia prático. 2.ed. Rio de Janeiro: Guanabara Koogan, 2010. 298 p.
11. WEAVER, K; OLSON, J.K. Understanding paradigms used for nursing research. Journal of Advanced Nursing, v. 53, n. 4, p. 459-69, 2006.
12. YI-HAO WENG, M.D. et al. Implementation of evidence-based practice in relation to a clinical nursing ladder system: a national survey in Taiwan. Worldviews on Evidence-Based Nursing, v. 12, n. 1, p. 22-30, 2015.
13. FRENCH, P. The development of evidence-based nursing. Journal of Advanced Nursing, v. 29, n. 1, p. 72-8, 1999.
14. STOTTS, N.A. Evidence-based practice what is it and how is it used in wound care. The Nursing Clinics of North America, v. 34, n. 4, p. 955-63, 1999.
15. DOMENICO, E.B.L.D.; IDE, C.A.C. Enfermagem baseada em evidências: princípios e aplicabilidades. Revista Latino-Americana de Enfermagem, v. 11, n. 1, p. 115-8, 2003.

16. CROSSETTI, M.G.O. Revisão integrativa de pesquisa na enfermagem. O rigor científico que lhe é exigido [editorial]. Revista Gaúcha de Enfermagem, v. 33, n. 2, p. 8-9, 2012.

17. STONE, P.W. Popping the (PICO) question in research and evidence-based practice. Applied Nursing Research, v. 15, n. 3, p. 197-8, 2002.

18. MELNYK, B.M.; FINEOUT-OVERHOLT, E. Evidence-based practice in nursing & healthcare. A guide to best practice. 3.ed. Philadelphia: Lippincot Williams & Wilkins, 2015.

19. NOBRE, M.R.; BERNARDO, W.M.; JATENE, F.B. Evidence based clinical practice. Part 1–well-structured clinical questions. Revista da Associação Médica Brasileira, v. 49, n. 4, p. 445-9, 2003.

20. NOBRE, M.; BERNARDO, W. Prática clínica baseada em evidência. Rio de Janeiro: Elsevier, 2006.

21. PORTAL REGIONAL DA BVS [homepage]. Disponível em: <https://bvsalud.org>. Acesso em: 2 jan. 2019.

22. OLÍMPIO, M.A.C. et al. Cateterização venosa periférica por profissionais de enfermagem: estudo observacional. Revista de Enfermagem da UFPE Online, v. 11, n. 3, p. 1262-8, 2017.

23. VIGNA, C.P.; JERICÓ, M.C. Welfare indicator: a comparative study between puncture and fixation technologies for peripheral intravenous catheter. Revista de Enfermagem da UFPE Online, v. 10, n. 9, p. 3384-92, 2016.

24. SOUZA, V.S. de et al. Indicadores de qualidade da assistência de enfermagem na terapia intravenosa periférica. Revista de Enfermagem da UFPE Online, v. 11, n. 5, p. 1989-95, 2017.

25. DANSKI, M.T.R. et al. Efectividad de la ultrasonografía en la punción venosa periférica: revisión integradora. Enfermagem Global, v. 15, n. 44, p. 354-67, 2016.

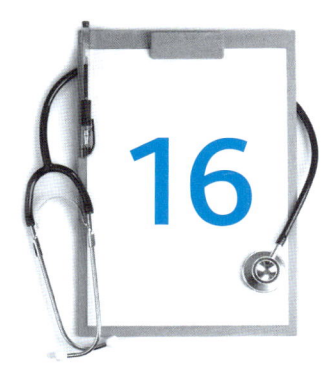

16 Validação de Diagnósticos, Resultados e Intervenções de Enfermagem

Meire Chucre Tannure • Ana Carolina Lima Ramos Cardoso • Diego Dias de Araújo • Tânia Couto Machado Chianca

A construção de uma classificação de enfermagem exige tanto um comprometimento de entidades, associações e organizações de enfermagem como o apoio dos enfermeiros que atuam nos diversos campos da prática e nos diversos setores e/ou unidades que devem participar ativamente da identificação, da nomeação e da validação dos componentes de sua prática.
Tânia Couto Machado Chianca

IMPORTÂNCIA DAS CLASSIFICAÇÕES E DO PROCESSO DE VALIDAÇÃO DOS ELEMENTOS DA PRÁTICA DA ENFERMAGEM

Os Capítulos 8 a 10 (ver também Capítulo 17) mostraram o quão importante é a uniformização da linguagem utilizada para descrever os fenômenos da enfermagem, as ações realizadas por essa categoria profissional e os resultados alcançados com os pacientes.

O desenvolvimento de uma linguagem padronizada favorece o monitoramento da qualidade do atendimento prestado e a mensuração dos custos, colabora no desenvolvimento dos prontuários eletrônicos, fornece dados para análises estatísticas[1], facilita a comunicação entre os profissionais de saúde e permite a representação do conhecimento clínico da enfermagem.[2] Além de subsidiar as intervenções de enfermagem, contribui para gestão de recursos e pessoas, educação permanente e consolidação da identidade profissional, a partir da definição dos fenômenos científicos que são de domínio da enfermagem.[3,4]

O uso de uma linguagem imprecisa e não padronizada durante a assistência de enfermagem também expõe os pacientes a situações de risco e compromete o desenvolvimento científico, a pesquisa e o ensino da enfermagem.[5] Além disso, faz com que a efetividade do cuidado seja questionada, pois deixa de haver uma descrição dos resultados apresentados pelos pacientes influenciados pela prática profissional e, com isso, o impacto da assistência prestada por essa categoria profissional é subestimado.[6,7]

Evidencia-se, nas pesquisas de enfermagem, uma preocupação dos enfermeiros em uniformizar a linguagem a partir da construção de sistemas de classificação com termos capazes de designar os fenômenos de interesse da enfermagem, as ações por eles executadas e os resultados alcançados com os pacientes.[1]

Alusões às classificações já existem desde o livro do Gênesis e, em 1859, Florence Nigthingale escreveu que a enfermagem precisava conhecer e nomear os elementos da sua prática profissional.[8]

Classificar em enfermagem é desenvolver uma linguagem capaz de descrever os julgamentos clínicos pelos quais os enfermeiros são responsáveis.[1]

No Capítulo 8, aprendeu-se que a necessidade de conscientização dos profissionais e dos educadores em enfermagem sobre a percepção dos problemas de sua responsabilidade também foi explicitada em 1957 por Faye Glenn Abdellah, que apresentou o primeiro sistema de classificação com 21 problemas clínicos identificados nos pacientes por enfermeiros.[1] Em 1966, Virginia Henderson propôs uma lista com 14 necessidades humanas básicas, com o objetivo de descrever áreas em que os problemas reais ou potenciais apresentados pelos pacientes poderiam ser solucionados ou minimizados pelos enfermeiros.[9,10]

Ainda no Capítulo 8, viu-se que, em 1973, um grupo de enfermeiras norte-americanas reconheceu a necessidade de desenvolver uma terminologia para descrever os problemas de saúde diagnosticados e tratados com mais frequência por enfermeiros[11] e que esse grupo criou a NANDA Internacional (NANDA I), hoje um sistema de classificação de enfermagem muito utilizado em todo o mundo, embora não seja o único.

Nos Capítulos 9 e 10, foram apresentadas, respectivamente, a Classificação dos Resultados de Enfermagem (NOC) e a Classificação das Intervenções de Enfermagem (NIC). No Capítulo 17, será abordada a Classificação Internacional das Práticas de Enfermagem (CIPE®).

Todavia, podem restar duas dúvidas: já que é tão importante para a enfermagem saber quais são os elementos de sua prática (diagnósticos, intervenções e resultados), e uma vez que eles devem alimentar sistemas de classificação, como contribuir para o desenvolvimento dessas taxonomias? E, uma vez que classificar é colocar entidades em grupos ou classes com base em suas semelhanças[8] e para fazê-lo é preciso que seus conceitos sejam desenvolvidos e validados, como propor e validar diagnósticos, intervenções e resultados de enfermagem?[1]

MODELOS DE VALIDAÇÃO

Validar é o efeito de tornar algo válido, legítimo e verdadeiro, compreendendo o ato de comprovar a autenticidade de alguma coisa.[12] A validação é um método essencial e necessário para o desenvolvimento e o fortalecimento dos elementos fundamentais da prática clínica da enfermagem (diagnósticos, intervenções e resultados).[13,14]

Por exemplo, a validade de um diagnóstico de enfermagem (DE) refere-se ao grau em que este representa a verdadeira condição do paciente requerer determinada intervenção de enfermagem.[13]

Validar um DE é, portanto, torná-lo legítimo para uma situação clínica e para todos os profissionais de enfermagem[15], o que amplia a sua confiabilidade, uma vez que seus indicadores clínicos passam por um processo de refinamento, tornando-os mais acurados tanto para a prática quanto para o ensino.[16]

O refinamento dos diagnósticos, intervenções e resultados contribui para que a enfermagem utilize, na prática clínica, diagnósticos que permitam o planejamento e a implementação de intervenções de enfermagem sensíveis e específicas, com o objetivo de alcançar resultados factíveis e positivos, podendo, assim, impactar tanto na situação clínica e na vida dos pacientes, de seus familiares e dos membros de uma comunidade quanto no desenvolvimento de uma assistência de enfermagem mais qualificada, resolutiva e científica.

Cabe destacar que o desenvolvimento das classificações envolve um processo sério, baseado em pesquisas e evidências científicas. Assim, para propor diagnósticos, resultados e intervenções de enfermagem, deve-se construir proposições de títulos, definições, características definidoras, fatores relacionados, indicadores e atividades baseados em literatura científica e em estudos que geraram evidências. Esses estudos mais rigorosos envolvem sua comprovação científica por meio de técnicas para validação.

Alguns modelos de validação podem ser usados para gerar, analisar e/ou validar os diagnósticos, intervenções e resultados de enfermagem.[16]

Entre os modelos, destacam-se os propostos por Gordon e Sweeney[17], Fehring[18,19] e Hoskins[20] como os que até então foram os mais utilizados para a identificação, validação e revisão dos DE.[21] Cabe destacar que esses modelos também são utilizados, com algumas adaptações, para validar intervenções e resultados de enfermagem.

Modelo de validação de Gordon e Sweeney

Primeiro a ser elaborado, o modelo proposto por Gordon e Sweeney[17] é considerado clássico, embora careça de detalhes metodológicos.[16] Nele, a validação pode ocorrer a partir de estudos retrospectivos, clínicos e de validação por especialistas.

Nos estudos retrospectivos, utilizam-se as experiências de enfermeiros com os problemas de saúde dos pacientes, ou seja, com o DE que está sendo validado. Nesse tipo de desenho, variáveis como a formação e a experiência dos enfermeiros e as áreas clínicas e geográficas onde o problema é incidente devem ser levadas em consideração.[1]

Nos ensaios clínicos, realiza-se a pesquisa a partir da observação direta de comportamentos apresentados pelos pacientes (sinais e sintomas), de dados obtidos em entrevistas realizadas pelos enfermeiros e/ou daqueles extraídos de prontuários. Ao utilizar esse modelo, busca-se comprovar categorias diagnósticas e características definidoras anteriormente identificadas.[17]

Na validação por especialistas, enfermeiros com competência clínica e familiarizados com o processo de enfermagem (PE) e/ou com os DE, intervenções ou resultados de enfermagem emitem sua opinião sobre as características definidoras, fatores relacionados e de risco. Na sequência, são estabelecidos índices de concordância que, quando alcançados, indicam que aquele elemento da prática se encontra validado.

Modelo de validação de Fehring

O modelo de validação clínica de DE proposto por Gordon e Sweeney e modificado por Fehring é o mais utilizado para validar DE.[22] Inicialmente, Fehring[18] propôs dois métodos distintos para estudos de validação de DE: validação de conteúdo diagnóstico (DCV) e validação clínica de diagnóstico (CDV). Posteriormente[19], acrescentou um novo método que também pode ser utilizado, o de validação diferencial de diagnósticos (DDV).[1]

Na DCV, investiga-se a opinião de enfermeiros peritos acerca do grau com que certas características definidoras determinam um diagnóstico. No entanto, cabe destacar que, antes de aplicar esse modelo, é preciso realizar uma revisão integrativa de literatura (ou, quando houver estudos para isso, uma revisão sistemática) capaz de dar suporte teórico tanto para o diagnóstico quanto para as características definidoras do diagnóstico a ser validado.[16,19] Também enfatiza-se que o mesmo processo pode ser feito para validar intervenções e resultados de enfermagem.

Na DCV, três etapas precisam ser consideradas. Na primeira, 25 a 50 enfermeiros especialistas pontuam, em uma escala de 1 a 5, o quanto as características definidoras representam o diagnóstico em questão. Em seguida, utiliza-se a técnica Delphi para estabelecer consenso entre os especialistas e, na terceira etapa, são atribuídos e calculados pesos para cada característica e obtém-se um escore final de validade pela soma dos escores de cada característica e média total.[21]

Na CDV, buscam-se evidências da ocorrência de determinado diagnóstico em um ambiente clínico. Essas evidências podem ser investigadas de duas maneiras: por meio de entrevistas ou questionários dirigidos aos pacientes (diagnósticos que exigem respostas cognitivas ou afetivas); ou por meio da observação direta, do exame físico e dos resultados obtidos nos exames complementares (diagnósticos relacionados ao desempenho fisiológico dos pacientes).[16,19]

Para estudos de validação dessa natureza, os enfermeiros precisam ter habilidade de se comunicar de maneira efetiva, competência clínica, utilizar protocolos devidamente elaborados para a coleta de dados e preencher critérios para serem considerados peritos ou *experts*.[16]

Já a DDV é utilizada para validar diferenças entre dois diagnósticos semelhantes ou para diferenciar níveis de ocorrência em determinado diagnóstico com grupos de enfermeiros peritos ou de pacientes acometidos pelo diagnóstico que está sendo estudado.[16,19]

Cabe destacar que, embora os métodos de validação propostos por Fhering refiram-se a DE, também têm sido utilizados com adaptações em pesquisas sobre intervenções de enfermagem.[23]

Modelo de validação de Hoskins

Hoskins[20] propôs três métodos para validação de DE: conceitual, feita por especialistas e clínica. Na validação conceitual, o pesquisador identifica os atributos peculiares e característicos de um conceito, fenômeno, problema do paciente, família ou comunidade na literatura. Ele considera possível desenvolver um modelo conceitual para explicar certas características em determinado diagnóstico.[16,20]

Após analisar o conceito, é gerada uma lista de características definidoras e, em seguida, o pesquisador busca a concordância de especialistas quanto aos itens que compõem o diagnóstico (validação por especialistas).[1]

Na validação clínica, verifica-se a concordância acerca das características definidoras, elaborada a partir da análise de conceito e validada por especialistas, pela observação direta dos pacientes por, no mínimo, dois enfermeiros peritos em DE, com o objetivo de verificar presença ou ausência das referidas características definidoras.[20]

Para tanto, pode-se calcular o percentual de concordância (sobre a presença ou ausência das características definidoras) utilizando-se índices de fidedignidade e a frequência de ocorrência das características definidoras do diagnóstico na população estudada.[16,20]

OUTROS MÉTODOS DE VALIDAÇÃO

Embora os modelos propostos por Gordon e Sweeney[17], Fehring[18,19], Hoskins[20] e os métodos que os compõem sejam muito utilizados, são apresentadas a seguir outras estratégias para validar diagnósticos, intervenções e resultados de enfermagem.

Método da triangulação

Em 2004, Creason[21] propôs utilizar a triangulação como um método para validar clinicamente um DE. Nele, o primeiro passo a ser realizado consiste em uma revisão de literatura para melhor elucidar o conceito do fenômeno estudado. Feito isso, o conceito proposto é encaminhado para enfermeiros especialistas fazerem julgamentos acerca dos fatores relacionados e características definidoras. O objetivo dessa ação é verificar a concordância do que foi proposto.

Feito isso, o próximo passo é fazer auditorias em prontuários de pacientes que tenham o diagnóstico em estudo para verificar se há dados estudados. Também podem ser realizadas entrevistas para que os especialistas definam o diagnóstico e as características definidoras do DE, bem como a seleção randomizada de 1 a 2 pacientes/semana em um período determinado para a verificação dos achados e a confirmação das evidências que sustentam aquele diagnóstico.[1]

Os especialistas podem também elaborar estudos de caso de alguns pacientes com evoluções que fornecerão bons exemplos de pacientes portadores do diagnóstico em estudo, e as análises dos dados obtidos pode se dar por métodos quantitativos ou qualitativos.[21]

Trabalhos publicados, especialmente no Brasil, utilizando classificações de enfermagem têm utilizado a modalidade de estudos de caso que possibilitam a exploração de um caso, obtido por meio de uma detalhada coleta de dados, envolvendo múltiplas fontes de informações. Pode-se dizer que ele se refere a um estudo aprofundado de uma unidade, grupo ou indivíduo, em sua complexidade e em seu dinamismo próprio, e que a partir da sua realização são obtidas informações relevantes para a tomada de decisão por parte dos enfermeiros.[24]

Métodos descritivos

Pesquisas para validação de DE, intervenções e resultados de enfermagem também podem ser conduzidas por métodos descritivos.[1,25,26] Para identificar características definidoras, fatores relacionados, condições associadas, fatores e populações de risco, além de ações que comporão as intervenções de enfermagem podem ser desenvolvidos e aplicados instrumentos e questionários (manuais e eletrônicos) com essa finalidade.

Para construir tais instrumentos/questionários, deve-se fazer revisões integrativas de literatura (RIL) e sistemáticas (sempre que houver estudos que permitam a sua realização) e, em seguida, a aplicação dos instrumentos e a análise descritiva dos dados que envolvem distribuição de frequências, desvio-padrão, média, mediana, medições, medidas de tendência central, moda e percentil.[1]

Cabe destacar que a RIL é um método de revisão amplo que pode ser conduzido com diversas finalidades, como definição de conceitos, revisão de teorias ou síntese do estado do conhecimento de determinado tema ou problema[25], e que, por tornar possível a inclusão de estudos com diferentes delineamentos de pesquisa primária, possibilita identificar lacunas capazes de direcionar novos estudos.[27,28]

Também é importante considerar que a RIL combinada às bases conceituais da prática baseada em evidências (PBE) possibilita responder a questões sobre o significado de DE, assumindo importante papel na validação clínica desses elementos[29], bem como das intervenções e dos resultados de enfermagem.

A RIL como método de revisão prevê um processo com seis fases: na primeira etapa, o problema ou pergunta de pesquisa é formulado; em seguida, têm-se a busca na literatura, a categorização dos estudos, a avaliação dos estudos incluídos na revisão, a interpretação dos resultados e a síntese do conhecimento evidenciado nos artigos analisados.[27]

Mapeamento cruzado

Estudos de mapeamento de termos e de intervenções associadas a DE também têm sido amplamente utilizados para validar as associações realizadas. Mapeamento é um procedimento metodológico que liga palavras com sentido semelhante ou igual, por meio de um processo de tomada de decisão, usando estratégias indutivas ou dedutivas.[30]

Também pode ser definido como um processo realizado para identificar termos que permitam explicar ou expressar algo, por meio do uso de palavras com significado igual ou semelhante, usados, comparados ou compreendidos a partir de uma linguagem padronizada, possibilitando realizar comparações passíveis de avaliação entre termos de diferentes classificações de enfermagem.[31,32]

Para realizá-lo, os pesquisadores precisam conhecer sobre o contexto em que o objeto da validação ocorre e os conceitos que guiaram o mapeamento realizado.

O processo de mapeamento visa a fornecer uma explicação sobre algo de que ainda não se dispõe. Cabe destacar que tal explicação pode ser obtida a partir de traduções, determinação de semelhanças e diferenças entre termos, análise de dados em distintos níveis de abstração ou por meio de um processo que envolve três fases distintas: obtenção de uma listagem de termos, ligação entre os termos procurando pelos mais apropriados e agrupamento dos novos termos.[32]

Cabe destacar que, para realizar o mapeamento, é necessário estabelecer algumas regras:

- Mapear empregando a taxonomia de diagnósticos, intervenções ou resultados de enfermagem
- Buscar assegurar o sentido dos termos e expressões identificados
- Correlacionar os termos e expressões uniformizados a diagnósticos, intervenções ou resultados
- Estabelecer relação entre termos e expressões uniformizados que remetem aos focos existentes nos diagnósticos, intervenções ou resultados
- Correlacionar os termos e as expressões uniformizados com as definições de diagnósticos, intervenções ou resultados

- Assinalar e especificar os possíveis conceitos de diagnósticos, intervenções ou resultados
- Mapear os possíveis diagnósticos, intervenções ou resultados nos domínios da taxonomia ou conforme as necessidades humanas básicas.[31,33]

Validação clínica com regressões

Estudos de validação clínica com adoção de métodos de regressão (logística, linear, poisson ou cox) também estão sendo amplamente utilizados nas validações de diagnósticos, intervenções e resultados de enfermagem.[1] Especificamente em relação à validação de DE, tais métodos são importantes para identificar com mais acurácia os fatores relacionados ou de risco, bem como para o estabelecimento de modelos de predição para o seu desenvolvimento.

Um modelo de predição de risco aplicado à validação diagnóstica permite identificar quais fatores antecedem o desenvolvimento de determinado problema de enfermagem, possibilitando ao enfermeiro implementar ações preventivas em tempo oportuno, o que, por sua vez, confere mais assertividade e acurácia à prática de enfermagem.

A validação clínica dos DE realizada no ambiente em que o paciente se encontra proporciona a observação direta dos indicadores clínicos provenientes de dados coletados nas avaliações, exames e entrevistas dos enfermeiros com os pacientes além daqueles coletados nos prontuários.[1,34]

Com o passar do tempo, os métodos de pesquisa sofisticaram-se, fazendo surgir novos modelos de validação clínica de diagnósticos de enfermagem para o estabelecimento da acurácia de seus indicadores clínicos, cujos testes diagnósticos envolvem o cálculo de sensibilidade, especificidade e valores preditivos.[35] A acurácia de um indicador clínico refere-se ao poder que este apresenta de distinguir o paciente que tem ou não determinado DE.[36] Quando esses métodos de validação de diagnósticos são ancorados às técnicas estatísticas avançadas, possibilitam a identificação de aspectos determinantes que garantem a existência ou não do DE, bem como de seus componentes.

Uma vez determinados quais elementos do DE emergem da RIL, estes irão compor o instrumento de coleta de dados a ser aplicado em determinada população de interesse. Nesse sentido, delineamentos de pesquisa observacionais são conduzidos, principalmente por estudos de coorte, para verificar a associação entre as variáveis independentes com a dependente (nesse caso, o DE).

Uma vez verificada a associação, por meio da aplicação de teste de hipóteses, as variáveis que guardam significância estatística com o DE em estudo são escolhidas para compor determinado modelo de regressão.

Validação de subconjuntos terminológicos

O Conselho Internacional de Enfermeiros (CIE), órgão responsável pela concepção e pelo desenvolvimento da CIPE®, ao perceber a complexidade da classificação e a diversidade dos cenários para sua aplicação, passou a incentivar o desenvolvimento de subconjuntos terminológicos da CIPE® que, como será descrito no Capítulo 17, são definidos como um conjunto de enunciados de diagnósticos, resultados e intervenções de enfermagem, direcionados a determinadas condições de saúde, especialidades de saúde ou contextos de cuidados e fenômenos de enfermagem.[37,38]

O desenvolvimento de subconjuntos terminológicos da CIPE® pode se subdividir em em 10 passos:[37]

1. Identificar a clientela.
2. Escolher o modelo teórico que vai fundamentar o desenvolvimento do subconjunto e descrever a importância para a enfermagem e o grupo de indivíduos (pacientes/ familiares/ grupos/ comunidades).
3. Contatar o CIE a fim de determinar a existência de outros grupos que estejam trabalhando com a prioridade de saúde e/ou clientela escolhida de modo a permitir um trabalho em rede e obter orientações para o desenvolvimento do subconjunto.
4. Utilizar o Modelo de Sete Eixos da CIPE® para desenvolver enunciados de diagnósticos, resultados e intervenções de enfermagem.
5. Identificar evidência na literatura que auxilie na seleção de enunciados de diagnósticos, resultados e intervenções pertinentes à clientela e/ou à prioridade de saúde.
6. Desenvolver aplicações de suporte ou instrumentos de documentação para a clientela. A referida documentação pode incluir estudos de caso e instrumentos de avaliação com a finalidade de clarificar e comunicar o contexto para os enunciados contidos no subconjunto.
7. Testar ou validar os enunciados com a clientela específica e com enfermeiros especialistas.
8. Adicionar, retirar ou revisar enunciados.
9. Desenvolver com o CIE um texto final para o subconjunto com a finalidade de publicação após submetê-lo à avaliação e à codificação na CIPE®.
10. Auxiliar o CIE na divulgação do subconjunto.

Apesar de os pesquisadores utilizarem diferentes métodos na condução de seus estudos, a identificação e a validação de subconjuntos da CIPE® para as especialidades da enfermagem têm objetivo semelhante ao do reconhecimento do perfil de DE da NANDA-I, resultados NOC ou intervenções NIC, já que se trata de uma etapa fundamental para avaliar a efetividade e a operacionalidade dessas ferramentas na prática clínica dos enfermeiros.

ATRIBUTOS PARA UM ENFERMEIRO SER CONSIDERADO PERITO

Quando a validação não se dá por meio do emprego de técnicas estatísticas que a comprovem, uma estratégia amplamente utilizada é a validação por peritos. Logo, é necessário que a seleção do perito não se dê a partir de apenas um critério.[19]

Para ser considerado um perito, o enfermeiro deve ter conhecimento especializado, habilidades específicas, larga experiência na prática, elevado nível de padrões de reconhecimento e ser referência para seus pares.[39]

Até o momento, os critérios propostos por Fhering para verificar se um enfermeiro pode ser considerado um perito são os mais aceitos e utilizados nas pesquisas de validação, a saber: ter título de mestre ou doutor com tese de conteúdo relevante sobre o tema estudado; pesquisa publicada sobre o tema; artigos relativos ao tema publicados em revistas de referência; experiência clínica de, pelo menos, 1 ano em uma área relevante para o tema (Figura 16.1).[40]

Cabe destacar que o tema a que Fhering se refere são os DE; porém, realizou-se aqui essa alteração, uma vez que tais critérios também são atualmente utilizados para validação de intervenções, resultados, mapeamentos cruzados, entre outros.

Fhering[40] propôs escores para cada um desses critérios (elaborados por ele considerando os DE), apresentados na Tabela 16.1. Para serem considerados peritos, os enfermeiros devem obter, no mínimo, 5 pontos.

Recomenda-se um número mínimo de 25 peritos que podem ser buscados nas associações de enfermagem, nas publicações realizadas, nas escolas de enfermagem, na plataforma Lattes, nos locais de trabalho, nos grupos de pesquisa e em eventos sobre o PE.[19,41]

Também é importante destacar que um perito deve ser capaz de categorizar os elementos da prática profissional de enfermagem com um alto nível de teorização e aplicar seus conhecimentos na prática, ter consciência do que sabe e do que não sabe, ser flexível, ter especificidade, capacidade de contextualização e de fazer generalizações.[24]

Entretanto, cabe destacar que pesquisadores referem dificuldades para captar a quantidade preconizada de especialistas[42,43] e, por isso, algumas adaptações têm sido apresentadas na literatura.[44]

Outras dicas importantes

Para Gordon[45], os processos de validação dos DE devem obedecer a critérios para obter resultados fidedignos para divulgação:

- Primeiro: para acrescentar características definidoras a determinado DE, estas devem ter sido suficientemente evidenciadas por enfermeiros nos pacientes/familiares/grupos com o diagnóstico em estudo
- Segundo: a validação de determinado DE deve ser realizada por vários peritos, que precisam identificar as mesmas características definidoras para o mesmo diagnóstico (atingir os níveis de concordância recomendados)
- Terceiro: recomenda-se verificar se as mesmas características definidoras de um DE são evidenciadas em indivíduos de diferentes regiões.

Tabela 16.1 Critérios para seleção de peritos.

Critérios	Escore
Mestre em Enfermagem	4
Mestre em Enfermagem com conteúdo relevante na área clínica	1
Pesquisa publicada na área de diagnóstico	2
Artigo publicado na área de diagnóstico em periódico de referência	2
Doutorado em Diagnóstico de Enfermagem	2
Prática clínica de pelo menos 1 ano na área de enfermagem clínica	1
Especialização na área clínica com comprovada prática clínica	2

Perito: mínimo de 5 pontos.

QUESTÕES PARA FIXAÇÃO DO CONTEÚDO

1. O que significa classificar em enfermagem?
2. Por que é importante validar os elementos da prática profissional de enfermagem (diagnósticos, prescrições e resultados)?

3. Explique o modelo de validação de DE proposto por Gordon e Sweeney.
4. Explique o modelo de validação de DE proposto por Fhering.
5. Explique o modelo de validação de DE proposto por Hoskins.
6. Explique a estratégia de triangulação de dados proposta por Creason.
7. Quais são as vantagens do processo de mapeamento cruzado?
8. Explique como é realizada a validação clínica com emprego dos métodos de regressão.
9. Explique os passos relativos à validação de subconjuntos terminológicos.
10. Quais critérios e pesos são necessários para um enfermeiro poder ser considerado um perito e, a partir de então, ser convidado para validar diagnósticos, prescrições e mapeamentos realizados?

REFERÊNCIAS BIBLIOGRÁFICAS

1. CHIANCA, T.C. Classificações de enfermagem e pesquisa. In: TANNURE, M.C.; PINHEIRO, A.M. SAE – Sistematização da assistência de enfermagem: guia prático. 2. ed. Rio de Janeiro: Guanabara Koogan, 2010. p. 205-21.
2. TANNURE, M.C; PINHEIRO, A.M. SAE – Sistematização da assistência de enfermagem: guia prático. 2. ed. Rio de Janeiro: Guanabara Koogan, 2010.
3. D'AGOSTINO, F. et al. Cross-mapping of nursing care terms recorded in italian hospitals into the standardized NNN terminology. International Journal of Nursing Knowledge, 2018. [Epub ahead of print]. Disponível em: <https://www.ncbi.nlm.nih.gov/pubmed/29328554>.
4. FERREIRA, A.M. et al. Nursing diagnoses in intensive care: cross-mapping and NANDA-I taxonomy. Revista Brasileira de Enfermagem, v. 69, n. 2, p. 285-93, 2016.
5. LANG, N.; CLARK, J. Nursing's next advance: an international classification for nursing practice. International Nursing Review, v. 39, n. 4, p. 109-11, 1992.
6. MOORHEAD, S.; JOHNSON, M.; MAAS, M. Classificação dos resultados de enfermagem (NOC). 4.ed. Porto Alegre: Elsevier, 2010.
7. FURUYA, R.K. et al. Sistemas de classificação de enfermagem e sua aplicação na assistência: revisão integrativa de literatura. Revista Gaúcha de Enfermagem (Online), v. 32, n. 1, p. 167-75, 2011.
8. GORDON, M. Nursing nomenclature and classification system development. Online Journal of Issues in Nursing, v. 3, n. 2, 1998.
9. FALCO, M.S. Faye Glenn Abdellah. In: GEORGE, J.B. Teorias de enfermagem. Os fundamentos para a prática profissional. 4. ed. Porto Alegre: Artmed, 2000, p. 119-30.
10. FURUKAWA, C.Y.; HOWE, J.H. Virgínia Henderson. In: GEORGE, J.B. Teorias de enfermagem. Os fundamentos para a prática profissional, 4. ed. Porto Alegre: Artmed, 2000, p. 59-72.
11. CRUZ, D.A.L.M. Diagnóstico de enfermagem: aspectos históricos e definições. Revista Paulista de Enfermagem, v. 13, n. 1/3, p. 3-7, 1994.
12. HOUAISS, A.; VILLAR, M.S.; FRACO, F.M.M. Dicionário Houaiss da língua portuguesa. Rio de Janeiro: Objetiva, 2001.
13. CARVALHO, E.C. et al. Validação de diagnóstico de enfermagem: reflexão sobre dificuldades enfrentadas por pesquisadores. Revista Eletrônica de Enfermagem, v. 10, n. 1, p. 235-40, 2008.
14. GRANT, J.; KINNEY, M.R. Using the Delphi technique to examine the content validity of nursing diagnoses. Nursing Diagnosis, v. 3, n. 1, p. 12-22, 1992.
15. MELLO, A.S. Validação dos diagnósticos de enfermagem disfunção sexual e padrões de sexualidade ineficazes. 2004. Tese (Doutorado em Enfermagem) – Escola de Enfermagem de Ribeirão Preto, Universidade de São Paulo.
16. GARCIA, T.R. Diagnósticos de enfermagem e a prática da pesquisa. In: I ENCONTRO PERNAMBUCANO DE DIAGNÓSTICOS DE ENFERMAGEM, 1997, Recife. Anais... Recife: 1997, p. 1-15.
17. GORDON, M.; SWENEY, M.A. Methodological problems and issues in identifying and standardizing nursing diagnosis. Advances in Nursing Science, v. 2, n. 1, p. 1-15, 1979.
18. FEHRING, R.J. Validation diagnostic labels: standardized methodology. In: HURLEY, M.E. Classification of nursing diagnoses: proceedings of the Sixth Conference. St. Louis: Mosby Co., 1986, p. 183-90.
19. FEHRING, R.J. Methods to validate nursing diagnoses. Heart & Lung, v. 16, n. 6, p. 625-9, 1987.

20. HOSKINS, L.M. Clinical validation methodologies for nursing diagnosis research. In: CARROLL-JOHN-SON, R.M. et al. Classification of nursing diagnosis: Proceedings of the Eighth Conference of North American Nursing Diagnosis Association. Philadelphia: Lippincott, 1989, p. 126-31.

21. CREASON, N.S. Clinical validation of nursing diagnoses. International Journal of Nursing Terminologies and Classifications, v. 15, n. 4, p. 123-32, 2004.

22. ENGLANDM, M. Nursing diagnosis: a conceptual framework. In: WALL, A.L.; FITZPATRICK, J.J. Conceptual models of nursing: analysis and application. Norwalk: Appleon & Lange, 1989, p. 347-69.

23. MATA, L.R.F. Validação de intervenções de enfermagem para a alta de pacientes submetidos à prostatectomia. 2009. Dissertação (Mestrado em Enfermagem) – Programa de Pós-graduação em Enfermagem, Universidade Federal de São Carlos, São Carlos.

24. GALDEANO, L.L.; ROSSI, L.A; PELEGRINO, F.M. Validação de conteúdo diagnóstico: critérios para seleção de expertos. Ciência, Cuidado e Saúde, v. 5, n. 1, p. 60-6, 2006.

25. SILVEIRA, R.C.C.P.; GALVÃO, C.M. O cuidado de enfermagem e o cateter de Hickman: a busca de evidências. Acta Paulista de Enfermagem, v. 18, n. 3, p. 276-84, 2005.

26. MARTINS, I.; GUTIÉRREZ, M.G.R. Intervenções de enfermagem para o diagnóstico de enfermagem: desobstrução ineficaz de vias aéreas. Acta Paulista de Enfermagem, v. 18, n. 2, p. 143-8, 2005.

27. WHITTEMORE, R.; KNALF, K. The integrative review: updated methodology. Journal of Advanced Nursing, v. 52, n. 5, p. 546-53, 2005.

28. HERMINDA, P.M.V.; ARAÚJO, I.E.M. Sistematização da Assistência de Enfermagem: subsídios para implantação. Revista Brasileira Enfermagem, v. 59, n. 5, p. 675-9, 2006.

29. POMPEO, D.A.; ROSSI, L.A.; GALVAO, C.M. Revisão integrativa: etapa inicial do processo de validação de diagnóstico de enfermagem. Acta Paulista de Enfermagem, v. 22, n. 4, p. 434-38, 2009.

30. COENEN, A.; RYAN, P.; SUTTON, J. Mapping nursing interventions from a hospital information system to the Nursing Interventions Classification (NIC). Nursing Diagnosis, v. 8, n. 4, p. 145-51, 1997.

31. TANNURE, M.C.; SALGADO, P.O.; CHIANCA, T.C.M. Mapeamento cruzado: títulos diagnósticos formulados segundo a CIPE® versus diagnósticos da NANDA Internacional. Revista Brasileira de Enfermagem, v. 67, n. 6, p. 972-8, 2014.

32. MOORHEAD, S.; DELANEY, C. Mapping nursing intervention data into the Nursing Interventions Classification (NIC): process and rules. Diagnosis, v. 8, n. 4, p. 137-44, 1997.

33. CARVALHO, E.C.; CRUZ, D.A.L.M.; HERDMAN, T.H. Contribuição das linguagens padronizadas para a produção do conhecimento, raciocínio clinico e prática clínica da Enfermagem. Revista Brasileira de Enfermagem, v. 66, n. spe., p. 134-41, 2013.

34. LUNNEY, M.; MÜLLER-STAUB, M. Diagnóstico de enfermagem e pesquisas. In: NANDA International. Diagnósticos de Enfermagem da NANDA: definições e classificação 2012 – 2014/NANDA Internacional. Porto Alegre: Artmed, 2013.

35. HERDMAN, H. T.; KAMITSURU, S. (eds.). Nursing Diagnoses: definitions & classification 2018-2020. 11. ed. Thieme, 2018.

36. LOPES, M.V.O.; SILVA, V.M.; ARAÚJO, T.L. Métodos de pesquisa para validação clínica de conceitos diagnósticos. In: HERDMAN, T.H. (org.). PRONANDA – Programa de atualização em Diagnósticos de Enfermagem – Conceitos básicos. Porto Alegre: Artmed Panamericana, 2013, p. 85-130.

37. INTERNATIONAL COUNCIL OF NURSES. Guidelines for ICNP® catalogue development. Genebra: Imprimerie Fornara, 2008. Disponível em: <http://www.icn.ch/images/stories/documents/programs/icnp/icnp_catalogue_development.pdf>.

38. CARVALHO, C.M.G.; CUBAS, M.R.; NÓBREGA, M.M.L. Brazilian method for the development terminological subsets of ICNP®: limits and potentialities. Revista Brasileira de Enfermagem, v. 70, n. 2, p. 430-5, 2017.

39. JASPER, M.A. Expert: a discussion of the implications of the concept as used in nursing. Journal of Advanced Nursing, v. 20, n. 4, p. 769-76, 1994.

40. FEHRING, R.J. The Fehring model. In: CARROL-JONHNSON, R.M.; PAQUETE, M. (eds.). Classification of nursing diagnoses: proceedings of the Tenth Conference; 1994. Philadelphia: J.B. Limppincott, 1994, p. 55-62.

41. OLIVEIRA, N.M.S. Diagnóstico de enfermagem de ansiedade: validação das características definidoras. 2001. Dissertação (Mestrado em Enfermagem) – Escola de Enfermagem da Universidade Federal de Minas Gerais.

42. GUEDES, N.G. Revisão do diagnóstico de enfermagem estilo de vida sedentário: análise de conceito e validação por especialistas. 2011. Tese (Doutorado em Enfermagem) – Universidade Federal do Ceará. Fortaleza.

43. LOPES, M.V.O.; SILVA, V.M.; ARAUJO, T.L. Validação de diagnósticos de enfermagem: desafios e alternativas. Revista Brasileira de Enfermagem, v. 66, n. 5, p. 649-55, 2013.

44. CHAVES, E.C.L.; CARVALHO, E.C.; ROSSI, L.A. Validação de diagnósticos de enfermagem: tipos, modelos e componentes validados. Revista Eletrônica de Enfermagem, v. 10, n. 2, p. 513-20, 2008.

45. GORDON, M. Nursing diagnosis: process and application. 3. ed. St. Louis: Mosby, 1997.

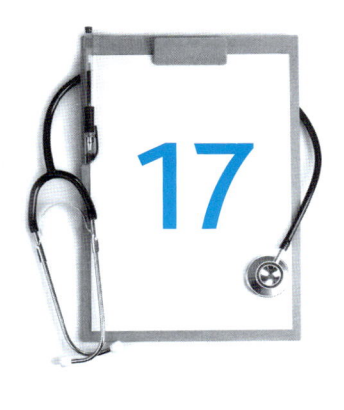

17

Classificação Internacional para a Prática de Enfermagem | CIPE®

Meire Chucre Tannure • Adelaide De Mattia • Leonardo Tadeu de Andrade • Tânia Couto Machado Chianca • Telma Ribeiro Garcia

> *O foco central da CIPE® é a prática da enfermagem, descrita como um processo dinâmico, sujeito a mudanças e cujos principais componentes são os diagnósticos, as ações e os resultados de enfermagem.*
> Telma Ribeiro Garcia e Maria Miriam Lima da Nóbrega

UM POUCO DA HISTÓRIA

O desenvolvimento da CIPE® foi motivado por uma recomendação da Organização Mundial da Saúde (OMS), na década de 1980, e pelo desejo manifestado dos enfermeiros por uma classificação que representasse a enfermagem mundialmente e expressasse os elementos da prática profissional de modo integral.[1] Classificações de enfermagem já existiam, mas nenhuma refletia a realidade mundial.

A necessidade de uma classificação com essa amplitude ficou mais evidente quando, em 1986, membros da American Nursing Association (ANA) e da North American Nursing Diagnosis Association International enviaram uma proposta para o Comitê Revisor da Classificação Internacional de Doenças (CID), propondo a inclusão de um esquema de classificação de diagnósticos de enfermagem (DE) na CID-10, como condição necessária para o cuidado de enfermagem.[1]

Essa solicitação foi motivada pela criação, na década de 1980, da Família de Classificações da OMS, o que decorreu de constantes solicitações de profissionais para que constassem, na CID, além de classificações relacionadas aos diagnósticos de doenças, outras desenvolvidas por profissionais da área focadas no estado de saúde dos pacientes.[1]

Em atendimento a essa demanda, a OMS passou a dar abertura para que fossem incorporadas à Família de Classificações outros tipos de dados, além da "informação diagnóstica". Concomitantemente, a tradicional Classificação Internacional de Doenças teve sua denominação modificada para Classificação Estatística Internacional de Doenças e Problemas Relacionados com a Saúde, continuando a ser designada pela sigla usual, CID.[2]

Entretanto, o esquema de classificação de DE apresentado ao Comitê Revisor da CID estava restrito aos trabalhos da NANDA-Internacional (NANDA-I), da Associação de Enfermeiras Visitantes de Omaha e relacionava-se com o *Diagnostic and Statistical Manual III* (DSM-III) do Conselho de Enfermagem Psiquiátrica e de Saúde Mental da ANA, deixando de representar o trabalho da enfermagem em âmbito mundial. Por essa razão, não foi aceito pelo Comitê.[1]

A OMS argumentou ainda que muitas das condições listadas como diagnósticos de enfermagem correspondiam ao capítulo da CID de sinais e sintomas ou ao capítulo sobre fatores que influenciam o estado de saúde e o contato com os serviços de saúde. Outro ponto levado em conta pelos avaliadores foi o de que muitos dos diagnósticos apresentados diziam respeito exclusivamente à enfermagem, tornando-se inapropriados para uma classificação de doenças.[1]

Em suma, para que pudesse ser incorporado como um componente da Família de Classificações de Saúde, o Comitê Revisor da CID-10 recomendou que fosse realizado um trabalho de formulação de um sistema de classificação internacional dos elementos da prática de enfermagem, a ser conduzido por uma organização internacional, de modo a representar a profissão no âmbito mundial.[1]

Assim, durante o Congresso Quadrienal do Conselho Internacional de Enfermeiros (CIE), realizado em Seul, em 1989, foi votada e aprovada uma Resolução que previa o desenvolvimento da Classificação Internacional para a Prática de Enfermagem (CIPE®)[3-5], a ser considerada um marco unificador dos diferentes sistemas de classificação dos elementos da prática profissional: diagnósticos, intervenções e resultados de enfermagem.[6]

Definiram-se como objetivos iniciais para a CIPE®: fornecer uma ferramenta para descrever e documentar a prática da enfermagem; usar essa ferramenta como base para a tomada de decisão clínica; e prover a profissão com um vocabulário e um sistema de classificação que pudessem ser usados para incluir dados de enfermagem nos sistemas de informação computadorizados, e utilizados na elaboração de políticas públicas de saúde.[7,8]

Em 1990, formou-se uma equipe para o desenvolvimento da classificação[9] e, em 1991, o CIE deu início à sua elaboração.[10] O primeiro passo foi fazer uma pesquisa junto às associações membros do CIE para verificar o interesse nesse empreendimento e buscar identificar, na literatura da área, quais sistemas de classificação estavam sendo usados pela enfermagem em âmbito mundial.

1º passo: identificação dos sistemas de classificação em uso pela enfermagem em todo o mundo

Durante esse levantamento, foram identificados 14 sistemas de classificação desenvolvidos por enfermeiros na Austrália, na Bélgica, na Dinamarca, na Suécia e nos EUA.[5,7] Constatou-se que a enfermagem, nas diversas regiões do mundo, usava algum sistema para descrever os elementos de sua prática. Entretanto, cabe ressaltar que o maior número de sistemas de classificação encontrado estava sendo desenvolvido por enfermeiros norte-americanos.[8,11]

Em seguida, analisaram-se os 14 sistemas de classificação de enfermagem identificados na pesquisa, a CID-10, a Classificação Internacional de Funcionalidades, Incapacidades e Saúde (CIF) e outras aceitas pela OMS, com o objetivo de identificar denominações pertinentes à enfermagem.[1,12]

2º passo: análise dos sistemas de classificação identificados na busca realizada

Em 1992, aconteceu em Genebra um encontro de enfermeiros de seis países (Israel, Nepal, Chile, Quênia, Jamaica e Japão), que constituíam um grupo de aconselhamento técnico da CIPE®, para testar a sua viabilidade e a aplicabilidade em âmbito global.[9]

A partir dessa análise, o CIE apresentou, em 1993, o documento intitulado *Nursing's next advance: an International Classification for Nursing Practice – ICNP* (Próximo avanço da enfermagem: uma Classificação Internacional para a Prática de Enfermagem – CIPE®), constituído por uma compilação, em ordem alfabética, dos termos relacionados aos elementos essenciais da prática de enfermagem – diagnósticos, intervenções e resultados, resultantes da análise dos sistemas de classificação identificados na pesquisa realizada.[1,7,12]

3º passo: listagem, em ordem alfabética, dos termos relacionados aos elementos da prática de enfermagem, extraídos das classificações analisadas

Depois de trabalhados, os termos previamente listados foram transformados em entidades conceituais, agrupados e hierarquizados em estruturas coerentes, o que resultou na construção de duas pirâmides de conceitos da CIPE®: uma de Fenômenos e outra de Intervenções de Enfermagem.[12]

4º passo: transformação dos termos identificados em entidades conceituais, agrupados e hierarquizados em duas classificações distintas

Em dezembro de 1996, o CIE publicou a primeira versão da classificação, a CIPE® Versão Alfa.[3,5,8,13]

5º passo: publicação da primeira versão da classificação: a CIPE® Versão Alfa

A CIPE® Versão Alfa foi traduzida para diversas línguas, inclusive para o português. Nela, estavam listados os termos de enfermagem identificados na pesquisa realizada e agrupados e organizados nas duas classificações já mencionadas: a de Fenômenos e a de Intervenções de Enfermagem.[2]

A Classificação de Fenômenos de Enfermagem era monoaxial, com os termos organizados de forma hierárquica a partir de um termo cúspide: fenômenos de enfermagem. Já a Classificação de Intervenções era multiaxial, com termos organizados por eixos: tipos de ação, objetos, abordagens, meios, local do corpo e tempo/lugar.[8,14]

A CIPE® Versão Alfa não teve a pretensão de ditar regras, mas sim de ser um instrumento para estimular os enfermeiros a fazer comentários, críticas e recomendar como deveria se dar o seu desenvolvimento, a fim de que o sistema de classificação tivesse uma verdadeira aplicabilidade na prática.[14]

A partir da publicação da CIPE® Versão Alfa, o CIE passou a receber sugestões de diversas organizações de enfermagem e recomendações fundamentadas em trabalhos relacionados com a sua aplicabilidade. Essas contribuições deram início a uma reformulação da CIPE® Versão Alfa, culminando em propostas de uma revisão na classificação.[12,15]

Em 1997, a CIPE® foi o tópico de uma sessão plenária e de várias apresentações sob a forma de pôsteres no 21º Congresso Quadrienal da CIE, em Vancouver, no Canadá, quando foram realizadas novas discussões sobre a CIPE® Versão Alfa e coletadas informações para o seu aperfeiçoamento.[9]

Em 1998, o CIE apresentou as novas decisões adotadas na construção de um modelo experimental da CIPE® Versão Beta, afirmando que um dos principais critérios dessa classificação era poder ser suficientemente ampla e sensível à diversidade cultural, servindo para múltiplos fins e para os propósitos requeridos pelos distintos países onde seria utilizada.[12]

Na evolução, foi publicada a CIPE® Versão Beta, em julho de 1999, em Londres, durante as comemorações dos 100 anos do CIE. Essa versão passou a ter uma estrutura multiaxial para as duas classificações que já constavam na Versão Alfa[5] e proporcionou maior solidez e melhor expressão dos conceitos contidos na terminologia[16], favorecendo sua utilização para o desenvolvimento de bases de dados em *softwares* de enfermagem.[13]

> **6º passo:** publicação da CIPE® Versão Beta

Em 2000, o CIE estabeleceu o Programa CIPE® com três componentes, responsáveis pelo ciclo de vida da terminologia: pesquisa e desenvolvimento; manutenção e operações; e disseminação e educação. No mesmo ano, também foi criado o Comitê de Avaliação da CIPE®.[9]

À área de disseminação e educação, cabe o desenvolvimento do plano de divulgação da CIPE®, com publicações, comunicações eletrônicas, desenvolvimento de materiais de capacitação e disponibilização de consultoria na área. À área de pesquisa e desenvolvimento, composta por enfermeiros peritos, pelo Comitê de Avaliação da CIPE® e por grupos de consultores, cabem o aperfeiçoamento e a inclusão dos dados da classificação em sistemas informatizados, a validação da classificação e a indicação de centros colaboradores para a implementação e o teste do sistema. Finalmente, à área de manutenção e operações do programa, compete a gestão das atividades da CIPE®, buscando parcerias para seguimento e monitoramento, definição, suporte e desenvolvimento de redes de investigação, reuniões, incremento e gestão da classificação.[9]

O Programa CIPE® definiu a meta, a missão e as estratégias da classificação. A meta é obter dados de enfermagem prontamente disponíveis para utilização pelos sistemas de informação de saúde em todo o mundo. A missão compreende o desenvolvimento e a manutenção da CIPE® pertinente, útil e atualizada, para que, além de representar a enfermagem em âmbito mundial, possa favorecer o desenvolvimento da profissão e influenciar as políticas de saúde. A estratégia é manter a CIPE® atualizada para que consiga continuar a refletir a prática de enfermagem e, desse modo, ser utilizada pela comunidade nacional e internacional, além de assegurar que sua estrutura seja compatível com as outras classificações utilizadas e com o trabalho dos grupos da normalização em saúde e em enfermagem.[9,17]

Em 2001, após receber novas sugestões e trabalhos relacionados com a validação da CIPE® Versão Beta, foram feitas mudanças na classificação, relativas principalmente a correções editoriais, como alterações de gramática, adição e exclusão de palavras e correção de códigos, sendo então divulgada a CIPE® Versão Beta 2.[9,18]

7º passo: publicação da CIPE® Versão Beta 2

Cabe destacar que, nas versões Beta e Beta 2, houve uma mudança na denominação da Classificação de Intervenções de Enfermagem, que passou a ser nomeada como Classificação de Ações de Enfermagem.

Outra mudança nessas versões consistiu na adoção do enfoque multiaxial para as duas classificações, cada uma delas contando com termos primitivos organizados em oito eixos (Figuras 17.1 e 17.2), o que transformou a classificação em uma terminologia combinatória, em que conceitos simples (atômicos) se combinam para formar conceitos mais complexos (moleculares).[8,18]

A partir de 2002, como parte da tarefa de coordenar a disseminação e a terminologia, o Programa CIPE® começou a desenvolver a ideia de acreditação de Centros para Pesquisa e Desenvolvimento da CIPE®. No mesmo ano, constituiu-se o Grupo de Aconselhamento Estratégico da CIPE® para atender cada vez mais aos objetivos propostos.[9]

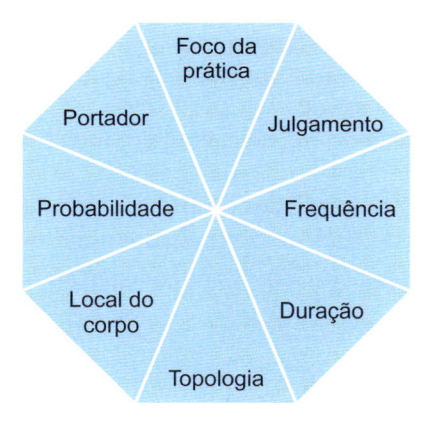

Figura 17.1 Eixos da Classificação dos Fenômenos de Enfermagem. Adaptada de CIE, 2005.[9]

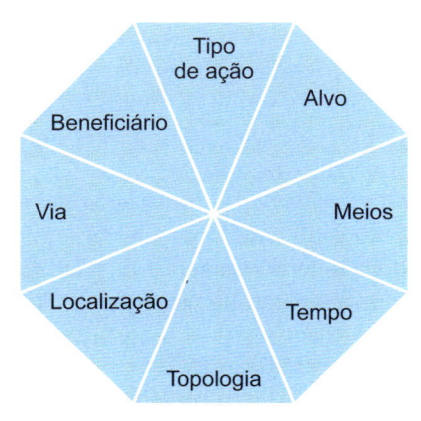

Figura 17.2 Eixos da Classificação das Ações de Enfermagem. Adaptada de CIE, 2005.[9]

8º passo: criação de Centros para Pesquisa e Desenvolvimento da CIPE®, acreditados pelo CIE

Em 2003, houve a acreditação do primeiro Centro para Pesquisa e Desenvolvimento da CIPE®, sendo ele o do Grupo de Usuários da CIPE® de Língua Alemã (Áustria, Alemanha e Suíça).[19] No mesmo ano, a CIPE® Versão Beta 2 foi traduzida para o português do Brasil pela enfermeira Prof. Dra. Heimar de Fátima Marin, da Universidade de São Paulo, membro do Grupo Consultivo Estratégico da CIPE®, o que facilitou a disseminação dessa classificação no país.[3]

Para o CIE, a CIPE® é um instrumento de informação cuja finalidade consiste em descrever a prática de enfermagem; prover dados que identifiquem a contribuição da enfermagem no cuidado da saúde; e promover mudanças na prática de enfermagem por meio da educação, da administração e da pesquisa.[20] Os objetivos da CIPE® são:

- Estabelecer uma linguagem comum para descrever a prática de enfermagem, facilitando a comunicação entre enfermeiros e dos enfermeiros com os outros profissionais de saúde
- Representar conceitos usados na prática, em diferentes línguas e áreas de especialidade
- Descrever mundialmente a prestação do cuidado de enfermagem (indivíduos, famílias e comunidades)
- Possibilitar a comparação dos dados de enfermagem entre diferentes populações, locais de atendimento, áreas geográficas e tempo
- Estimular a pesquisa de enfermagem por meio de ligações entre os dados disponíveis e os sistemas de informação em saúde
- Fornecer dados sobre a prática de enfermagem para incluir no ensino de enfermagem e nas políticas de saúde
- Projetar tendências sobre as necessidades dos indivíduos, o fornecimento de tratamento de enfermagem, os recursos utilizados e os resultados obtidos no cuidado de enfermagem.

O foco da CIPE® compreende a prática de enfermagem, descrita como um processo dinâmico, sujeito a mudanças e cujos elementos essenciais são os diagnósticos, as ações e os resultados de enfermagem.[5]

A utilização das versões Beta e Beta 2 na prática profissional evidenciou que sua estrutura dificultava o alcance da meta de um sistema de linguagem unificada de enfermagem, e que essas versões não satisfaziam as necessidades dos enfermeiros.[8]

A partir dessa constatação, o Comitê de Aconselhamento Estratégico da CIPE® buscou assegurar que a CIPE® Versão 1.0, já em construção, fosse, de fato, consistente com os vocabulários e as normas em vigência para o desenvolvimento de sistemas de linguagens padronizadas. Como resultado de investigação envolvendo líderes mundiais no domínio de vocabulários usados em cuidados em saúde, foram obtidas as recomendações de prover uma base mais formal para a CIPE® e de usar um *software* capaz de evitar a redundância e a ambiguidade entre os termos da classificação.[8]

Desse modo, os membros do CIE e os responsáveis pela CIPE® continuaram a reconhecer a sua responsabilidade em reunir informações de todo o mundo a fim de fornecer dados consistentes sobre a prática de enfermagem e os resultados obtidos, além de tornar esses dados prontamente disponíveis para utilização pelos sistemas de informação de saúde em âmbito mundial.[9]

Atendendo às recomendações recebidas, para a construção da CIPE® Versão 1.0, utilizou-se a *Web Ontology Language* (WOL), em um ambiente de desenvolvimento de ontologia, o *software Protegé*. Essa abordagem formal, ontológica, diferencia a CIPE® de outros sistemas de classificação de enfermagem.[8]

9º passo: publicação da CIPE® Versão 1.0

Em julho de 2005, no XXIII Congresso Quadrienal do CIE, em Taiwan, foi lançada a CIPE® Versão 1.0, considerada mais que um vocabulário especializado.[2] Desde então, a CIPE® permite acomodar vocabulários existentes por meio do mapeamento cruzado, caracterizando-se como um marco unificador dos diferentes sistemas de classificação dos elementos da prática de enfermagem.[8]

Outra novidade da CIPE® Versão 1.0 foi o modelo de organização dos termos da classificação – o Modelo de Sete Eixos (Figura 17.3) –, que simplificou a representação e resolveu os problemas de redundâncias e ambiguidades inerentes às versões anteriores. Além disso,

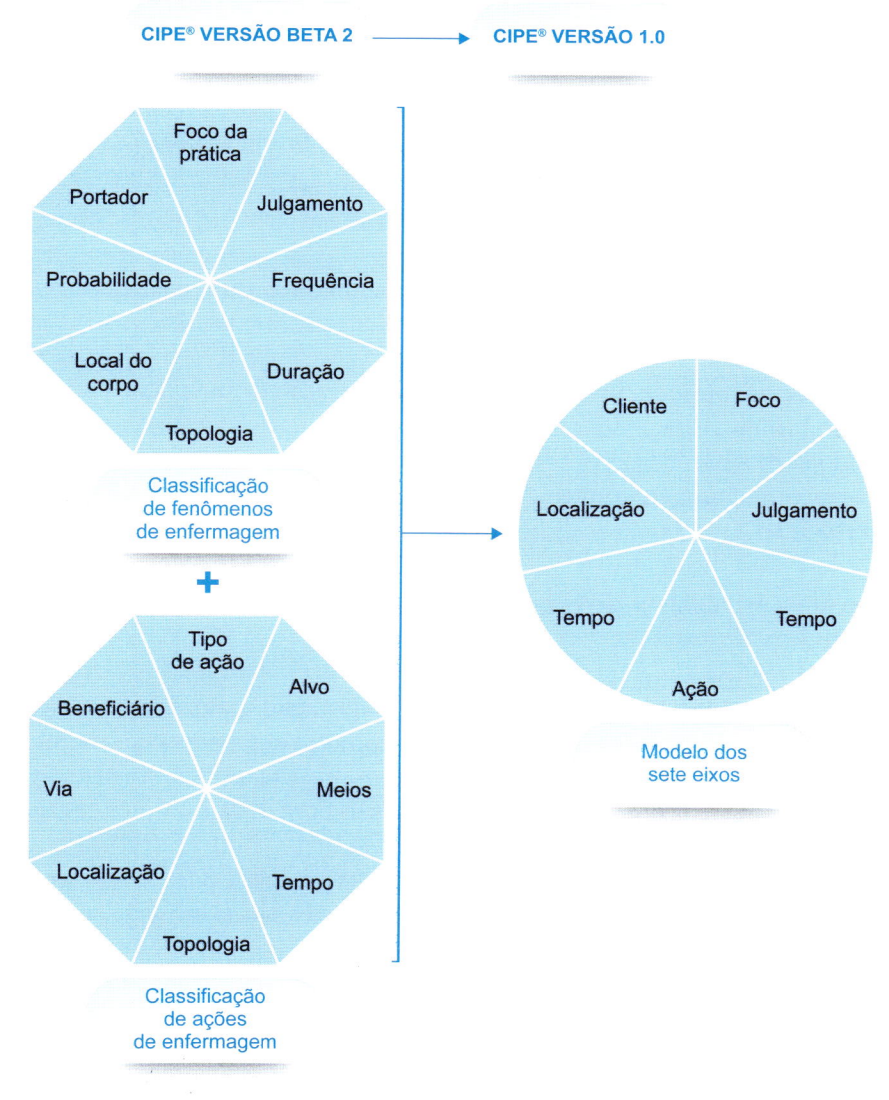

Figura 17.3 Evolução da CIPE® Versão Beta 2 para o Modelo de Sete Eixos da Versão 1.0. Adaptada de CIE, 2005.[9]

esse modelo facilitou a composição de afirmativas, que podem ser organizadas de modo a ter acesso rápido a agrupamentos de "enunciados preestabelecidos de diagnósticos, intervenções e resultados de enfermagem" – os Catálogos CIPE®–, direcionados a clientelas (indivíduo, família e comunidade), a prioridades de saúde (relacionadas a condições específicas de saúde, ambientes ou especialidades de cuidado) ou a fenômenos de enfermagem.

Os Catálogos CIPE® podem originar dados a serem usados para apoiar e melhorar a prática clínica, o processo de tomada de decisão, a pesquisa e a formação profissional. Além disso, têm o potencial de contribuir para a expansão do uso da CIPE® no âmbito mundial, uma vez que permitem focalizar as variações culturais e linguísticas, locais, regionais e nacionais.[8,9] Os eixos do Modelo de Sete Eixos da CIPE® e suas respectivas definições são:[6]

- Foco: área de atenção relevante para a enfermagem
  - Exemplo 1: planejamento familiar
  - Exemplo 2: integridade da pele
- Julgamento: opinião clínica ou determinação relacionada com o foco da prática de enfermagem
  - Exemplo 1: interrompido
  - Exemplo 2: prejudicada
- Meios: maneira ou método de executar uma intervenção
  - Exemplo 1: material de aprendizagem
  - Exemplo 2: colchão para alívio de pressão
- Ação: processo intencional aplicado a ou desempenhado por um paciente
  - Exemplo 1: explicar
  - Exemplo 2: instalar
- Tempo: momento, período, instante, intervalo ou duração de uma ocorrência
  - Exemplo 1: hoje
  - Exemplo 2: manhã
- Localização: orientação anatômica ou espacial de um diagnóstico ou uma intervenção
  - Exemplo 1: lar
  - Exemplo 2: casa de repouso
- Cliente: sujeito a quem o diagnóstico se refere e que é o beneficiário da intervenção
  - Exemplo 1: casal
  - Exemplo 2: idoso.

Em 2006, o CIE publicou um boletim em que destacou a atualização da definição, da visão e das metas estratégicas da CIPE®. A terminologia passou a ser definida como um sistema de linguagem unificada de enfermagem, uma tecnologia instrumental para a prática de enfermagem que facilita o mapeamento cruzado de termos locais com as terminologias existentes. A CIPE® é parte integrante de uma infraestrutura mundial de informação que engloba a prática e a política de atenção à saúde para melhorar os cuidados dos pacientes no mundo inteiro; além disso, fomenta a harmonização com as demais classificações utilizadas na enfermagem.[2]

Em 2008, 3 anos após a publicação da CIPE® Versão 1.0, o CIE lançou uma nova versão da classificação – a CIPE® Versão 1.1 –, que, além dos termos primitivos, continha termos pré-coordenados de diagnósticos/resultados e intervenções de enfermagem.[2,8]

10º passo: publicação da CIPE® Versão 1.1

Entre os diagnósticos pré-coordenados constantes nessa versão da CIPE®, há os negativos e os positivos. A seguir, são apresentados alguns exemplos de diagnósticos negativos e positivos existentes na CIPE® Versão 1.1:

- Diagnósticos negativos:
  - Conflito de decisão
  - Processo de pensamento distorcido
  - Capacidade adaptativa intracraniana diminuída
- Diagnósticos positivos:
  - Conhecimento melhorado
  - Aceitação do estado de saúde
  - Enfrentamento individual eficaz.

Após a confecção da Versão 1.1, em 2008, outras cinco versões da CIPE® foram lançadas até o momento: a Versão 2.0 (em 2009), a Versão 3.0 (em 2011), a Versão 2013, a Versão 2015 e a Versão 2017. Em todas, foi mantida a representação multiaxial (Modelo de Sete Eixos) para organizar os conceitos primitivos do domínio da enfermagem. Além disso, apresentam-se conjuntos de conceitos pré-coordenados de diagnósticos/resultados e intervenções, que facilitam a elaboração de Catálogos CIPE®.[8]

> **11º passo:** lançamento de novas versões a cada 2 anos, a partir de 2009. Em cada uma delas, constam novos termos primitivos e pré-combinados

A evolução da CIPE® é contínua. Progressivamente, tem aumentado o número de termos adicionados à classificação para uma representação cada vez mais completa do domínio de atuação da enfermagem. Ressalte-se que cada nova versão tem incorporado um percentual maior de conceitos pré-coordenados de diagnósticos/resultados e intervenções, com uma diminuição na participação percentual de conceitos primitivos.[8]

Têm sido publicados na literatura da área vários estudos e discussões sobre as classificações e as contribuições para o desenvolvimento da CIPE®, visando à sua utilização na prática, na docência e na pesquisa.[21] Do mesmo modo, continuam sendo feitas validações dos termos nela existentes e vem-se incorporando novos termos, obtidos a partir de estudos clínicos realizados em todo o mundo.[13]

No Brasil, o Centro para Pesquisa e Desenvolvimento da CIPE®, acreditado pelo CIE em 2007, está situado no Programa de Pós-graduação em Enfermagem da Universidade Federal da Paraíba. Entre suas ações, estão o desenvolvimento de projetos de validação de termos usados na prática profissional, a construção de um banco de dados essenciais de enfermagem, a elaboração de subconjuntos terminológicos da CIPE® (um dos tipos possíveis de Catálogos CIPE®) para ambientes clínicos e grupos de pacientes específicos e a tradução da CIPE® para o português do Brasil.[2]

COMO CONSTRUIR DIAGNÓSTICOS/RESULTADOS E INTERVENÇÕES DE ENFERMAGEM UTILIZANDO A CIPE®

As orientações disponíveis para a construção de afirmativas de diagnósticos/resultados e intervenções de enfermagem baseiam-se nos termos do Modelo de Sete Eixos da CIPE® e na ISO 18104, da International Organization for Standardization. À época em que a CIPE® Versão 1.0 foi desenvolvida, aplicaram-se as orientações da primeira edição dessa norma, a ISO 18104:2003. Atualmente, usa-se uma segunda edição, aprovada em 2014, após uma revisão abrangente da anterior.

A ISO 18104:2014 define estruturas categoriais para representar diagnósticos e ações de enfermagem, de modo a estar em conformidade com os processos correntes de desenvolvimento de terminologias e a refletir a prática contemporânea da enfermagem.[8,22]

Desde a sua Versão 1.0, a CIPE® tornou-se uma classificação multiaxial, constituída por sete eixos. Utilizando os termos desses eixos, é possível haver uma combinação de conceitos simples (atômicos) para formar outros mais complexos (moleculares), de que são exemplos as afirmativas de diagnósticos/resultados e as intervenções de enfermagem.[8]

Construção de diagnósticos de enfermagem

Segundo a norma ISO 18104:2014, um DE é um "título atribuído a um achado, evento, situação ou outro aspecto de saúde, resultante da coleta de dados (*assessment*), indicando que são considerados pelo enfermeiro ou pelo sujeito do cuidado como merecedores de atenção" (Quadro 17.1).[22] A afirmativa diagnóstica de enfermagem pode ser expressa das seguintes maneiras

- Como um *julgamento* sobre um *foco*. Por exemplo: mobilidade limitada, nutrição deficitária
- Como uma expressão simples de um *achado clínico* representando um estado, um processo, uma estrutura, uma função ou um comportamento alterados, que se observou em um sujeito do cuidado. Por exemplo: ferida, náuseas, dor, depressão
- O *foco* pode ser qualificado, ainda, pelo *lugar* em que ocorre. Por exemplo: integridade tissular do *calcanhar esquerdo* alterada.

  Outras observações importantes incluem:

- A afirmativa diagnóstica de enfermagem pode ter um *potencial* associado, indicando que há um *risco de* ou *chance de* ocorrência de um DE:
  - Um *risco* é um potencial para ocorrência de um diagnóstico negativo. Por exemplo: risco de depressão, risco de úlcera (lesão) por pressão
  - Uma *chance* (ou oportunidade) é um potencial para ocorrência de um diagnóstico positivo. Por exemplo: chance de peso corporal reduzido, chance de interação social melhorada
- A afirmativa diagnóstica de enfermagem também pode estar associada a um sujeito da informação que não seja o do registro (normalmente, o paciente). Por exemplo: estresse do cuidador, competências parentais pobres
- A afirmativa diagnóstica de enfermagem pode ser qualificada por:
  - Grau: leve, moderado, grave. Por exemplo: ansiedade moderada, dor grave
  - Curso clínico: agudo, crônico, súbito. Por exemplo: infecção aguda, redução súbita no peso corporal
  - Tempo. Por exemplo: náusea matinal.

Construção de intervenções de enfermagem

Na ISO 18104:2014, ações de enfermagem são compreendidas como "atos intencionais aplicados a um ou mais alvos, por meio de uma ação. Mais particularmente, o termo é entendido como atos realizados por um enfermeiro, ou sob sua orientação, com a intenção de, direta ou indiretamente, melhorar ou manter a saúde de uma pessoa, grupo ou população" (Quadro 17.2). Ressalta-se, ainda, que a expressão "intervenção de enfermagem" é, às vezes, usada como sinônimo de ação de enfermagem.[8,22]

Quadro 17.1 Termos e composição de diagnósticos de enfermagem utilizando a CIPE®.

Foco	Julgamento	Achado clínico	Potencial	Grau	Curso	Tempo	Local	Sujeito da informação	Diagnóstico
Mobilidade	Limitada								Mobilidade limitada
Integridade tissular	Alterada						Calcanhar esquerdo		Integridade tissular do calcâneo esquerdo alterada
		Ferida			Crônica				Ferida crônica
		Náuseas				Matinal			Náusea matinal
		Dor		Intensa			Abdome		Dor intensa no abdome
Ansiedade				Moderada					Ansiedade moderada
Depressão			Risco de						Risco de depressão
Peso corporal	Reduzido		Chance de						Chance de peso corporal reduzido
Estresse								Cuidador	Estresse do cuidador
Competências	Pobres							Parentais	Competências parentais pobres

Quadro 17.2 Termos e composição de intervenções de enfermagem utilizando a CIPE®.

Ação	Alvo	Local	Via	Meio	Tempo	Intervenções de enfermagem
Remover	Curativo	Da ferida no calcanhar esquerdo				Remover o curativo da ferida no calcanhar esquerdo
Alimentar	Paciente			Com colher		Alimentar o paciente com colher
Administrar antiemético	Gestante com hiperêmese				Antes das refeições	Administrar antiemético à gestante com hiperêmese antes das refeições

- A afirmativa de uma ação de enfermagem deve conter um descritor para *ação* e, no mínimo, um descritor para *alvo*, ou seja, a entidade afetada pela ação. Por exemplo: remover curativo da ferida, em que a *ação* remover tem como *alvo* o curativo da ferida. Observação: quando o único alvo é o *sujeito do registro* e inerente à expressão, não há necessidade de incluí-lo
- As afirmativas de ações de enfermagem podem ser qualificadas por:
  - Meios (p. ex., alimentar com colher, em que a *ação* alimentar tem como *meio* a colher)
  - Via (p. ex., administrar insulina subcutânea, em que a *ação* administrar insulina tem como *via* o subcutâneo)
  - Tempo (p. ex., administrar antiemético antes das refeições, em que a *ação* administrar antiemético tem, como *tempo* em que deve ocorrer, o período que antecede as refeições
- Outras observações: a categoria *lugar* deve ser usada na elaboração de afirmativas de ações de enfermagem para especificar melhor a posição de um *alvo*. Por exemplo: remover o curativo da ferida no calcanhar esquerdo, em que a *ação* remover o curativo tem, como local de remoção da ferida, o calcâneo esquerdo.

Construção de resultados de enfermagem

Nas versões Beta e Beta 2 da CIPE®, resultado de enfermagem foi definido como "a medida ou o estado de um DE em pontos no tempo, após uma intervenção de enfermagem".[8] Esse entendimento parece estar ratificado na ISO 18104:2014, em que um resultado de enfermagem é definido como "um julgamento que identifica a extensão da mudança em um achado clínico ou diagnóstico de enfermagem, ou o alcance de metas/resultados esperados".[22]

Estão descritos na ISO 18104:2014 três padrões para a elaboração de afirmativas de resultados de enfermagem, dos quais o segundo reproduz o entendimento da CIPE® sobre esse elemento da prática:[22]

- Mudança/ausência de mudança em um achado clínico mensurado ou observado antes e após uma ação de enfermagem. Por exemplo:
  - Primeiro achado clínico: dorme 2 a 3 h por noite
  - Segundo achado clínico: dorme 6 h por noite
  - Resultado: padrão de sono melhorado
- A medida ou o estado de um DE em pontos no tempo após uma intervenção de enfermagem. Por exemplo:

- Primeiro diagnóstico: sono extremamente alterado
- Segundo diagnóstico: sono moderadamente alterado
- Resultado: padrão de sono melhorado
- Alcance ou progresso em relação a meta/resultado esperado, identificados pela mudança/ausência de mudança em um achado clínico mensurado ou observado antes e após uma ação de enfermagem. Por exemplo:
  - Meta: dormir ao menos 5 h por noite
  - Achado clínico após intervenção: dorme 6 h por noite
  - Resultado: meta alcançada.

Os padrões descritos indicam que a estrutura categorial na norma ISO 18104:2014 para representar DE (incluindo achados clínicos) é suficiente para orientar a representação de metas e resultados esperados de enfermagem, de modo que não se torna necessário desenvolver uma estrutura específica para resultados de enfermagem, uma das recomendações apresentadas na revisão da primeira edição dessa norma.[8,22]

Percebe-se que, ao utilizar a CIPE® na prática, a enfermagem nomeia suas ações a partir de uma classificação internacional considerada eficiente para o registro e a análise da assistência de enfermagem.[23]

Cabe ressaltar que, com a utilização desse modelo, pretende-se que os responsáveis pelo programa CIPE® recolham e codifiquem esses enunciados e organizem e criem catálogos da CIPE®.[19,24]

Como os enfermeiros geralmente se especializam em determinada área de cuidados – terapia intensiva, ginecologia/obstetrícia, clínica médica, saúde mental, saúde pública etc. –, a construção dos catálogos facilitará a aplicabilidade da classificação na prática.

Esses catálogos podem ser utilizados em sistemas de registros manuais e eletrônicos, auxiliando os enfermeiros a atender as necessidades apresentadas pelos pacientes, por seus familiares ou por membros da comunidade na qual vivem.[9] Essa integração beneficia a prática assistencial, a educação, a pesquisa, o desenvolvimento político, social e econômico da profissão[25], bem como a construção de sistemas de registro dos elementos da prática.[26]

Os Catálogos CIPE® podem originar dados a serem usados para apoiar e melhorar a prática clínica, o processo de tomada de decisão, a pesquisa e a formação profissional. Além disso, têm o potencial de contribuir para a expansão do uso da CIPE® no âmbito mundial, uma vez que permitem focalizar as variações culturais e linguísticas, locais, regionais e nacionais. Os conjuntos de afirmativas de diagnósticos/resultados e intervenções de enfermagem neles contidos podem ser usados em qualquer país em que se tenha traduzido a CIPE®, pois os códigos para essas afirmativas são sempre os mesmos.[8]

É possível acessar os Catálogos CIPE® já aprovados no portal eletrônico do CIE. Além de dois catálogos contendo os termos pré-coordenados de diagnósticos/resultados e de intervenções de enfermagem da CIPE®, há outros, focalizando temas específicos, já disponíveis para uso e validação clínica: adesão ao tratamento, cuidado de crianças com HIV e AIDS, cuidados paliativos, enfermagem comunitária, enfermagem em desastres naturais, indicadores de resultados de enfermagem, manejo da dor pediátrica e cuidado de enfermagem no pré-natal.[8]

No portal eletrônico do CIE, também é possível acessar as versões preliminares de Catálogos CIPE® ainda em desenvolvimento: cuidados a clientes pediátricos hospitalizados, cuidados especiais em creche, cuidados pós-operatórios a pessoas com artroplastia total do quadril, prevenção de lesão por pressão e saúde mental de adultos hospitalizados.[8]

CONTRIBUIÇÃO BRASILEIRA AO DESENVOLVIMENTO DA CIPE® | PROJETO CIPESC® CIE/ABEN

O Projeto CIPESC® foi uma proposta brasileira de contribuição para a construção da CIPE®. Elaborado e desenvolvido pela Associação Brasileira de Enfermagem (ABEn) entre 1996 e 2000 em parceria com o CIE, contou com o apoio financeiro da Fundação W. F. Kellogg. O propósito foi criar uma nomenclatura capaz de descrever os fenômenos identificados nas práticas de enfermagem nas diferentes realidades sociais, demográficas, econômicas e políticas do país.[27,28]

Para o desenvolvimento do Projeto CIPESC®, a ABEn nacional realizou, em fevereiro de 1996, uma oficina que contou com a participação de enfermeiros de várias regiões no Brasil, com experiências na utilização de terminologias de enfermagem e na área da saúde coletiva.[12]

O Projeto CIPESC® foi implementado com os objetivos de estabelecer mecanismos de cooperação para o desenvolvimento da CIPE no Brasil, revisitar as práticas de enfermagem em saúde coletiva realizadas no país, favorecer a construção de um sistema de informações da prática que possibilitasse sua descrição, troca de experiências e interlocução em níveis nacional e internacional.[29]

Cabe destacar que atingir tais objetivos era importante, sobretudo por ter sido implantada no país, a partir de 1994, a Estratégia da Saúde da Família (ESF), uma forma de reverter o modelo assistencial prioritariamente hospitalocêntrico, centrado na assistência à doença, para uma nova concepção de saúde, mais abrangente, voltada para a promoção da qualidade de vida e prevenção de doenças e agravos.[30]

Diante desse novo paradigma de reorganização da Atenção Primária à Saúde (APS), o enfermeiro assumiu um papel diferenciado nas equipes de saúde da família, passando a incluir em suas atividades aquelas de vigilância à saúde, busca ativa e cuidados no domicílio, o que demandou uma nova reestruturação do seu fazer e a necessidade de uma descrição dos elementos da sua prática.[30]

O Programa de Saúde da Família (PSF) favoreceu a autonomia dos profissionais das diversas áreas de saúde, entretanto as bases de dados de produtividade não demonstravam a prática dos enfermeiros, o que explicitou a exigência do registro e acompanhamento das necessidades que detectavam nos pacientes, em seus familiares e em membros da comunidade, bem como das ações realizadas para minimizar e resolver os DE por eles identificados.[30] Para tanto, era imprescindível uniformizar a linguagem utilizada por esses profissionais.

Essa proposta de utilização de terminologias de enfermagem para descrever os elementos da prática profissional estava em consonância com as diretrizes internacionais para a criação da CIPE®, quanto ao estabelecimento de uma linguagem comum para relatar a prática de enfermagem e melhorar a comunicação entre os enfermeiros e entre eles e os outros profissionais da saúde.[31]

Cabe ressaltar, no entanto, que, apesar de terem sido reunidos todos os sistemas de classificação da época para iniciar o trabalho de desenvolvimento da CIPE®, estes não necessariamente incorporavam termos relacionados com a atenção primária nem com a prática de enfermagem em serviços comunitários de saúde, havendo necessidade de identificar e incluir termos associados a esse campo de prática.[31]

Assim, tornou-se necessária a viabilização de uma nomenclatura própria da enfermagem em saúde coletiva, de modo a contribuir para uma maior visibilidade do trabalho desses profissionais. Desse modo, a proposta para o desenvolvimento de uma classificação que descrevesse os elementos da prática de enfermagem na área da saúde coletiva no Brasil nasceu para atender a necessidade de contribuir com a construção da CIPE®.

Durante sua execução, foram consideradas as dimensões continentais do território brasileiro e estabeleceram-se 15 cenários da pesquisa em duas etapas. Na primeira, coletaram-se dados para a caracterização dos cenários, da força de trabalho de enfermagem e das ações desenvolvidas por esses profissionais. Na segunda, os dados referentes às práticas dos profissionais foram coletados utilizando-se a técnica de grupo focal e entrevistas semiestruturadas.[32] O projeto contou com a participação e a colaboração de consultores ligados à coordenação geral, 115 pesquisadores dos 15 diferentes cenários de pesquisa e de 720 componentes da equipe de enfermagem e agentes comunitários, além de 165 gerentes de unidades básicas, gestores e representantes de entidades ligadas à saúde e à enfermagem.[33]

Foram realizadas 90 reuniões de grupos focais. Os dados foram submetidos a análises qualitativas, resultando na produção de um inventário vocabular na área de saúde coletiva com termos relativos a fenômenos e a ações de enfermagem; e na caracterização do processo de trabalho destes profissionais.[34]

No inventário vocabular resultante do Projeto CIPESC®, identificaram-se 542 fenômenos, dos quais 331 foram classificados no eixo foco da prática de enfermagem. Destes, 152 eram termos já incluídos na CIPE® Versão Beta e 179 não. Foram identificadas também 3.479 ações de enfermagem, distribuídas em grupos de ações realizadas em resposta a um DE e em grupos de ações executadas a partir de outras funções assumidas por membros da equipe de enfermagem em unidades básicas de saúde (UBS).[34]

Os resultados do Projeto CIPESC® possibilitaram caracterizar o processo de trabalho de enfermagem em saúde coletiva no Brasil e favoreceram o desenvolvimento de um inventário vocabular de enfermagem em saúde coletiva.[34]

Desde 2001, a ABEn-Paraná se propôs a consolidar o Projeto CIPESC® na Secretaria Municipal de Saúde (SMS) de Curitiba e, em parceria com a Universidade Federal do Paraná, foram capacitados 150 enfermeiros da rede básica de saúde com o intuito de utilizar esse catálogo CIPE® nas UBS de Curitiba.[28] Nesse projeto, foram usadas a listagem de fenômenos e intervenções resultante do projeto CIPESC®, as definições dos fenômenos e intervenções da CIPE® e a proposta de validação de termos Versão Beta.[29] Houve a construção prévia de diagnósticos e intervenções, sua codificação e implementação em um sistema informatizado. Esse trabalho foi desenvolvido com enfermeiros assistenciais, representantes dos diferentes distritos sanitários dessa cidade.

Em paralelo, aconteceram reuniões com a equipe de informática da SMS de Curitiba para implantação de diagnósticos, resultados e intervenções de enfermagem CIPE® inicialmente em áreas específicas, como na saúde da mulher e da criança, no prontuário eletrônico da SMS-Curitiba.[30] A teoria selecionada para fundamentar as etapas do processo de enfermagem (PE) no sistema informatizado foi a teoria das Necessidades Humanas Básicas (NHB), de Wanda de Aguiar Horta.[27]

O inventário vocabular resultante do Projeto CIPESC® (também conhecido como nomenclatura CIPE®/CIPESC®) foi implantado no sistema informatizado de todas as USB de Curitiba em julho de 2004, a partir da implementação da consulta de enfermagem no prontuário eletrônico. A terminologia foi adaptada de modo a incorporar a realidade local, sistematizar e validar os diagnósticos, intervenções e resultados de enfermagem na rede municipal de saúde de Curitiba, além de incentivar a produção científica pelos profissionais enfermeiros.[30]

A implementação do inventário vocabular resultante do Projeto CIPESC® em Curitiba demonstrou o impacto de sua utilização para o fornecimento de dados relevantes para direcionar as tomadas de decisão de enfermagem no âmbito individual e coletivo, direcionar políticas de saúde, conferir visibilidade ao trabalho de enfermagem e obter indicadores de qualidade em saúde.[30]

É importante reconhecer que a utilização dos sistemas de classificação na prática, além de proporcionar padrões para a execução dos cuidados, possibilita uma melhoria na qualidade da assistência de enfermagem, por meio de sistematização, registro e quantificação daquilo que realiza.[29]

Não se pode perder de vista que o Projeto CIPESC® no Brasil tratou de importantes questões que, desde então, têm sido revisitadas, como a reflexão e a crítica do trabalho de enfermagem no país sob a ótica de seus trabalhadores e a construção de um sistema de informações que colabore com uma maior visibilidade das ações realizadas por esses profissionais – tanto no âmbito nacional como internacional.

QUESTÕES PARA FIXAÇÃO DO CONTEÚDO

1. O que motivou a criação da CIPE®?
2. Que recomendações foram feitas para que os termos relacionados aos elementos da prática da enfermagem fossem incorporados à família de classificações da OMS?
3. Quais são a visão, a missão e as metas estratégicas da CIPE®?
4. Quais as mudanças realizadas da CIPE® Versão Alfa para a CIPE® Versão Beta, desta para a CIPE® Versão Beta 2 e, então, para a CIPE® Versão 1.0? E quais mudanças foram feitas da CIPE® Versão 1.0 para as versões seguintes da CIPE®?
5. Como é estruturada a CIPE® a partir da Versão 1.0?
6. Quais são os eixos do Modelo de Sete Eixos da CIPE®? Descreva-os.
7. Como deve ser construído um DE por meio da CIPE®?
8. Como deve ser construído um resultado de enfermagem utilizando-se a CIPE®?
9. Como deve ser construída uma intervenção de enfermagem a partir da CIPE®?
10. O que são os Catálogos CIPE®? Por que é importante criá-los?
11. Escreva a diferença evidenciada entre um DE negativo e um positivo.
12. Como o Projeto CIPESC® CIE/ABEn foi desenvolvido?
13. Quantos fenômenos foram identificados na prática dos enfermeiros que atuavam na área da saúde coletiva e que ainda não constavam na CIPE®? Por que é importante descrever esses fenômenos?
14. Descreva como o inventário vocabular resultante do Projeto CIPESC® foi incorporado na prática pelos enfermeiros da SMS em Curitiba.

REFERÊNCIAS BIBLIOGRÁFICAS

1. NÓBREGA, M.M.L.; GUTIÉRREZ, M.G.R. Classificação Internacional da Prática de Enfermagem – CIPE/CIE: uma visão geral da versão alfa e considerações sobre a construção da versão beta. In: *A Classificação Internacional das práticas de enfermagem em saúde coletiva – CIPESC*. Brasília: ABEn, 1999. Série Didática: Enfermagem no SUS.

2. TANNURE; M.C.; CHIANCA, T.C.M. Classificação internacional para a prática de Enfermagem. In: TANNURE, M.C.; PINHEIRO, A.M. *SAE – Sistematização da Assistência de Enfermagem*: guia prático. 2. ed. Rio de Janeiro: Guanabara Koogan, 2010. p. 175-92.

3. CAMIÁ, G.E.K.; BARBIERI, M.; MARIN, H.F. Nursing phenomena identified in family planning visits with ICNP® – Beta version 2. *Revista Latino-americana de Enfermagem*, v. 14, n. 5, p. 674-81, 2006. Disponível em: <www.scielo.br/rlae> Acesso em: 28 fev. 2007.

4. CLASSIFICAÇÃO INTERNACIONAL PARA A PRÁTICA DE ENFERMAGEM Versão 1. *Conselho Internacional de Enfermagem*. São Paulo: Algol Editora, 2007. 203 p.

5. GARCIA, T.R.; NÓBREGA, M.M.L. Processo de enfermagem e os sistemas de classificação dos elementos da prática profissional: instrumentos metodológicos e tecnológicos do cuidar. In: SIMPÓSIO NACIONAL DE DIAGNÓSTICOS DE ENFERMAGEM, 7, 2004, Belo Horizonte. *Anais...* Belo Horizonte: ABEn, 2004, p. 31-43.

6. GARCIA, T.R. (org.). *Classificação Internacional para a Prática de Enfermagem (CIPE®)*: Versão 2015. Porto Alegre: Artmed, 2016. 270 p.

7. INTERNATIONAL COUNCIL OF NURSES. *Nursing's next advance: an International Classification for Nursing Practice (ICNP)*. Genebra: ICN Headquarters, 1993. 100 p.

8. GARCIA, T.R.; BARTZ, C.C.; COENEN, A.M. CIPE®: uma linguagem padronizada para a prática profissional. In: GARCIA, T.R. (org.). *Classificação Internacional para a Prática de Enfermagem (CIPE®)*: Versão 2015. Porto Alegre: Artmed, 2016. p. 24-39.

9. CONSELHO INTERNACIONAL DE ENFERMAGEM. *Classificação Internacional para a Prática de Enfermagem Versão 1.0*. Genebra: CIE, 2005. 210 p.

10. GARCIA, T. R.; NÓBREGA, M.M.L.; SOUSA, M.C.M. Validação das definições de termos identificados no projeto CIPESC para o eixo foco da prática de enfermagem da CIPE. *Revista Brasileira de Enfermagem*, v. 55, n. 1, p. 52-63, 2002.

11. NÓBREGA, M.M.L. Classificação Internacional para a Prática de Enfermagem é projeto do CIE. *Nursing*, v. 4, n. 51, p. 12-4, 2002.

12. NOBREGA, M.M.L.; GUTIERREZ, M.G.R. *Equivalência semântica da classificação de fenômenos de enfermagem da CIPE*: versão alfa. João Pessoa: Ideia, 2000.

13. KUO, C.; YEN, M. Cross-mapping ICNP terms with Taiwanese gynecological Nursing records. *Journal of Nursing Research*, v. 14, n. 4, p. 271-7, 2006.

14. INTERNATIONAL COUNCIL OF NURSES. Introducing ICN's International Classification for Nursing Practice (ICNP): a unifying framework. *International Nursing Review*, v. 43, n. 6, p. 169-70, 1996.

15. INTERNATIONAL COUNCIL OF NURSES. *Actualización – Nueva Versión Beta de la CIPE®*. Actualización de la CIPE®. Genebra: CIE, 1998. 9 p.

16. INTERNATIONAL COUNCIL OF NURSES. *ICNP® International Classification for Nursing Practice – Beta*. Genebra: ICN, 1999. 195 p.

17. TANNURE, M.C.; CHIANCA, T.C.M. Classificação Internacional das Práticas de Enfermagem. In: TANNURE, M.C.; GONÇALVES, A.M.P. *SAE – Sistematização da Assistência de Enfermagem*: guia prático. Rio de Janeiro: Guanabara Koogan, 2007. 168 p.

18. INTERNATIONAL COUNCIL OF NURSES. *ICNP® International Classification for Nursing Practice – Beta 2*. Genebra: ICN, 2001.

19. TANNURE, M.C. *Banco de termos da linguagem especial de enfermagem para unidade de terapia intensiva de adultos*. 2008. Dissertação (Mestrado em Enfermagem) – Escola de Enfermagem, Universidade Federal de Minas Gerais, Belo Horizonte.

20. CLASSIFICAÇÃO INTERNACIONAL PARA A PRÁTICA DE ENFERMAGEM Beta 2. *Conselho Internacional de Enfermagem*. São Paulo: [s.n], 2003, 302 p.

21. CRUZ, D.M. *et al.* Congruence of terms between lists of problems and the ICNP® Alpha Version. *International Nursing Review*, n. 47, p. 89-96, 2000.

22. INTERNATIONAL ORGANIZATION FOR STANDARDIZATION (ISO) 18104:2014. *Health informatics – Categorial structures for representation of nursing diagnoses and nursing actions in terminological systems*. Genebra: ISO, 2014.

23. ANTUNES, C.; DAL SASSO, G.T.M. Processo de enfermagem informatizado ao paciente politraumatizado de terapia intensiva – CIPE® versão 1.0. In: X CONGRESSO BRASILEIRO DE INFORMÁTICA EM SAÚDE, 2006, Florianópolis. *Anais...* São Paulo: SBIS, 2006. v. 1, p. 76-80.

24. CUBAS, M.R.; SILVA, S.H.; ROSSO, M. Classificação Internacional para a Prática de Enfermagem (CIPE®): uma revisão de literatura. *Revista Eletrônica de Enfermagem*, v. 12, n. 1, p. 186-94, 2010.

25. BARRA, D.C.C.; DALL SASSO, G.T.M; ALMEIDA, S.R.W. Usabilidade do processo de enfermagem informatizado a partir da CIPE® em unidades de terapia intensiva. *Revista da Escola de Enfermagem da USP*, v. 49, n. 2, p. 323-4, 2015.

26. GARCIA, T.R.; NÓBREGA, M.M.L. Sistematização da assistência de enfermagem: há acordo sobre o conceito? *Revista Eletrônica de Enfermagem*, v. 11, n. 2, p. 233, 2009.

27. TANNURE, M.C.; CHIANCA, T.C.M.; SOUZA, A.L.V. Sistematização da Assistência de Enfermagem em saúde coletiva: o processo de enfermagem e as classificações. In: SOUZA, M.C.M.R.; HORTA, N.de C. *Enfermagem em saúde coletiva*. Rio de Janeiro: Guanabara Koogan, 2017.

28. EGRY, E.Y.; CUBAS, M.R. *O trabalho da enfermagem em saúde coletiva no cenário CIPESC*: guia para pesquisadores. Curitiba: ABEn-seção Paraná, 2006. 181 p.

29. ALBUQUERQUE, L.M.; CUBAS, M.R. *Cipescando em Curitiba*: construção e implementação da nomenclatura de diagnósticos e intervenções de enfermagem na rede básica de saúde. Curitiba: ABEn, 2005. 121 p.

30. CHIANCA, T.C.M.; ROCHA, A. de M. Classificação Internacional das Práticas de Enfermagem em saúde coletiva. In: In: TANNURE, M.C.; GONÇALVES, A.M.P. *SAE – Sistematização da Assistência de Enfermagem*: guia prático. Rio de Janeiro: Guanabara Koogan, 2007. p. 193-203.

31. NÓBREGA, M.M.L; GARCIA, T.R. Perspectivas de incorporação da Classificação Internacional para a Prática de Enfermagem (CIPE®) no Brasil. *Revista Brasileira de Enfermagem*, v. 58, n. 2, p. 227-30, 2005.

32. CHIANCA, T.C.M.; ANTUNES, M.J. (orgs.). *Classificação Internacional das Práticas de Enfermagem em Saúde Coletiva*: CIPESC. Associação Brasileira de Enfermagem, 1999 (série didática; a enfermagem no SUS).

33. ANTUNES, M.J.M. O programa de saúde da família e a reconstrução da atenção básica no SUS: A contribuição da enfermagem brasileira. *Revista Brasileira de Enfermagem*, v. 54, n. 1, p. 98-107, 2001.

34. GARCIA, T.R.; NÓBREGA, M.M.L. Projeto CIPESC-CIE/ABEn: inventário vocabular de fenômenos e ações de enfermagem em saúde coletiva. In: GARCIA, T.R.; NÓBREGA, M.L. *Sistemas de classificação da prática de enfermagem*: um trabalho coletivo. João Pessoa: Ideia; ABEn, 2000. p. 83-170.

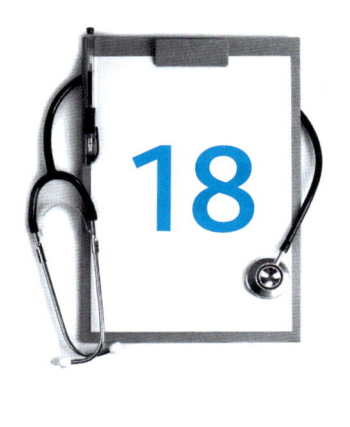

18 Educação Permanente | Estratégia para a Implantação da SAE e do PE

Jaqueline Marques Lara Barata • Meire Chucre Tannure

A educação permanente é "um contínuo de ações de aprendizagem que ocorre em um espaço do trabalho em saúde, que parte de uma situação existente (geralmente uma situação-problema) e se dirige a superá-la, a mudá-la, a transformá-la em uma situação diferente".
Jorge Haddad et al.

INSERÇÃO DA SAE E DO PE NO CENÁRIO EDUCACIONAL

A implantação da sistematização da assistência de enfermagem (SAE) e do processo de enfermagem (PE), assim como outras metodologias científicas, passa obrigatoriamente pela aquisição de conhecimentos, habilidades e atitudes por parte dos profissionais que irão executá-las.[1]

Nesse sentido, a compreensão do cenário educacional em 2002 – época em que a Resolução do COFEN n. 272[2] (atualmente revogada pela Resolução n. 358/2009[3]) determinou a implantação da SAE e do PE em toda instituição de saúde, pública ou privada – faz-se relevante para desvelar o perfil do egresso preconizado pelas Diretrizes Curriculares Nacionais (DCN)[4] para a graduação em enfermagem e, a partir deste marco, propor estratégias para capacitar enfermeiros a adotarem essa metodologia na prática profissional.[1]

As DCN para a graduação em enfermagem orientam a organização curricular das instituições de ensino superior (IES), definindo "princípios, fundamentos, condições e procedimentos da formação dos enfermeiros"[4] a quem compete a liderança na execução e na avaliação do PE, cabendo-lhe, privativamente, a identificação dos diagnósticos de enfermagem (DE), bem como a prescrição dos cuidados de enfermagem.[3] Elas preconizam, entre outras qualificações, a formação de um profissional crítico, reflexivo e que exerça a enfermagem com base no rigor científico e intelectual.[4]

No entanto, as adequações curriculares para atender a essas diretrizes ainda são morosas e, em sua maioria, dependentes de interesses políticos, econômicos e sociais.[1]

Da mesma forma, as disciplinas que capacitam o enfermeiro para implementar a SAE e o PE, objetivando uma assistência integral, individualizada e de qualidade, além de estarem sujeitas a esses mesmos interesses, nem sempre vêm acrescidas de outras disciplinas/ práticas que agreguem, além destes conhecimentos, as habilidades e as atitudes necessárias para a adoção dessa metodologia, bem como a adoção de todas as etapas desse método científico na prática profissional.

Sabe-se que essa morosidade decorre da necessidade de envolvimento e do trabalho de todos os docentes nos processos de leitura, interpretação e tradução do que é preconizado nas Diretrizes e Resoluções em práticas concretas. Logo, deve-se compreender como aquilo que está sendo determinado tem sido, de fato, concretizado nos distintos contextos (disciplinas, estágios), bem como que resultados estão sendo alcançados ao longo da trajetória acadêmica dos discentes de enfermagem.[5-8]

Existem fatores que contribuem para que as mudanças preconizadas ocorram mais rapidamente, como o regime de trabalho dos docentes, a maneira como as disciplinas são distribuídas na matriz curricular, a disponibilidade de recursos e o *status* dado às disciplinas.[6] Todavia, ressalta-se que é a implicação dos docentes na apropriação de conhecimento e a concretização daquilo preconizado nas DCN[4] e na Resolução COFEN n. 358/2009[3] que, de fato, produzirão um novo currículo e permitirão a formação de um enfermeiro mais crítico, reflexivo e capaz de implementar cuidados norteados por evidências científicas e princípios humanísticos.

Uma vez que as mudanças preconizadas não ocorrem na velocidade desejada, nota-se que a adoção da SAE e do PE tem demandado capacitação tanto de enfermeiros que se graduaram anteriormente às datas de publicação das referidas resoluções do COFEN, quanto daqueles que se graduaram após essas datas[1], sobretudo porque, na prática, nem sempre os alunos fazem estágio em serviços nos quais haja uma sistematização efetiva da assistência de enfermagem, o que produz um efeito cíclico ao deixar de oferecer ao estudante campo de estágio no qual essas metodologias são aplicadas. Isso, por sua vez, compromete esse aspecto da formação[8] e perpetua um distanciamento entre o que é preconizado nas DCN[4], na Resolução COFEN n. 358/2009[3] e na prática.

Nesse cenário, a educação permanente tem assumido uma relevância cada vez maior como estratégia para a implementação da SAE e do PE, seja nos serviços de saúde, seja em outros espaços nos quais ocorre a assistência de enfermagem.[1]

Não se trata de substituir a responsabilidade dos órgãos de formação, mas de entender a educação permanente como um "contínuo de ações de aprendizagem que ocorre em um espaço do trabalho em saúde, que parte de uma situação existente (geralmente uma situação-problema) e se dirige a superá-la, mudá-la e transformá-la em uma situação diferente."[9]

A educação permanente agrega aprendizado, reflexão crítica sobre o trabalho, resolutividade na clínica e na promoção da saúde.[10,11] Ela enfatiza a interdisciplinaridade da equipe de saúde, focaliza a prática como fonte do conhecimento e estimula o profissional a atuar ativamente no processo educativo.[12]

Desse modo, a educação permanente deve ser considerada uma estratégia para a qualificação dos profissionais, por preconizar a incorporação do aprendizado à vida cotidiana[13] e assinalar a importância do potencial educativo no processo de trabalho para que, de fato, seja transformado.[14]

PILARES DA EDUCAÇÃO PERMANENTE

O emprego da educação permanente parte de conceitos e princípios universais, mas traz em si a especificidade de cada serviço/instituição que deve ser considerada e que a fará única em cada cenário, pois pressupõe que o ponto de partida para o seu uso consista na realidade em que se vivencia a situação-problema.[1]

Assim, a educação permanente deve ser um processo que busca a qualificação dos trabalhadores não só na dimensão técnica especializada, mas também na dimensão ético-política, comunicacional e de inter-relações pessoais.[1]

Para atingir essa finalidade, a Organização das Nações Unidas para a Educação, a Ciência e a Cultura (Unesco) estabelece quatro pilares para a educação no século 21: aprender a conhecer, aprender a fazer, aprender a viver juntos e aprender a ser.[15]

Tais pilares representam vias de aprendizagens que mostram múltiplos pontos de contato e, portanto, são indissociáveis, devendo receber igual atenção.[15] Para facilitar a sua compreensão, cada um será conceituado separadamente a seguir:

- Aprender a conhecer: ter domínio dos próprios instrumentos do conhecimento, exercitar a atenção, a memória e o pensamento.[15] O objetivo é que o enfermeiro aprenda a compreender o ambiente e o mundo que o cerca
- Aprender a fazer: pôr em prática os conhecimentos; trata-se não mais de preparar alguém para uma tarefa de execução específica, mas de desenvolver qualidades humanas que correspondam à capacidade de estabelecer relações estáveis e eficazes entre as pessoas (competência pessoal)[15]
- Aprender a viver juntos: a prática educativa deve proporcionar ao indivíduo a capacidade de reconhecer o outro, a descoberta de si mesmo e a consequente participação em projetos comuns, sendo o diálogo extremamente relevante e indispensável nesse processo[15]
- Aprender a ser: o ser humano deve ser preparado, em toda a sua vida, para elaborar pensamentos autônomos e críticos e formular seus próprios juízos de valor, de modo a poder decidir, por si mesmo, como agir nas diferentes circunstâncias da vida.[15]

A adoção desses pilares torna-se imperativa para os processos de educação permanente dos trabalhadores de enfermagem, pois se traduzem como o conjunto de conhecimentos, habilidades e atitudes necessários ao exercício de uma profissão e ao desenvolvimento do profissional como sujeito.[15]

No entanto, qual é a relação da educação permanente com o processo de implantação da SAE e do PE? O que pode ser feito para que os enfermeiros aprendam a *conhecer* o que são a SAE e o PE? Que estratégias podem ser utilizadas para que os enfermeiros aprendam a *fazer* a SAE e o PE serem, de fato, incorporados nos serviços nos quais ocorre o cuidado de enfermagem? Como possibilitar que eles, de fato, *vivam* a experiência de uma prática sistematizada? Como *aprender* a ser um profissional que embasa suas atitudes em conhecimentos técnico-científicos e humanos? E quais são os conhecimentos, as habilidades e as atitudes necessárias para que os enfermeiros sejam capazes de implantar a SAE e o PE na prática profissional?

Compreende-se que, não raramente, tais inquietações trazem à tona problemas cuja resolução não está nas mãos apenas dos enfermeiros, de modo que a educação permanente deve, nessas situações, priorizar o desenvolvimento de atitudes crítico-reflexivas capazes de favorecer a adoção de estratégias exitosas.[1]

ETAPAS NECESSÁRIAS PARA O EMPREGO DA EDUCAÇÃO PERMANENTE NA IMPLEMENTAÇÃO DA SAE E DO PE

Para utilizar a educação permanente como estratégia para implantar a SAE e o PE, propõem-se as seguintes etapas (Figura 18.1):

- Realizar o diagnóstico situacional (ver Capítulo 19) do serviço ou instituição que deseja implantar a SAE e o PE
- Identificar e priorizar situações-problema que sejam objeto do emprego da educação permanente para o desenvolvimento de conhecimentos, habilidades e atitudes necessárias à implantação da SAE e do PE
- Planejar a prática educativa com seleção da metodologia, estabelecimento de estratégias e confecção de materiais didáticos
- Desenvolver a prática educativa
- Avaliar a prática educativa.

Cabe ressaltar que a representação esquemática aqui citada é meramente didática, devendo as ações descritas serem contínuas, e não pontuais.[1] Para facilitar o entendimento de cada etapa, são apresentados a seguir conceitos e ações necessárias para o planejamento de cada uma delas.

Etapa 1 | Diagnóstico situacional do serviço/instituição

Nessa fase, o enfermeiro deve buscar obter informações sobre a instituição como um todo, traçando o perfil dos pacientes/familiares/membros da comunidade ali atendidos

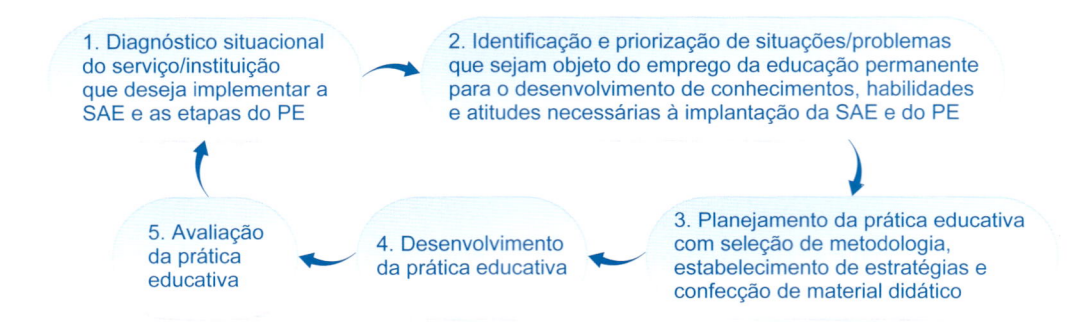

Figura 18.1 Representação esquemática da utilização da educação permanente como estratégia para a implantação da SAE e do PE.

(crenças, valores, necessidades de saúde e condições socioeconômicas), conhecendo as características gerais de funcionamento do serviço (equipe multiprofissional, relações intra e interdepartamentais, período de funcionamento, forma de atendimento), modelo de gestão e teoria de enfermagem utilizada como eixo norteador das atividades desses profissionais; quais são os recursos disponíveis no serviço (área física, recursos materiais, recursos administrativos, condições orçamentárias, recursos humanos) qualitativa e quantitativamente e suas demandas de capacitação. No Capítulo 19, será apresentado um modelo para realizar o diagnóstico situacional.

A clareza sobre onde se quer chegar e a distância que se está deste objetivo, bem como os pontos que facilitam e os que interferem nessa trajetória, são a essência do diagnóstico situacional.

Etapa 2 | Identificação e priorização de situações-problema

A identificação de situações-problema, objeto do emprego da educação permanente para desenvolvimento de conhecimentos, habilidades e atitudes, deve considerar fatores que dificultam o alcance dos objetivos, e a priorização deve levar em consideração a sequência das etapas necessárias para alcançar as metas propostas.[16]

No entanto, não se pode perder o foco da intencionalidade da capacitação, entendida como espaço para o crescimento e o desenvolvimento dos enfermeiros como sujeitos que apresentam, de forma individualizada, diferentes graus de conhecimento, habilidades e atitudes específicas que determinam seu modo de agir.[16]

Cabe destacar que, por conhecimentos, compreende-se o conjunto de "informações técnicas" necessárias a um profissional para exercer a sua função; já as habilidades referem-se ao saber fazer e vão desde as aptidões motoras até as intelectuais. Por fim, as atitudes retratam o que o indivíduo pensa e como reage consigo mesmo e com o mundo que o cerca.[16]

Nesse sentido, para implementar a SAE e o PE, deve-se identificar situações-problema que implicarão fatores dificultadores e também é necessário detectar fatores facilitadores para a real incorporação dessa metodologia na prática profissional.

Conhecer as fragilidades existentes no serviço e propor ações de educação permanente para minimizá-las é fundamental, pois a aquisição do conhecimento favorece a autonomia, ajuda a tomar decisões e proporciona o raciocínio crítico.[1]

Os Capítulos 1 e 2 mostraram que a utilização de uma teoria de enfermagem é fundamental para que a assistência de enfermagem seja de fato sistematizada, já que oferece estrutura e organização ao conhecimento de enfermagem. Logo, durante o diagnóstico situacional, é preciso identificar qual teoria de enfermagem direciona as atividades realizadas pela equipe no serviço.

Porém, é preciso verificar se os profissionais têm conhecimento sobre a teoria e se a reconhecem como aquela que estabelece as premissas em que devem atuar; se sabem como essa teoria de enfermagem foi selecionada; se ela é, de fato, aplicada na prática profissional; e se há coerência entre seus pressupostos e normas, rotinas, protocolos, procedimentos operacionais e sistêmicos descritos para o serviço.

Caso, por exemplo, não haja coerência entre os pressupostos da teoria de enfermagem e as ações realizadas no serviço, tem-se uma situação-problema que precisa ser objeto do emprego da educação permanente.

Sabe-se ainda que, para implantar as etapas do PE, o enfermeiro precisa deter conhecimentos acerca de anatomia, fisiologia, patologia, semiologia, DE, prescrever cuidados baseados em evidências científicas, entre outros. Também é preciso saber se existem demandas nessas áreas de conhecimento por parte dos enfermeiros; caso existam, elas precisam ser priorizadas, pois impactarão diretamente nas etapas do PE e, consequentemente, na segurança dos pacientes.

Quanto às habilidades necessárias para implantar a SAE e o PE, vale citar que o enfermeiro deve: ser capaz de utilizar a comunicação (para levantar dados, aconselhar/orientar usuários e equipe, promover educação em saúde, registrar suas ações); trabalhar em equipe; exercer liderança; ter aptidões motoras relacionadas ao exame físico e à realização das técnicas de enfermagem; ter ética; adotar princípios humanísticos e científicos durante a aplicação do raciocínio crítico e na implementação dos cuidados. A detecção de fragilidades relacionadas a tais habilidades também precisa ser objeto da educação permanente.[1]

Espera-se, ainda, que esses profissionais desenvolvam atitudes que favoreçam a implantação de todas as etapas do PE, destacando-se a capacidade de exercer o cuidado focado na integralidade e na individualidade dos pacientes e de seus familiares, o empreendedorismo e a utilização adequada da tecnologia da informação, que, quando devidamente desenvolvida, favorece a aplicabilidade desse método científico na prática.[1]

Ajudar os enfermeiros a desenvolver seus conhecimentos, suas habilidades e suas atitudes pode causar um impacto em seu comportamento, o que é fundamental para que, de fato, ocorra a SAE e a manutenção desses profissionais no mundo do trabalho com dignidade, ética, competência e respeito.[1]

Deve-se ressaltar que o emprego de práticas educativas não deve se restringir à transmissão de conhecimentos. Ao utilizá-las, é imprescindível levar em consideração as demais dimensões relacionadas ao agir de cada trabalhador, uma vez que o educando/enfermeiro deve ser compreendido como um sujeito capaz de mudar o seu entorno e, para tanto, precisa desenvolver habilidades e atitudes, além de adquirir conhecimento.[1]

Etapa 3 | Planejamento da prática educativa com seleção da metodologia, estabelecimento de estratégias e confecção de material didático

O planejamento da prática educativa para a implantação da SAE e o do PE deve ser feito, preferencialmente, de modo participativo, com o envolvimento dos profissionais e a partir de suas próprias demandas. Nessa fase, é preciso ter clareza sobre a necessidade de buscar consultorias externas ou se facilitadores da própria instituição serão capazes de prosseguir com as metas.[1]

É importante destacar que não se pode conceber uma formação por competências utilizando-se metodologias que privilegiem a teoria e a memorização de conteúdo, pois seria impossível atingir os objetivos educacionais propostos sem considerar o desenvolvimento da autonomia, na qual se encontram alicerçadas as metodologias ativas de aprendizagem.[17,18]

Em tais metodologias, o aprendiz precisa assumir um papel cada vez mais autônomo, ter iniciativa, criatividade, curiosidade científica, espírito crítico-reflexivo, capacidade para autoavaliação, cooperação para o trabalho em equipe, senso de responsabilidade, ética e sensibilidade, o que se configura como um novo padrão de interação na relação com aquele que está conduzindo a prática educativa (aqui denominado facilitador).[19,20]

O foco da prática educativa deve ser a aprendizagem, partindo do pressuposto que aprender é tomar para si, é dar significado, e que cabe ao facilitador desenvolver, junto aos aprendizes, novas habilidades, como a vontade e a capacidade de participar ativamente de seu processo de aprendizagem. Para tanto, recomenda-se utilizar a metodologia da problematização, pois, diante do problema, o aprendiz se detém, examina, reflete, relaciona a sua história e passa a ressignificar suas descobertas.[21]

Ao realizarem aprendizagens significativas, os profissionais reconstroem a realidade, atribuindo-lhe novos sentidos e significados. Para o adulto, esse significado é construído em função de sua motivação para aprender e do valor potencial que os novos saberes têm em relação à sua utilização na vida pessoal e profissional.

Para a aquisição de conhecimentos, poderão ser utilizadas aulas expositivas dialogadas, estudos de caso, aulas práticas, estudos dirigidos, simulações realísticas, entre outras.

A simulação realística é entendida como uma ferramenta de inovação pedagógica, capaz de potencializar o desenvolvimento de competências cognitivas, atitudinais e procedimentais, por meio da simulação de diferentes cenários de cuidados, em ambientes próximos a realidade, de maneira interativa. Ela caracteriza-se como uma metodologia ativa que, além de ser segura para o profissional, tem ganhado destaque nas políticas de segurança do paciente.[22]

O avanço tecnológico tem contribuído cada vez mais para simulações realísticas, e recomenda-se que elas sejam utilizadas na aquisição do conhecimento referente às etapas do PE.

Para tanto, é preciso haver uma preparação adequada do cenário, das orientações referentes à simulação a ser realizada, dos equipamentos e ter clareza do objetivo educacional a ser alcançado, o que tem extrema relevância na avaliação das competências alcançadas.[22]

Recomenda-se ainda que todas as práticas educativas sejam detalhadas em um plano de ação que pode ser delineado, por exemplo, utilizando-se a Tabela 5W3H apresentada no Capítulo 19.

Além disso, deve-se destacar que as intervenções educacionais efetivas precisam ser suficientemente persuasivas, informativas, relevantes, pautadas em evidências científicas e e que é necessário considerar, durante o planejamento das atividades, as características dos profissionais e o contexto social e organizacional do local de trabalho.[23]

Além disso, se o objetivo da prática educativa é favorecer a aquisição de habilidades e atitudes, devem ser utilizadas técnicas nas quais os profissionais libertam-se mais facilmente de suas amarras sociais, mesmo que temporariamente, como jogos, dinâmicas de grupo, filmes, mensagens, textos, músicas, artes (pintura, massa de modelar, argila, bordados, origami, colagem) e relaxamentos.[24]

Cabe ainda destacar que a elaboração de estratégias e material didático deve ser coerente não só com a metodologia a ser utilizada, mas também com os recursos disponíveis e com os princípios pedagógicos, estéticos e de divulgação capazes de ampliar a adesão, o rendimento e a otimização das práticas educativas. Devem ainda ser considerados nessa etapa aspectos estruturais, como liberação dos funcionários, horário das atividades, estímulo à participação por parte dos líderes, registro da adesão ao treinamento nas fichas funcionais dos profissionais, entre outros.[1]

Etapa 4 | Desenvolvimento da prática educativa

O processo educativo pressupõe a utilização de metodologias ativas de ensino-aprendizagem que possibilitem ao aprendiz ocupar o lugar de sujeito na construção do conhecimento, bem como a capacidade de descobrir novas formas de produzir serviços com resolutividade e eficácia, superando, assim, entraves para a organização de um processo de trabalho que priorize e seja orientado pelas demandas de cuidado centradas nos pacientes, e não por normas e regulamentos. Desse modo, os processos educativos que privilegiem o acúmulo quantitativo já não são possíveis, nem mesmo adequados.[1]

Portanto, é preciso promover, durante a prática educativa, reflexões que ajudem os profissionais a estabelecer uma visão crítica sobre o seu processo de trabalho. Reflexões acerca do que os profissionais pensam sobre o que é a SAE e o PE, como eles reconhecem essa metodologia e o que entendem sobre o registro das etapas do método científico são fundamentais para que sejam estimulados a ampliar seus saberes, transformando-se e buscando mudar a realidade nos aspectos necessários.

Isso vem de encontro ao que é proposto no arco da problematização de Maguerez, que busca o desenvolvimento do raciocínio crítico-reflexivo na observação e na problematização da realidade.[25]

A metodologia da problematização com o arco de Maguerez tem como ponto de partida a realidade que, observada sob diversos ângulos, permite ao aprendiz extrair e identificar os problemas ali existentes.[26] O arco é composto por cinco etapas apresentadas na Figura 18.2.

Na primeira etapa (observação da realidade e definição do problema), os profissionais devem ser levados a observar a realidade em si, com seus próprios olhos, a fim de, mediante os estudos, poderem contribuir para a sua transformação (quando ela se fizer necessária).[26]

Definido o problema, inicia-se uma reflexão acerca dos possíveis fatores e determinantes maiores a ele relacionados, o que culmina na definição dos pontos-chave a serem trabalhados. A partir de então, os aprendizes devem ser estimulados a analisar e discutir os problemas (teorização) e a propor soluções, o que exige muita criatividade e originalidade. Por fim, chega-se à última etapa do modelo proposto – a da aplicação à realidade –, que permite fixar as soluções promovidas na realidade, que, por sua vez, é transformada em algum grau.[26,28]

Buscar compreender como se configuram os saberes dos profissionais exige reconhecer que estes saberes são constructos decorrentes de suas experiências de vida, de suas histórias profissionais e dos elementos constitutivos do trabalho em saúde, que ocorre em

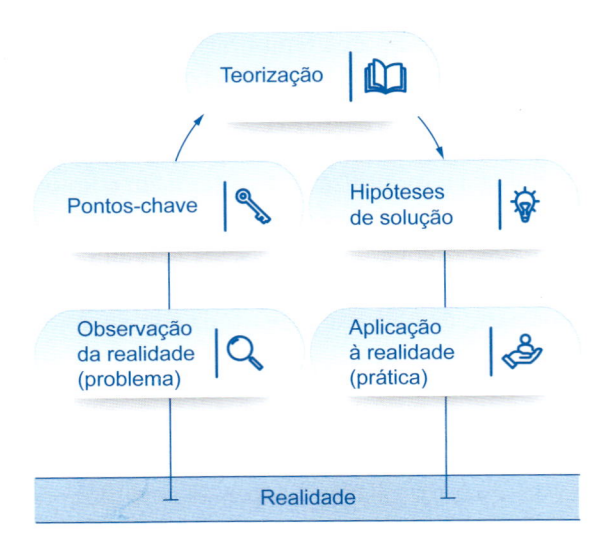

Figura 18.2 Arco de Maguerez. Adaptada de Bordenave e Pereira, 1989.[27]

um dado contexto que precisa ser conhecido, sobretudo porque a proposição do emprego da SAE e do PE pode acionar, confrontar ou reforçar a identidade e os valores pessoais e profissionais dos aprendizes.

Possibilitar novas vivências aos profissionais, individualizando-os em um contexto, e levantar questões importantes para a reflexão e o debate são estratégias significativas na prática educativa. No Capítulo 2, foram propostas questões para ajudar na seleção de uma teoria de enfermagem para uma instituição, a saber:

- Quem são as pessoas que demandam cuidados de enfermagem nesse serviço?
- Para promover a saúde dos pacientes atendidos, com o que se deve preocupar?
- No que se refere ao ambiente do paciente, quais são as suas preocupações?
- Qual a finalidade da assistência de enfermagem prestada nessa instituição/neste setor?

Todas são questões importantes que precisam ser debatidas com profissionais para que compreendam a relação entre os pressupostos existentes nas teorias de enfermagem e a realidade na qual estão inseridos.

Nos serviços nos quais já há teorias de enfermagem selecionadas para direcionar as atividades desses profissionais, a prática educativa deve levá-los a refletir sobre se eles conhecem de fato a teoria e se as atividades por eles realizadas estão coerentes com os pressupostos nela preconizados e, caso não estejam, o que pode e deve ser feito para modificar essa realidade.

Etapa 5 | Avaliação da prática educativa

Compreender o significado e as aplicações do ato de avaliar, não sendo a avaliação considerada um evento isolado, mas um processo participativo e contínuo, é fundamental para analisar quais objetivos da aprendizagem foram atingidos e quais ainda precisam ser alcançados.[29]

Vista dessa maneira, a função da avaliação é orientar os responsáveis pelo desenvolvimento das práticas educativas a adequar o trabalho pedagógico às necessidades de aprendizagem dos sujeitos envolvidos, direcionando, assim, o processo de ensino-aprendizagem.[29]

A avaliação da prática educativa somente é possível por intermédio da avaliação da prática dos sujeitos, e a transformação desejada deve responder à finalidade do que orientou o processo educativo[1]; no caso, o desenvolvimento de conhecimentos, habilidades e atitudes necessários à implantação da SAE e do PE no serviço.

Por exemplo, a validação das estratégias empregadas no processo de educação permanente direcionadas à seleção e à apropriação do conhecimento referente a uma teoria de enfermagem será realizada avaliando-se se é ela quem de fato está norteando as ações realizadas pela equipe de enfermagem. A análise dos resultados obtidos pela prática educativa deve considerar que:

- A aprendizagem é prevista e organizada nas etapas anteriores
- Nenhum trabalho ou desempenho é perfeito a ponto de não poder ser melhorado
- O erro é uma oportunidade de aprendizagem cuja análise é tão importante quanto a avaliação.

Resgatar a finalidade do processo de trabalho em saúde, reconhecendo a educação permanente como uma estratégia que potencializa essa construção, desvela um cenário em transformação, em que o emprego da SAE e do PE têm (res)significado o fazer do enfermeiro e qualificado a assistência de enfermagem.

QUESTÕES PARA FIXAÇÃO DO CONTEÚDO

1. O que é educação permanente?
2. Por que a educação permanente pode ser utilizada como uma estratégia para a implantação da SAE e do PE?
3. Em quais pilares a educação no século 21 deve estar sustentada?
4. Explique cada um dos pilares propostos pela Unesco.
5. Que etapas devem ser observadas em uma prática educativa pautada nos princípios da educação permanente?
6. Explique cada uma das etapas propostas.
7. O que são metodologias ativas de aprendizagem? Em que princípio elas se baseiam?
8. Crie ou cite uma situação-problema para a implantação da SAE ou alguma das etapas do PE em instituições de saúde e proponha o planejamento, o desenvolvimento e uma estratégia de avaliação da prática educativa.

REFERÊNCIAS BIBLIOGRÁFICAS

1. BARATA, J.M.L. A educação permanente como estratégia para a implantação da Sistematização da Assistência de Enfermagem. In: TANNURE, M.C.; PINHEIRO, A.M. *SAE – Sistematização da Assistência de Enfermagem:* guia prático. 2. ed.. Rio de Janeiro: Guanabara Koogan, 2010. p. 273-84.
2. CONSELHO FEDERAL DE ENFERMAGEM (COFEN). *Resolução n. 272, de 27 de agosto de 2002. Sistematização da Assistência de Enfermagem (SAE) nas Instituições de saúde.* Rio de Janeiro: COFEN, 2002. Disponível em: <http://www.corenmg.br/resolução272_2002.htm> Acesso em: 2 mar. 2009.
3. CONSELHO FEDERAL DE ENFERMAGEM (COFEN). *Resolução n. 358/2009, de 15 de outubro de 2009.* Dispõe sobre a sistematização da assistência de enfermagem e a implementação do processo de enfermagem em ambientes, públicos ou privados, em que ocorre o cuidado profissional de enfermagem e dá outras providências. Brasília: COFEN, 2009.
4. BRASIL. Conselho Nacional de Educação. Câmara de Educação Superior. *Resolução CNE/CES n. 3, de 7 de novembro de 2001.* Institui Diretrizes Curriculares Nacionais do Curso de Graduação em Enfermagem. Brasília: Diário Oficial da União, 9 de Novembro de 2001.Seção 1, p. 37.
5. REZENDE, M.; BAPTISTA, T.W.F. A análise da política proposta por Ball. In: MATTOS, R.A.; BAPTISTA, T.W.F. *Caminhos para análise das políticas de saúde.* Porto Alegre: Rede UNIDA, 2015. p. 173-80.
6. RIBEIRO, P.C. Produção de currículo: a escola e seus sujeitos. *Espaço do Currículo,* v. 4, n. 2, p. 197-208, 2009.
7. BALL, S.J. Intellectuals or technicians? The urgent role of theory in educational studies. *British Journal of Educational Studies,* v. 43, n. 3, p. 255-71, 1995.
8. BALL, S.J.; BOWE, R. Subject departments and the 'implementation' of National Curriculum policy: an overview of the issues. *Journal of Curriculum Studies,* v. 24, n. 2, p. 97-115, 1992.
9. HADDAD, Q.J.; ROSCHKE, M.A.L.C.; DAVINI, M.C. *Educación permanente de personal de salud.* Washington: OPS, 1994. 247 p.
10. BRASIL. Secretaria de Gestão do Trabalho e da Educação na Saúde. *Política Nacional de Educação Permanente em Saúde.* Disponível em: <http://portal.anvisa.gov.br/documents/33856/396770/Pol%C3%ADtica+Nacional+de+Educa%C3%A7%C3%A3o+Permanente+em+Sa%C3%BAde/c92db117-e170-45e7-9984-8a7cdb111faa>. Acesso em: 18 jan. 2019.
11. CAVALCANTE, E.F.O. *et al.* Prática da educação permanente pela enfermagem nos serviços de saúde. *Revista de Enfermagem da UFPE Online,* v. 7, n. 2, p. 598-607, 2013.
12. JESUS, M.C.P., *et al.* Educação permanente em enfermagem em um hospital universitário. *Revista da Escola de Enfermagem da USP,* v. 45, n. 5, p. 1229-36, 2011.
13. DAVINI, M.C. Enfoques, problemas e perspectivas na educação permanente dos recursos humanos de saúde. In: BRASIL. Ministério da Saúde. Secretaria de Gestão do Trabalho e da Educação na Saúde. Departamento de Gestão da Educação em Saúde. *Política Nacional de Educação Permanente em Saúde* [Internet]. Brasília: Ministério da Saúde, 2009. Disponível em: <http://portal.anvisa.gov.br/documents/33856/396770/Pol%C3%ADtica+Nacional+de+Educa%C3%A7%C3%A3o+Permanente+em+Sa%C3%BAde/c92db117-e170-45e7-9984-8a7cdb111faa>. Acesso em: 18 jan. 2019.

14. MOTTA, J.I.; BUSS, P.; NUNES, T.C.M. *Novos desafios educacionais para a formação de recursos humanos em saúde*, 2001. Disponível em: <http://www.ccs.uel.br/olhomagico/v8n3/enfoque.htm>. Acesso em: 18 jan. 2019.
15. DELORS, J. (org.). *Educação: um tesouro a descobrir. Relatório para a UNESCO, da comissão internacional sobre educação para o século XXI*. São Paulo: Cortez, 2000. 288 p.
16. TIMBY, B K. *Conceitos e habilidades fundamentais no atendimento de enfermagem*. 8. ed. Porto Alegre: Artmed, 2007.
17. PAIVA, M.R.F. *et al*. Metodologias ativas de ensino e aprendizagem: revisão integrativa. *Sanare*, v. 15, n. 2, p. 145-53, 2016.
18. MELLO, C.C.B.; ALVEZ, R.O.; LEMOS, S.M.A. Metodologias de ensino e formação na área da saúde: revisão de literatura. *Revista CEFAC.*, v. 16, n. 6, p. 2015-28, 2014.
19. BERBEL, N.A.N. As metodologias ativas e a promoção da autonomia de estudantes. *Semina Ciências Sociais e Humanas*, v. 32, n. 1, p. 25-40, 2001. Disponível em: <http://www.proiac.uff.br/sites/default/files/documentos/berbel_2011.pdf>. Acesso em: 18 jan. 2019.
20. MITRE, S.M. *et al*. Metodologias ativas de ensino-aprendizagem na formação profissional em saúde: debates atuais. *Ciência & Saúde Coletiva*, v. 13, suppl. 2, p. 2133-44, 2008.
21. BERBEL, N.A.N. *Metodologia da problematização*: experiências com questões de ensino superior. Londrina: EDUEL, 1998a. 282 p.
22. GABA, D.M. The future vision of simulation in healthcare. *Simulation in Healthcare*, v. 2, n. 2, p. 126-35, 2007.
23. BORK, A.M.T. *Enfermagem baseada em evidências*. Rio de Janeiro: Guanabara Koogan, 2005. 365 p.
24. CUNHA, N.H.S. *Brinquedo, desafio e descoberta* – Subsídios para utilização e confecção de brinquedos – Rio de Janeiro: FAE, 1994.
25. BERBEL, N.A.N. Metodologia da problematização: uma alternativa metodológica apropriada para o ensino superior. *Semina: Ciências Sociais e Humanas*, v. 16, n. 2, Ed. Especial, p. 9-19, 1995.
26. COLOMBO, A.A.; BERBEL, N.A.N. A metodologia da problematização com o arco de Maguerez e sua relação com os saberes de professores. *Semina: Ciências Sociais e Humanas*, v. 28, n. 2, p. 121-46, 2007.
27. BORDENAVE, J.D.; PEREIRA, A.M. *Estratégias de ensino aprendizagem*. 4. ed. Petrópolis: Vozes, 1989.
28. BERBEL, N.A.N. Metodologia da problematização: fundamentos e aplicações. Londrina: EDUEL, 1999.
29. RAMOS, N.N. *A reflexão sobre a avaliação educacional*. PUC-MINAS Virtual, 2010.

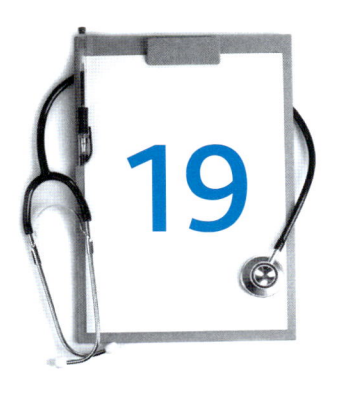

19 Estratégias Gerenciais para a Implantação da SAE e do PE

Meire Chucre Tannure • Natália Gherardi Almeida •
Valéria Alvarenga Medeiros

> *Uma vez que, para implementar a SAE, as ações gerenciais e assistenciais
> estabelecidas para o serviço precisam estar alinhadas com os conceitos da teoria de
> enfermagem selecionada para direcionar a assistência prestada por essa categoria
> profissional, torna-se fundamental que o modelo assistencial e de gestão da instituição
> sejam coerentes com a finalidade da assistência de enfermagem determinada na teoria.*
> Meire Chucre Tannure, Natália Gherardi Almeida e Valéria Alvarenga Medeiros

REFLEXÕES PRELIMINARES

Como apresentado no Capítulo 1, a sistematização da assistência de enfermagem (SAE) compreende a metodologia de que o profissional enfermeiro dispõe para aplicar seus conhecimentos técnicos, científicos e humanos na assistência aos pacientes.[1] Ela promove coerência entre as atividades assistenciais e gerenciais realizadas pela equipe de enfermagem, atividades que precisam ser norteadas por teorias próprias (teorias de enfermagem), capazes de direcionar o olhar desses profissionais para as necessidades biológicas, psíquicas, sociais e espirituais dos pacientes, de seus familiares e dos membros da comunidade na qual vivem.[2]

O uso de teorias de enfermagem oferece estrutura e organização ao conhecimento de enfermagem; proporciona um meio sistemático de coletar dados para descrever, explicar e prever a prática; viabiliza ações sistemáticas; ajuda a estabelecer metas e resultados; determina a finalidade da prática de enfermagem; e promove um cuidado coordenado e focado nos seres humanos de forma integral.[3]

A SAE não é sinônimo de processo de enfermagem (PE). Este método é um dos instrumentos de que a enfermagem dispõe para organizar a assistência por ela prestada. Todavia, além desse método científico, essa categoria profissional dispõe de outros recursos, como normas, rotinas, protocolos, procedimentos operacionais e sistêmicos (POP e PRS), que também favorecem a sistematização, ou seja, a organização da assistência de enfermagem, que precisa ter o norte de uma teoria própria a fim de evitar que necessidades de saúde apresentadas pelos pacientes deixem de ser identificadas e atendidas.

Desse modo, após selecionarem uma teoria de enfermagem (ver Capítulo 2), os enfermeiros devem revisitar as normas e as rotinas do serviço e verificar se há coerência entre o que consta nelas e o que é preconizado na teoria.

Também é preciso avaliar POP, PRS e protocolos a fim de verificar se foram elaborados considerando as necessidades/déficits ou respostas adaptativas (definidas a partir da seleção da teoria) apresentadas pelos pacientes, bem como se foram neles descritos os elementos fundamentais da prática de enfermagem, a saber: diagnósticos, prescrição e resultados de enfermagem. Torna-se necessário, então, verificar se estão baseados apenas nas doenças e no tratamento medicamentoso, o que é preconizado no modelo biomédico, ou se foram elaborados considerando os modelos de enfermagem.

Essas análises tornam-se importantes porque o sincronismo entre o que consta nos instrumentos gerenciais e assistenciais e o que é preconizado na teoria de enfermagem selecionada para o serviço faz a teoria ser de fato implementada na prática, favorece a mudança de comportamento (antes com o foco na doença e, a partir do norte da teoria, com o foco nas pessoas), ajuda na uniformização de condutas e beneficia a compreensão de enfermeiros e técnicos de enfermagem sobre a finalidade de cada uma das etapas do PE.

INSTRUMENTOS GERENCIAIS UTILIZADOS PARA AJUDAR NA IMPLANTAÇÃO DA SAE E DAS ETAPAS DO PE

Para implementar de fato a SAE, as ações gerenciais e assistenciais estabelecidas para o serviço precisam estar alinhadas com os conceitos da teoria de enfermagem selecionada para direcionar a assistência prestada por essa categoria profissional. Portanto, o modelo assistencial e o de gestão da instituição devem ser coerentes com a finalidade da assistência de enfermagem determinada na teoria.

Para tanto, os enfermeiros precisam conhecer o que é preconizado na teoria e pelo serviço e realizar alinhamentos quando houver discrepâncias entre eles.

Cabe também destacar a necessidade de os enfermeiros verificarem se há fatores capazes de favorecer ou dificultar a implantação da teoria e das etapas do PE na unidade, o que, por sua vez, requer análise crítico-reflexiva e analítica por parte desses profissionais.

Desse modo, além de o enfermeiro precisar adquirir habilidade para realizar o exame físico, o raciocínio diagnóstico, planejar e implementar cuidados e acompanhar os resultados alcançados com os pacientes/familiares/membros da comunidade, deve obter habilidades gerenciais e conhecer a fundo o seu ambiente de trabalho, a missão da empresa e o modelo assistencial que orienta a prestação do cuidado pela equipe de enfermagem no serviço.

A falta de conhecimento sobre o local de trabalho e o desconhecimento das práticas gerenciais ali implementadas são fatores que podem dificultar a gestão adequada do serviço e da assistência[4], o que, por sua vez, promove um ambiente inseguro e expõe os pacientes a situações de risco.

Logo, a aquisição de conhecimento científico e o desenvolvimento de habilidades e atitudes gerenciais são muito importantes[5], visto que favorecem o desenvolvimento de competências gerenciais e clínicas, atributos intangíveis que desencadeiam melhorias nos processos de cuidado.

Além disso, é importante ressaltar que, para que o enfermeiro tenha condições de implementar e registrar todas as etapas do PE e realizar assistência direta ao paciente, deve gerenciar efetivamente os recursos da unidade[6]; para tanto, pode utilizar diversas ferramentas voltadas para a melhoria da qualidade dos processos em todos os níveis das organizações[7], como o diagnóstico situacional, a matriz SWOT, a matriz GUT, o método dos cinco porquês, o diagrama de Ishikawa, a tabela 5W3H e o ciclo PDCA.

Diagnóstico situacional

Trata-se de uma ferramenta importante a ser utilizada pelos enfermeiros para conhecer detalhadamente a realidade dos serviços/unidades nas quais trabalham e o perfil das pessoas que atendem.[8]

Como ferramenta de gestão de fundamental importância para o levantamento de problemas, o diagnóstico situacional auxilia na construção do planejamento estratégico, possibilitando, assim, desenvolver ações de saúde focalizadas e efetivas, direcionadas aos problemas encontrados.[9]

Vale destacar que, na perspectiva do enfoque estratégico-situacional, a atuação planejada sobre qualquer recorte da realidade implica um esforço conjunto entre os diversos atores envolvidos com a assistência, o que favorece o entendimento e possibilita uma explicação abrangente sobre uma dada situação e sobre as formas de intervir nos problemas, de modo a resolvê-los ou controlá-los.[10]

Ao realizar o diagnóstico situacional, o enfermeiro também terá dados para analisar o metaparadigma da enfermagem (saúde, pessoa, ambiente e enfermagem) e, como visto no Capítulo 2, poderá, a partir da análise desses conceitos, selecionar uma teoria de enfermagem coerente com o serviço.[6] Ele também terá condições de avaliar quais fatores podem favorecer ou dificultar a execução de todas as etapas do PE na unidade/no serviço por ele gerenciado.

Fazer um diagnóstico do serviço é fundamental, pois a falta de conhecimento sobre o ambiente em que o cuidado está inserido, o perfil da clientela atendida, os resultados alcançados a partir das intervenções realizadas, o quantitativo de profissionais e o preparo da equipe, bem como os recursos ali disponíveis, prejudica a realização de uma assistência efetiva, eficiente, segura e com foco no paciente, o que, por sua vez, compromete a qualidade do atendimento prestado. Ao realizar um diagnóstico situacional, é importante:[6,8]

- Identificar problemas que interferem negativamente no desenvolvimento do serviço de enfermagem quanto à infraestrutura (recursos físicos), aos recursos materiais, administrativos e orçamentários, bem como aspectos relacionados aos recursos humanos
- Estabelecer comparação dos problemas detectados com os pressupostos teóricos encontrados em bibliografia de suporte
- Emitir um parecer conjunto com a participação de toda a equipe sobre a real situação do serviço (potencialidades e fragilidades)
- Estabelecer um programa de trabalho baseado na análise e na detecção das potencialidades e fragilidades, bem como nas sugestões e nas prioridades apontadas pela equipe
- Ajudar a identificar os conceitos de pessoa, ambiente, saúde e enfermagem (metaparadigma) e, dessa forma, selecionar uma teoria cujos conceitos desses elementos sejam coerentes com os identificados no serviço.

Cabe destacar que as organizações (entre elas os serviços de saúde) funcionam como um sistema aberto não somente em relação ao ambiente externo, mas também interno, e que, quando alguém se dispõe, como gestor de um processo de trabalho, a desenvolver um diagnóstico situacional, deve considerar todos os fatores que podem interferir sobre ele, pois, do contrário, poderia omitir a análise de situações e dados essenciais para o desenvolvimento de atividades ali realizadas.[8] O desenvolvimento de um diagnóstico situacional é composto por quatro etapas (Figura 19.1):[8]

1. Levantamento de dados: momento destinado à coleta sistemática dos dados que devem ser registrados de maneira fidedigna e contar com a participação efetiva da equipe de trabalho.
2. Análise dos dados: momento em que é realizada a análise situacional dos recursos disponíveis no serviço utilizando-se bibliografia de suporte.
3. Emissão do diagnóstico situacional: momento em que é dado um parecer acerca das condições dos recursos e do atendimento oferecido pelo serviço.
4. Priorização das ações: momento em que são determinadas prioridades para o serviço, tendo em vista o desenrolar de um percurso de ações e estratégias bem aplicadas à demanda do serviço.

Primeira fase | Levantamento dos dados

Características do serviço, instituição, unidade e comunidade atendida

No levantamento de dados, deve-se buscar informações sobre o tipo de atendimento prestado no serviço, a visão e a missão da empresa, o número de pessoas atendidas, a demanda diária por serviços prestados, a caracterização da oferta de serviços prestados, os perfis demográfico e socioeconômico e índices de morbimortalidades dos pacientes.[6]

Quando se tratar de um diagnóstico realizado em serviços destinados à atenção primária, deve-se também buscar informações sobre segmento territorial, área de abrangência, perfis demográfico e socioeconômico e índices de morbimortalidade da família e da comunidade do segmento territorial em análise; caracterizar as condições geográficas, topográficas, de habitação, de saneamento ambiental e sistema de coleta de lixo de cada microárea; levantar as características de produção local, sistema de comunicação, estrutura administrativa local e de cada microárea; caracterizar a renda familiar, a capacidade produtiva e a organização familiar, além dos grupos comunitários, vida cultural e religiosa da comunidade e, também, identificar as potencialidades da comunidade investigada.[6]

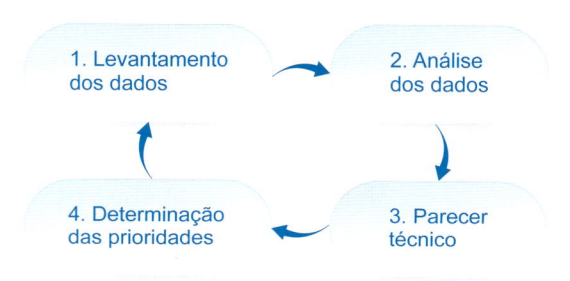

Figura 19.1 Etapas do diagnóstico situacional.

Processo saúde-doença | Incidência e prevalência de doenças, procedimentos e agravos à saúde identificados na população/comunidade

Para ter maior clareza sobre o processo de saúde-doença da população atendida na unidade/serviço, devem ser identificadas a prevalência e a incidência das doenças, dos procedimentos invasivos cirúrgicos e não cirúrgicos ali realizados e dos agravos à saúde aos quais pacientes/famílias/comunidades encontram-se subjugados.

Parâmetros assistenciais da enfermagem

Deve-se coletar informações sobre qual teoria de enfermagem guia as atividades realizadas por esses profissionais na instituição. Caso não haja, é preciso identificar os conceitos atribuídos àqueles que compõem o metaparadigma da enfermagem naquele serviço (enfermagem, ambiente, saúde e pessoa); se houver uma teoria selecionada, descrever como ela foi escolhida e como se dá o alinhamento entre os instrumentos assistenciais e administrativos utilizados no serviço e o que é nela preconizado.

Também é preciso verificar se as cinco etapas do PE, além de serem realizadas, são registradas nos prontuários dos pacientes e se elas são direcionadas pela teoria de enfermagem (sempre que já houver um modelo de enfermagem preconizado na instituição).

Destaca-se ainda a importância de obter dados referentes ao perfil dos diagnósticos de enfermagem, prevalência e incidência, taxas de efetividade diagnóstica do risco, de efetividade na prevenção de complicações e de modificações no estado dos DE atuais[11] (ver Capítulo 14) sempre que a unidade fizer esse monitoramento. Caso ainda não o faça, é preciso verificar como os enfermeiros monitoram os resultados alcançados a partir da implementação dos cuidados de enfermagem.

Funcionamento das comissões requeridas ao tipo de serviço prestado no estabelecimento

É preciso buscar informações sobre o funcionamento e indicadores acompanhados pelas comissões de segurança dos pacientes, de controle de infecção hospitalar, de óbitos, de ética e de prontuários, entre outras.

Recursos físicos

Verificar se há, no serviço, a planta baixa e o *layout* da unidade. Anexar aos croquis uma descrição da forma de utilização de cada elemento da área física, sua disposição e as características de revestimentos, padrão de iluminação e ventilação. Descrever os fluxos da unidade, a circulação interna e os cruzamentos.

Recursos administrativos e condições orçamentárias

Os recursos administrativos e orçamentários visam a organizar os registros, normatizar condutas e subsidiar aporte e controle financeiro para a instituição. Compreendem ferramentas utilizadas para organizar as atividades realizadas na unidade e registrar o desenvolvimento do trabalho, homogeneizar as atividades e orientar as condutas da equipe. Para obter informações a eles relacionadas, devem-se:

- Avaliar se há e como foram elaborados o estatuto, o regulamento, o regimento interno e o plano diretor do serviço
- Verificar quais são os instrumentos de registro e comunicação utilizados na unidade (relatórios, impressos, atas)
- Descrever quais são os instrumentos de controle do serviço (normas, rotinas, protocolos, manuais, POP e PRS) e verificar se estão coerentes com os pressupostos da teoria de enfermagem

- Descrever a forma de financiamento institucional, a política de distribuição de verbas, as prioridades para a distribuição das verbas, como se dá o controle do centro de custos da unidade, quais são os itens que fazem parte do centro de custos da unidade e qual a situação financeira atual do setor.

Recursos humanos

Tratam do aspecto quantitativo e qualitativo dos recursos humanos que impactam diretamente no resultado da qualidade da assistência de enfermagem prestada à clientela atendida. Para uma compreensão adequada da situação vigente, devem-se:

- Descrever como é a estrutura hierárquica do serviço (organograma institucional)
- Identificar o número de profissionais e suas respectivas categorias ocupacionais
- Verificar e descrever como ocorre o sistema de escalonamento de pessoal e os critérios utilizados para a divisão e a distribuição da equipe diariamente por turno de trabalho mensal e anual (distribuição das férias)
- Identificar como é o sistema de admissão de pessoa, quais são os critérios admissionais e a forma de integração e treinamento proposto para o novo trabalhador
- Descrever como se dá a formação profissional e científica da equipe de trabalho (educação permanente)
- Verificar se há, no serviço, a determinação das atribuições de cada cargo e/ou função
- Avaliar quais são os critérios utilizados para disciplina e controle do grupo de trabalho (ficha funcional, sistema de punição, avaliação de desempenho), bem como a utilização de indicadores e a sua aplicabilidade (taxa de absenteísmo, taxa de rotatividade, taxa de adesão aos treinamentos e reuniões realizadas)
- Descrever qual é o perfil de gerenciamento adotado na unidade e os critérios adotados para a organização do trabalho.

Recursos materiais

Referem-se ao quantitativo, fluxos para aquisição, controle e manutenção dos materiais e equipamentos necessários ao funcionamento da instituição, do setor ou da unidade de prestação de serviços (Figura 19.2). Para conhecer melhor a situação vigente relacionada com esses recursos, deve-se:[6,8]

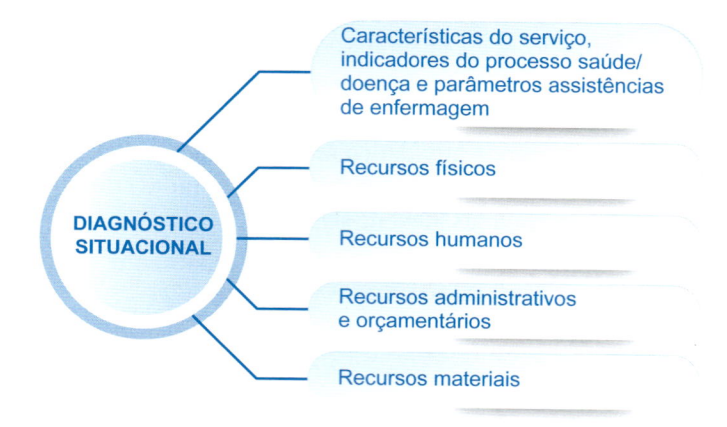

Figura 19.2 Recursos a serem identificados no diagnóstico situacional.

- Descrever o quantitativo dos materiais e equipamentos existente na unidade separando-os como bens de consumo, permanentes (duração superior a 2 anos), fixos ou móveis
- Identificar os critérios de previsão, requisição, provisão, manutenção (preventiva e corretiva) e controle dos equipamentos e materiais de consumo e permanentes.

Segunda fase | Análise dos dados coletados

Para a análise adequada dos dados levantados, destacando suas potencialidades e fragilidades, deve-se utilizar bibliografias para sustentá-la legal e cientificamente. Para tanto, recomenda-se o uso de leis e portarias ministeriais, resoluções do Conselho Federal de Enfermagem (COFEN), recomendações da Agência Nacional de Vigilância Sanitária (Anvisa), artigos, livros, dissertações e teses sobre os itens que compõem o diagnóstico situacional.

Terceira fase | Parecer técnico

Após adquirir sustentação teórica e legal, deve-se emitir um parecer técnico sobre a real situação do serviço/unidade.

Quarta fase | Determinação das prioridades

Com a participação da equipe, nessa etapa são determinadas a ordem de prioridade para trabalhar as fragilidades identificadas na unidade e as formas de intervenção a serem adotadas.

Percebe-se que, com o diagnóstico situacional, os enfermeiros conhecerão melhor a unidade, os recursos e a clientela ali atendida, poderão verificar se há uma teoria de enfermagem direcionando a assistência prestada no serviço e se as etapas do PE são ali implementadas e registradas. Com isso, terão condições de verificar se há entraves para a implantação da teoria de enfermagem e das etapas do PE e se há, na unidade/serviço, condições que exponham os pacientes a situações de risco.

Cabe enfatizar que o planejamento e o gerenciamento dos serviços de saúde dependem desse conjunto de informações (dados coletados/analisados e planejamento de ações) sustentados pelas normativas legais que regem a profissão, bem como por fontes científicas confiáveis.

Percebe-se, então, que o diagnóstico funciona como uma "mola propulsora" para a organização da assistência de enfermagem, devendo, por isso, ser adotado como estratégia inicial para a organização dos processos de trabalho em qualquer nível em que se processe o gerenciamento de enfermagem, no estratégico (gestão no âmbito institucional), no tático (níveis intermediários) ou no operacional (nível de produção de serviços), sobretudo porque ele possibilitará a determinação de diretrizes mais seguras e eficazes para o desenvolvimento de um planejamento afinado com as reais necessidades do cotidiano da empresa e dos trabalhadores.[6]

O enfermeiro, como gestor do trabalho da equipe de enfermagem, precisa realizar o diagnóstico situacional do serviço que ele gerencia. Recomenda-se que ele utilize outras ferramentas de gestão, também conhecidas como ferramentas da qualidade, para analisar e priorizar os problemas encontrados, assim como para planejar, executar e monitorar planos de ação/ciclos de melhorias. Para tanto, destacam-se a matriz SWOT, a matriz GUT, o diagrama de Ishikawa, o método dos cinco porquês, a tabela 5W3H e o ciclo PDCA, ferramentas que podem ser utilizadas com a concretização do diagnóstico situacional.

Ferramentas da qualidade

Trata-se de técnicas utilizadas para definição, mensuração, análise e proposição de soluções para os problemas que interferem no bom desempenho dos processos de trabalho.[12]

Essas ferramentas têm como objetivos principais: facilitar a identificação e o entendimento de problemas; sintetizar o conhecimento e as conclusões; desenvolver a criatividade; permitir o conhecimento do processo de trabalho; e fornecer elementos que subsidiem o monitoramento e a sua melhoria.[13]

A seguir, serão apresentadas algumas das ferramentas mais empregadas na gestão dos serviços de saúde e de enfermagem com a finalidade de compreendermos suas aplicações. Vale reforçar que, junto ao diagnóstico situacional, a utilização dessas ferramentas favorece a identificação e a correção dos pontos fracos priorizados em um movimento de melhorias contínuas.

Matriz SWOT

Compreende uma ferramenta que permite o estudo da organização por meio de quatro variáveis – forças (*strengths*), fraquezas (*weaknesses*), oportunidades (*oportunities*) e ameaças (*threats*) –, mediante as quais os profissionais conseguem identificar as potencialidades e as fragilidades do ambiente interno e as oportunidades e ameaças advindas do ambiente externo (Figura 19.3).[14]

Forças, potencialidades ou pontos fortes são as variáveis internas que proporcionam condições favoráveis para o desenvolvimento e o aprimoramento de um serviço; já as fraquezas compreendem deficiências que comprometem sua capacidade de desempenho. Essas variáveis podem ser controladas pelos atores envolvidos no processo de trabalho.[15]

As oportunidades referem-se às situações externas que podem contribuir para a concretização dos objetivos da instituição ou do serviço e criar condições favoráveis para que isso aconteça, desde que haja conhecimento e interesse em utilizá-las. Já as ameaças referem-se às situações externas que podem prejudicar a execução dos objetivos estratégicos propostos.[15]

A matriz SWOT é uma ferramenta que favorece o desenvolvimento de uma investigação detalhada em áreas prioritárias.[16] Ela possibilita ao enfermeiro analisar ações assistenciais e gerenciais que necessitam ser melhoradas e que estejam impactando no cuidado ao paciente e nos resultados em saúde. Nessa perspectiva, o enfermeiro, ao utilizá-la, pode atuar na gestão do cuidado maximizando os pontos fortes e agindo corretivamente sobre os pontos fracos.

Com a utilização dessa ferramenta, são demonstrados os principais pontos negativos e positivos de cada recurso/área analisada, de forma clara e objetiva, possibilitando identificar elementos-chave para uma gestão estratégica, o que, por sua vez, confere ao

Ambiente interno	Pontos fortes (S)	Pontos fracos (W)
	1... 2... 3...	1... 2... 3...
Ambiente externo	Oportunidades (O)	Ameaças (T)
	1... 2... 3...	1... 2... 3...

Figura 19.3 Matriz SWOT.

profissional uma melhor visão do setor de trabalho[14] e um planejamento estratégico mais apropriado para resolver os problemas identificados.

Matriz GUT

Compreende outra ferramenta da qualidade que auxilia o enfermeiro na definição de ações prioritárias, na tomada de decisão e na solução de problemas.[16,17] Ao utilizá-la, consideram-se os fatores: gravidade (G), que dizem respeito ao impacto que a não resolução do problema pode acarretar para o serviço; a urgência (U), que foca no tempo necessário para resolução de determinada situação-problema; e a tendência (T), que analisa o padrão de evolução relacionado com a redução ou a eliminação do problema (Quadro 19.1).[18]

Na matriz GUT, para cada um dos "problemas identificados", atribui-se uma pontuação em uma escala de 1 a 5, em que a nota final será dada pelo produto dos fatores. Assim, ao multiplicar G × U × T, será possível identificar os problemas que exigem intervenção prioritária, já que as maiores notas indicarão essa necessidade.

Para conferir uma pontuação adequada, deve-se responder às questões "o que fazer primeiro?" e "por onde começar?", considerando os fatores gravidade, urgência e tendência.[18]

Assim, tendo realizado o levantamento dos problemas identificados pelo diagnóstico situacional e da análise SWOT, na sequência pode-se atribuir a pontuação correspondente às fragilidades identificadas, o que, por sua vez, ajudará a priorizar as ações de forma racional.[19]

Ao analisar os problemas que necessitam ser resolvidos com mais urgência, que apresentam uma tendência maior ao erro contínuo e com alto teor de gravidade e consequente maior impacto para a organização do serviço, para a equipe e para os pacientes, consegue-se priorizar de maneira mais adequada quais ações precisam ser executadas mais rapidamente.

Diagrama de Ishikawa ou de espinha de peixe

Tendo identificado os problemas/fragilidades prioritários por meio da matriz GUT, também é possível adotar a análise das causas relacionadas a eles por meio do diagrama de Ishikawa (Figura 19.4), também chamado de diagrama de causa e efeito, utilizado para apresentar a relação entre o resultado de um processo (efeito) e seus fatores causais.[12]

Quadro 19.1 Matriz GUT.

| Pontos | G | U | T | G × U × T |
	Gravidade: consequências se nada for feito	Urgência: prazo para a tomada de decisão	Tendência: proporção do problema no futuro	
5	Extremamente grave	Ação imediata	Se nada for feito, o agravamento da situação será imediato	5 × 5 × 5 = 125
4	Muito grave	Ação com alguma urgência	Piorará no curto prazo	4 × 4 × 4 = 64
3	Grave	O mais cedo possível	Piorará no médio prazo	3 × 3 × 3 = 27
2	Pouco grave	Pode esperar um pouco	Piorará no longo prazo	2 × 2 × 2 = 8
1	Sem gravidade	Não tem pressa	Não piorará ou pode mesmo melhorar	1 × 1 × 1 = 1

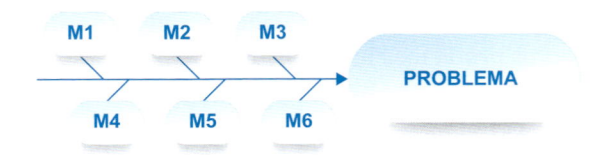

Figura 19.4 Diagrama de Ishikawa ou de espinha de peixe.

Para tanto, ao identificar fragilidades na unidade/serviço, é necessário que os enfermeiros, junto à equipe, busquem compreender melhor a raiz do problema, com a descrição das causas a elas associadas por categorias.

É importante enfatizar a relevância do trabalho em equipe durante todo esse processo, pois se trata da soma que permitirá levantar, de maneira mais apropriada, as causas relacionadas ao problema em análise, podendo ser utilizada nesse momento a técnica de *brainstorming* ou "tempestade de ideias", que consiste na interação dos indivíduos para gerar ideias de forma livre.[20] Nessa perspectiva, as causas levantadas pela equipe são ilustradas graficamente no diagrama (ver Figura 19.4), o que favorece a visualização e a melhor compreensão da fragilidade em análise.

O problema é representado na cabeça do diagrama e, para conhecer os fatores relacionados à sua ocorrência, a equipe é convidada a refletir sobre seis áreas (descritas como "6 M"):[21]

1. Meio ambiente – fatores externos que impactam no problema em análise: espaço físico, *layout*, temperatura, iluminação, ruído, resíduos, poluição, lixo etc.
2. Método – fatores relacionados ao processo de trabalho que impactam no problema em análise: normas, rotinas, POP, PRS etc.
3. Medição – fatores relacionados ao gerenciamento do processo que impactam no problema em análise: políticas organizacionais, regulamentos, estatutos etc.
4. Mão de obra – fatores relacionados aos recursos materiais que impactam no problema em análise: quantitativo de pessoal, conhecimento da equipe sobre o tema em análise etc.
5. Material – fatores relacionados a qualidade/quantidade dos recursos e materiais utilizados, que impactam no problema em análise.
6. Máquinas e equipamentos – fatores relacionados a máquinas e equipamentos que impactam no problema em análise: usabilidade, controle dos materiais, manutenção etc.

Cabe destacar que, além desses "M", pode ser incorporado qualquer outro item de verificação associado à fragilidade em análise e que cada "M" pode ser desdobrado em outra espinha de peixe, com o objetivo de detalhar ainda mais o problema em análise e, assim, atingir a resolutividade desejada.

Método dos cinco porquês ou 5W

Após identificarem problemas prioritários (matriz GUT) e utilizarem o diagrama de Ishikawa para analisar as causas a eles associadas, os enfermeiros podem também utilizar uma ferramenta complementar, conhecida como método dos cinco porquês (Figura 19.5), que auxilia na determinação das causas-raiz relacionadas ao problema, em que se repete por até 5 vezes a pergunta "Por que isso ocorre?", com o objetivo de chegar à causa fundamental.[22]

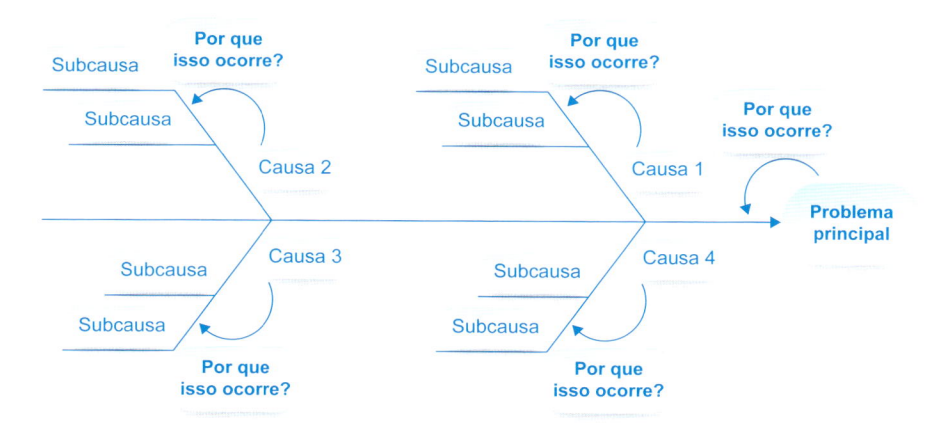

Figura 19.5 Método dos cinco porquês.

O método dos cinco porquês compreende uma abordagem sistemática que visa a analisar o problema mais profundamente. Trata-se de um método simples, porém poderoso, que favorece o acesso ao conhecimento dos envolvidos na análise do problema e produz um novo olhar sobre a situação.[22]

Aplicando esse método, obtém-se uma análise mais profunda do problema, estimulando-se a realização de uma ação crítico-reflexiva junto à equipe. Por exemplo, caso, na unidade em questão, os enfermeiros não registrem os diagnósticos de enfermagem (DE), deve-se perguntar o porquê, até que se esgotem as respostas e se chegue à raiz do problema, alvo principal da intervenção (Figura 19.6).

Tabela 5W3H

Após o diagnóstico situacional, a identificação dos problemas, a priorização dos problemas, a identificação das causas e das causas-raiz, pode-se passar para a elaboração de planos de ação, por meio da ferramenta 5W3H:

- W:
  1. *What*: o que será realizado?
  2. *Where*: onde será realizado?
  3. *Why*: por que será realizado?
  4. *Who*: quem fará?
  5. *When*: quando será realizado?
- H:
  1. *How*: como será realizado?
  2. *How much*: quanto custa?
  3. *How measure*: como medir?

Essa ferramenta é um instrumento simples e extremamente útil que funciona como uma espécie de *checklist* de atividades que devem ser implementadas visando à resolução dos problemas identificados. Com a sua aplicação, determina-se o que será feito, onde será feito, por que será feito, por quem, quando, como será realizado, quanto vai custar e como será mensurado. Essas informações auxiliam no planejamento e ajudam a diminuir dúvidas relacionadas à ação que será implementada.[23]

Por meio do plano de ação detalhado (Quadro 19.2), consegue-se obter melhores soluções para os problemas (fragilidades detectadas).

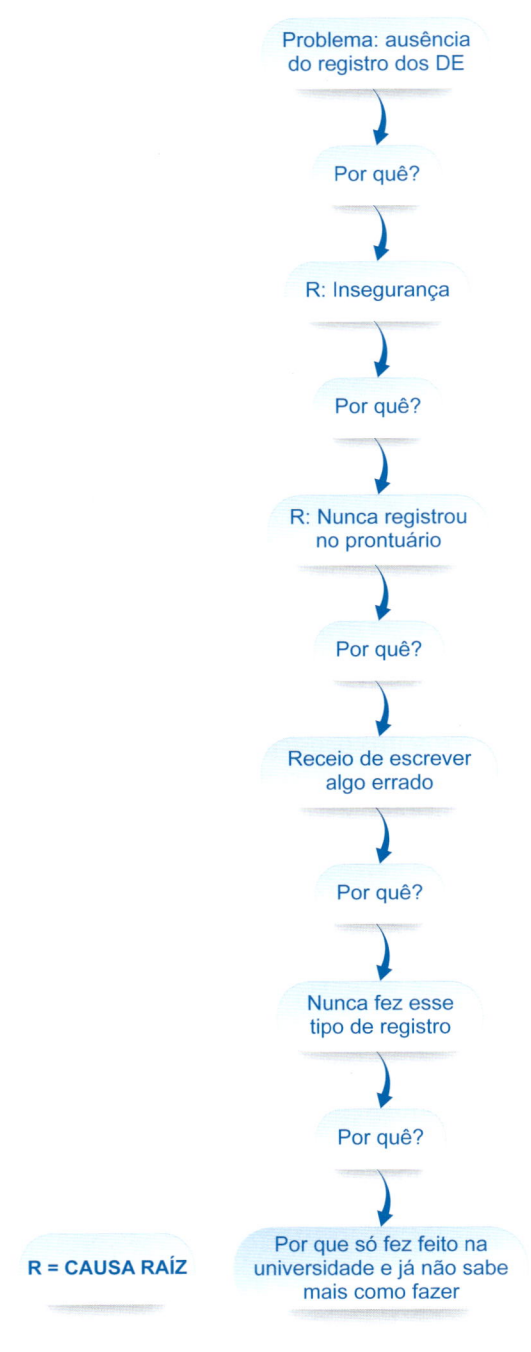

Figura 19.6 Exemplo do método dos cinco porquês.

Pode-se perceber que, com o uso dessa ferramenta, o enfermeiro é capaz de planejar de forma sistemática suas ações, visando à resolução dos problemas identificados. Assim, em uma perspectiva de melhorias contínuas, o 5W3H integra-se ao ciclo PDCA, apresentado a seguir.

Quadro 19.2 Tabela 5W3H.

O que (*What*)?	Quem (*Who*)?	Quando (*When*)?	Onde (*Where*)?	Por quê (*Why*)?	Como (*How*)?	Quanto custa (*How much*)?	Como medir (*How measure*)?

Ciclo PDCA

É composto por quatro etapas que auxiliam o gestor a analisar determinado processo a partir de um problema encontrado, propor solução para que ocorra a melhoria e estratégias para o monitoramento com vistas ao alcance dos resultados esperados.[24] Por PCDA (Figura 19.7), compreende-se planejar, executar, verificar os resultados e atuar corretivamente.

Na fase P (*plan*/planejar), deve-se definir metas para solucionar ou minimizar as fragilidades identificadas no serviço. Essas metas devem ser organizadas por prioridades, planejando qual método será utilizado para solucionar o problema, que medidas acompanhar para verificar se o problema está sendo corrigido, quais serão as pessoas envolvidas no processo, quais materiais, equipamentos e recursos serão necessários, quanto custa e onde o problema será trabalhado. Desse modo, determina-se um plano de ação a ser implementado com o auxílio da ferramenta 5W3H, apresentada anteriormente.

Na fase D (*do*/executar), deve-se educar e treinar as pessoas envolvidas no processo para a execução da tarefa. Nesse momento, o que foi planejado é implementado conforme o padrão previamente definido. Cabe destacar que essa etapa deve ser formalmente registrada em ata para controle da execução e monitoramento daqueles que participaram da atividade proposta.

Na fase C (*check*/verificar resultados ou avaliar), deve-se comparar os resultados obtidos após a realização da ação que foi implementada. Para tanto, deve-se determinar, na fase do planejamento, quais indicadores serão monitorados (que medidas serão acompanhadas) para verificar se o problema está sendo corrigido.

Na fase A (*act*/atuar padronizando ou corrigindo), deve-se, a partir da análise dos indicadores, direcionar novas ações: se o resultado não foi atingido, agir corretivamente; se tem uma tendência em não se atingir, agir preventivamente; e, se o resultado foi atingido, continuar agindo para melhorar seu desempenho continuamente.

Percebe-se que a aplicação do método PDCA coloca em prática etapas necessárias à concretização de melhorias, aumentando, assim, a eficiência, a eficácia e a efetividade das ações. Vale destacar que ele remete a um movimento contínuo de olhar para cada etapa

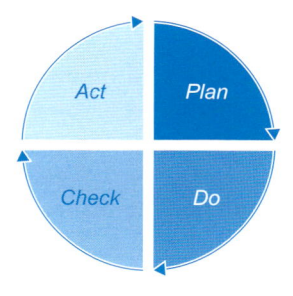

Figura 19.7 Ciclo PDCA.

do processo, retomar o planejamento, repensar os resultados, as metas e os indicadores buscando melhorias contínuas. Considera-se que ele pode contribuir com o planejamento e o acompanhamento da execução da estratégia, bem como com seus desdobramentos.[25]

Planejamento estratégico situacional

Cada uma das ferramentas anteriormente apresentadas auxilia na compreensão de como se dá o processo de trabalho na unidade/serviço de saúde, na identificação das potencialidades e fragilidades ali identificadas, bem como dos possíveis recursos para minimizá-las/resolvê-las.

Como visto, para cada fragilidade identificada e analisada, é necessário elaborar um plano de ação para propor uma solução mais assertiva. Essa fase deve ser concretizada por meio de um planejamento estratégico, que se relaciona com o ciclo PDCA e deve contar com a participação de todos os profissionais envolvidos em cada situação em análise.

O planejamento estratégico situacional (PES) possibilita a análise da situação real, a definição de um novo resultado esperado, a proposição e a construção de plano viável e o seu monitoramento. Sua execução possibilita desenvolver várias habilidades e competências essenciais ao processo de gestão, além do empoderamento de todos os envolvidos quanto às transformações em suas realidades.[26]

Hoje não se pretende chegar a resultados sem antes estabelecer metas, o que pode ser alcançado com a implementação do PES.[27]

As empresas, inclusive as Organizações Prestadoras de Assistência a Saúde (OPAS), cada vez mais escolhem e adaptam modelos de gestão com foco em resultados e gestão pela qualidade.

O PES apresenta uma proposta de trabalho voltada para análise situacional por parte de quem contextualiza esse cotidiano. Nele, existe a flexibilização para o plano de trabalho ser segmentado em vários objetivos a serem alcançados, o que favorece a efetiva participação da equipe e um melhor controle de todos os processos.

Esse modelo de planejamento é composto por quatro momentos:

1. Explicativo: a preocupação está voltada para a elaboração de explicações para a situação/problema/fragilidade em análise. Nesse momento, pode-se partir da matriz SWOT e da priorização por meio da matriz de GUT para realizar uma análise profunda da fragilidade identificada e buscar explicações com a utilização do diagrama de Ishikawa e do método dos cinco porquês, como instrumentos analíticos da situação em estudo.

2. Normativo: uma vez detectado o problema, seus fatores causais e os impactos resultantes, o passo seguinte será o levantamento de alternativas, ou seja, intervenções a serem implementadas. Esse momento é destinado à criação de possibilidades e desenhos de operações cabíveis. Ele deve ser respaldado por criatividade e capacidade de liderança. Cabe destacar que, nesse momento, devem ser determinados os indicadores que serão acompanhados para a avaliação do sucesso do plano.

3. Estratégico: tendo sido estabelecido o que deve ser feito, a etapa seguinte refere-se à análise do que pode ser feito, quando será organizado o conjunto de procedimentos para a viabilidade do plano. Recomenda-se, nesse momento, a elaboração coletiva dos planos de ação, sugerindo-se a utilização da ferramenta 5W3H para subsidiar o planejamento das intervenções.

4. Tático: momento em que será implantado o plano de ação.

Cabe reforçar que, além de diagnosticar uma situação de fragilidade, planejar como resolvê-la e implementar ações para alcançar o objetivo proposto é preciso monitorar se o que foi planejado está de fato sendo implementado e se os resultados obtidos apontam ou não para as melhorias desejadas (conforme estabelecido no ciclo PDCA), o que demonstra a qualidade do atendimento prestado à população. Essa qualidade deve ser objeto de todos os membros que compõem a equipe de enfermagem.

Por isso, a premissa de sempre "rodar o PDCA" é fundamental, pois denota a importância de retomar as fases do processo buscando melhorias e os resultados esperados, repensando o planejamento, a execução, as metas e os indicadores estabelecidos, os resultados obtidos e a necessidade de agir corretivamente, buscando oferecer aos pacientes, a seus familiares e aos membros que compõem a comunidade (dependendo do local onde o enfermeiro presta assistência) um atendimento eficiente, eficaz, com foco no paciente e seguro, ou seja, uma assistência de qualidade.

PREOCUPAÇÃO COM A QUALIDADE | UM POUCO DA HISTÓRIA

A preocupação com a qualidade na prestação de serviços em saúde iniciou-se durante a Guerra da Crimeia em 1855, quando a enfermeira Florence Nightingale (1820-1910) desenvolveu métodos de coleta de dados (estatísticos e gráficos) que buscavam melhorar a qualidade do atendimento prestado aos feridos de guerra.[27-29]

No entanto, a avaliação da qualidade de forma mais sistemática iniciou-se no século passado, quando da formação do American College of Surgeons (ACS) em 1912, que estabeleceu, em meados de 1917, o Programa de Padronização Hospitalar (PPH). Em 1918, foi realizada a primeira avaliação de hospitais nos EUA.[29,30]

Nesse programa, definiu-se um conjunto de padrões mais apropriados para garantir a qualidade da assistência aos pacientes. Contudo, tais padrões referiam-se às condições necessárias aos procedimentos médicos e ao respectivo processo de trabalho, não levando em consideração outras necessidades e/ou serviços, como o dimensionamento da equipe de enfermagem, a necessidade da assistência 24 h, a avaliação dos resultados obtidos junto ao paciente e elementos da infraestrutura física.[29,30]

Em 1950, o ACS aliou-se à *Canadian Hospital Association* e criou a Comissão Conjunta de Acreditação dos Hospitais (CCAH), que estruturou oficialmente o programa de acreditação. Na década de 1960, como a maior parte dos hospitais norte-americanos já havia atingido os padrões mínimos preconizados inicialmente, a Comissão buscou então modificar o grau de exigência e, em 1970, publicou o Manual de Acreditação Hospitalar contendo padrões ótimos de qualidade.[29,30]

Com o passar dos anos, a Comissão passou também a direcionar sua atuação no sentido de privilegiar aspectos da assistência clínica por meio do monitoramento de indicadores de desempenho ajustados aos diversos níveis de assistência, bem como ao desempenho institucional, e, recentemente, assumiu o papel de educação com monitoramento.[29,30]

No Brasil, em 1990, foi realizado um convênio entre a Organização Pan-Americana de Saúde (OPAS), a Federação Latino-americana de Hospitais e o Ministério da Saúde (MS) para elaborar o Manual de Padrões de Acreditação de Hospitais para a América Latina e o Caribe, tornando o processo de acreditação uma realidade nacional.[31]

Em 1995, o MS criou o Programa de Garantia e Aprimoramento da Qualidade em Saúde (PGAQS), que envolveu a formação da Comissão Nacional de Qualidade e Produtividade, responsável pela discussão dos temas relacionados com a melhoria da qualidade dos serviços de saúde, definindo estratégias para o estabelecimento das diretrizes do programa.[27] No mesmo período, o grupo técnico do PGAQS iniciou o levantamento de manuais de acreditação utilizados no exterior, além daqueles que começavam a ser adotados no Brasil.[27]

Em 1999, o MS formalizou a Organização Nacional de Acreditação (ONA), uma organização privada, sem fins lucrativos e de interesse coletivo, cujos principais objetivos são a implantação e a implementação nacional de um processo permanente de melhoria da qualidade da assistência à saúde, estimulando todos os serviços de saúde a atingirem padrões mais elevados de qualidade, dentro do processo de acreditação.[32,33]

Em 2001, o MS, por meio da Portaria n. 538, de 17/4/2001, considerou política pública a adoção de medidas que possibilitem implementar e garantir a qualidade da assistência nos hospitais brasileiros, reconhecendo a ONA como uma instituição competente e autorizada a operacionalizar o desenvolvimento do processo de acreditação hospitalar no Brasil.[34]

Assim, acreditação compreende um método de avaliação e certificação que busca, por meio de padrões e requisitos previamente definidos, promover a qualidade e a segurança da assistência, não tendo caráter fiscalizatório ou prescritivo; antes, estimula um programa de educação permanente nas organizações, com vistas à melhoria contínua.[33]

A ONA tem como missão aprimorar a gestão, a qualidade e a segurança da assistência no setor de saúde, por meio do Sistema Brasileiro de Acreditação. Para tanto, avalia fundamentos relacionados a visão sistêmica, liderança, gestão por processos, desenvolvimento de pessoas, cuidado centrado no paciente, foco na segurança, responsabilidade socioambiental, cultura de inovação, melhoria contínua, ética e transparência e natureza não prescritiva.[33] Dessa forma, as dimensões da qualidade que orientam a avaliação das práticas da organização em relação aos requisitos apresentados compreendem a aceitabilidade, a adequação, a efetividade, a eficácia, a equidade, a integralidade e a legitimidade.[33]

As instituições acreditadoras (IAc) são empresas de direito privado, credenciadas pela ONA, que têm a responsabilidade de proceder à avaliação e à certificação da qualidade dos serviços de saúde em âmbito nacional, ou seja, desenvolvem o processo da avaliação (PAv).[30,34] Essa atividade tem como referência as normas orientadoras (NO) do Sistema Brasileiro de Acreditação e o Manual Brasileiro de Acreditação – ONA.[33]

O avaliador é o profissional qualificado e capacitado pela ONA para efetuar as avaliações do PAv. O grupo de avaliadores compõe-se, no mínimo, por enfermeiros, médicos e administradores.[29,30] Cabe ressaltar que o cálculo do número de avaliadores para os serviços hospitalares baseia-se no número de leitos da instituição.[33]

A avaliação contempla a tríade estrutura, processo e resultado[29,32] de forma interligada, não sendo avaliado um setor ou processo isoladamente. Assim, os três níveis de acreditação se caracterizam como:[33]

- Nível 1 – Segurança: "as exigências deste nível contemplam o atendimento aos requisitos de segurança e qualidade na assistência prestada ao paciente, nas especialidades e nos serviços da organização de saúde a ser avaliada, com os recursos humanos compatíveis com a complexidade, qualificação adequada do profissional e responsável técnico com habilitação correspondente para as áreas de atuação institucional"
- Nível 2 – Gestão integrada: "as exigências deste nível contemplam evidências de interação entre os processos bem como o acompanhamento e avaliação dos seus resultados, alinhado as estratégias definidas, promovendo ações de melhoria"
- Nível 3 – Excelência em Gestão: "as exigências deste nível contemplam evidências de uma gestão de excelência, utilizando o conhecimento e o aprendizado para a tomada de decisão, bem como o relacionamento com todas as partes interessadas, buscando melhores resultados, a sustentabilidade e a responsabilidade socioambiental, promovendo ciclos de melhoria".

Fica claro que responder com eficácia às necessidades e às expectativas dos usuários é justamente a garantia da qualidade do serviço. Nessa perspectiva, qualidade deve ser compreendida como um parâmetro da avaliação, sem o qual o serviço oferecido pelas instituições de saúde estaria fortemente comprometido.[35]

O processo avaliativo da acreditação dá-se por meio de padrões previamente estabelecidos pelos manuais comparando-os com os encontrados nas instituições. Verifica-se, assim, se os serviços prestados atingem os critérios preconizados como desejáveis. Essa verificação se dá por fontes que a instituição possa fornecer para comprovação. As fontes utilizadas podem ser documentos, prontuários e outros registros. Também são realizadas entrevistas.[30]

O intuito da avaliação do funcionamento dos serviços de saúde é investigar, estabelecer e aperfeiçoar os conceitos de qualidade, assim como fomentar o desenvolvimento de padrões mais elevados de atendimento.[35]

A fase da avaliação e visita é composta por duas etapas: inicialmente, a pré-visita, quando a instituição se prepara para o processo com a divulgação interna e a distribuição do manual aos funcionários; e, posteriormente, a visita em si, que ocorre após a solicitação formal e voluntária da instituição à IAc.[30]

A IAc, após a visita, elabora um relatório final que é entregue à instituição com um parecer final sobre a indicação para a acreditação e em que nível. Dependendo do nível alcançado, o certificado terá validade de 2 ou 3 anos; terminado esse prazo, a instituição deve se submeter a um novo processo de avaliação.[30] Segundo a ONA, a avaliação para certificação pode resultar em:[33]

- Organização Prestadora de Serviços de Saúde Não Acreditada
- Organização Prestadora de Serviços de Saúde Acreditada (Nível 1 – certificado com validade de 2 anos)
- Organização Prestadora de Serviços de Saúde Acreditada Plena (Nível 2 – certificado com validade de 2 anos)
- Organização Prestadora de Serviços de Saúde Acreditada com Excelência (Nível 3 – certificado com validade de 3 anos).

Dessa forma, as organizações submetem-se ao processo de acreditação para demonstrar que seguem padrões de segurança e qualidade no atendimento ao paciente, revelando seu compromisso com a assistência segura e como importante ferramenta de gestão que leva a melhorias nos processos ao atenderem aos padrões e requisitos.[33]

É possível perceber que a preocupação crescente com a qualidade da atenção à saúde – e esta como direito do paciente, considerando que a filosofia da gestão pela qualidade total tem como pressuposto o processo de conceber, controlar e melhorar os processos – se traduz na excelência do gerenciamento da assistência de enfermagem.[36]

Assim, todo o processo desencadeado para alcançar a certificação da ONA e de outras empresas certificadoras favorece a SAE, ou seja, a organização da assistência de enfermagem. Não se trata de ações excludentes, mas totalmente confluentes.

Uma vez que uma infraestrutura inadequada e processos de trabalho mal desenhados e implementados comprometem a qualidade do atendimento prestado, a organização proposta pelos movimentos de certificação/acreditação favorece o maior contato dos enfermeiros com os pacientes e disponibiliza mais tempo para que realizem e registrem todas as etapas do PE.

Cabe ainda ressaltar que, com a implantação do PE, o enfermeiro tem como monitorar os indicadores obtidos a partir do seu uso (ver Capítulo 14), o que permite acompanhar resultados que refletem a efetividade das ações implementadas pela equipe de enfermagem.

O uso de indicadores contribui para a tomada de decisões e, por isso, é indispensável determiná-los e monitorá-los utilizando-se uma terminologia padronizada, a fim de uma melhor comunicação sobre o fazer e os resultados alcançados.[27] Com isso, passa-se a ter maior clareza da qualidade do atendimento oferecido à população.

É interessante perceber que qualidade é, portanto, consequência de uma ação gerencial integrada, sistêmica e coerente que cria condições para que a ação assistencial se dê em toda instituição de saúde a partir de parâmetros bem delineados e sustentados cientificamente.[27]

Para a enfermagem, o uso de indicadores obtidos a partir do PE está intimamente relacionado ao resultado da assistência prestada, representando a forma mais eficiente de quantificar a qualidade dessa assistência.[11]

Ao exposto, associam-se a compreensão dos princípios da gestão pela qualidade total e o uso das ferramentas que possibilitam ao enfermeiro analisar a estrutura, o processo e o resultado da atenção, buscando as causas dos desvios ou falhas e as melhorias contínuas.[36]

Percebe-se, então, que todas as ferramentas administrativas e assistenciais focadas na melhoria da qualidade do atendimento prestado aos pacientes/seus familiares e aos membros de uma comunidade contribuem para a SAE, metodologia cujo objetivo é uma assistência devidamente planejada e segura.

E, uma vez que para haver a real implantação da SAE, é preciso um direcionamento para as atividades de enfermagem a partir da adoção de uma teoria própria, cabe reforçar que, durante o diagnóstico situacional e o planejamento das atividades, os enfermeiros devem identificar se há coerência entre o que é preconizado pela teoria de enfermagem selecionada para o serviço, o que é identificado e o que está sendo proposto e efetivado.

Também é preciso enfatizar que, quando há um serviço bem organizado administrativamente e no qual os processos e os instrumentos são desenhados e criados com base nos pressupostos de uma teoria de enfermagem, a equipe de enfermagem passa a compreender melhor a sua finalidade e importância.

Além disso, quando as atividades são padronizadas tendo como norte a teoria de enfermagem e os protocolos POP e PRS são desenhados a partir do que nela se preconiza a atenção da equipe de enfermagem volta-se para a sua finalidade (as necessidades/déficits de autocuidado/respostas inefetivas apresentadas por aqueles que são objeto do seu cuidado) e a equipe passa a ter maior clareza sobre os elementos de sua prática (diagnósticos, intervenções e resultados de enfermagem), bem como da finalidade de suas ações.

Espera-se, então, que os enfermeiros saibam como agir, que mobilizem e transfiram seus conhecimentos para resolver situações identificadas na prática, que sejam capazes de aprender constantemente e que se engajem de forma apropriada na busca por respostas às necessidades dos pacientes e frente às demandas das organizações.[4]

QUESTÕES PARA FIXAÇÃO DO CONTEÚDO

1. Descreva as etapas de um diagnóstico situacional.
2. Por que a realização de um diagnóstico situacional favorece a SAE?
3. Qual ferramenta se associa ao diagnóstico situacional para levantamento de fragilidades e potencialidades do serviço? Explique.

4. Após identificar fragilidades no serviço, quais ferramentas podem ser utilizadas para auxiliar na priorização, na análise da causa-raiz e no planejamento de ações para resolvê-las/minimizá-las? Explique cada uma delas.

5. Determine uma situação-problema hipotética relacionada à aplicação de uma teoria de enfermagem na prática profissional. Aplique as ferramentas apresentadas neste capítulo para solucioná-la.

6. Determine uma situação-problema hipotética relacionada com a aplicação de cada uma das etapas do PE. Utilize as ferramentas apresentadas neste capítulo para solucioná-la.

7. Defina PES e detalhe quais são os momentos que o compõe.

8. Descreva a história da qualidade nos serviços de saúde.

9. Descreva quais são os níveis de acreditação da ONA.

10. Explique a relação existente entre os processos de acreditação e a SAE.

11. Retorne ao Capítulo 14 e explique como é possível monitorar indicadores assistenciais a partir do PE.

REFERÊNCIAS BIBLIOGRÁFICAS

1. SPERANDIO, D.J.; ÉVORA, Y.D.M. Planejamento da assistência de enfermagem: proposta de um software protótipo. *Revista Latino-Americana de Enfermagem*, v. 13, n. 6, p. 937-43, 2005.

2. TANNURE, M.C.; PINHEIRO, A.M. *SAE – Sistematização da Assistência de Enfermagem:* guia prático. Rio de Janeiro: Guanabara Koogan, 2010.

3. McEWEN, M. Visão geral da Teoria na Enfermagem. In: McEWEN, M.; WILLS, E.M. *Bases teóricas para Enfermagem*. 2. ed. Porto Alegre: Artmed, 2009. p.48-73.

4. SOARES, M.I. *et al.* Nurses' managerial knowledge in the hospital setting. *Revista Brasileira de Enfermagem*, v. 69, n. 4, p. 631-7, 2016.

5. UBEDA, C.L.; SANTOS, F.C.A. Os principais desafios da gestão de competências humanas em um Instituto público de pesquisa. *Gestão & Produção*, v. 15, n. 1, p. 189-99, 2008.

6. MEDEIROS, V.A. Gestão da Sistematização da Assistência e Enfermagem. In: TANNURE, M.C.; PINHEIRO, A.M. *SAE – Sistematização da Assistência de Enfermagem*: guia prático. 2. ed. Rio de Janeiro: Guanabara Koogan, 2010. p. 223-43.

7. SVALDI, J.S.D.; LUNARDI FILHO, W.D. Métodos, ferramentas e técnicas da gestão da qualidade total: aplicação na organização do trabalho da enfermagem em um serviço de pronto atendimento. *Texto & Contexto Enfermagem*, v. 12, n. 4, p. 508-10, 2003.

8. KURCGANT, P. *et al. Gerenciamento em enfermagem*. Rio de Janeiro: Guanabara Koogan, 2016.

9. FREIRE, E.M.R.; MARTINEZ, M.R. Diagnóstico situacional: ferramenta de auxílio em gestão da qualidade. *Revista de Enfermagem da UFPE Online*, v. 8, n. 5, p. 1405-12, 2014.

10. TEIXEIRA, C. *Planejamento em Saúde – Conceitos, métodos e experiências*. Salvador: EDUFBA, 2010. 161 p.

11. ORDEM DOS ENFERMEIROS DE PORTUGUAL. Sistemas de informação em Enfermagem (SIE): resumo mínimo de dados e core de indicadores de enfermagem para o repositório central de dados da saúde: documentos oficiais. Portugal, 2007.

12. GALDINO, S.V. *et al.* Ferramentas de qualidade na gestão dos serviços de saúde: revisão integrativa da literatura. *Revista Eletronica Gestão & Saúde*, v. 7, n. 1, p. 1023-57, 2016.

13. VERAS, C.M.A. *Gestão da qualidade*. São Luís: Instituto Federal de Educação, Ciência e Tecnologia do Maranhão. Departamento de Ciências Humanas e Sociais, 2009.

14. MENDES, V.R. *et al.* Matriz Swot como ferramenta estratégica no gerenciamento da assistência de enfermagem: um relato de experiência. *Revista Eletrônica Gestão & Saúde*, v. 7, n. 3, p. 1236-43, 2016.

15. SANTOS, A.L.; SILVA, E.M.; MARCON, S.S. Assistência às pessoas com diabetes no hiperdia: potencialidades e limites na perspectiva de enfermeiros. *Texto & Contexto Enfermagem*, v. 27, n. 1, p. e2630014, 2018.

16. SOUZA, L.P. *et al.* Matriz SWOT como ferramenta de gestão para melhoria da assistência de enfermagem: estudo de caso em um hospital de ensino. *Revista Eletrônica Gestão & Saúde*, v. 4, n. 1, p. 1633-43, 2013.

17. SOUZA, B.C. *et al.* Implantação do programa 5S através da metodologia DMAIC. *Brazilian Journal of Development*, v. 4, n. 5, Edição Especial, p. 2163-79, 2018.

18. DAYCHOUM, M. *40 ferramentas e técnicas de gerenciamento*. Rio de Janeiro: Brasport, 2011.

19. ALVES, R. *et al.* Aplicabilidade da matriz GUT para identificação dos processos Críticos: o estudo de caso do departamento de direito da Universidade Federal de Santa Catarina. *XVII Colóquio Internacional de Gestão Universitária.* Mar del Plata, 2017. Disponível em: <https://repositorio.ufsc.br/handle/123456789/1 81033?show=full>. Acesso em: 18 jan. 2019.

20. FILHO, I.G.; CAMPOS, F. Análise comparativa da experiência das técnicas criativas *Brainstorming* e Método 365 a partir da Teoria da Atividade. *Ergotrip Design.* v. 1, 2015.

21. DE SETA, M.H.; PEPE, V.L.E; OLIVEIRA, G.O'D. *Gestão e vigilância sanitária:* modos atuais do pensar e fazer. Rio de Janeiro: Editora FIOCRUZ, 2006, p. 284.

22. TYAGI, S. *et al.* Lean tools and methods to support efficient knowledge creation. *International Journal of Information Management,* v. 35, n. 2, p. 204-14, 2015.

23. MACHADO, S.S. *Gestão da qualidade.* Goiás: Instituto Federal de Ciência e Tecnologia – Campus Inhumas, 2012.

24. ARAÚJO, F. *et al.* Aplicação do Ciclo PDCA em uma empresa de transporte ferroviário. *Brazilian Journal of Development,* v. 4, n. 1, p. 121-35, 2018. Disponível em: <http://www.brjd.com.br/index.php/BRJD/article/view/108/77>. Acesso em: 18 out. 2018.

25. ZANDAVALLI, C. *et al.* O PDCA como ferramenta de apoio à implementação do planejamento estratégico em uma instituição de ensino. *Revista GUAL,* v. 6, n. 4, p. 68-91, Edição Especial. 2013. Disponível em: <http://www.redalyc.org/pdf/3193/319329765006.pdf>. Acesso em: 19 out. 2018.

26. SCALERCIO, P.L.A.; CZEPULA, A.I.S. Planejamento estratégico situacional: estudo de caso em uma farmácia básica municipal. *Visão Acadêmica,* v. 18, n. 2, 2017-ISSN 1518-8361. Disponível em: <https://revistas.ufpr.br/academica/article/view/52170/32987>. Acesso em: 19 out. 2018.

27. SARSUR, J.C.; MEDEIROS, V.A. A SAE e a obtenção de indicadores de saúde. In: TANNURE, M.C.; PINHEIRO, A.M. *SAE – Sistematização da Assistência de Enfermagem:* guia prático. 2. ed. Rio de Janeiro: Guanabara Koogan, 2010. p. 245-58.

28. BALSANELLI, A.P.; JERICO, M.C. Os reflexos da gestão pela qualidade total em instituições hospitalares brasileiras. *Acta Paulista de Enfermagem,* v. 18, n. 4, p. 397-402, 2005.

29. LIMA, S.B.S.; ERDMANN, A.L. A enfermagem no processo da acreditação hospitalar em um serviço de urgência e emergência. *Acta Paulista de Enfermagem,* v. 19, n. 3, p. 271-8, 2006. Disponível em: <http://www.scielo.br/scielo.php?pid=S0103-21002006000300003&script=sci_abstract&tlng=pt>. Acesso em: 20 set. 2008.

30. FELDMAN, L.B.; GATTO, M.A.F.; CUNHA, I.C.K.O. História da evolução da qualidade hospitalar: dos padrões à acreditação. *Acta Paulista de Enfermagem,* v. 18, n. 2, p. 213-9, 2005.

31. SOARES, H.Q. Acreditação hospitalar na assistência em terapia intensiva. *Saúde e Beleza.* Publicado em 25 Jun. 2008. Disponível em: <http://www.webartigos.com/articles>. Acesso em: 23 set. 2008.

32. CUNHA, I.C.K.O.; FELDMAN, L.B. Avaliação dos serviços de enfermagem: identificação dos critérios de processo dos programas de acreditação hospitalar. *Revista Brasileira de Enfermagem,* v. 58, n. 1, p. 65-9, 2005. Disponível em: http://www.scielo.br/scielo.php?script=sci_arttext&pid=S0034-71672005000100012. Acesso em: 20 set. 2008.

33. Organização Nacional de Acreditação (ONA). *Manual Brasileiro de Acreditação para as Organizações Prestadoras de Serviços de Saúde – 2018.* Brasil, p. 143.

34. BRASIL. Departamento Nacional de Auditoria do SUS. *Portaria n. 538, de 17 de abril de 2001.* Brasília: Ministério da Saúde, 2001.

35. PERTENCE, P.P.; MELLEIRO, M.M. Implantação de ferramenta de gestão de qualidade em Hospital Universitário. *Revista da Escola de Enfermagem da USP,* v. 44, n. 4, p. 1024-31, 2010. Disponível em: <http://www.scielo.br/pdf/reeusp/v44n4/24.pdf>. Acesso em: 20 out. 2018.

36. VITURI, D.W.; ÉVORA, Y.D.M. Total Quality Management and hospital nursing: an integrative literature review. *Revista Brasileira de Enfermagem,* v. 68, n. 5, p. 945-52, 2015.

Índice Alfabético

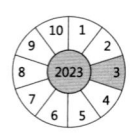